LE RÉFÉRENTIEL | MED-LINE

LIVRE OFFICIEL DU **COLLÈGE**

Société Nationale Française de Médecine Interne (SNFMI)

Collège National des Enseignants de Médecine Interne (CEMI)

Médecine interne

4e édition actualisée

R2C

Ouvrage dirigé par les
Pr Luc Mouthon,
Pr Fleur Cohen Aubart,
Pr Thomas Hanslik,
Pr Jean-François Viallard

MED-LINE Editions

Éditions MED-LINE
74 boulevard de l'hôpital
75013 Paris
Tél. : 09 70 77 11 48
www.med-line.fr

Collection dirigée par le Pr Serge Perrot Centre hospitalier Cochin, Paris

MEDECINE INTERNE
ISBN : 978-2-84678-299-9

Mise en page : Meriem Rezgui
Couverture : Meriem Rezgui

Achevé d'imprimer par Pulsio en Janvier 2021. Dépôt légal Janvier 2021.

Sommaire

Avant-propos

Chers étudiants, chers collègues,

Nous sommes heureux de vous proposer la nouvelle édition du recueil de cours du Collège National des Enseignants de Médecine Interne (CEMI) sous l'égide de la Société Nationale Française de Médecine Interne (SNFMI).

Cet ouvrage prend en compte le nouveau programme de connaissances de la « Réforme du second cycle des études médicales » (R2C), paru au *Journal Officiel* du 2 septembre 2020*, qui a fait l'objet d'une suppression des unités d'enseignement (UE), d'une nouvelle numérotation et d'une hiérarchisation des objectifs de connaissances en rang A (connaissances indispensables pour tout futur médecin) et rang B (à connaître à l'entrée dans une spécialité de troisième cycle).

L'apprentissage de la compétence est un axe majeur de la R2C, formalisé sous forme d'une liste de 356 « situations de départ », parue également au *Journal Officiel* du 2 septembre 2020*. Elle sera utilisée pour les examens cliniques objectifs structurés (ECOS) et va s'enrichir dans l'année qui vient d'une liste d'attendus d'apprentissage (en cours d'élaboration).

Dans le champ de la médecine interne, comparativement à l'ancien programme, la liste des items de connaissances de la R2C a fait l'objet de suppressions (« Amylose ») et d'ajouts (« Maladies rares » par exemple). De plus, cinq items qui n'avaient pas été abordés dans les éditions précédentes sont maintenant abordés : Hypertension artérielle de l'adulte, Thrombose veineuse et embolie pulmonaire, Hypercalcémie, Éducation thérapeutique, observance et automédication, Prescription et surveillance des classes de médicaments les plus courantes : anti-inflammatoires non stéroïdiens et stéroïdiens. Pour chacun des 34 items du programme de connaissances abordés, les objectifs hiérarchisés en rang A et rang B sont listés dans un tableau au début de chaque chapitre. L'ouvrage prend également en compte les situations de départ, en lien avec les objectifs de connaissances. Elles sont appelées dans le texte et sont récapitulées à la fin de chaque chapitre dans un tableau indiquant leur intitulé avec un bref descriptif.

Cet ouvrage est particulièrement destiné à la promotion des étudiants entrés en première année du Diplôme de Formation Approfondie en Sciences Médicales (DFASM) en septembre 2020, en prévision des Épreuves Classantes Nationales informatisées (ECNi) de juin 2023, basées sur ce nouveau programme (sans prendre en compte les rangs de hiérarchisation des connaissances toutefois). Et bien entendu, l'ouvrage s'adresse également aux étudiants qui entreront en DFASM en septembre 2021, pour la préparation des Épreuves Dématérialisées Nationales (EDN) de septembre 2023.

Nous tenons à remercier chaleureusement tous les membres du CEMI qui ont collaboré avec plaisir et enthousiasme à la rédaction de cet ouvrage, en particulier les membres du groupe de travail « R2C » du CEMI qui ont œuvré pour que ce référentiel paraisse dans les meilleurs délais.

Nous espérons que la lecture de cet ouvrage apportera aux étudiants l'aide et la motivation nécessaires. Peut-être aussi que ce livre saura éveiller chez les lecteurs intérêt et curiosité, pour cette spécialité si riche et stimulante qu'est la médecine interne !

Pr Luc Mouthon, Pr Fleur Cohen Aubart, Pr Thomas Hanslik, Pr Jean-François Viallard

*https://www.legifrance.gouv.fr/jorf/id/JORFTEXT000042320018: Arrêté du 2 septembre 2020 portant modification de diverses dispositions relatives au régime des études en vue du premier et du deuxième cycle des études médicales et à l'organisation des épreuves classantes nationales.

Groupe R2C du CEMI

BEYNE-RAUZY Odile, PU-PH, Chef de service, Service de Médecine Interne, Institut Universitaire du Cancer de Toulouse – Oncopole, Université Toulouse III – Paul Sabatier, Toulouse.

CHEVALIER Kevin, DES de Médecine Interne et Immunologie Clinique, ECN promotion 2018, Ile de France.

COHEN-AUBART Fleur, PU-PH, Service de Médecine Interne 2, Hôpital Pitié-Salpêtrière, Assistance publique - Hôpitaux de Paris, Sorbonne Université, Paris.

EBBO Mikael, PU-PH, Service de Médecine Interne, Hôpital de la Timone, Marseille, Assistance Publique - Hôpitaux de Marseille, Aix-Marseille Université, Marseille.

GRAMONT Baptiste, DES de Médecine Interne et Immunologie Clinique, ECN promotion 2013, Saint-Etienne.

GRANEL Brigitte, PU-PH, Service de Médecine Interne, Hôpital Nord, Marseille, Assistance Publique - Hôpitaux de Marseille, Aix-Marseille Université, Marseille.

HANSLIK Thomas, PU-PH, Chef de service, Service de Médecine Interne, Hôpital Ambroise Paré, Assistance publique - Hôpitaux de Paris, Université Versailles Saint Quentin, Boulogne.

LEFORT Agnès, PU-PH, Service de Médecine Interne, Hôpital Beaujon, Assistance publique - Hôpitaux de Paris, Université de Paris, Clichy.

MOULIS Guillaume, MCU-PH, Service de Médecine Interne, Hôpital Purpan, Université de Toulouse, Toulouse.

MOUTHON Luc, PU-PH, Chef de service, Service de Médecine Interne, Hôpital Cochin, Assistance publique - Hôpitaux de Paris, Université de Paris, Paris.

SAMSON Maxime, PU-PH, Service de Médecine Interne et Immunologie Clinique, CHU Dijon Bourgogne, Dijon, Université Bourgogne-Franche-Comté, Dijon.

VIALLARD Jean-François, PU-PH, Chef de service, Service de Médecine Interne et maladies infectieuses, Hôpital Haut-Lévêque, Université de Bordeaux, Bordeaux.

Hommage et remerciements

Nous dédions ce livre au Professeur Pierre Godeau, interniste, ancien président de la Société Nationale Française de Médecine Interne, décédé le 11 Octobre 2018, qui a formé nombre d'entre nous, et nous a enseigné l'art de la patience, de l'interrogatoire et de l'examen clinique attentifs, du diagnostic précis parmi de nombreuses autres valeurs humaines et professionnelles. Par ses nombreux élèves qui y ont contribué, ce livre est aussi un peu le sien.

Tous nos remerciements pour leur participation à la relecture de cet ouvrage aux :

Pr Olivier Bouchaud, Service de Maladies Infectieuses et Tropicales, Hôpital Avicenne, Bobigny et membre du Collège National des Enseignants de Maladies Infectieuses et Tropicales.

Pr Isabelle Cochereau, Service d'Ophtalmologie, Hôpital Bichat, Paris et membre du Collège des Ophtalmologistes Universitaires de France.

Dr Guillaume Hekimian, Service de Médecine Intensive Réanimation, Institut de Cardiologie, Hôpital de la Pitié-Salpêtrière, Paris, Sorbonne Université et membre du Collège des Enseignants de Médecine Intensive et Réanimation.

Dr Marc Pineton de Chambrun, Service de Médecine Intensive Réanimation, Institut de Cardiologie, Hôpital de la Pitié-Salpêtrière, Paris, Sorbonne Université et membre du Collège des Enseignants de Médecine Intensive et Réanimation.

En plus des auteurs des différents chapitres, tous nos remerciements pour les photographies qu'ils nous ont fournies pour cet ouvrage aux :

Dr Cédric Arvieux, Services des Maladies Infectieuses et Tropicales, CHU de Rennes, Rennes,

Dr Cécile Bordes-Contin, Laboratoire d'Immunologie, Hôpital Pellegrin, Bordeaux,

Pr Michel Brauner, Service de Radiologie, Hôpital Avicenne, Bobigny,

Pr Antoine Brézin, Service d'Ophtalmologie, Hôpital Cochin, Paris,

Dr François Chasset, Service de Dermatologie, Hôpital Tenon, Paris,

Dr Sylvie Daliphard, Laboratoire d'Hématologie, Institut de Biologie Clinique, Rouen,

Pr Yves Deugnier, Clinique des Maladies du foie, CHU de Rennes, Rennes,

Pr Marie-Sylvie Doutre, Service de Dermatologie, Hôpital Haut-Lévêque, Pessac, Bordeaux,

Pr Nicolas Dupin, Service de Dermatologie, Hôpital Cochin, Paris,

Dr Delphine Lam, Service d'Ophtalmologie, Hôpital de la Pitié-Salpêtrière, Paris,

Pr François Laurent, Service de Radiologie, Hôpital Haut-Lévêque, Pessac, Bordeaux,

Pr Dominique Monnet, Service d'Ophtalmologie, Hôpital Cochin, Paris,

Dr Philippe Moguelet, Service d'Anatomopathologie, Hôpital Tenon, Paris,

Dr Marie Parrens, Service d'Anatomopathologie, Hôpital Haut-Lévêque, Pessac, Bordeaux,

Dr Anna Raimbault, Service d'Hématologie Biologique, Hôpital Cochin, Paris,

Dr Philippe Rouvier, Service d'Anatomopathologie, Hôpital de la Pitié-Salpêtrière, Paris,

Pr Pierre Tattevin, Service des Maladies Infectieuses et Tropicales, CHU de Rennes,

Dr Sara Touhami, Service d'Ophtalmologie, Hôpital de la Pitié-Salpêtrière, Paris,

Dr Yurdagul Uzunhan, Service de Pneumologie, Hôpital Avicenne, Bobigny,

Pr Orianne Wagner-Ballon, Laboratoire d'Hématologie, Hôpital Henri Mondor, Créteil.

Attention : les photographies présentées sur un fond vert dans l'ouvrage correspondent à un contenu multimédia que l'étudiant doit connaitre et sur lequel il peut être interrogé.

Les auteurs
Pour le Collège National des Enseignants de Médecine Interne

Pr Sébastien Abad
Service de Médecine Interne, Hôpital Avicenne, Bobigny, Université Sorbonne Paris Nord

Pr Daniel Adoue
Service de Médecine Interne et Immunopathologie Clinique, Institut Universitaire du Cancer de Toulouse - Oncopole, Toulouse, Université de Toulouse III (Université Paul Sabatier)

Pr Christian Agard
Service de Médecine Interne, Hôpital Hôtel-Dieu, Nantes, Université de Nantes

Pr Laurent Alric
Service de Médecine Interne, Hôpital Purpan, Toulouse, Université de Toulouse III (Université Paul Sabatier)

Pr Zahir Amoura
Service de Médecine Interne 2, Hôpital Pitié-Salpêtrière, Paris, Sorbonne Université

Pr Marc André
Service de Médecine Interne, Hôpital Gabriel Montpied, Clermont-Ferrand, Université d'Auvergne

Pr Emmanuel Andrès
Service de Médecine Interne, Hôpital Civil, Strasbourg, Université de Strasbourg

Pr Jean-Benoît Arlet
Service de Médecine Interne, Hôpital Européen Georges Pompidou, Paris, Université de Paris

Pr Sylvain Audia
Service de Médecine Interne et Immunologie Clinique, Hôpital François Mitterrand, Dijon, Université de Bourgogne

Pr Olivier Aumaître
Service de Médecine Interne, Hôpital Gabriel Montpied, Clermont-Ferrand, Université d'Auvergne

Pr Odile Beyne-Rauzy
Service de Médecine Interne et Immunopathologie Clinique, Institut Universitaire du Cancer de Toulouse - Oncopole, Toulouse, Université de Toulouse III (Université Paul Sabatier)

Pr Fabrice Bonnet
Service de Médecine Interne et Maladies Infectieuses, Hôpital Saint-André, Bordeaux, Université de Bordeaux

Pr Laurence Bouillet
Service de Médecine Interne, Hôpital Albert Michallon, Grenoble, Université de Grenoble

Pr Anne Bourgarit
Service de Médecine Interne, Hôpital Jean Verdier, Bondy, Université Sorbonne Paris Nord

Pr Patrice Cacoub
Département de Médecine Interne et Immunologie Clinique, Hôpital Pitié-Salpêtrière, Paris, Sorbonne Université

Pr Pascal Cathébras
Service de Médecine Interne, Hôpital Nord, Saint-Etienne, Université Jean Monnet - Saint-Étienne

Pr Patrick Cherin
Service de Médecine Interne 2, Hôpital Pitié-Salpêtrière, Paris, Sorbonne Université

Pr Laurent Chiche
Service de Médecine Interne, Hôpital Européen, Marseille

Pr Fleur Cohen-Aubart
Service de Médecine Interne 2, Hôpital Pitié-Salpêtrière, Paris, Sorbonne Université

Pr Nathalie Costedoat-Chalumeau
Service de Médecine Interne, Hôpital Cochin, Paris, Université de Paris

Pr Olivier Decaux
Service de Médecine Interne, Hôpital Sud, Rennes, Université Rennes 1

Pr Robin Dhote
Service de Médecine Interne, Hôpital Avicenne, Bobigny, Université Sorbonne Paris Nord

Pr Pierre Duffau
Service de Médecine Interne, Hôpital Haut-Lévêque, Pessac, Université de Bordeaux

Pr Pierre Duhaut
Service de Médecine Interne, Hôpital Nord, Amiens, Université de Picardie Jules Verne

Pr Olivier Fain
Service de Médecine Interne, Hôpital Saint-Antoine, Paris, Sorbonne Université

Pr Bruno Fantin
Service de Médecine Interne, Hôpital Beaujon, Clichy, Université de Paris

Pr Dominique Farge
Unité de Médecine Interne et Pathologie Vasculaire, Hôpital Saint-Louis, Paris, Université de Paris

Pr Anne-Laure Fauchais
Service de Médecine Interne, Hôpital Dupuytren, Limoges, Université de Limoges

Dr Martine Gayraud
Département de Médecine Interne et Rhumatologie, Institut Mutualiste Montsouris, Paris

Pr Sophie Georgin-Lavialle
Service de Médecine Interne, Hôpital Tenon, Paris, Sorbonne Université

Pr Bertrand Godeau
Service de Médecine Interne, Hôpital Henri Mondor, Créteil, Université Paris-Est Créteil

Pr Cécile Goujard
Service de Médecine Interne et d'Immunologie Clinique, Hôpital Bicêtre, Le Kremlin Bicêtre, Université Paris Sud

Pr Brigitte Granel
Service de Médecine Interne, Hôpital Nord, Marseille, Aix-Marseille Université

Pr Gilles Grateau
Service de Médecine Interne, Hôpital Tenon, Paris, Sorbonne Université

Pr Eric Hachulla
Service de Médecine Interne, Hôpital Claude Huriez, Lille, Université de Lille

Pr Mohamed Hamidou
Service de Médecine Interne, Hôpital Hôtel-Dieu, Nantes, Université de Nantes

Pr Thomas Hanslik
Service de Médecine Interne, Hôpital Ambroise-Paré, Boulogne-Billancourt, Université de Versailles St-Quentin-en-Yvelines

Pr Jean-Robert Harlé
Service de Médecine Interne, Hôpital de la Timone, Marseille, Aix-Marseille Université

Dr Yvan Jamilloux
Service de Médecine Interne, Hôpital de la Croix-Rousse, Université Claude-Bernard-Lyon 1

Pr Roland Jaussaud
Service de Médecine Interne et Immunologie Clinique, Hôpital Brabois, Vandoeuvre-les-Nancy, Université de Lorraine

Pr Patrick Jego
Service de Médecine Interne, Hôpital Sud, Rennes, Université Rennes 1

Pr Jean-Emmanuel Kahn
Service de Médecine Interne, Hôpital Ambroise-Paré, Boulogne-Billancourt, Université de Versailles St-Quentin-en-Yvelines

Pr Karine Lacut
Service de Médecine Interne et Pneumologie, Hôpital de la Cavale Blanche, Brest, Université de Bretagne occidentale

Pr Marc Lambert
Service de Médecine Interne, Hôpital Claude Huriez, Lille, Université de Lille

Pr Olivier Lambotte
Service de Médecine Interne et d'Immunologie Clinique, Hôpital Bicêtre, Le Kremlin Bicêtre, Université Paris Sud

Pr David Launay
Service de Médecine Interne, Hôpital Claude Huriez, Lille, Université de Lille

Pr Estibaliz Lazaro
Service de Médecine Interne, Hôpital Haut-Lévêque, Pessac, Université de Bordeaux

Pr Agnès Lefort
Service de Médecine Interne, Hôpital Beaujon, Clichy, Université de Paris

Pr Claire Le Jeunne
Service de Médecine Interne, Hôpital Cochin, Paris, Université de Paris

Pr Hervé Levesque
Département de Médecine Interne, Hôpital Charles Nicolle, Rouen, Université de Rouen

Pr Kim Heang Ly
Service de Médecine Interne, Hôpital Dupuytren, Limoges, Université de Limoges

Pr Nadine Magy-Bertrand
Service de Médecine Interne, Hôpital Jean Minjoz, Besançon, Université de Franche-Comté

Pr Isabelle Mahé
Service de Médecine Interne, Hôpital Louis Mourier, Colombes, Université de Paris

Pr Matthieu Mahevas
Service de Médecine Interne, Hôpital Henri Mondor, Créteil, Université Paris-Est Créteil

Pr François Maillot
Service de Médecine Interne, Hôpital Bretonneau, Tours, Université François Rabelais

Pr Isabelle Marie
Département de Médecine Interne, Hôpital Charles Nicolle, Rouen, Université de Rouen

Pr Thierry Martin
Service d'Immunologie Clinique et Médecine Interne, Nouvel Hôpital Civil, Strasbourg, Université de Strasbourg

Dr Alexis Mathian
Service de Médecine Interne 2, Hôpital Pitié-Salpêtrière, Paris, Sorbonne Université

Pr Arsène Mekinian
Service de Médecine Interne, Hôpital Saint-Antoine, Paris, Sorbonne Université

Pr Patrick Mercié
Service de Médecine Interne et Maladies Infectieuses, Hôpital Saint-André, Bordeaux, Université de Bordeaux

Pr Marc Michel
Service de Médecine Interne, Hôpital Henri Mondor, Créteil, Université Paris-Est Créteil

Dr Nathalie Morel
Service de Médecine Interne, Hôpital Cochin, Paris, Université de Paris

Pr Philippe Morlat
Service de Médecine Interne et Maladies Infectieuses, Hôpital Saint-André, Bordeaux, Université de Bordeaux

Pr Stéphane Mouly
Département de Médecine Interne, Hôpital Lariboisière, Paris, Université de Paris

Pr Jean-Jacques Mourad
Service de Médecine Interne, Hôpital Saint Joseph, Paris

Pr Luc Mouthon
Service de Médecine Interne, Hôpital Cochin, Paris, Université de Paris

Pr Thomas Papo
Service de Médecine Interne, Hôpital Bichat-Claude Bernard, Paris, Université de Paris

Pr Jean-Loup Pennaforte
Service de Médecine Interne, Hôpital Robert Debré, Reims, Université de Reims

Pr Jacques Pouchot
Service de Médecine Interne, Hôpital Européen Georges Pompidou, Paris, Université de Paris

Pr Brigitte Ranque
Service de Médecine Interne, Hôpital Européen Georges Pompidou, Paris, Université de Paris

Pr Pascal Roblot
Service de Médecine Interne, CHU de Poitiers, Université de Poitiers

Pr Eric Rosenthal
Service de Médecine Interne, Hôpital Archet 1, Nice, Université de Nice Sophia-Antipolis

Pr Marc Ruivard
Service de Médecine Interne, Hôpital d'Estaing, Clermont-Ferrand, Université d'Auvergne

Pr David Saadoun
Département de Médecine Interne et Immunologie Clinique, Hôpital Pitié-Salpêtrière, Paris, Sorbonne Université

Pr Laurent Sailler
Service de Médecine Interne, Hôpital Purpan, Toulouse, Université de Toulouse III (Université Paul Sabatier)

Pr Karim Sacré
Service de Médecine Interne, Hôpital Bichat-Claude Bernard, Paris, Université de Paris

Pr Nicolas Schleinitz
Service de Médecine Interne, Hôpital de la Timone, Marseille, Aix-Marseille Université

Pr Damien Sène
Département de Médecine Interne, Hôpital Lariboisière, Paris, Université de Paris

Pr Pascal Sève
Service de Médecine Interne, Hôpital de la Croix Rousse, Lyon, Université Claude Bernard Lyon 1

Pr Olivier Steichen
Service de Médecine Interne, Hôpital Tenon, Paris, Sorbonne Université

Pr Benjamin Terrier
Service de Médecine Interne, Hôpital Cochin, Paris, Université de Paris

Pr Jean-François Viallard
Service de Médecine Interne, Hôpital Haut-Lévêque, Pessac, Université de Bordeaux

Pr Jean-Christophe Weber
Service de Médecine Interne, Nouvel Hôpital Civil, Strasbourg, Université de Strasbourg

Chapitre 1

La relation médecin-malade

dans le cadre du colloque singulier ou au sein d'une équipe, le cas échéant pluri professionnelle.

La communication avec le patient et son entourage. L'annonce d'une maladie grave ou létale ou d'un dommage associé aux soins. La formation du patient. La personnalisation de la prise en charge médicale

OBJECTIFS : N° 1. La relation médecin-malade dans le cadre du colloque singulier ou au sein d'une équipe, le cas échéant pluriprofessionnelle. La communication avec le patient et son entourage. L'annonce d'une maladie grave ou létale ou d'un dommage associé aux soins. La formation du patient. La personnalisation de la prise en charge médicale.

- ➔ Expliquer les bases de la communication avec le malade, son entourage et la communication interprofessionnelle.
- ➔ Établir avec le patient une relation empathique, dans le respect de sa personnalité, de ses attentes et de ses besoins.
- ➔ Connaître les fondements psychopathologiques de la psychologie médicale.
- ➔ Se comporter de façon appropriée lors de l'annonce d'un diagnostic de maladie grave, de l'incertitude sur l'efficacité d'un traitement, de l'échec d'un projet thérapeutique, d'un handicap, d'un décès ou d'un évènement indésirable associé aux soins.
- ➔ Favoriser l'évaluation des compétences du patient et envisager, en fonction des potentialités et des contraintes propres à chaque patient, les actions à proposer (à lui ou à son entourage) : éducation thérapeutique programmée ou non, actions d'accompagnement, plan personnalisé de soins (voir item 324).

Rang	Rubrique	Intitulé
A	Définition	Définition de la relation médecin-malade
A	Définition	Connaître les principaux déterminants de la relation médecin-malade
A	Définition	Connaître les principaux corrélats cliniques de la relation médecin-malade
A	Définition	Connaître les principes de « l'approche centrée sur le patient »
A	Définition	Connaître la notion de représentation de la maladie
A	Définition	Connaître les facteurs influençant l'information délivrée au patient
A	Définition	Connaître la notion d'ajustement au stress
A	Définition	Connaître les principaux mécanismes de défense observés chez les patients/leurs proches/les professionnels de santé dans le cadre de l'annonce d'une mauvaise nouvelle en santé
A	Définition	Connaître la notion d'empathie clinique
A	Définition	Connaître la notion d'alliance thérapeutique
A	Définition	Connaître les principales étapes du processus de changement
A	Définition	Connaître les indications et principes de l'entretien motivationnel
A	Prise en charge	Savoir comment se montrer empathique à l'égard du patient
A	Prise en charge	Connaître les principes d'une communication adaptée, verbale et non verbale, avec le patient et son entourage
A	Prise en charge	Connaître les enjeux et les modalités de l'annonce d'une mauvaise nouvelle en santé

Les situations de départ sont indiquées en violet et en gras dans le texte. Elles sont ensuite listées à la fin du chapitre.

A

1. La relation médecin-malade

A

1.1. Définition de la relation médecin-malade Principales caractéristiques de la relation médecin-malade

- La relation entre un médecin et un malade, abrégée en « relation médecin-malade », désigne les liens qui se tissent entre deux personnes dont les positions sont asymétriques :
  - le malade qui souffre d'un problème de santé ;
  - le médecin qui dispose des connaissances et des compétences pour le résoudre.
- Cette relation peut s'inscrire entre un malade et un médecin, ou entre un malade et une équipe comportant plusieurs professionnels de santé.
- Elle diffère selon la nature du problème de santé et les objectifs de la prise en charge **(toutes les situations de départ correspondant à « symptômes et signes cliniques » (N°1 à 177) et « données paracliniques » (N°178-237), consultation de suivi d'un patient polymédiqué, consultation de suivi d'un patient polymorbide, consultation de suivi d'un patient présentant une lombalgie aiguë ou chronique, suivi du patient immunodéprimé, première consultation d'addictologie, consultation de suivi addictologie, consultation de suivi de suivi en gynécologie, consultation de suivi gériatrique, consultation de suivi pédiatrique, consultation du suivi en cancérologie, consultation et suivi d'un patient ayant des troubles cognitifs, consultation post événement allergique, consultation pré-anesthésique, consultation suite à un contage tuberculeux, situation sociale précaire et isolement):**
  - problème de santé aigu, où l'objectif est la guérison et si possible le retour à l'état d'équilibre antérieur ;
  - problème de santé chronique, où l'objectif est la mise en place d'un nouvel équilibre, aussi satisfaisant que possible **(consultation de suivi d'un patient polymédiqué, consultation de suivi d'un patient polymorbide, consultation de suivi d'un patient présentant une lombalgie aiguë ou chronique, suivi du patient immunodéprimé, consultation de suivi addictologie, consultation de suivi de suivi en gynécologie, consultation de suivi gériatrique, consultation de suivi pédiatrique, consultation du suivi en cancérologie, consultation et suivi d'un patient ayant des troubles cognitifs)**.
- On décrit quatre grands modèles de relation entre le médecin et le malade, en fonction de l'autonomie décisionnelle du patient et de la manière de prendre en compte sa perspective :
  - paternaliste : le soignant prend les décisions qu'il juge, de son point de vue, bonnes pour le malade ;
  - interprétatif : le soignant aide la patient à exprimer ses valeurs et préférences, puis prend les décisions qu'il juge bonnes de ce point de vue ;
  - informatif : le soignant informe le malade et le laisse prendre seul les décisions ;
  - délibératif : le soignant aide le malade à élaborer son point de vue et à choisir les décisions adaptées (décision partagée).

A

1.2. Principaux déterminants de la relation médecin-malade : déterminants psychologiques, éthiques, sociaux

- La relation médecin-malade se noue au cours d'interactions répétées, elle est dynamique et perpétuellement mouvante. Elle comporte de multiples dimensions, qui en font la complexité : dimensions psychologique, sociale, éthique, juridique... Pour ne citer qu'un exemple, la relation médecin-malade est intrinsèquement polarisée entre un individu souffrant (le patient) et un expert susceptible de soulager cette souffrance (le médecin). Au plan psychologique, il s'ensuit une forme de soumission du patient à l'autorité du médecin, à des degrés variables. Cette soumission à l'autorité du médecin varie en fonction des sociétés et dans une même société au cours du temps. Au plan éthique, elle induit un risque d'abus de faiblesse de la part du médecin, contre lequel le code de déontologie nous met en garde. Au plan légal, l'abus de faiblesse est une circonstance aggravante, par exemple en cas de relation sexuelle non consentie.

A 1.3. Principaux corrélats cliniques de la relation médecin-malade

- Une relation médecin-malade de qualité contribue à l'efficacité et au succès de la prise en charge, à la fois diagnostique (prise d'information complète et fiable) et thérapeutique (compréhension de la situation par le patient et adhésion au projet de soins défini de manière partagée). Elle détermine par ailleurs une expérience de prise en charge satisfaisante pour le malade et pour le médecin. À ce titre, la relation médecin-malade est une composante à part entière du nouvel équilibre que la maladie chronique rend nécessaire.

A 2. La personnalisation de la prise en charge médicale et les principes de l'approche centrée sur le patient

A 2.1. Notion de représentation de la maladie : la représentation du patient peut différer de celle du médecin

- Le problème de santé peut être considéré selon trois points de vue :
  - en tant que catégorie bioclinique ou épidémiologique plus ou moins stabilisée (maladie diagnostiquée ou *disease*) ;
  - en tant que vécu subjectif du patient (maladie ressentie ou *illness*) ;
  - en tant que phénomène social qui confère un statut à la personne malade (maladie reconnue ou *sickness*).
- La manière dont le patient se représente et vit son problème de santé lui est propre. Elle diffère de la manière dont le médecin se représente le problème de santé et dont il le vivrait s'il en était affecté. Il est impossible pour le médecin de dépasser la différence entre les deux sans un effort délibéré. À défaut, la prise en charge pourra être adaptée dans la perspective du médecin mais totalement inadaptée dans celle du patient.

A 2.2. Principes de « l'approche centrée sur le patient »

- La recherche clinique fournit des résultats génériques à l'origine de règles de prise en charge valables en moyenne dans la population cible. La recherche clinique contribue ainsi au versant standardisé de la pratique clinique. Cependant, l'adéquation de la prise en charge d'un malade ne se juge pas exclusivement par sa conformité à des recommandations étayées par la recherche clinique. La médecine factuelle (*evidence-based medicine – EBM*) invite à utiliser de façon consciencieuse, judicieuse et explicite les résultats de la recherche clinique, pour une prise en charge personnalisée de chaque patient.
- La médecine centrée sur la personne est associée au déplacement de la relation médecin-malade d'un modèle paternaliste vers des modèles prenant mieux en compte l'autonomie de la personne malade. Celle-ci est jugée capable d'exercer des choix éclairés concernant son problème de santé. La décision médicale est individualisée à la lumière de la globalité de la personne qui consulte (ses émotions, son contexte familial et professionnel, etc.) et à l'expérience que fait le patient de sa maladie. Il s'agit de repenser la relation médecin-malade dans un sens qui exige du médecin de partager le pouvoir et la décision.

- Il faut bien distinguer la médecine centrée sur la personne du courant de la médecine personnalisée, ou « médecine de précision », qui vise à démembrer des maladies complexes et hétérogènes par la considération de facteurs génétiques ou environnementaux pertinents, à l'aide de biomarqueurs. Un exemple est celui du cancer du sein, où l'identification de marqueurs moléculaires dans le tissu tumoral permet l'utilisation de traitements ciblés.
- La médecine personnalisée individualise la décision médicale à l'aide des déterminant biomédicaux les plus spécifiques possibles à la situation du patient, pour dépasser les limites reconnues aux traitements à « large spectre », à la fois en améliorant l'efficacité et en limitant les effets indésirables. Ce courant connaît un essor considérable avec l'avènement des biothérapies (anticorps anti-récepteurs, anti-cytokines, etc.) et des traitements synthétiques ciblés ***(voir item 202 - Biothérapies et thérapies ciblées)***.

A 2.3. Principes de personnalisation de la prise en charge médicale

- Certains éléments sont indispensables pour que la prise en charge s'inscrive dans une approche personnalisée, respectueuse de la perspective du patient :
  - explorer le vécu de la maladie par le patient ;
  - comprendre la globalité de la personne souffrante, ses émotions, son contexte social, familial et professionnel ;
  - élaborer un partenariat avec le patient, définir ses attentes de prise en charge, ses priorités, son implication ;
  - gérer les contraintes de façon réaliste, prendre en compte les ressources disponibles à un moment donné, mais susceptibles d'évoluer, pour fixer des priorités et des objectifs de santé raisonnables par rapport aux représentations et projets du patient.
- La décision de prise en charge se construit de façon complexe, en prenant en compte des éléments caractérisant avec la plus grande finesse possible le problème de santé et des éléments liés à l'individu malade, ses préférences et ses ressources.
- Dans un premier temps, il s'agit de comprendre en quoi le patient est affecté par le problème de santé, ce qui le gène le plus et ce qu'il voudrait corriger. L'objectif de soin pour le patient peut être de faire disparaître un symptôme (par exemple, une douleur causée par un rhumatisme inflammatoire), de compenser une incapacité (par exemple, l'invalidité secondaire à un accident vasculaire cérébral), de réduire un risque (par exemple, la probabilité d'être victime d'une récidive d'accident vasculaire cérébral)…
- Il s'agit ensuite d'identifier, parmi les traitements acceptables par le patient, celui qui permettra d'atteindre les objectifs fixés avec le moins de risque et au moindre coût possible. Certains traitements, par exemple, auront des effets indésirables dont la nature, la fréquence et la gravité dépendra des caractéristiques biomédicales du patient et de son traitement déjà en place : âge, comorbidités (insuffisance rénale, insuffisance hépatique, grossesse, allaitement…), médicaments à risque d'interaction… Certains patients seront plus disposés à supporter certains effets indésirables que d'autres.
- Lorsque plusieurs problèmes de santé coexistent (polypathologie), on ne peut pas s'affranchir d'établir avec le patient des priorités dans les objectifs de prise en charge, non seulement pour chacun des problèmes mais aussi pour leur ensemble. Il faut donc savoir :
  - ne pas tout traiter (par exemple, ne pas traiter une pollakiurie en lien avec un adénome de la prostate par un alpha-bloquant, au risque d'induire une hypotension orthostatique chez un homme qui reçoit déjà des anti-hypertenseurs) ;
  - ne pas répondre à tout nouveau symptôme par un nouveau médicament mais discuter systématiquement l'hypothèse que le nouveau symptôme soit l'effet indésirable d'un traitement antérieur ;
  - savoir arrêter un traitement dont le rapport bénéfice-risque a cessé d'être favorable ou bien qui a cessé de répondre à un objectif prioritaire.
- La décision d'abstention thérapeutique ne concerne pas que les traitements anti-cancéreux. Il importe de rediscuter périodiquement la permanence d'un rapport bénéfice-risque favorable et notamment :
  - lorsqu'il s'agit de renouveler un traitement au long cours ;
  - lorsque l'on envisage l'instauration d'un nouveau traitement ;
  - lorsqu'un traitement est devenu « futile » (par exemple, le traitement d'une hypercholestérolémie chez un

patient dont l'espérance de vie s'est soudain significativement raccourcie en raison de la découverte d'un cancer métastatique).

A 3. La communication avec le patient et son entourage

- L'entretien est le temps essentiel de la prise en charge médicale. Lorsqu'il est consciencieux, pertinent et attentif à la personne, il permet de recueillir des informations d'une importance capitale pour le succès des soins et d'établir une relation de confiance entre le patient et le médecin. L'entretien est conduit à la fois au regard de la perspective médicale et de la perspective du patient, en veillant à la bonne concordance entre les deux.

A 3.1. Notion d'empathie clinique : comment se montrer empathique à l'égard du patient, aspects verbaux et non-verbaux

- L'empathie réfère à la reconnaissance explicite de l'état émotionnel du patient. Elle se traduit par l'attention bienveillante que le médecin porte à ce que le patient dit, à la manière dont il le dit, à ce qu'il exprime avec son attitude et ses comportements. L'écoute active du médecin est marquée par le reflet des émotions du patient, à travers le langage non verbal (mimiques…) et verbal (reformulations, marques de considération…), par les relances et les questions posées pour comprendre le vécu du patient. L'attention qu'on porte au patient lui permet de constater qu'il est reconnu en tant qu'individu souffrant et de se sentir soutenu.
- L'empathie est également marquée par l'absence de jugement sur ce que le patient exprime, décide et fait, au moins dans un premier temps. Développer une attitude empathique demande donc de savoir mettre en suspens son propre système de valeurs pour mieux comprendre celui du patient : ne pas interpréter, conseiller, minimiser, débattre… La délicatesse dans l'abord des sujets embarrassants, l'attention au confort du patient durant l'entretien et la douceur durant l'examen physique sont autant de marques supplémentaires de reconnaissance et de considération de l'expérience douloureuse du patient. D'autres outils de communication sont détaillés *paragraphe 3.4.*

A 3.2. Communication dans une approche personnalisée : facteurs influençant l'information délivrée au patient, notion d'alliance thérapeutique

- Les différences de registres de langage constituent un obstacle majeur à la communication entre le médecin et le patient ou ses proches. Il est fondamental de s'exercer à ne pas s'engluer dans un jargon obscur et bien souvent inutile (pourquoi parler de « thérapeutiques » quand on pourrait parler plus justement de « traitements », ou parler d'« étiologie » plutôt que de « cause » ?).
- Réciproquement, caractériser le problème de santé demande de traduire en termes biomédicaux la description faite par le patient en langage ordinaire. Un « malaise » pourra, par exemple, correspondre à une perte de connaissance, une lipothymie, un vertige, des nausées, une dyspnée, une douleur thoracique… Attention à distinguer, dans cette traduction biomédicale, les faits et leur interprétation par le patient, qui peut être erronée.
- En parallèle, il faut dépasser la perspective biomédicale pour envisager la personne dans sa globalité et dans son contexte.
- Les principaux facteurs à prendre en compte sont listés dans le **Tableau 1**. Ils relèvent de deux grandes dimensions :
  - la perspective du patient réfère à ce qui détermine ses préférences et ses comportements de santé. Par exemple, les obligations concurrentes (les autres domaines de responsabilité, comme la profession ou la famille) peuvent diminuer la priorité donnée à la santé ;
  - les ressources du patient sont les moyens à sa disposition pour faire face à un problème de santé. Ainsi, les troubles cognitifs vont affecter, entre autres, la bonne compréhension et la bonne observance du traitement. Une situation de précarité (situation sociale précaire et isolement) va empêcher certaines modalités de prise en charge (par exemple hospitalisation à domicile si le logement est trop exigu).

Tableau 1. PRINCIPAUX FACTEURS CONTEXTUELS RELATIFS AU PATIENT	
Perspective du patient	**Ressources du patient**
Conceptions culturelles	Ressources financières
Convictions spirituelles	Accès aux soins, assurance maladie
État de santé ressenti	Logement, moyens de déplacement
Attitude envers la maladie et les soins	Ressources cognitives, instruction
Relations avec les soignants	Langue, capacités de communication
Priorités de santé	Ressources émotionnelles
Obligations concurrentes	Soutien socio-familial
[...]	[...]

- Pour explorer la perspective du patient il faut notamment :
  - l'encourager à approfondir son récit ;
  - solliciter son point de vue (ses conceptions, ses croyances, etc.) sur les causes des phénomènes qu'il rapporte ;
  - recueillir ses préoccupations et ses attentes ;
  - l'autoriser et même de l'inviter à exprimer ses émotions.
- Une fois le recueil d'information fait et la situation problématisée, il faut faciliter la compréhension de la situation par le patient :
  - en utilisant un langage simple, sans jargon médical ;
  - en sollicitant les connaissances antérieures du patient et en s'appuyant dessus pour clarifier le propos ;
  - en utilisant des exemples et des métaphores dans un registre maîtrisé par le patient ;
  - en vérifiant périodiquement sa compréhension, en l'invitant notamment à reformuler les propos dans ses propres termes.
- Il faut enfin élaborer une décision partagée, intégrant la perspective du patient, après avoir vérifié le niveau d'implication qu'il souhaite prendre dans les décisions. Si le patient souhaite être impliqué, les solutions possibles sont présentées comme des suggestions et des choix plutôt que comme des directives, et un projet mutuellement acceptable est construit. La mise en œuvre de la prise en charge décidée en commun demande une alliance avec le patient, dont les principes sont détaillés dans l'item 324 ***(voir item 324 - Éducation thérapeutique, observance et automédication)*** mais au centre de laquelle se trouve une relation médecin-malade de confiance.

A 3.3. Temps de l'entretien médical

- Les modalités de communications vont varier en fonction des situations et des objectifs de l'entrevue, par exemple explications sur la prise en charge d'une maladie aiguë, suivi d'une maladie chronique et de son traitement, annonce d'un diagnostic…
- Dans le cadre de l'approche dite de Calgary-Cambridge, des auteurs anglo-saxons ont développé un modèle intégrateur de l'entrevue médicale, visant simultanément à structurer l'entrevue et construire la relation **(Figure 1)**. L'entrevue se déroule en séquences successive : débuter l'entrevue, recueillir l'information, procéder à l'examen physique, expliquer et planifier, terminer l'entrevue. Elle mobilise des codes et des techniques de communication appropriés à chacune des phases.

Figure 1. Un modèle d'entrevue pour structurer et construire la relation médecin-malade

GUIDE CALGARY-CAMBRIDGE DE L'ENTREVUE MÉDICALE

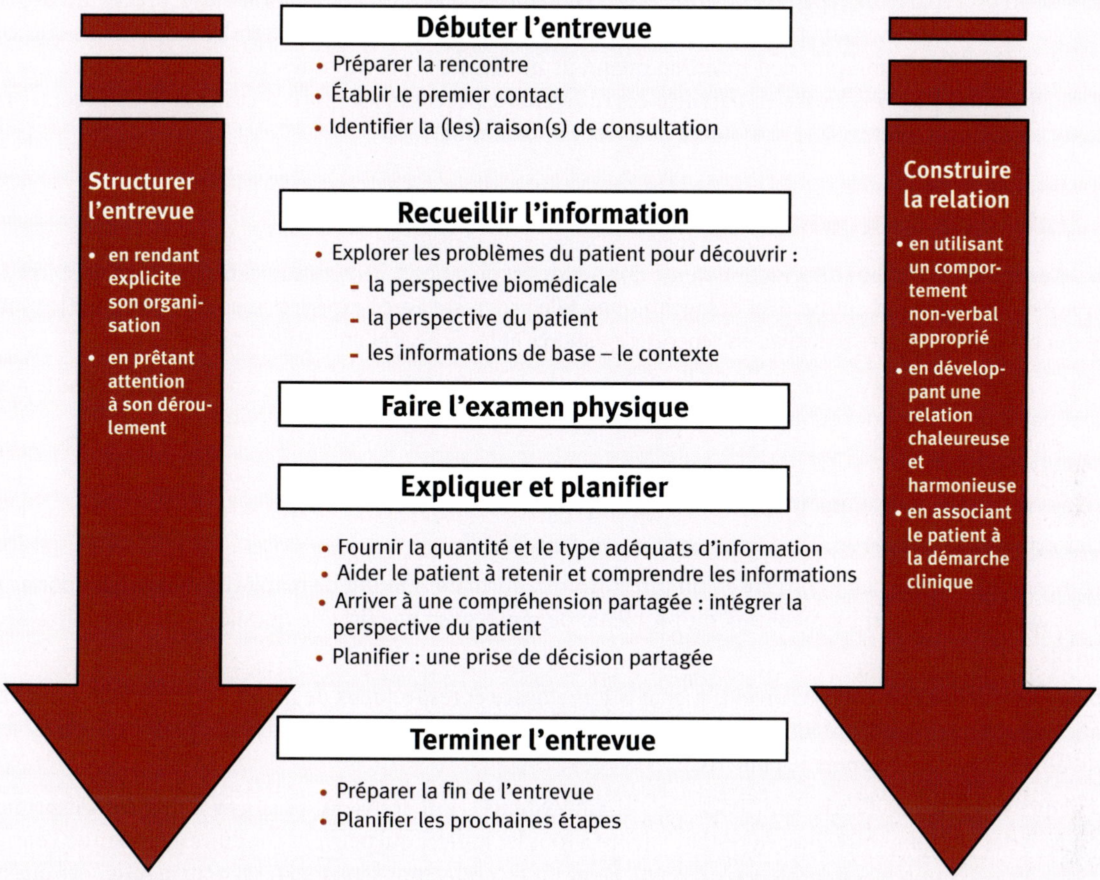

Figure traduite et adaptée de Kurtz S, Silverman J, Benson J, & Draper J. Marrying content and process in clinical method teaching : Enhancing the Calgary-Cambridge Guides. *Acad Med 2003;78(3):802-809*, avec la permission des auteurs et publiée en français : Millette B, Lussier M-T & Goudreau J. L'apprentissage de la communication par les médecins : aspects conceptuels et méthodologiques d'une mission académique prioritaire. *Pédagogie Médicale 2004;5(2): 110-126*.

- Le dialogue se déroule dans un environnement calme où la confidentialité est assurée. Le médecin parle suffisamment fort et articule clairement ; il commence par se présenter et explique le but de l'entretien. On peut le regretter, mais l'apparence et l'attitude du médecin ont un impact majeur dans la confiance que le patient lui accorde. Il est souhaitable d'avoir une tenue adaptée aux circonstances. Il faut également prêter attention au langage non verbal : se positionner au même niveau que le patient (tous les deux assis en général), adopter une posture ouverte et confiante, maintenir le contact visuel.
- En permanence, le médecin doit distribuer son attention de manière flexible entre les deux objectifs de la prise d'information :
  - faire la traduction biomédicale du problème de santé et ;
  - comprendre la perspective du patient.
- Avoir un plan d'entretien est utile, mais le suivre de façon trop rigide est un obstacle plutôt qu'une aide à la communication et à la création de la relation. En restant donc flexible, on abordera successivement :
  - le motif de la visite tel que le patient l'exprime, avec suffisamment de précision pour donner un contexte à la suite de la prise d'information ;
  - le mode de vie (chercher à savoir qui est le patient instaure un climat de confiance) ;
  - les antécédents familiaux et personnels ;
  - un retour sur l'histoire détaillée du problème de santé.

- L'entretien va ainsi du général au spécifique, du banal à l'intime. Les questions sensibles – sexualité, addictions… – sont bien accueillies par le patient si elles s'insèrent dans une prise d'information systématique et dépourvue de jugement. Elles sont formulées sans connotation négative.
- Le médecin est capable de repérer les éléments qui contribuent à la traduction biomédicale précise du problème de santé et à la compréhension fine de la perspective du patient. De même, il sait entendre les éléments qui contribuent à chacune des rubriques de l'entretien quand ils ne viennent pas au moment attendu. Prendre des notes est indispensable pour organiser en parallèle ces différents aspects sans rompre la continuité de l'écoute, rester attentif au patient en respectant sa manière de livrer l'information.

A 3.4. Outils de communication

- Qu'il s'agisse de recueillir l'information ou de donner des explications, la communication médicale est une compétence qui mobilise des aptitudes et des techniques. Elle progresse avec l'expérience, sous réserve que la pratique soit délibérée, c'est-à-dire réflexive, en repérant les succès et les échecs et en analysant leurs causes.
- La prise d'information s'appuie sur des questions posées au patient. Par définition, une question ouverte appelle une réponse élaborée alors qu'une question fermée appelle un nombre limité de réponses possibles :
  - « oui » ou « non » ;
  - leurs variantes : « absolument », « certainement pas »… ;
  - les expressions d'incertitude : « je ne sais pas », « peut-être »…
- Le pire entretien imaginable consiste en un interrogatoire formaté, conduit de manière inflexible, ne portant que sur les aspects purement biomédicaux du problème de santé, avec une liste de questions fermées mitraillées au patient.
- Après les présentations d'usage, un entretien à la fois efficace et respectueux de la personne malade commencera par le laisser s'exprimer en réponse à une première question la plus ouverte possible, par exemple : « Qu'est-ce qui vous amène ? » ou « Que puis-je pour vous ? ».
- À chaque séquence de l'entretien (mode de vie, antécédents…), il convient de laisser le patient s'exprimer en réponse à des questions ouvertes, en restant attentif à tous les indices qui peuvent conduire à réorienter l'entretien vers des aspects imprévus abordés par le patient. Dans un second temps seulement, on pourra poser des questions fermées pour obtenir des précisions nécessaires.
- Des outils rhétoriques facilitent l'expression spontanée du patient. L'écoute active utilise des moyens pour faire sentir au patient qu'il est écouté et entendu. Il peut s'agir :
  - d'incitateurs non-verbaux : hochement de tête, haussement des sourcils, silence… ;
  - d'incitateurs verbaux : « Ah ! », « Je comprends »… ;
  - de marques d'empathie : « Ça a dû être difficile »… ;
  - d'échos : reprise de la dernière phrase du patient ;
  - de relances explicites : « Continuez », « Et ensuite ? »…
- Les questions filets aident le patient à explorer ses souvenirs et ramènent souvent de nombreuses informations. Pour les antécédents, on peut par exemple demander au patient s'il a déjà été hospitalisé ou s'il voit des médecins spécialistes.
- Pour clore chaque moment de l'entretien, des listes de questions fermées sont possibles pour garantir une certaine exhaustivité. Il est ainsi rentable de connaître les appareils du corps humain dans un ordre prédéfini (par exemple de la tête aux pieds) et, pour chacun, les maladies les plus fréquentes (par exemple les glaucomes, la cataracte, la conjonctivite pour l'ophtalmologie) dont on pourra demander au patient s'il en souffre.
- En cas de doute sur la signification d'un élément du discours du patient, il est utile de tenter une reformulation pour vérifier notre compréhension ou demander des clarifications. À la fin des explications du patient, il est également souhaitable de récapituler succinctement pour s'assurer d'avoir bien compris et faire à nouveau preuve de son écoute.

- Parfois, le patient ne donne pas toutes les informations nécessaires de façon fiable. Il faut alors savoir se tourner vers d'autres sources :
  - les proches : famille, amis, voisins, gardien… ;
  - les soignants habituels : médecin traitant, infirmière, kinésithérapeute, pharmacien… ;
  - des témoins accidentels : passants, pompiers… ;
  - des documents : comptes- rendus, courriers…
- Après la prise d'information et l'examen physique du patient, l'entrevue se termine par un temps de récapitulation et d'information. Le médecin explique au patient ce qui va suivre, s'assure de sa compréhension et de son accord, vérifie que ses attentes ont été prises en compte. Pour finir, le médecin prend congé après s'être assuré que le patient n'a pas de question supplémentaire.

A 4. Indications et principes de l'entretien motivationnel

- De nombreuses situations demandent que le patient adopte durablement de nouvelles habitudes et comportements pour améliorer sa santé. Il peut s'agir de changer des anciennes habitudes et comportements profondément ancrés (modification de l'alimentation, de l'activité physique, arrêt de consommations addictives...) ou bien de développer de nouvelles habitudes sans gratification immédiate, comme la prise d'un traitement au long cours.
- Toutes ces perspectives de changements sont associées à une ambivalence naturelle, entre les avantages attendus à titre personnel et les contraintes que le changement implique. Le médecin bien intentionné a souvent tendance à formuler des arguments en faveur du changement, influencés par ses propres représentations. Le malade ne se reconnaît pas nécessairement dans ces arguments et ne se voit pas reconnu dans la difficulté qu'il éprouve au changement. Par réaction, le malade aura tendance à contre-argumenter, ce qui aura pour effet de renforcer sa résistance au changement.
- Dans l'entretien motivationnel, le médecin cherche à éviter cette dynamique contre-productive et à soutenir l'autonomie du patient. L'entretien motivationnel vise à renforcer la motivation propre du patient et son engagement vers le changement désiré à travers une forme particulière d'écoute active et empathique. Le médecin pose des questions ouvertes sur les valeurs du patient et sa perception de la situation, il écoute les réponses sans jugement, reflète les émotions qu'il perçoit et soutient le malade dans l'énonciation des points difficiles (résumé, reformulation...).
- Ainsi, l'entretien motivationnel aide le patient à reconnaître et expliciter ses propres motivations, dans une relation collaborative. Jamais il ne s'agit d'adopter une posture d'analyse du discours, ni de chercher à démontrer au patient qu'il se trompe sur sa situation. Il se sentirait jugé et incompris et réagirait en s'enfermant dans les habitudes et comportements à changer.

A 5. Annonce d'une maladie grave ou létale ou d'un dommage associé aux soins

- Les cliniciens sont régulièrement en situation de devoir annoncer une mauvaise nouvelle. L'annonce du diagnostic d'une maladie grave **(annonce d'un diagnostic de maladie grave au patient et/ou à sa famille)**, potentiellement létale à court ou moyen terme, en est l'exemple paradigmatique. Cependant, de nombreuses autres nouvelles sont de nature à changer radicalement et négativement l'idée que se fait le patient de sa capacité d'agir, de son existence et de son avenir. Il peut s'agir, par exemple, de l'annonce :
  - du diagnostic d'une maladie dégénérative évolutive et handicapante, comme la maladie d'Alzheimer ;
  - d'une rechute ou d'une récidive de maladie considérée en rémission jusqu'alors ;
  - de l'échec d'un traitement ;
  - d'un effet indésirable grave d'un traitement ou d'une erreur médicale **(suspicion d'un effet indésirable des médicaments ou d'un soin);**

– de l'évolution d'une prise en charge curative vers une prise en charge palliative **(identification, prise en soin et suivi d'un patient en situation palliative)**.

- En France, de nombreuses dispositions réglementaires consacrent l'exigence d'information du patient, indispensable pour qu'il puisse au minimum consentir au projet de soins (« loi Kouchner » de 2002 relative aux droits des patients, plans « cancer » et mise en place du dispositif d'annonce, lois reconnaissant aux patients la possibilité d'orienter leur choix en fin de vie, etc.).

A 5.1. Annonce d'une mauvaise nouvelle du point de vue du patient

- L'annonce d'un diagnostic grave ou d'un pronostic péjoratif constitue un traumatisme car, même si elle est parfois anticipée par le patient dès les premiers symptômes, elle revêt une violence soudaine :
  – elle confronte le patient à la perspective de sa propre mort ;
  – elle génère des réactions émotionnelles profondes, associant peur, tristesse, colère ou honte, parfois constitutives d'un authentique syndrome de détresse émotionnelle ;
  – elle suscite un sentiment d'insécurité, de perte de contrôle et d'impuissance, qui peut conduire à la sidération et générer un syndrome post-traumatique.
- L'annonce constitue donc un stress face auquel le patient met en œuvre des stratégies d'ajustement et des mécanismes de défense inconscients, qui évoluent au cours du temps, de façon non linéaire. Ils sont à respecter, au regard du bénéfice que le patient en retire, et à prendre en compte, car ils constituent souvent un obstacle à l'accueil et à la compréhension de l'annonce. Ils sont fréquemment la source de malentendus et d'incompréhension entre patients et soignants.
- Ces stratégies et mécanismes de défenses sont personnels et dépendent des ressources intrinsèques et extrinsèques du patient, notamment du soutien de son entourage. Néanmoins, la psychiatre Elizabeth Kübler-Ross a décrit cinq étapes dans le processus du deuil, auquel s'apparente l'acceptation d'une mauvaise nouvelle :
  – déni : la première réaction face au choc de la mauvaise nouvelle est de refuser d'y croire ;
  – colère : l'angoisse et le sentiment d'injustice se traduisent ensuite par colère et agressivité, envers l'entourage ou les soignants ;
  – négociation : le sentiment d'impuissance conduit à des marchandages avec l'entourage ou les soignants, tentatives de reprendre le contrôle de la situation ;
  – dépression : le sentiment de perte de l'identité et du projet de vie antérieurs à la mauvaise nouvelle est vécu de façon douloureuse, comme l'amputation d'une partie de soi ;
  – acceptation : le patient finit par reconstruire son identité et son projet en y intégrant la mauvaise nouvelle.
- Une fois la mauvaise nouvelle acceptée, le patient est à même de participer sereinement aux décisions de prise en charge. Certaines adaptations sortent du schéma classique et sont inadéquates pour la plupart :
  – l'isolation consiste à intellectualiser sa maladie pour s'en distancier. Le malade parle de sa maladie avec un détachement froid ;
  – le déplacement permet au patient de focaliser son anxiété sur des considérations plus supportables, parfois futiles, plus ou moins en rapport avec sa maladie, par exemple sur un symptôme mineur ;
  – la projection agressive transfère l'angoisse sous forme d'agressivité à l'égard de l'entourage ou de l'équipe médicale ;
  – la régression conduit le patient à s'en remettre totalement à son entourage, dans une dépendance totalement disproportionnée par rapport aux contraintes et à ses capacités de les gérer ;
  – la sublimation est un mécanisme de défense positif, qui amène le patient à s'investir de façon combative dans un projet personnel, souvent chargé symboliquement, qui mobilise toute son énergie ;
  – la maîtrise consiste pour le patient à tenter de prendre le contrôle de tout ce qui concerne sa santé, au travers d'attitudes obsessionnelles et parfois de fortes exigences, par lesquelles il tente de gérer son angoisse.

A 5.2. Annonce d'une mauvaise nouvelle du point de vue du médecin et des soignants : notion d'ajustement au stress dans la perspective du médecin

- En miroir des réactions qui se développent chez le patient, le médecin se trouve lui aussi confronté à des processus complexes :
  - anxiété pouvant aller jusqu'à un authentique état de stress ;
  - sentiment de mise en échec, de perte de contrôle ou de culpabilité ;
  - émotions liées à la proximité affective qui s'est nouée avec le patient ;
  - identification au malade.
- Le médecin développe également des mécanismes de défense, notamment s'il n'est pas préparé et outillé en capacités adéquates pour gérer ce type de situation :
  - le mensonge est souvent utilisé par le médecin avec l'alibi de préserver son patient ; il s'agit en réalité de se préserver lui-même face à une réaction du patient, qu'il anticipe en craignant de ne pas savoir y faire face. Il s'agit généralement de mensonge par omission. D'une façon générale, le mensonge n'a que des effets délétères et devrait être prohibé, sauf rares exceptions ;
  - l'identification projective conduit à attribuer au patient ses propres représentations, sentiments, réactions, ou émotions. Elle permet au soignant de se donner l'illusion qu'il sait ce qui est bon pour le patient, sans avoir à conduire de discussions éventuellement pénibles ;
  - la rationalisation consiste pour le médecin à se réfugier derrière un discours technoscientifique, hermétique et incompréhensible pour le patient ;
  - la fausse réassurance entretient chez le patient un espoir disproportionné par rapport aux données factuelles ;
  - lors de la fuite en avant, le soignant surestime les capacités du patient et lui délivre les informations « à marche forcée », pour s'en débarrasser lui-même.
- Des stratégies d'adaptation (coping) peuvent être mises en œuvre et même développées par des formations spécifiques. On décrit ainsi :
  - des stratégies centrées sur l'annonce : préparation minutieuse de l'entretien, de ses conditions, de son contenu et de son déroulement ;
  - des stratégies centrées sur la relation avec le patient : développement d'une relation empathique, soucieuse de maintenir en même temps une distance professionnelle appropriée ;
  - des stratégies centrées sur la gestion de ses propres émotions de la part du médecin : identification, expression, régulation, réévaluation cognitive.

A 5.3. Principes de l'annonce d'une mauvaise nouvelle

- Les conditions du premier entretien d'annonce d'une mauvaise nouvelle sont déterminantes pour la qualité de la relation médecin-malade et de la prise en charge ultérieure :
  - pièce confortable, calme ;
  - temps imparti suffisant, sans risque d'interruption (neutraliser les téléphones, afficher un avertissement sur la porte) ;
  - présence d'un proche ou d'un tiers si le patient l'a souhaité ;
  - ne jamais faire d'annonce au téléphone, sauf circonstance exceptionnelle.
- L'annonce proprement dite s'appuie sur ce que le malade sait déjà. Tout patient se forge des représentations et des explications, qu'il utilise pour tenter de comprendre et de donner un sens à son problème de santé. Qu'elles résultent d'informations déjà transmises ou entendues, ou d'interprétations personnelles ou partagées avec son entourage, qu'elles soient appropriées ou erronées, c'est à partir de ces conceptions que le médecin doit construire sa démarche d'information. Pour cela, il est nécessaire de débuter par un questionnement très ouvert. Le médecin adopte une attitude verbale et non verbale traduisant sa disponibilité, une écoute active en respectant les silences, sans interrompre le patient, en reformulant ses propos et en l'encourageant à s'exprimer davantage.

- Dans ses explications, le médecin utilise un vocabulaire approprié, simple, sans jargon et sans euphémisme, en s'adaptant au rythme du patient. Il répond aux attentes du patient, en se donnant les moyens de les explorer par de nouvelles questions ouvertes, en évitant d'aller au-delà de ce que le patient souhaite savoir à ce moment-là. Il partage avec le patient le projet de prise en charge. Il donne les informations nécessaires sur les investigations complémentaires prévues, les possibilités thérapeutiques, les soins de support, les bénéfices attendus, les désagréments prévisibles et le pronostic. Il associe à la décision le patient qui le souhaite. Sans réassurer abusivement, il laisse la place à une espérance, en confirmant que de nombreuses ressources sont disponibles et en rassurant le patient sur le fait qu'il ne sera pas abandonné.
- L'entretien se termine en ayant également laissé de la place pour l'expression des émotions et manifester son empathie, pour répondre aux questions du patient, reformuler les grandes lignes du plan de soins en insistant sur les toutes prochaines étapes.
- Toutefois, l'annonce d'une mauvaise nouvelle **(expliquer une hospitalisation en soins psychiatriques à la demande d'un tiers ; annonce d'un diagnostic de maladie grave au patient et/ou à sa famille ; identification, prise en soin et suivi d'un patient en situation palliative ; suspicion d'un effet indésirable des médicaments ou d'un soin)** n'est pas un acte de communication unique et ponctuel. Il doit s'envisager comme un processus développé dans la durée et intégré à la prise en charge globale. La délivrance de l'information a souvent avantage à être progressive, adaptée aux informations disponibles et au niveau d'anticipation du patient.
- Les mécanismes de défense développés par les patients peuvent momentanément limiter leur capacité à entendre et accepter une annonce, à laquelle il conviendra donc de surseoir, en la construisant graduellement selon l'évolution du patient **(suivi du patient immunodéprimé, consultation de suivi de suivi en gynécologie, consultation de suivi gériatrique, consultation de suivi pédiatrique, consultation du suivi en cancérologie, consultation et suivi d'un patient ayant des troubles cognitifs)**.
- Le premier entretien se conclut en proposant un entretien complémentaire à brève voire très brève échéance, en proposant que des proches soient présents s'ils ne l'étaient pas lors du premier entretien, et par une proposition d'autres entretiens de suivi, associant d'autres professionnels de santé, notamment un psychologue, un infirmier, un assistant social, tel que cela est prévu dans le cadre du dispositif d'annonce du « Plan cancer ».
- Il convient de partager sans délai avec le médecin traitant les orientations et le contenu de la démarche d'annonce entreprise, car il peut être amené à devoir répondre aux questions du patient qui se tournera vers lui.

A 5.4. Cas particulier de l'annonce d'un dommage lié aux soins

- Un dommage lié aux soins **(suspicion d'un effet indésirable des médicaments ou d'un soin)** est la conséquence d'un événement indésirable, lié à l'aléa thérapeutique, à un dysfonctionnement ou une erreur. Son annonce constitue un cas particulier de l'annonce d'une mauvaise nouvelle. À ce titre, tous les principes généraux énoncés précédemment sont applicables. Quelques points clés peuvent être soulignés (extraits des recommandations HAS 2011 : annonce d'un dommage lié aux soins) :
  - **communiquer sur des faits connus et sûrs ;**
  - **reconnaître le dommage :** Informer le patient qu'il a subi un événement non souhaité. Ne pas nier le dommage ni culpabiliser le patient ;
  - **exprimer des regrets voire des excuses :** « Nous sommes désolés de ce qui vous arrive » résume par exemple l'empathie des professionnels face au dommage subi par le patient. En cas d'erreur avérée, les regrets doivent être accompagnés d'excuses. Elles ne doivent ni jeter le blâme sur soi-même ou un tiers, ni signifier la reconnaissance d'une responsabilité médico-légale ;
  - **répondre aux besoins du patient :** Informer sur les soins qui vont être prodigués pour atténuer les conséquences de l'événement. Organiser la continuité des soins. Informer sur les mesures qui vont être prises pour éviter la récidive d'un dysfonctionnement ou d'une erreur.

Principales situations de départ en lien avec l'Item 1 : « La relation médecin malade »

Situation de départ	Descriptif
En lien avec la communication avec le malade et son entourage	
Toutes les situations de départ correspondant à « symptômes et signes cliniques » (N°1 à 177) et « données paracliniques » (N°178-237) 266. Consultation de suivi d'un patient polymédiqué 267. Consultation de suivi d'un patient polymorbide 277. Consultation de suivi d'un patient présentant une lombalgie aiguë ou chronique 291. Suivi du patient immunodéprimé 292. Première consultation d'addictologie 293. Consultation de suivi addictologie 294. Consultation de suivi de suivi en gynécologie 295. Consultation de suivi gériatrique 296. Consultation de suivi pédiatrique 297. Consultation du suivi en cancérologie 298. Consultation et suivi d'un patient ayant des troubles cognitifs 299. Consultation post événement allergique 300. Consultation pré-anesthésique 301. Consultation suite à un contage tuberculeux 347. Situation sociale précaire et isolement	**La médecine centrée sur la personne est associée au déplacement de la relation médecin-malade d'un modèle paternaliste vers des modèles prenant mieux en compte l'autonomie de la personne malade.** Celle-ci est jugée capable d'exercer des choix éclairés concernant son problème de santé. La décision médicale **est individualisée à la lumière de la globalité de la personne** qui consulte (ses émotions, son contexte familial et professionnel, etc.) et à l'expérience que fait le patient de sa maladie. **La décision médicale doit être partagée,** intégrant la perspective du patient, après avoir vérifié le niveau d'implication qu'il souhaite prendre dans les décisions. Si le patient souhaite être impliqué, les solutions possibles sont présentées comme des suggestions et des choix plutôt que comme des directives, et un projet mutuellement acceptable est construit. **L'empathie** se traduit par l'attention bienveillante que le médecin porte à ce que le patient est. Elle se traduit par une écoute active du médecin, à travers le langage non verbal et verbal et par l'absence de jugement sur le patient. **Développer une attitude empathique demande donc de savoir mettre en suspens son propre système de valeurs pour mieux comprendre celui du patient,** avoir une vision bienveillante, reconnaissante et de considération de l'expérience douloureuse du patient. « **Patient** » est dérivé du mot latin *patiens*, signifiant **« celui qui endure » ou « celui qui souffre ».**
En lien avec des problèmes de santé chroniques	
266. Consultation de suivi d'un patient polymédiqué 267. Consultation de suivi d'un patient polymorbide 277. Consultation de suivi d'un patient présentant une lombalgie aiguë ou chronique 291. Suivi du patient immunodéprimé 292. Première consultation d'addictologie 293. Consultation de suivi addictologie 294. Consultation de suivi de suivi en gynécologie 295. Consultation de suivi gériatrique 296. Consultation de suivi pédiatrique 297. Consultation du suivi en cancérologie 298. Consultation et suivi d'un patient ayant des troubles cognitifs	Dans le contexte d'un problème de santé chronique, l'objectif de la relation médecin malade où est la mise en place d'un nouvel équilibre, aussi satisfaisant que possible
En lien avec la santé mentale du patient et la nécessité de soin	
240. Expliquer une hospitalisation en soins psychiatriques à la demande d'un tiers	L'hospitalisation à la demande d'un tiers **s'applique lorsque le malade présente des troubles psychiatriques rendant impossible son consentement.** Le « tiers » représente toute personne susceptible d'agir dans l'intérêt du patient (membre de sa famille ou de son entourage par exemple). **Ce type d'hospitalisation est justifié par la nécessité de soins immédiats et d'une surveillance en milieu hospitalier.**

En lien avec l'annonce d'une maladie grave ou létale ou d'un dommage associé aux soins	
291. Suivi du patient immunodéprimé 294. Consultation de suivi de suivi en gynécologie 295. Consultation de suivi gériatrique 296. Consultation de suivi pédiatrique 297. Consultation du suivi en cancérologie 298. Consultation et suivi d'un patient ayant des troubles cognitifs 327. Annonce d'un diagnostic de maladie grave au patient et/ou à sa famille 337. Identification, prise en soin et suivi d'un patient en situation palliative	**L'annonce d'un diagnostic grave ou d'un pronostic péjoratif constitue un traumatisme** car, même si elle est parfois anticipée par le patient dès les premiers symptômes, elle revêt une violence soudaine. **L'annonce d'une mauvaise nouvelle n'est pas un acte de communication unique et ponctuel.** Il doit s'envisager comme un processus développé dans la durée et intégré à la prise en charge globale. La délivrance de l'information a souvent avantage à être **progressive, adaptée** aux informations disponibles et au niveau d'anticipation du patient. Le premier entretien se conclut en proposant un entretien complémentaire à brève voire très brève échéance, en proposant que des proches soient présents, et d'entretiens de suivi.
348. Suspicion d'un effet indésirable des médicaments ou d'un soin	**Un dommage lié aux soins est la conséquence d'un événement indésirable, lié à l'aléa thérapeutique, à un dysfonctionnement ou une erreur.** Son annonce constitue un cas particulier de l'annonce d'une mauvaise nouvelle. Il est important de communiquer sur des faits connus et sûrs ; de reconnaître le dommage ; d'informer le patient qu'il a subi un événement non souhaité ; de ne pas nier le dommage ni culpabiliser le patient ; d'exprimer des regrets et faire des excuses ; de répondre aux besoins/questions du patient et organiser la continuité des soins ; enfin, d'informer sur les mesures qui vont être prises pour éviter la récidive d'un dysfonctionnement ou d'une erreur.

FICHE DE SYNTHÈSE

- L'approche contemporaine de la relation médecin-malade considère le patient comme un acteur de soins à part entière, et favorise son implication en tant que personne autonome dans la mesure où il le souhaite, en interdépendance avec les différents professionnels de la santé.
- Dans sa relation avec le patient, le médecin devrait prendre en compte les aspects personnels, interpersonnels et sociaux avec la même attention critique que les aspects somatiques et biologiques.
- Une telle perspective est notamment essentielle dans la prise en charge des maladies chroniques, pour lesquelles les modèles exclusivement biocliniques sont souvent en échec.
- Dans ce cadre, les différentes actions qui concourent à l'information et à la formation du patient s'efforcent de prendre en compte sa perspective, fondée sur l'expérience personnelle et des savoirs profanes.

Chapitre 2

Les valeurs professionnelles du médecin et des autres professions de santé

OBJECTIFS : N°2. Les valeurs professionnelles du médecin et des autres professions de santé

- Analyser l'évolution de ces valeurs depuis les préceptes hippocratiques jusqu'à leur traduction dans les textes réglementaires en vigueur.
- Connaître les principes de la médecine fondée sur les preuves et de la médecine basée sur la responsabilité et l'expérience du malade.
- Connaître les interactions avec les autres professions de santé.

Rang	Rubrique	Intitulé
A	Définition	Connaitre la définition de la pratique médicale et connaitre la signification de l'éthique
A	Définition	Connaitre les définitions de normes et de valeurs professionnelles
A	Définition	Connaitre les principes de déontologie médicale. Connaître la notion de conflit de valeurs et de conflit d'intérêts
A	Définition	Connaître les principes de la médecine fondée sur les preuves et de la médecine basée sur la responsabilité et l'expérience du malade
A	Définition	Connaître l'organisation sociale et politique de la profession médicale et sa régulation étatique
B	Définition	Connaître l'organisation de l'exercice des professionnels de santé en France et leurs statuts
B	Définition	Connaître le rôle des ordres professionnels
A	Définition	Connaître les différents acteurs de santé et leurs interactions
A	Définition	Identifier les professionnels, compétences et ressources liées à un rôle particulier dans une organisation de santé

Ce chapitre ne comporte pas de situation de départ appelée dans le texte, car les valeurs professionnelles sont universelles ; de ce fait, elles s'appliquent à l'ensemble des situations de départ.

A 1. Définition de la pratique médicale et signification de l'éthique

- La **pratique médicale** est une activité technique qui répond, par des connaissances et des compétences spécifiques, aux besoins de santé des personnes. Dès les préceptes d'Hippocrate, l'exercice de la médecine réclame une pratique raisonnée où sont mis en valeur l'usage de la compétence et de la raison, au service de la vie, de l'art et de l'humanité, la recherche de l'équilibre, du refus de tout mal et de toute injustice. La pratique médicale s'exerce en effet au sein d'une relation marquée par le souci de l'autre, la sollicitude, la responsabilité, et dès le début le lien recommandé avec le malade est innocent, discret, respectant l'espace de liberté du malade.

- **L'éthique** désigne la réflexion de quelqu'un qui agit et qui se pose la question : « comment faire pour agir au mieux dans cette situation ? ». Elle est orientée par la visée d'un bien à accomplir (ex. : la santé de telle personne), et la délibération sur les moyens à employer pour y parvenir. **Articulée à l'action diagnostique et thérapeutique, l'éthique en médecine n'est pas dissociable de la technique.**

A 2. Définitions des normes et des valeurs professionnelles

- Les définitions et leur impact sur la pratique sont synthétisés dans le **Tableau 1**.
- La notion de **valeur** se réfère à ce qui est précieux, valorisé : le Beau, le Bon, le Vrai, le Juste sont des valeurs générales. Les valeurs d'une pratique décrivent ce qui est digne d'estime, souhaitable, et recommandé pour atteindre les buts de l'action médicale (soigner, traiter, guérir).
- La notion de **norme** comprend des principes généraux et des règles plus spécifiques qui énoncent des devoirs, des obligations, auxquelles on se réfère pour juger et agir en référence à des valeurs.
- Les **normes morales** concernent la conduite humaine en général : la morale commune est faite de normes largement partagées (*ie* respecter les droits d'autrui, ne pas faire de mal à une personne innocente, etc.). Les principes moraux généraux de la pratique médicale sont, depuis une cinquantaine d'années, formulés ainsi :
  - respect de l'autonomie et de la dignité ;
  - bienfaisance, non-malfaisance (*primum non nocere*) ;
  - justice (équité).
- Ils sont spécifiés en règles de conduite colligées dans un code de Déontologie (de *deontos* : ce qui doit être) que les professionnels s'engagent à respecter *(voir paragraphe 7)*.
  En médecine, il n'y a pas que des normes morales : les normes légales, les normes d'hygiène, de sécurité sanitaire, de méthodes dans la recherche, fournissent également un cadrage de la pratique.
- Les « **valeurs professionnelles** » sont un mélange de valeurs, principes et règles qui indiquent ce qui est estimable dans l'exercice de la profession. Elles sont formulées comme des préceptes ou des devoirs. **Les médecins placent la santé et les intérêts de leurs patients au-dessus de toute autre considération lorsqu'il s'agit de prendre une décision** : cette valeur fondamentale a été spécifiée et traduite en normes prescrites (*i.e.* dans le Code de déontologie). Les malades ont besoin de pouvoir faire confiance dans le respect des valeurs professionnelles (**Tableau 1**).
- **Attention**, les valeurs professionnelles **ne sont pas inconditionnelles** mais doivent être adaptées aux circonstances particulières de la situation. Par exemple : le respect de la vie est celui de la vie de cette personne singulière, et pas le respect de la vie en général ; faire le bien du malade n'est pas faire le Bien absolu (moralement), c'est agir médicalement à son égard.
- La plupart des valeurs professionnelles « fondamentales » (activité libre, intérêt du malade avant tout) se retrouve dans les articles du Code de déontologie *(paragraphe 7)*. Le **serment d'Hippocrate** que chaque nouveau médecin prononce en reprend un certain nombre.
- D'autres valeurs traditionnelles se rattachent à ce « noyau dur » : **compétence, discrétion, pudeur, probité, loyauté, neutralité, courage, persévérance, bienveillance, fidélité, sollicitude, dévouement, attention…**

Tableau 1. SYNTHÈSE DES DÉFINITIONS ET IMPACT SUR LA PRATIQUE		
Terme	**Définition**	**Impact dans la pratique**
Valeur	Terme général servant de référence (valeur = ce qui est précieux, valorisé, estimable).	-
Norme	Principes généraux et règles qui permettent de se comporter en référence à des valeurs.	-
Norme morale	Terme général faisant référence aux normes qui concernent la morale humaine.	Dans la pratique médicale : • respect de l'autonomie et de la dignité • bienfaisance • justice, équité
Valeurs professionnelles	En écho au terme valeur, il s'agit de préceptes qui indiquent ce qui est estimable dans le cadre de la profession médicale.	Placer la santé et les intérêts du patient au dessus de tout. La pratique doit être libre, c'est à dire indépendante de toute influence sauf celle de la science *(voir médecine fondée sur les preuves, paragraphe 4)*.
Valeurs traditionnelles	Elles sont multiples. Exemples : compétence, courage, persévérance.	Ces valeurs traditionnelles sont aussi estimables, et à ce titre doivent aussi s'appliquer dans le cadre de la pratique médicale.
Code de déontologie	Normes prescrites (le code de déontologie définit ce qui doit être appliqué comme normes par la profession, c'est à dire les principes qui permettent de respecter les valeurs professionnelles).	Le code de déontologie permet que les patients aient confiance dans le respect des valeurs professionnelles.

A 3. Principes de déontologie médicale. Conflit de valeurs et conflit d'intérêts

A 3.1. Code de déontologie

- Le code de déontologie est la partie normative-juridique, explicite et publique de la morale professionnelle, périodiquement actualisée. Les règles qu'il énonce constituent des points de référence et précisent la qualité du service médical pour l'ensemble des acteurs. Il est rédigé par l'Ordre National des Médecins, soumis au Conseil d'État, au Parlement (vote), publié au Journal Officiel et inséré dans le Code de Santé Publique. Les principes de la déontologie énoncent des normes prescriptives qui traduisent certaines valeurs (**Tableau 2**).

Tableau 2. LES VALEURS PROFESSIONNELLES DANS LE CODE DE DÉONTOLOGIE (ÉDITION 2012)	
Principes déontologiques (normes prescrites)	**Valeurs**
• Le médecin ne peut aliéner son indépendance professionnelle (art*.5) • Dans les limites fixées par la loi et compte tenu des données acquises de la science, le médecin est libre de ses prescriptions qui seront celles qu'il estime les plus appropriées en la circonstance (art.8)	Liberté/ indépendance du médecin
• L'exercice de la médecine est personnel; chaque médecin est responsable de ses décisions et de ses actes (art. 69). • Il est interdit au médecin salarié d'accepter une rémunération fondée sur des normes de productivité (art. 97), ou encore d'être expert et médecin traitant pour un même patient (art.105).	Responsabilité
• Traitement équitable pour tous (art. 7) • Neutralité de jugement (ne pas s'immiscer dans les affaires de famille) (art.51).	Justice
• Soins consciencieux, dévoués, scientifiquement fondés (art. 32), • Information loyale, claire et appropriée du malade en tenant compte de sa personnalité et de la gravité du pronostic et en veillant à sa compréhension (art. 34 et 35), • Persévérance dans le soulagement des souffrances et prudence pour éviter l'acharnement thérapeutique (art. 37), • Défense des vulnérables/enfants (art. 42) ou victimes de sévices (art. 43), • Obligation de tenir à jour le dossier médical (art. 45), d'assurer la continuité des soins en toutes circonstances (art. 47), dans l'accompagnement dévoué du mourant jusqu'à la mort sans la provoquer (art. 38), maintien du médecin auprès de ses malades en cas de danger public (art. 48).	Responsabilité/ dévouement/ compassion Loyauté Protection des faibles Fidélité
• Exercice dans le respect de la vie humaine, de la personne et de sa dignité (art.2), • Recherche de l'accord/consentement du malade (art. 36), • Pas de charlatanisme ni de risque inutile pour le malade (art. 39), pas de profit indu obtenu par influence (art. 52) détermination des honoraires avec tact et mesure (art. 53), pas de promesse d'efficacité contre rémunération (art. 55), • Limitation de l'autopromotion : indications qui peuvent figurer sur la plaque d'exercice, les ordonnances (art 79 à 81), interdiction de faire de la publicité sur son activité (art. 82).	Respect de la personne/ Liberté du patient Probité Discrétion
• Entretien et perfectionnement des connaissances (art.11), • Consacrer temps et soin nécessaires à l'élaboration du diagnostic (art. 33), • Prudence pour éviter l'acharnement thérapeutique (art. 37), • Proportionnalité des actes invasifs à l'urgence et la nécessité médicale (art. 40).	Compétence Jugement perspicace
• Recherche de conciliation en cas de différend (art. 56), • Pas de détournement de clientèle (art. 57), • Pas de ristournes sur les honoraires (art. 67).	Confraternité/Solidarité/ Probité
*Art.: article.	

A 3.2. Conflit de valeurs et conflits d'intérêts

- Les valeurs ne sont pas hiérarchisées entre elles de manière absolue : la justice passe-t-elle avant ou après les libertés individuelles ? On parle de conflit de valeurs lorsque plusieurs valeurs sur lesquelles on veut s'appuyer ne convergent pas vers une seule décision.
- **Le conflit de valeurs est une situation fréquente.** Par exemple :
  - entre le service de la personne particulière et le souci de la santé publique (qui justifie par exemple des mesures de prévention qui s'imposent à l'individu contre son gré). Depuis 1995, le code de déontologie débute ainsi : « Le médecin, au service de l'individu et de la santé publique (…) » (article 2), or il peut y avoir divergence entre les deux, que ce soit en période de pandémie ou pour autoriser la conduite automobile (ex. de l'épilepsie) ;
  - la sauvegarde de la vie peut être en conflit avec le respect du choix d'un malade qui fait une grève de la faim ou qui refuse une transfusion ;
  - agir en vue de la santé de son patient peut entrer en conflit avec le respect du droit qu'a toute personne de prendre elle-même les décisions qui affectent son existence.

- D'autres conflits de valeurs ne sont peut-être pas perçus comme tels, mais sont de véritables défis pour les valeurs professionnelles : tendance au consumérisme, limitation de l'autonomie par le management gestionnaire, limitation étatique des moyens alloués à la santé, conflits d'intérêts…
- Les **conflits d'intérêts** sont des situations où le jugement du professionnel, soumis prioritairement aux intérêts du patient, est influencé par un intérêt secondaire, comme un gain pécuniaire (ou un avantage en nature fourni par l'industrie du médicament par exemple), la notoriété, l'intérêt d'un tiers (par exemple les performances économiques de son institution). La loyauté et l'impartialité sont alors mises à mal.

A 4. Principes de la médecine fondée sur les preuves et de la médecine basée sur la responsabilité et l'expérience du malade

A 4.1. Médecine fondée sur les preuves et médecine centrée sur le patient

- La médecine fondée sur les preuves (EBM = *evidence based medicine*) est l'aboutissement d'une volonté d'établir une « pratique rationnelle », c'est à dire que les choix et décisions médicaux soient **scientifiquement validés** avant leur introduction dans la pratique. La médecine fondée sur les preuves nécessite donc d'examiner la méthode employée pour déterminer les performances (d'un traitement, d'une méthode diagnostique, d'un examen complémentaire), parmi lesquelles le « gold standard » est l'essai clinique randomisé. Ce pouvoir accru accordé à la science a pu être ressenti comme un déni de l'expérience clinique et de la responsabilité médicale et comme une expropriation du malade de la prise de décisions sur le cours de sa vie.
- La médecine centrée sur la personne (ou sur le patient) signifie une prise en compte des limites de la médecine fondée sur les preuves : le malade n'est pas un élément d'une série de cas pour laquelle les bénéfices et les risques moyens d'une intervention ont été définis. La décision individuelle doit être adaptée au cas et suppose de prendre appui sur **l'expérience du clinicien et sur sa responsabilité**, mais aussi d'intégrer **les préférences d'un patient** dans un processus de décision partagée. L'expérience du praticien fait le pont entre l'individu et la science : interpréter les données factuelles pour le patient, adapter les savoirs et les recommandations à une situation particulière, interpréter les préférences du malade comme des arguments en faveur des différentes branches de l'alternative soumise au choix.
- En réalité, la définition d'EBM proposée par Sacket en 1996 pourrait devenir consensuelle:
« La médecine fondée sur les preuves consiste à utiliser de façon rigoureuse/consciencieuse explicite et judicieuse les preuves actuelles les plus pertinentes de la prise de décision concernant les soins à prodiguer à un patient. Sa pratique implique que l'on conjugue l'expertise clinique individuelle avec les meilleures preuves cliniques externes obtenues actuellement par la recherche systématique ».
- L'EBM combine **les preuves** (les données de la recherche scientifique), **la connaissance du médecin** (l'expérience du clinicien) **et le choix du patient** (ses préférences). La décision médicale se prend en prenant en compte ces trois paramètres.

A 4.2. Médecine basée sur la responsabilité et l'expérience du malade

- La « démocratie sanitaire » porte l'idée que le médecin n'est pas le seul expert, qu'il a en face de lui un partenaire, qui dispose de compétences pratiques et d'une expérience quotidienne de la maladie. Les droits du malade ont été renforcés (Loi du 4 mars 2002), la décision partagée est prônée comme un idéal relationnel ***(Voir item 3 - Le raisonnement et la décision en médecine. La médecine fondée sur les preuves (Evidence Based Medicine, EBM). La décision médicale partagée. La controverse ; item 7 - Les droits individuels et collectifs du patient (cet item n'est pas traité dans ce livre) ; item 322 - La décision thérapeutique personnalisée : bon usage dans des situations à risque)***. La médecine n'est pas une bulle isolée de la société ni de la culture.

- Un certain infléchissement des valeurs professionnelles est à l'œuvre, vers une conception plus contractuelle du pacte de soins, au sein d'un monde où la santé tend à être considérée comme un bien marchand, la liberté individuelle une valeur supérieure. La valeur-santé ne cesse d'évoluer : les nouvelles attentes du public peuvent entrer en conflit avec des valeurs traditionnelles (assistance médicale à la procréation, soins palliatifs de la fin de vie, médecine améliorative…).
- Les modifications sociétales sur la santé et l'évolution de la relation médecin/patient ont abouti à :
  - un renforcement du droit des patients ;
  - une évolution des technologies de l'information et de la communication ;
  - le patient a la possibilité de s'intégrer dans des réseaux sociaux, d'échanger et de s'informer sur sa maladie ;
  - en particulier, l'augmentation de la prévalence des maladies chroniques, première cause de mortalité dans le monde, a conduit à la naissance parmi les patients atteints de telles pathologies, de « patients-experts » ;
  - le patient-expert accumule un savoir expérientiel (issu de la connaissance de la maladie *in vivo*) qui peut venir compléter le savoir clinique du médecin et orienter les décisions de ce dernier.

A

5. Organisation sociale et politique de la profession médicale et sa régulation étatique

- Actuellement, la régulation étatique de la santé, mais aussi le coût de certains traitements et leur dangerosité potentielle ont limité l'autonomie et la liberté du médecin (tarifs conventionnés, certification nécessaire pour certains actes ou prescriptions, contrôle des prescriptions, recommandations, etc.), et renforcé d'autres valeurs/normes, comme celle de la qualité des soins, l'évaluation de leur efficience (bien soigner à moindre coût), la certification des compétences, l'obligation de mise à jour continue des connaissances (aujourd'hui sous la forme du Développement Professionnel continu ou DPC), l'équilibre entre santé individuelle et santé publique, etc. La Haute Autorité de Santé (HAS) élabore et diffuse des recommandations de bonne pratique, ainsi que les obligations du DPC.

B

6. Organisation de l'exercice des professionnels de santé en France et leurs statuts

- La médecine est de moins en moins un exercice solitaire. Avec des confrères (cabinets de groupe – réunions de concertations pluridisciplinaires en cancérologie et dans d'autres disciplines) ou d'autres professionnels de santé (maisons de santé – hôpital), le médecin entretient des relations pour prodiguer les meilleurs soins possibles au malade.
- La **profession** transforme une pratique (un métier) en une activité codifiée et régulée. Le concept de « profession » est attribué aux métiers dotés d'autonomie dans leur exercice, leur juridiction professionnelle et leur formation. Le concept est dynamique : les professions ne cessent de (re)définir leur travail, et notamment par rapport aux autres professions.
- Ainsi la société a besoin de thérapeutes mais organise les modalités de l'exercice médical :
  - les professionnels ont un statut (= fonction reconnue dans la société) garanti par l'État, défini par des lois ;
  - leur formation spécialisée leur confère une aptitude certifiée ;
  - ils prêtent serment (= engagement responsable à fournir des prestations spécifiques dans le respect des valeurs professionnelles) : le destinataire des soins doit pouvoir s'attendre à ce que le médecin respecte les valeurs de sa profession. La notion de profession s'accompagne chez leur titulaire d'un fort sentiment d'appartenance et de responsabilité professionnelle.

- En contrepartie, la société garantit une certaine autonomie/indépendance (= auto-régulation de la profession) : élaboration des règles de la pratique, jugement de la compétence professionnelle, liberté de prescription et de décision : cette liberté est de plus en plus encadrée.
- Ces « privilèges » sont accordés à la profession qui s'engage à les utiliser pour le bénéfice d'autrui. La profession médicale est donc à la fois une relation avec le malade et un contrat social. Les médecins endossent deux rôles qui se recoupent mais sont néanmoins distincts : le thérapeute et le professionnel.

B 7. Rôle des ordres professionnels

- Les ordres professionnels des médecins, pharmaciens, sages-femmes, chirurgiens-dentistes, infirmiers, masseurs-kinésithérapeutes, pédicures-podologues, sont les instances de régulation des professions règlementées, qui doivent : veiller au maintien des principes de moralité, de probité, de compétence, indispensables à l'exercice, veiller à l'observation des droits, devoirs et obligations professionnels, veiller aux relations confraternelles entre professionnels.
- Pour les professions de santé qui ne disposent pas d'une instance ordinale, le Conseil d'État détermine par décret les règles professionnelles et les modalités de vérification des qualifications professionnelles. Leur établissement relève le plus souvent d'une organisation professionnelle associative ou syndicale reconnue.

A 8. Les différents acteurs de santé et leurs interactions

- Sont présentés comme professionnels de santé dans le Code de Santé Publique (***en italique, les professions qui disposent d'un Ordre professionnel*** ; sont <u>soulignées</u> celles dont une liste des actes autorisés fait l'objet d'un décret) (**Tableau 3**) :
  - les <u>professions médicales</u> : *médecins, chirurgiens-dentistes et sages-femmes* ;
  - les professions de la pharmacie et de la physique médicale : *pharmaciens* et préparateurs en pharmacie, physiciens médicaux ;
  - les <u>auxiliaires médicaux à exercice réglementé</u> (diplômes définis, liste d'actes autorisés par le Conseil de Santé Publique (CSP)) : <u>*infirmiers, masseurs-kinésithérapeutes, pédicures-podologues,* orthophonistes, orthoptistes, ergothérapeutes, psychomotriciens,</u> audioprothésistes, opticiens-lunetiers, <u>manipulateurs d'électroradiologie,</u> techniciens de laboratoire médical, prothésistes et orthésistes, diététiciens (**Tableau 3**). Leurs activités professionnelles se répartissent en actes effectués sur prescription et actes réalisés de leur propre initiative ;
  - les aides-soignants, ambulanciers et auxiliaires de puériculture sont des professionnels de santé qui ne sont pas des auxiliaires médicaux.
- On remarquera que les psychologues et les assistants sociaux, qui contribuent à la prise en charge de nombreux malades et à ce titre peuvent être considérés comme des « acteurs de santé », ne sont pas des *professionnels de santé.* C'est vrai également des brancardiers, des agents de service mortuaire, des agents de service hospitalier. En-dehors des services hospitaliers, la plupart exercent de manière individuelle, mais les regroupements sont de plus en plus fréquents.

Tableau 3. LES AUXILIAIRES MÉDICAUX À EXERCICE RÉGLEMENTÉ		
Profession	**Diplôme**	**Descriptif sommaire des activités principales**
pédicure-podologue	diplôme d'État de pédicure-podologue	• soigne toutes les affections du pied : cors, ongles incarnés... ; • fabrique des semelles orthopédiques (sur prescription).
orthophoniste	certificat de capacité d'orthophoniste	• promotion de la santé, prévention, bilan orthophonique et traitement des troubles de la communication, du langage, de la cognition mathématique, de la parole, de la voix et des fonctions oro-myo-faciales.
orthoptiste	certificat de capacité d'orthoptiste	• promotion de la santé, prévention, bilan orthoptique et traitement des altérations de la vision fonctionnelle sur les plans moteur, sensoriel et fonctionnel ainsi que l'exploration de la vision ; • apprentissage à la manipulation et à la pose des lentilles.
masseur-kinésithérapeute	diplôme d'État de masseur-kinésithérapeute	• promotion de la santé, prévention, diagnostic kinésithérapique et traitement : 1° des troubles du mouvement ou de la motricité de la personne ; 2° des déficiences ou des altérations des capacités fonctionnelles.
infirmier	diplôme d'État d'infirmier ou d'infirmière	• établit et met en œuvre un plan de soins à partir des besoins du patient ; • chargé de surveiller les éventuels effets secondaires ou complications des thérapeutiques ; • participe à différentes actions, notamment en matière de prévention, d'éducation de la santé et de formation ou d'encadrement ; • peut effectuer certaines vaccinations, sans prescription médicale.
ergothérapeute	diplôme d'Etat d'ergothérapeute	• aide les personnes handicapées à retrouver un maximum d'autonomie dans leur quotidien.
psychomotricien	diplôme d'Etat de psychomotricien	• rééducation psychomotrice pour aider le patient à mieux maîtriser son corps et à réguler ses comportements afin de résoudre, dépasser ou contourner ses difficultés.
manipulateur d'électroradiologie médicale	• diplôme d'État de manipulateur d'électroradiologie médicale ou • diplôme de technicien supérieur en imagerie médicale et radiologie thérapeutique.	• accueil et information du patient sur le déroulement de l'examen d'imagerie ou du traitement ; identification de ses besoins ; installation et positionnement du patient ; surveillance clinique du patient et continuité des soins durant les examens et traitements ; paramétrage et déclenchement de l'appareillage ; etc.
technicien de laboratoire médical	diplôme d'État de technicien de laboratoire médical	• participe à la réalisation technique d'un examen de biologie médicale ou d'un examen d'anatomie et de cytologie pathologiques ; • réalise des prélèvements.
audioprothésiste	diplôme d'État d'audioprothésiste	• procède à l'appareillage des déficients de l'ouïe (choix, l'adaptation, la délivrance, le contrôle d'efficacité immédiate et permanente de la prothèse auditive et l'éducation prothétique du déficient de l'ouïe appareillé).
opticien-lunetier	brevet de technicien supérieur opticien-lunetier et brevet professionnel d'opticien-lunetier	• délivrance de verres correcteurs d'amétropie et de lentilles de contact oculaire correctrices.
prothésiste et orthésiste	CAP, bac pro et BTS prothésiste-orthésiste	• réalisent l'appareillage nécessaire aux personnes handicapées : prothèses externes (ou épithèses), prothèses oculaires, orthèses, etc.
diététicien	diplôme d'État français de diététicien	• dispense des conseils nutritionnels et, sur prescription médicale, participe à l'éducation et à la rééducation nutritionnelle des patients atteints de troubles du métabolisme ou de l'alimentation, par l'établissement d'un bilan diététique personnalisé et une éducation diététique adaptée.
BTS : brevet de technicien supérieur ; CAP : certificat d'aptitude professionnelle.		

A 9. Identifier les professionnels, compétences et ressources liées à un rôle particulier dans une organisation de santé

- Sur le plan de la légalité, les auxiliaires médicaux travaillent sur prescription médicale pour les activités en relation avec l'administration des soins. Quatre professions d'auxiliaire de santé bénéficient d'un champ d'autonomie limité : les infirmiers, les pédicures-podologues, les masseurs-kinésithérapeutes et les opticiens-lunetiers.
- Le code de déontologie précise que : « Dans l'intérêt des malades, les médecins doivent entretenir de bons rapports avec les membres des professions de santé. Ils doivent respecter l'indépendance professionnelle de ceux-ci et le « libre choix du patient ».
- Le médecin peut conseiller ses patients, à leur demande, dans le choix de ces professionnels mais il devra toujours respecter le libre choix du patient. Tout compérage est interdit. Les patients ne doivent pas souffrir de rivalités professionnelles.
- Sont devenues légales des **expérimentations de coopérations** entre professionnels de santé, des **transferts de compétences** et d'actes médicaux délégués à d'autres professionnels de santé, pour optimiser les prises en charge, la surveillance, et pallier aux carences de la démographie médicale (ex : suivi des patients en cours de chimiothérapie ou en dialyse). Le nouveau diplôme d'Infirmier de Pratiques Avancées va contribuer à cette tendance.
- Que ce soit dans une équipe de soins hospitalière, dans une « maison de santé » interprofessionnelle, ou encore dans un établissement d'hébergement pour personnes âgées dépendantes (EHPAD), les médecins collaborent avec de nombreux acteurs de santé. La qualité et la sécurité des patients ne sont plus considérées comme relevant essentiellement des connaissances et des compétences individuelles mais reconnues comme dépendant de l'organisation des services, et de la capacité des acteurs à travailler ensemble. La coordination des professionnels de santé – dont les compétences sont complémentaires – pour les soins du patient requiert une collaboration active, constante, et efficace (notion d'équipe, différente d'une simple juxtaposition hiérarchique).
- On peut indiquer quelques-unes des valeurs professionnelles pour les collectifs de soins : partager des représentations communes des objectifs de soin ; cultiver le travail d'équipe, qui correspond à des cognitions, des attitudes et des comportements inter-reliés : il ne s'agit pas seulement de communication, mais d'interdépendance ; mise en commun, collaboration, coopération supposent des valeurs relationnelles actives (loyauté, tact, respect).

FICHE DE SYNTHÈSE

- Les **« valeurs professionnelles »** sont un mélange de valeurs, principes et règles qui indiquent ce qui est estimable dans l'exercice de la profession.
- **Les médecins placent la santé et les intérêts de leurs patients au-dessus de toute autre considération lorsqu'il s'agit de prendre une décision :** cette valeur fondamentale a été spécifiée et traduite dans le code de déontologie.
- Le code de déontologie est la partie normative-juridique, explicite et publique de la morale professionnelle, périodiquement actualisée.
- Les ordres professionnels des médecins, pharmaciens, sages-femmes, chirurgiens-dentistes, infirmiers, masseurs-kinésithérapeutes, pédicures-podologues, sont les instances de régulation des professions règlementées.

CHAPITRE 3

Le raisonnement et la décision en médecine

La médecine fondée sur les preuves (*Evidence Based Medicine*, EBM). La décision médicale partagée. La controverse

OBJECTIFS : N°3. LE RAISONNEMENT ET LA DÉCISION EN MÉDECINE. LA MÉDECINE FONDÉE SUR LES PREUVES (EVIDENCE BASED MEDICINE, EBM). LA DÉCISION MÉDICALE PARTAGÉE. LA CONTROVERSE

- Analyser les principes du raisonnement hypothético déductif et de la décision contextualisée en médecine.
- Décrire la démarche EBM ; en préciser les limites. Apprécier dans chaque situation clinique, le poids respectif des trois types de données constituant une approche EBM.
- Préciser la notion de niveau de preuve dans son raisonnement et dans sa décision.
- Définir les notions d'incertitude et de controverse.
- Identifier les circonstances d'une décision médicale partagée avec le patient et son entourage (voir item 322).
- Préciser les notions d'efficacité, d'efficience et d'utilité dans le raisonnement et la décision médicale.
- Comprendre et apprendre la notion de discussion collégiale pour les prises de décision en situation de complexité et de limite des savoirs.

Rang	Rubrique	Intitulé
A	Définition	Médecine basée sur les preuves (EBM). Notion de niveaux de preuve
A	Définition	Savoir définir les notions de savoirs, de connaissances et d'incertitude.
A	Définition	Recommandations
A	Définition	Styles de raisonnement
B	Prise en charge	Supports au raisonnement clinique
A	Définition	Généralités sur la démarche clinique et l'examen clinique
A	Prise en charge	Examens complémentaires
B	Prise en charge	Base d'information
B	Prise en charge	Logique thérapeutique
B	Définition	Efficacité théorique, effectivité (efficacité pratique), efficience et utilité
A	Définition	Décision médicale
A	Définition	Décision partagée, Décision paternaliste
A	Définition	Personne de confiance
A	Prise en charge	Représentations, attentes, préférences et demandes des patients
A	Prise en charge	Décision collégiale
B	Définition	Définition analyse décisionnelle
B	Définition	Connaître le modèle des dynamiques décisionnelles
A	Évaluation	Technologies de l'information et de la communication (TICE) et aide à la décision clinique
B	Prise en charge	Résolution de problème avec les TICE
B	Prise en charge	Systèmes d'aide à la décision
B	Prise en charge	Architectures des systèmes d'information
B	Définition	Définition et caractéristiques principales d'une controverse
B	Définition	Particularités de la controverse en santé

Les situations de départ sont indiquées en violet et en gras dans le texte. Elles sont ensuite listées à la fin du chapitre.

A 1. Le raisonnement et la décision en médecine

1.1. Généralités sur la démarche clinique - Les 3 temps de la démarche clinique et les objectifs de l'examen clinique

- **La démarche clinique comporte classiquement trois temps :**
  - un temps diagnostique : spécifier le problème de santé et sa cause ;
  - un temps pronostique : prédire son évolution immédiate (urgence) et à plus long terme ;
  - un temps thérapeutique : choisir un traitement (pour influencer favorablement l'évolution spontanée) et définir les modalités de surveillance.
- À ces trois temps il faut **ajouter un temps relationnel** : expliquer au malade, à ses proches et aux autres soignants le problème de santé et négocier avec eux la prise en charge. L'examen clinique se trouve au cœur de la décision à toutes les étapes de la prise en charge. Il commence par fournir une orientation diagnostique et des renseignements sur la gravité immédiate du problème de santé. Il permet ainsi de planifier :
  - les conditions de prise en charge (urgente ou non, ambulatoire ou hospitalière, généraliste ou spécialisée) ;
  - la prise en charge diagnostique (choix des examens complémentaires judicieux et de leur délai de réalisation) **(demande/prescription raisonnée et choix d'un examen diagnostique ; demande d'explication d'un patient sur le déroulement, les risques et les bénéfices attendus d'un examen d'imagerie)** ;
  - la prise en charge thérapeutique **(explication pré-opératoire et recueil de consentement d'un geste invasif diagnostique ou thérapeutique)** ;
  - la surveillance à mettre en place.

A 1.2. Logique diagnostique : Styles de raisonnement - Raisonnement hypothético-déductif, inductif bayesien (probabilités pré et post-test). Logique probabiliste, logique pronostique, logique pragmatique

- Les manifestations rapportées par le malade et les données de son examen clinique sont souvent compatibles avec plusieurs hypothèses diagnostiques (grippe, bronchite aiguë, pneumopathie infectieuse ou inflammatoire, embolie pulmonaire peuvent expliquer une toux fébrile). Dans ces conditions, l'examen clinique permet d'envisager les diagnostics possibles et d'estimer la probabilité initiale de chacun. Les hypothèses sont émises selon trois logiques complémentaires :
  - une **logique probabiliste** : les diagnostics les plus fréquents sont systématiquement considérés (grippe et bronchite aiguë en cas de toux fébrile) ;
  - une **logique pronostique** : les diagnostics les plus graves doivent être évoqués assez tôt pour ne pas faire perdre de chances au patient (pneumopathie, pleurésie, embolie pulmonaire devant une toux fébrile) ;
  - une **logique pragmatique** : les diagnostics conduisant à un traitement spécifique avec un bon rapport bénéfice/risque, « rentables » au plan thérapeutique, sont évoqués avant les autres (un retard diagnostique de cancer pulmonaire incurable n'aura pas les mêmes conséquences qu'un retard diagnostique de tuberculose pulmonaire).

A 1.3. Généralités sur l'examen clinique. Examens complémentaires - Catégories d'examens complémentaires, pertinence, etc.

- Les données du patient utilisées pour justifier les décisions de prise en charge sont cliniques et paracliniques. Les données cliniques peuvent être réparties en :
  - terrain : sexe, âge… ;
  - facteurs d'exposition professionnels, domestiques, récréatifs, environnementaux… (pour une toux fébrile : épidémie grippale, personne malade dans l'entourage, contact avec des animaux…) ;
  - antécédents personnels et familiaux (immunodépression, maladie respiratoire chronique…) ;
  - histoire du ou des problèmes de santé (épisodes respiratoires antérieurs, durée d'évolution…) ;
  - signes fonctionnels associés (expectorations, hémoptysie, douleur thoracique…) ;
  - signes physiques (saturation périphérique en oxygène, fréquence respiratoire, auscultation pulmonaire…).
- Toutes les catégories de données cliniques, en dehors de la dernière, relèvent de l'entretien et démontrent son importance. Les examens complémentaires sont également très divers :
  - biologie (pour une toux fébrile, selon le contexte : numération formule sanguine, protéine C-réactive, gaz du sang artériels…) ;
  - microbiologie (examen cytobactériologique des expectorations, hémocultures, antigénuries…) ;
  - électrophysiologie (électrocardiogramme…) ;
  - épreuves fonctionnelles (ici, respiratoires, en cas de suspicion de maladie respiratoire chronique sous-jacente, par exemple) ;
  - cyto- et anatomo-pathologie (cytologie du liquide pleural…) ;
  - radiologie (radiographie thoracique de face debout ou tomodensitométrie du thorax…) ;
  - médecine nucléaire (scintigraphie pulmonaire…).
- Certaines données ou combinaisons de données du patient permettent d'affirmer (signes pathognomoniques) ou d'exclure un diagnostic. Toutefois, la plupart des données recueillies ne font que modifier la probabilité des hypothèses diagnostiques, sans permettre de les affirmer ni de les exclure avec certitude. Le médecin raisonne en condition d'incertitude, ce qui lui impose de faire des paris.
- L'approche clinique permet au médecin de faire des paris raisonnables, à condition de respecter une logique que la sémiologie quantitative s'attache à formaliser. La sémiologie quantitative détermine la façon dont la présence ou l'absence d'un signe (clinique ou paraclinique) modifie la probabilité de chaque hypothèse, en fonction de sa sensibilité et de sa spécificité. Elle indique ainsi les informations qui seront les plus utiles pour confirmer ou écarter une hypothèse diagnostique. Le choix des examens complémentaires **(demande/prescription raisonnée et choix d'un examen diagnostique)** est guidé par la valeur diagnostique des examens, mise en balance avec leur coût et leurs risques **(demande de traitement et investigation inappropriés)**.

B 1.4. Logique thérapeutique

- Lorsque la réflexion diagnostique progresse, une hypothèse finit généralement par devenir suffisamment probable pour que le traitement correspondant soit débuté (traitement antibiotique devant une toux fébrile avec foyer pulmonaire auscultatoire). D'autres hypothèses deviennent si peu probable qu'on les abandonne (embolie pulmonaire exclue par des D-dimères négatifs si la probabilité clinique était faible).
- Formellement, on peut imaginer pour chaque hypothèse un seuil de probabilité au-dessus duquel son traitement est mis en route (seuil de traitement) et un autre en dessous duquel elle est rejetée (seuil de test). En revanche, quand la probabilité d'une hypothèse se situe entre les deux seuils il faut continuer à la tester pour augmenter ou diminuer sa probabilité et la faire passer au-dessus du seuil de traitement ou en dessous du seuil de test **(Figure 1)**.
- Une fois le traitement débuté, sa tolérance et son efficacité sont surveillées. Lorsque l'évolution est différente de ce qui était attendu, il se peut que le traitement ait été mal choisi ou mal appliqué. Le mauvais choix du traitement peut découler d'une erreur diagnostique ou d'une mauvaise évaluation pronostique (niveau de gravité sous-estimé conduisant à un traitement trop léger). L'ensemble de ces éléments doit donc alors être réévalué de manière critique.

Figure 1. **Schématisation du raisonnement médical diagnostique et thérapeutique**

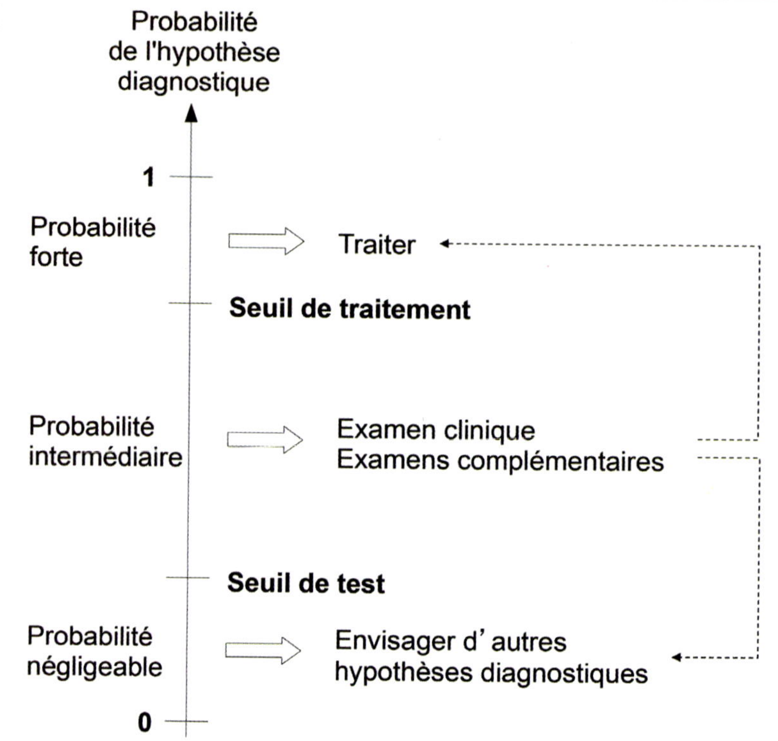

A 1.5. Facteurs contextuels de la décision médicale

- La décision clinique, telle que décrite ci-dessus, résulte de la confrontation des données biomédicales du patient avec les connaissances médicales. Mais des facteurs non biomédicaux, encore appelés facteurs contextuels, interviennent également dans une décision clinique appropriée. Tout d'abord, le malade a une personnalité, des valeurs et des responsabilités qui vont modifier ses préférences et ses comportements de santé. Il dispose en outre de ressources variables dans de nombreux domaines **(situation sociale précaire et isolement)** : financier, socio-familial, intellectuel, logement, moyens de transports... Des éléments relatifs à l'environnement de soins interviennent également. En France, la santé est financée en grande partie par la solidarité nationale. Le médecin est responsable de son patient, mais aussi de la pérennité du système de soins solidaire. Il doit donc assurer les meilleurs soins possibles aux individus qu'il prend directement en charge, tout en contribuant à une allocation juste et durable des ressources.

A 1.6. Décision médicale partagée et personne de confiance

- Une décision médicale judicieuse prendra en compte à la fois les facteurs biomédicaux et contextuels. Les facteurs biomédicaux et les connaissances médicales sont mieux maîtrisés par le médecin. En revanche, le patient connaît les éléments de contexte susceptibles de moduler la décision. La décision médicale partagée entre le malade et son médecin vise à faire dialoguer ces deux perspectives.
- La mise en œuvre de la décision partagée pose des problèmes complexes. Le Code de la santé publique demande que le malade, informé de façon loyale et adaptée, prenne les décisions de santé qui le concernent avec le médecin. En pratique, de nombreux malades ne souhaitent pas endosser cette responsabilité et la délèguent au médecin, qui doit faire l'effort d'intégrer le point de vue et les ressources du malade dans sa décision.
- La décision médicale partagée rencontre un problème supplémentaire lorsque le patient n'est plus en mesure d'exprimer son point de vue. La loi stipule qu'en phase avancée ou terminale d'une affection grave et incurable

(identification, prise en soin et suivi d'un patient en situation palliative), le médecin a l'obligation de s'enquérir de l'expression de la volonté exprimée par le patient. Pour cela il recherche des éventuelles directives anticipées que le patient aurait rédigées. En l'absence de directives anticipées, il recueille le témoignage de la personne de confiance ou, à défaut, tout autre témoignage de la famille ou des proches.

- Une personne de confiance peut être désignée même en dehors des situations de fin de vie ou d'impossibilité pour le patient d'exprimer ses souhaits. Elle l'accompagne et l'assiste dans ses démarches et son parcours de soins. Une personne de confiance peut notamment être désignée lors d'une hospitalisation ou à l'entrée en établissement d'hébergement pour personnes âgées dépendantes (EHPAD). Toute personne majeure de l'entourage (parent, proche, médecin traitant) peut être désignée personne de confiance. Cette désignation se fait par écrit, sur un formulaire spécifique ou sur papier libre, daté et signé par le patient et la personne désignée. La personne de confiance ne doit pas être confondue avec la personne à prévenir, qui est la première alertée en cas d'aggravation de l'état de santé mais n'a pas de place particulière dans la prise de décision.

A 1.7. Décision collégiale

- Nous avons discuté les facteurs contextuels relatifs au patient et à l'environnement de soins, qui vont influer sur la décision. Mais le médecin lui-même a des connaissances et des compétences limitées, ainsi qu'une expérience personnelle, des valeurs et des préférences qui vont influer sur sa décision. Le Code de déontologie demande au médecin d'avoir recours à l'avis de tiers compétent lorsqu'il le juge utile, et la loi l'impose dans certaines circonstances où la décision est délicate et engage fortement les valeurs et préférences individuelles.
- Ainsi, dans les situations où une limitation des soins **(identification, prise en soin et suivi d'un patient en situation palliative)** est discutée sans que le malade soit en mesure de s'exprimer, il est prévu une procédure collégiale qui fait intervenir au moins un médecin extérieur en plus du médecin et de l'équipe soignante habituels. La décision d'interruption thérapeutique de grossesse nécessite également l'avis concordant de deux médecins représentant une équipe pluridisciplinaire. De même, les réunions de concertations pluridisciplinaires doivent faire intervenir au moins trois médecins de spécialités différentes pour délibérer avec pertinence des choix de prise en charge.
- En pratique, la délibération est profitable à toutes les décisions qui sortent de l'ordinaire, soit par leur complexité biomédicale soit par le poids des facteurs contextuels. La mutualisation de points de vue, de connaissances et d'expériences variés et la discussion qui l'accompagne sont les meilleures garanties d'une décision équilibrée.

2. Médecine factuelle

A 2.1. Principes de la médecine factuelle : médecine basée sur les preuves *Evidence Based Medicine* (EBM)

- Selon ses instigateurs, médecine factuelle *(evidence-based medicine)* (EBM) se caractérise par l'utilisation consciencieuse, explicite et judicieuse des meilleurs résultats disponibles de la recherche clinique pour prendre des décisions de soins personnalisées. Elle ne nie pas la complexité et l'incertitude de la décision médicale et la pluralité des facteurs qui y concourent. La médecine factuelle reconnaît notamment l'importance des notions physiopathologiques et pharmacologiques, de l'expérience d'experts, et même de l'expérience personnelle. Elle demande toutefois que les données actuelles de la science servent de repère principal.
- La médecine factuelle propose une démarche en quatre étapes pour intégrer les résultats de la recherche clinique dans la décision :
  - réduire le problème de santé à une question à laquelle la recherche clinique peut répondre ;
  - trouver les études qui ont porté sur cette question ;
  - faire la synthèse critique de leurs résultats ;
  - les appliquer à la résolution du problème initial.

A 2.2. Mise en œuvre de la démarche factuelle

- Pour être complètement réalisée, la démarche factuelle demande des compétences, en recherche documentaire et en lecture critique, et du temps pour les mettre en œuvre. Pour une plus grande efficacité, la médecine factuelle préconise de s'appuyer sur les revues systématiques et les guides pour la pratique clinique qui ont déjà fait la revue exhaustive et critique de la littérature pour répondre à la question posée. Il reste à décider ensuite de l'application des résultats de la recherche clinique et des recommandations au cas particulier pris en charge.

A 2.3. Niveau de preuve et grade d'une recommandation

- La médecine factuelle a popularisé la notion de niveau de preuve pour indiquer la crédibilité des résultats de la recherche clinique. Appliqué à une étude, le niveau de preuves dépend essentiellement de la rigueur du schéma expérimental, de la pertinence du critère de jugement, de la représentativité de la population incluse et de la précision du résultat. Appliqué à une revue systématique ou à une recommandation, le niveau de preuve global dépend du niveau de preuve des études prises une par une, mais aussi de leur nombre et de la cohérence de leurs résultats.
- Le niveau de preuve rend compte de l'efficacité théorique d'une intervention, dans les conditions idéales de la recherche clinique : médecins spécifiquement formés, intervention et suivi standardisés, patients peu âgés, avec peu de comorbidités et sans problèmes sociaux... Dans le choix d'une intervention, il est souhaitable de prendre en compte son effectivité (efficacité en pratique courante) et son efficience (effectivité rapportée aux coûts, aux désagréments et effets indésirables). Au-delà du niveau de preuve, les guides pour la pratique clinique doivent donc rendre compte de l'impact attendu, positif et négatif, de l'intervention en vie réelle. C'est le rôle du grade ou de la force de la recommandation, qui dépend du niveau de preuve, mais aussi :
  - de l'amplitude du bénéfice, jugé sur des critères directement pertinents pour le patient ou pour la société ;
  - de la constance du bénéfice dans différents contextes de soins et différentes situations cliniques ;
  - de la fréquence et la gravité des effets indésirables ;
  - des contraintes et des coûts que l'intervention impose aux patients et à la société ;
  - des interventions concurrentes disponibles pour le même problème de santé, de leurs avantages et inconvénients.
- Les recommandations seront qualifiées de « forte » si le bénéfice de l'intervention dépasse constamment et largement les coûts et les risques. Elles peuvent être vues comme des règles applicables en toutes circonstances : les valeurs et préférences du malade ou les particularités de la situation clinique entrent peu en ligne de compte.
- Les recommandations qualifiées de « faibles » concernent les interventions avec un bénéfice modeste ou mal démontré, ou encore un rapport bénéfice/risque variable en fonction des circonstances. La décision de les appliquer dans une situation particulière est à nuancer, notamment selon les préférences du patient. Ces recommandations ne peuvent pas être vues comme des règles d'application systématique mais comme des guides pour une décision qui doit être individualisée en fonction des spécificités du problème de santé et des éléments du contexte.

B 2.4. Efficacité théorique, effectivité (efficacité pratique), efficience et utilité, bases d'information et outils d'aide à la décision

- Il convient d'être critique vis-à-vis des aides à la décision qui s'appuient sur les recommandations. Qu'elles soient informatisées ou non (schémas de prise en charge…), ces aides diminuent la charge cognitive du clinicien mais leur application doit se faire avec jugement, en considérant les limites des règles qui les composent et les particularités de la situation clinique.

A

2.5. Jugement clinique : raisonnement hypothético-déductif, reconnaissance immédiate

- Le modèle hypothético-déductif de la décision médicale qui sert de fondement à la démarche factuelle et à la majorité des aides à la décision est très théorique. Selon ce modèle, le médecin :
  - part des faits cliniques pour générer des hypothèses diagnostiques ;
  - puis les met à l'épreuve par un examen clinique ciblé ou des examens complémentaires choisis selon leurs propriétés diagnostiques ;
  - jusqu'à ce qu'une des hypothèses émerge avec une probabilité suffisante pour débuter le traitement adéquat selon les résultats de la recherche clinique.
- Cette démarche analytique représente le raisonnement attendu des médecins confrontés à une situation avec laquelle ils ne sont pas familiers, soit parce qu'ils manquent d'expérience, soit parce que le problème posé est inhabituel.
- Les médecins expérimentés ne procèdent pas de cette manière face à un problème clinique familier. Avec leur expérience personnelle – interprétée de façon raisonnable grâce à une bonne maîtrise des connaissances de la spécialité – ils disposent d'un répertoire de situations « prototypiques » auxquelles se référer. Ils sont capables d'intuitions diagnostiques et de discrimination dans le choix de la prise en charge la plus judicieuse. En particulier, ils identifient rapidement les situations ne correspondant pas à un prototype courant et de retourner alors à un raisonnement analytique.
- Les décisions qui s'appuient uniquement sur les résultats de la recherche clinique ou uniquement sur l'expérience clinique sont exposées aux limites de chacune. La démarche factuelle et l'expérience clinique doivent se compléter et s'équilibrer en vue d'une décision appropriée, à la fois rigoureuse et individualisée.
- Le jugement clinique, qui permet d'atteindre cet idéal, se forme avec l'expérience, sous réserve qu'elle soit raisonnée. Andrew Lickerman propose les éléments suivants qui contribuent à un bon jugement professionnel et qui s'appliquent parfaitement au jugement clinique :
  - constitution d'une expérience personnelle riche par exposition à des situations variées et par considération réflexive des succès et des échecs dans la gestion des problèmes ;
  - considération de l'ensemble des informations pertinentes pour bien caractériser chaque problème ;
  - considération critique de l'ensemble des connaissances disponibles se rapportant à chaque problème ;
  - considération de la faisabilité dans le choix d'une solution ;
  - considération des perspectives concurrentes pour la caractérisation et la résolution d'un problème ;
  - capacité à identifier ses limites et à faire appel aux expertises complémentaires utiles la caractérisation ou à la résolution d'un problème.

3. Controverse

B

3.1. Définition et caractéristique d'une controverse

- Une controverse est un désaccord public sur des savoirs (leur véracité, stabilité ou applicabilité).
- La notion de controverse réfère à un débat public et contradictoire, souvent conflictuel, autour d'un sujet sensible. Dans le domaine scientifique, la controverse peut porter sur l'authenticité ou les circonstances d'un fait, l'exactitude d'une connaissance, l'efficacité d'une technique, ou encore sur leurs enjeux et implications pratiques. Selon l'épistémologie évolutionniste proposée par Karl Popper (1902-1994), les hypothèses et théories scientifiques qui résistent le mieux à l'épreuve des faits et des arguments subsistent et les autres s'éteignent. Ces hypothèses « survivantes » constituent un corpus de plus en plus conforme à la réalité. Dans cette représentation, la controverse est constitutive du progrès scientifique car elle contribue à départager les opinions rivales.

- Cette représentation suppose des scientifiques purement rationnels, œuvrant de manière collective et désintéressée au progrès de la science, prêts à abandonner leurs hypothèses de travail lorsqu'on leur oppose de bons arguments pour le faire. En réalité, les scientifiques ont des émotions et des liens d'intérêt, idéologiques toujours, financiers parfois. Par ailleurs, la mécanique de la controverse scientifique est profondément modifiée par sa mise en spectacle. Les médias et le grand public sont des acteurs nouveaux de la controverse scientifique et jouent un rôle important dans son issue : les effets (rhétoriques) supplantent les faits et la rigueur de l'argumentation comme principe d'influence des hypothèses et théories.

B 3.2. Acteurs des controverses en santé

- La controverse en santé engage des acteurs dont les connaissances, les compétences et les intérêts sont divers. Elle se déroule dans un espace plus ou moins ouvert : congrès ou revues scientifiques, médias de vulgarisation scientifique, médias grand public. L'industrie (médicaments, vaccins, alimentation) a un intérêt financier évident à voir confirmer l'efficacité de ses produits. Les chercheurs maîtrisent l'état actuel des connaissances et les méthodes d'investigations mais leur expertise est biaisée par leur intérêt, au minimum idéologique, à voir triompher les hypothèses qu'ils défendent. Les cliniciens sont à même de comprendre les termes de la controverse mais assoient parfois leur opinion sur des connaissances approximatives et une expérience personnelle limitée. Les patients constituent un groupe très hétérogène en matière de connaissance et d'engagement, mais avec comme point commun d'attendre de la recherche médical un soulagement rapide de leur souffrance. Les associations de malades sont composées de représentants actifs et engagés, susceptibles de faire pression sur les pouvoirs publics pour accélérer le financement de la recherche ou la mise sur le marché de produits thérapeutiques. Du fait des enjeux de sociétés, le grand public et ses représentants (politiques, associatifs...) peuvent s'emparer de la controverse, avec le risque de dérive vers un débat plus passionné que raisonné (exemple des vaccins, de certains régimes alimentaires restrictifs...). Certaines controverses ont même pu trouver leur issue dans les tribunaux (par exemple, notion d'obstination déraisonnable et affaire Vincent Lambert).

Principales situations de départ en lien avec l'item 3 : « Le raisonnement et la décision en médecine »

Situation de départ	Descriptif
En lien avec la logique diagnostique	
178. Demande/prescription raisonnée et choix d'un examen diagnostique 232. Demande d'explication d'un patient sur le déroulement, les risques et les bénéfices attendus d'un examen d'imagerie 239. Explication pré-opératoire et recueil de consentement d'un geste invasif diagnostique ou thérapeutique 334. Demande de traitement et investigation inappropriés	La prescription d'un examen diagnostique s'inscrit dans le cadre du raisonnement hypothético-déductif de la démarche clinique. Elle doit toujours être guidée par l'examen clinique, afin d'affirmer ou infirmer les hypothèses soulevées. L'explication du risque, des bénéfices attendus d'un examen paraclinique, qu'il soit d'imagerie ou invasif fait partie de l'aboutissement de la démarche clinique en formalisant l'utilité de cet examen pour le patient à un stade de la démarche clinique donné. C'est ainsi que certains examens peuvent paraître inappropriés, par de mauvaises probabilités post-test dans la situation du patient, un coût disproportionné ou un risque significatif d'effet indésirable. Le même concept s'applique lors de gestes thérapeutiques (balance bénéfices/risques/coûts).
En lien avec la logique thérapeutique	
239. Explication pré-opératoire et recueil de consentement d'un geste invasif diagnostique ou thérapeutique 334. Demande de traitement et investigation inappropriés	Le temps relationnel est fondamental : expliquer au malade, à ses proches et aux autres soignants le problème de santé et négocier avec eux la prise en charge. Il permet ainsi de planifier : • les conditions de prise en charge (urgente ou non, ambulatoire ou hospitalière, généraliste ou spécialisée) ; • la prise en charge diagnostique (choix des examens complémentaires judicieux et de leur délai de réalisation) ; • la prise en charge thérapeutique ; • la surveillance à mettre en place.
En lien avec les facteurs contextuels	
347. Situation sociale précaire et isolement	La situation médicale précaire et l'isolement interviennent dans la démarche diagnostique (facteurs de risque) mais aussi dans la prise de décision thérapeutique; par exemple un patient isolé ou ne comprenant pas une conduite à tenir, peu pour certaines maladies graves être hospitalisé si il nécessite une prise en charge qui ne peut être assurée à domicile du fait de la précarité ou de l'isolement.
En lien avec la décision partagée et la décision collégiale	
337. Identification, prise en soin et suivi d'un patient en situation palliative	La décision partagée est capitale dans la prise en charge palliative entre l'équipe soignante et le patient (patient lui-même, ou directives anticipées et à défaut recueil auprès de la personne de confiance si le patient n'est pas en mesure de s'exprimer)

FICHE DE SYNTHÈSE

- **La médecine factuelle** intègre les trois composantes d'une décision pertinente et justifiée :
  - données du patient et de son problème de santé ;
  - résultats de la recherche clinique ;
  - préférences et valeurs du patient.
- Une démarche factuelle est nécessaire pour intégrer les résultats de la recherche clinique :
  - formuler la question clinique de façon précise ;
  - trouver les études qui répondent à la question ;
  - en faire une synthèse critique ;
  - appliquer les résultats à la résolution du problème.
- **Les guides pour la pratique clinique** sont des collections de recommandations pour la prise en charge « standard » d'un problème de santé, reposant sur une synthèse critique des résultats de la recherche clinique. Ils doivent servir de support, mais un jugement est nécessaire pour leur application à une situation donnée.
- **Un niveau de preuve** est une évaluation de la crédibilité des résultats d'une étude ou du fondement scientifique d'une recommandation.
- **Le grade ou la force d'une recommandation** est une synthèse des éléments en faveur d'une application généralisée de la recommandation (niveau de preuve, amplitude du bénéfice, coût, acceptabilité...).
- Les facteurs contextuels sont des éléments non biocliniques nécessitant d'adapter la prise en charge standard à chaque situation singulière :
  - particularités de l'environnement de soins (global et local) ;
  - point de vue et ressources des acteurs de la décision (malade, entourage, médecin, autres soignants).
- La décision médicale partagée est une décision prise par le patient (ou son entourage) en collaboration avec le médecin, après un partage d'information :
  - du médecin vers le malade : sur les moyens diagnostiques ou thérapeutiques envisageables et leur balance bénéfice risque ;
  - du malade vers le médecin : sur son point de vue concernant la maladie et les soins, et sur les ressources à sa disposition.
- L'individualisation des décisions en fonctions de particularités biomédicales et des facteurs contextuels est trop complexe pour être évaluée de façon indiscutable dans une épreuve.
- Toutefois, les bases de la décision individualisée, notamment la notion de balance bénéfice risque, doit être comprise et pouvoir être appliquée aux cas simples (par exemple une décision d'anticoagulation en fonction du risque thrombo-embolique et du risque hémorragique).

CHAPITRE 4

Maladies rares

OBJECTIFS : N°22. MALADIES RARES

➔ Connaître la définition et l'organisation de prise en charge des maladies rares en France.

➔ Connaître les principaux points d'appels devant faire évoquer une maladie rare et les circuits proposés de prise en charge.

➔ Comprendre la notion d'errance diagnostique, savoir comment la diminuer et la distinguer de la notion d'impasse diagnostique conformément aux instructions du 3ème plan national maladies rares (PNMR3).

NB : bien que la plupart des maladies rares soit des maladies génétiques, les internistes sont fréquemment amenés à prendre en charge des patients avec des maladies auto-immunes et/ou systémiques rares. La vision présentée ici est celle de praticiens de médecine interne.

Rang	Rubrique	Intitulé
A	Définition	Connaître la définition d'une maladie rare
B	Définition	Connaître l'organisation des soins des maladies rares en France
B	Étiologie	Connaître quelques maladies rares parmi les plus fréquentes
B	Prévalence, épidémiologie	Connaître l'épidémiologie des maladies rares
A	Diagnostic positif	Connaître la définition de l'errance diagnostique et l'impasse diagnostique
B	Prise en charge	La prise en charge des maladies rares en ville

Les situations de départ sont indiquées en violet et en gras dans le texte. Elles sont ensuite listées à la fin du chapitre.

A 1. Définition d'une maladie rare

- On considère qu'une maladie est rare si sa prévalence dans la population générale est inférieure à 1/2000 (ou 50/100 000). Il y a plus de 7000 maladies rares répertoriées à ce jour. Elles se répartissent en 80 % d'origine génétique et 20 % d'origine non génétique et/ou polygénique. Ainsi à ce jour il y a plus de 3000 gènes pour lesquels des modifications ont été identifiées comme responsables de la survenue de maladies rares. Dans ¾ des cas, il s'agit d'enfants mais certaines maladies rares, même monogéniques, peuvent se révéler à l'âge adulte. Près de 95 % des maladies rares n'ont pas de traitement curatif.

B 2. Organisation des soins des maladies rares en France

- En 2004, un Plan National Maladies Rares (PNMR) a été mis en place en France. Il a permis d'identifier des centres de référence maladies rares (CRMR) et des centres de compétences maladies rares (CCMR). Un 3e Plan Maladies Rares (PNMR3) a été mis en place pour la période 2018-2022 (https://fondation-maladiesrares.org/wp-content/uploads/2018/07/PNMR3.pdf).
- L'organisation nationale pour le diagnostic et la prise en charge des patients atteints de maladies rares est aujourd'hui bien structurée et repose :
  - sur des CRMR, des CCMR, et désormais des filières de santé maladies rares (FSMR).

- Les CRMR sont labellisés par le Ministère des Solidarités et de la Santé avec une réévaluation tous les 5 ans, et ont **5 missions principales** :
  - mission de coordination de la filière de soins en lien avec les associations de patients ;
  - mission d'expertise impliquant l'organisation de réunions de concertation pluridisciplinaire (RCP), d'élaboration et de diffusion des recommandations et de protocoles nationaux de diagnostic et de soins (PNDS), de recueils épidémiologiques réguliers avec mise à jour de la base nationale des maladies rares (BNDMR) ;
  - mission de recours régionale, inter-régionale, nationale voire internationale ;
  - mission de recherche ;
  - mission d'enseignement et de formation.
- Les CCMR ont une compétence régionale. Ils participent au diagnostic des maladies rares, à leur traitement, à la prise en charge des patients en lien avec les CRMR auxquels ils sont rattachés.
- Les FSMR coordonnent en réseau un ensemble de CRMR et de CCMR. Vingt trois FSMR ont été individualisées. La **Figure 1** schématise l'organisation de la prise en charge des maladies rares en France.

Figure 1. Vision simplifiée de l'organisation de la prise en charge des maladies rares en France

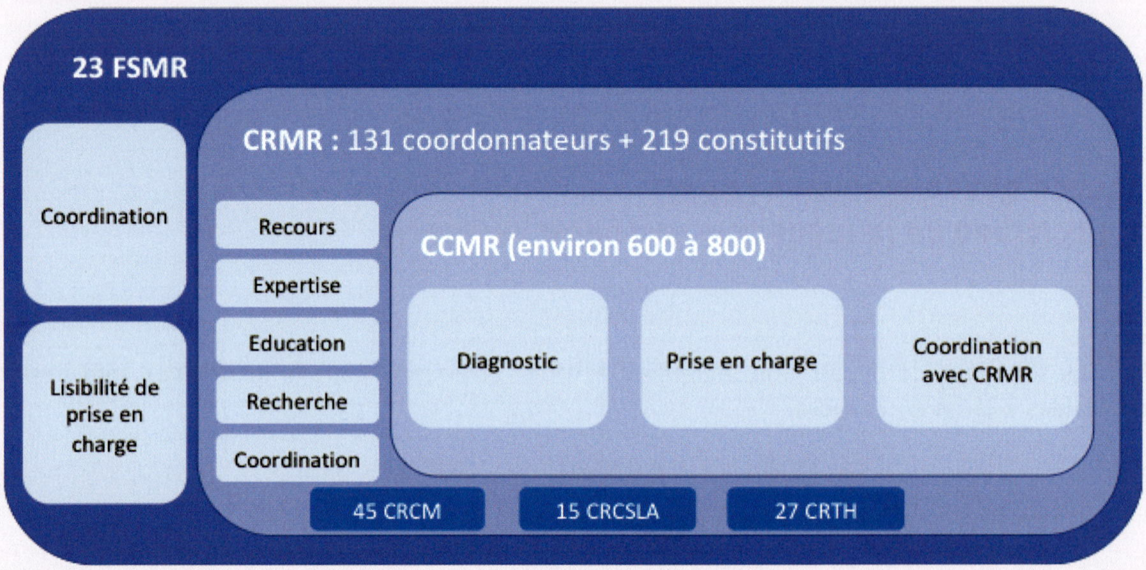

CRMR : centres de référence maladies rares ; CCMR : centres de compétences maladies rares; FSMR : filières de santé maladies rares; CRCM: centre de ressources et de compétences mucoviscidose ; CRSLA: centre de ressources et de compétences sclérose latérale amyotrophique ; CRTH: centre de référence pour le traitement de l'hémophilie.

B 3. Connaître quelques maladies rares parmi les plus fréquentes : exemples de maladies rares

- Avec plus de 7 000 maladies rares, il est impossible de les connaître toutes. Il faut avoir à l'esprit la diversité des symptômes initiaux possibles, qui parfois sont d'allure tout à fait banale, et l'existence de phénotypes parfois très différents au sein d'une même maladie rare parfois avec la même mutation. Des anomalies d'un même gêne peuvent entraîner des maladies différentes.
- Certaines maladies rares, un peu plus fréquentes (mais dont la prévalence reste < 1/2000), sont abordées dans le programme de connaissances du 2e cycle : ***item 45 – Spécificité des maladies génétiques*** (trisomie 21, mucoviscidose, syndrome de l'X fragile) ; ***item 90 – Pathologie des glandes salivaires*** (qui amènera à discuter le syndrome de Sjögren) ; ***item 109 – Troubles de la marche et de l'équilibre*** (chez l'enfant et le jeune adulte, penser aux

myopathies notamment la dystrophie musculaire de Duchenne) ; ***item 112 – Dermatose bulleuse touchant la peau et/ou les muqueuses externes ; item 189 – Déficit immunitaire*** (notamment un déficit immunitaire primitif, le déficit immunitaire commun variable) ; ***item 190 – Fièvre prolongée*** (qui peut être un mode de révélation de l'artérite à cellules géantes par exemple) ; ***item 192 – Pathologies auto-immunes*** (syndrome de Sjögren, lupus systémique, sclérodermie systémique…) ; ***item 193 – Connaître les principaux types de vascularite systémique, les organes cibles, les outils diagnostiques et les moyens thérapeutiques ; item 194 – Lupus systémique, syndrome des anticorps anti-phospholipides (SAPL) ; item 195 – Artérite à cellules géantes ; item 210 – Pneumopathie interstitielle diffuse ; item 213 – Anémie chez l'adulte et l'enfant*** (anémie hémolytique, drépanocytose ou thalassémie par exemple) ; ***item 214 – Thrombopénie*** (purpura thrombopénique immunologique par exemple) ***chez l'adulte et l'enfant ; item 216 – Syndrome hémorragique d'origine hématologique*** (hémophilie par exemple) ; ***item 218 – Eosinophilie*** (quand une atopie, une maladie parasitaire ou une hypersensibilité médicamenteuse ont été éliminées) ; ***item 261 – Néphropathie glomérulaire*** (glomérulonéphrite extra-membraneuse par exemple) ; ***item 275 – Splénomégalie*** (quand une hémopathie ou un hypersplénisme ont été éliminés).

- Le syndrome de Sjögren et le lupus systémique sont deux exemples de maladies rares dont la prévalence se situe tout juste en dessous de 50/100 000.
- L'immense diversité des portes d'entrée cliniques et le caractère pluri-systémique d'un bon nombre de maladies rares justifient habituellement un suivi pluridisciplinaire des patients **(consultation de suivi d'une pathologie chronique, prescription d'une rééducation).**

B 4. Epidémiologie des maladies rares

- Avec plus de 7000 maladies rares, plus de 3 millions de personnes en France sont concernées (patients et familles). On peut résumer les maladies rares en quelques chiffres (https://fondation-maladiesrares.org/wp-content/uploads/2018/07/PNMR3.pdf) **(Tableau 1)**.

Tableau 1. LES MALADIES RARES EN QUELQUES CHIFFRES

7000 maladies rares	**3200** gènes responsables de maladies rares identifiés	**20 %** de maladies rares non génétiques	**350 millions** de malades souffrant de maladie rare à travers le monde et 3 millions en France
75 % des malades sont des enfants	**50 %** des malades sont sans diagnostic précis	**95 %** des maladies rares n'ont pas de traitement curatif	**Un quart** des personnes atteintes attend 4 ans pour que le diagnostic soit envisagé
1,5 an : délai moyen pour poser un diagnostic et plus de 5 ans pour un quart des personnes atteintes	**5** maladies dépistées en néonatal	**12 %** des nouveaux médicaments sont des médicaments dits orphelins	**50 %** des nouvelles thérapies génétiques s'appliquent aux maladies rares

- Lorsqu'une maladie rare se discute à la faveur de la « culture du doute », **Orphanet**, qui est un portail et un serveur d'informations dédié aux maladies rares et aux médicaments orphelins, est un lien à privilégier (https://www.orpha.net). On y trouve un recensement et une classification des maladies rares et des gènes associés, avec un inventaire des médicaments orphelins, un répertoire des associations et service aux patients, un répertoire des professionnels et institutions, un répertoire des centres experts (CRMR et CCMR), un répertoire des laboratoires médicaux fournissant des tests diagnostiques, un répertoire des projets de recherche en cours et une collection de rapports thématiques.
- La **plateforme Maladies Rares Info Services** est un pôle de ressources et de mobilisation qui favorise les synergies entre associations de malades, professionnels de santé et acteurs publics (www.maladiesraresinfo.org). Avec une permanence téléphonique, elle peut répondre aux questions des professionnels de santé.

- Les CRMR et CCMR ont pour vocation de couvrir l'ensemble du territoire national incluant les départements d'Outre-Mer. Récemment ont été créées des « **plateformes d'expertise maladies rares** » qui rassemblent au sein des institutions habituellement universitaires les CRMR et CCMR dans le but de mettre en place un guichet unique d'accueil et d'orientation des patients atteints ou suspects de maladie rare.

A 5. Errance et impasse diagnostiques : définitions et enjeux

- Le diagnostic positif des maladies rares constitue un défi pour le système de santé. Les maladies sont extrêmement diverses avec une sémiologie et une histoire naturelle qui ne sont pas nécessairement établies et qui peuvent varier d'un patient à l'autre pour la même maladie. Un bon nombre de maladies rares partage des signes avec des maladies ou situations fréquentes **(toutes les situations de départ correspondant à « symptômes et signes cliniques » (N°1 à 177) et « données paracliniques » (N°178-237)).**
- C'est le cas par exemple du phénomène de Raynaud qui touche jusqu'à 5 % de la population générale mais qui peut révéler une maladie rare notamment une sclérodermie systémique. C'est la « culture du doute » qui doit amener à mieux évoquer les causes rares en enseignant non pas toutes les maladies rares mais les atypies devant un symptôme. Inversement, devant des situations de départ, les maladies fréquentes doivent être envisagées en premier. Ce sont les atypies, l'absence de réponse au traitement, l'absence de diagnostic, qui doivent faire envisager une maladie rare. Certaines maladies rares, d'autre part, sont reclassées au fur et à mesure des découvertes (c'est par exemple le cas d'une neuropathie héréditaire, la maladie de Charcot-Marie-Tooth pour qui on identifie plus de 30 phénotypes cliniques différents).
- L'impossible connaissance de l'ensemble des maladies rares par les professionnels de santé explique **l'errance diagnostique** qui peut parfois durer de nombreuses années. On définit l'errance diagnostique comme la période allant de l'apparition des premiers symptômes à la date à laquelle un diagnostic précis est posé. Parfois l'errance peut durer toute une vie car de nouvelles maladies rares sont identifiées ou caractérisées chaque année.
- Certains patients sont de ce fait aussi en impasse diagnostique. On définit **l'impasse diagnostique** comme le résultat de l'échec à définir la cause précise de la maladie après avoir mis en œuvre l'ensemble des investigations disponibles en l'état de l'art. Elle concerne les malades atteints d'une forme atypique d'une maladie connue ou d'une maladie dont la cause génétique ou autre n'a pas encore été reconnue. Bien sûr, l'ensemble de ces situations n'a pas pour cause une maladie rare ***(voir item 72 - Troubles à symptomatologie somatique et apparentés à tous les âges)***. La première ambition du PNMR3 est de permettre un diagnostic rapide pour chacun, afin de réduire l'errance et l'impasse diagnostiques. (https://fondation-maladiesrares.org/wp-content/uploads/2018/07/PNMR3.pdf).
- La **Figure 2** résume le parcours de diagnostic des patients atteints de maladies rares au sein de notre système de santé actuel reposant sur les réseaux de ville, les réseaux hospitaliers non experts et les réseaux hospitaliers experts.
- **Pour aider au diagnostic des maladies génétiques, 2 plateformes de séquençage du génome entier** ont été mises en place en 2019 pour les cas d'impasse diagnostique dont la cause apparait probablement génétique.
- Le cheminement diagnostique des maladies rares peut être une lourde épreuve pour les patients. L'errance diagnostique peut aller de quelques mois à de nombreuses années soit par méconnaissance de la pathologie, soit du fait du symptôme d'appel qui parait très banal ou de l'absence de la « culture du doute » du ou des médecins ayant pris en charge le patient.
- Les CCMR, CRMR et FSMR sont là pour couvrir l'ensemble du territoire et permettre un accès plus facile au diagnostic. Parfois, les patients sont en réelle impasse diagnostique qui résulte de l'échec à définir la cause précise de la maladie après avoir mis en œuvre l'ensemble des investigations disponibles en l'état de l'art. Ces impasses diagnostiques concernent les malades atteints d'une forme atypique d'une maladie connue ou d'une maladie dont la cause génétique ou autre n'a pas encore été reconnue, ou de troubles à symptomatologie somatique. Afin de limiter le nombre des impasses diagnostiques, les CCMR et CRMR ont pour mission de mettre en place des RCP pour discuter les cas de diagnostic difficile. Les filières de santé ont aussi mis en place des RCP nationales (exemple la

filière des maladies auto-immunes et auto-inflammatoires rares (FAI^{2}R) : www.fai2r.org/rcp-nationales). Parfois, la maladie est dite ultra rare et une expertise européenne peut être requise. Des RCP à l'échelon des réseaux européens maladies rares (European Reference Network : ERN) ont été mises en place. C'est le cas notamment pour l'ERN ReCONNET qui couvre les maladies systémiques (lupus systémique, sclérodermie systémique, syndrome de Sjögren notamment) et l'ERN RITA qui couvre les vascularites systémiques, les déficits immunitaires primitifs et les maladies auto-inflammatoires (lien vers ReCONNET : https://reconnet.ern-net.eu; RITA : http://rita.ern-net.eu).

Figure 2. Parcours de diagnostic des patients atteints de maladies rares.
Malade et son environnement, en gris ; réseau de ville, en jaune ; réseau hospitalier, en vert et bleu ; réseau d'examens et analyses, en violet ; structures Maladies rares d'appui à la coordination, en rouge.

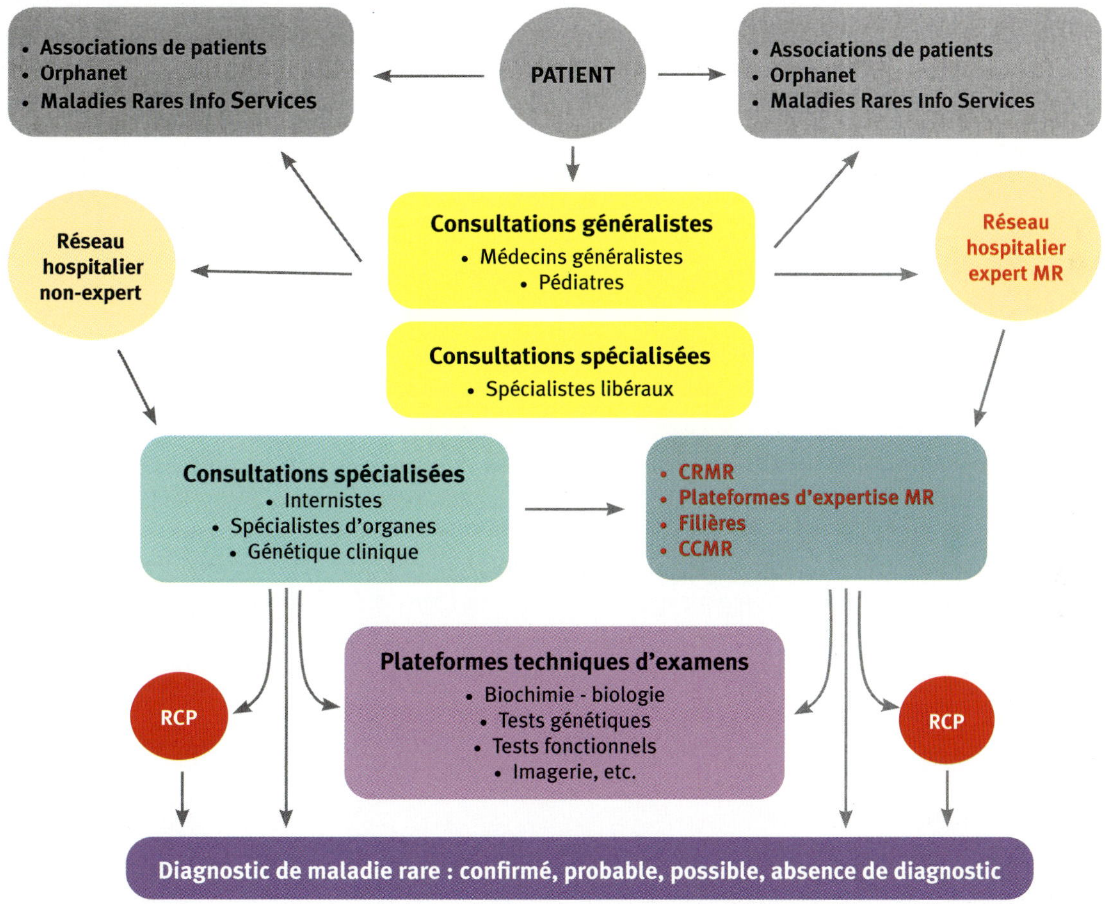

CRMR : centres de référence maladies rares ; CCMR : centres de compétences maladies rares ; MR : maladie rare ; RCP : réunion de concertation pluridisciplinaire.

B

6. Prise en charge des maladies rares en ville

- La loi hospitalière place les médecins spécialistes de médecine générale de premier recours au centre de la coordination des soins, en lui confiant la responsabilité « d'orienter ces patients, selon leurs besoins » et « de s'assurer de la coordination des soins nécessaires à ces patients » (article L.4130-1 du Code de la Santé Publique). Cet article concerne autant les maladies rares que les maladies fréquentes. Pour les patients en situation de maladie rare et parfois complexe, appelant à un recours à une diversité d'intervenants dans des champs comme le champ sanitaire, le champ social ou médico-social, le médecin généraliste aura besoin d'un appui que sont les CCMR et CRMR voire les associations de patients. Le parcours de soins qui doit intégrer le parcours de vie doit articuler la prise en charge médicale et médico-sociale. De nombreux acteurs de santé sont amenés à intervenir : infirmières, kinésithérapeutes, ergothérapeutes, rééducateurs fonctionnels, psychologues, partenaires de soins pour le handicap. La gestion du handicap, visible ou invisible, doit se faire en lien avec les maisons départementales des personnes handicapées (MDPH).
- L' « **Alliance Maladies Rares** » rassemble plus de 200 associations de malades et accueille aussi en son sein des malades et familles isolés, orphelins d'associations (http://www.alliance-maladies-rares.org).
- **Les missions de l'Alliance Maladies Rares sont :**
  - de faire connaître et reconnaître les maladies rares auprès du public, des pouvoirs publics et des professionnels de santé ;
  - d'améliorer la qualité de l'espérance de vie des personnes atteintes de pathologie rare ;
  - d'aider les associations de malades ;
  - de promouvoir la recherche afin de donner un espoir de guérison.
- Ces missions ne peuvent être concrétisées qu'en partenariat avec les professionnels de santé et les CCMR, CRMR et les FSMR.
- **Les plateformes d'expertise maladies rares** en cours de mises en place sur le territoire vont permettre dans les régions de rassembler les CRMR et CCMR sous la forme d'un guichet unique. En 2020, 10 plateformes d'expertise ont été labellisées par le Ministère des Solidarités et de la Santé. Ces plateformes vont constituer au sein des régions une porte d'entrée unique pour les patients et les professionnels de santé pour les aider dans le diagnostic des maladies rares et leur orientation pour optimiser, avoir une approche holistique et multi-professionnelle du parcours de soins.

Principales situations de départ en lien avec l'item 22 : « Maladies rares »

Situation de départ	Descriptif
En lien avec le diagnostic	
Toutes les situations de départ correspondant à « symptômes et signes cliniques » (Arrêté du 2 septembre 2020 portant modification de diverses dispositions relatives au régime des études en vue du premier et du deuxième cycle des études médicales et à l'organisation des épreuves classantes nationales, paru au journal officiel du 10 septembre 2020.)	Ces situations sont des exemples de symptômes et signes cliniques ou données paracliniques devant lesquels, en l'absence de cause fréquente identifiée, doit se poser la question d'une maladie rare. Les maladies rares étant très nombreuses, il n'est pas possible de toutes les connaître. Toutes les situations de départ correspondant à « symptômes et signes cliniques » (N°1 à 177) et « données paracliniques » (N°178-237) peuvent être un mode d'entrée ou une manifestation principale ou associée à une maladie rare. Beaucoup de ces situations sont des situations plus volontiers associées à des maladies fréquentes qui doivent rester la première approche étiologique. En cas d'errance diagnostique, l'hypothèse d'une maladie rare doit être discutée. Ce doit aussi être la cas si la situation de départ est atypique (culture du doute, mais qui ne doit pas être omniprésente car elle risque d'amener à la réalisation d'examens complémentaires inutiles).
En lien avec la prise en charge	
247. Prescription d'une rééducation 279. Consultation de suivi d'une pathologie chronique	Les maladies rares sont pour la plupart chroniques, et nécessitent une prise en charge spécialisée, souvent multi-disciplinaire, au sein de laquelle le médecin généraliste joue un rôle fondamental de coordination des soins. Certaines maladies rares nécessitent une prise en charge en rééducation. Beaucoup de maladies rares n'ont pas de traitement connu ou disponible.

FICHE DE SYNTHÈSE

- Une maladie est rare si sa prévalence dans la population générale est inférieure à 1/2000 (ou 50/100 000). Il y a plus de 7 000 maladies rares répertoriées à ce jour.
- Les centres de référence maladies rares (CRMR) sont labellisés par le Ministère des Solidarités et de la Santé avec une réévaluation tous les 5 ans, et ont 5 missions principales : coordination, expertise, recours, recherche, enseignement et formation. Les centres de compétences maladies rares (CCMR) ont une compétence régionale. Les 23 filières de soins des maladies rares (FSMR) coordonnent en réseau un ensemble de CRMR et de CCMR.
- L'errance diagnostique est la période allant de l'apparition des premiers symptômes à la date à laquelle un diagnostic précis est posé. L'impasse diagnostique est l'échec à définir la cause précise de la maladie après avoir mis en œuvre l'ensemble des investigations disponibles en l'état de l'art.

Chapitre 5

Sujets en situation de précarité

OBJECTIFS : N° 59. Sujets en situation de précarité

- Connaître les facteurs de risque.
- Évaluer la situation de précarité, définir les différents types et niveaux de précarité.
- Connaître les morbidités les plus fréquemment rencontrées et leurs particularités.
- Évaluer la situation médicale, psychologique et sociale d'un sujet en situation de précarité.
- Connaître les dispositifs médico-sociaux adaptés.

Rang	Rubrique	Intitulé
A	Définitions	Savoir définir la précarité
A	Diagnostic positif	Savoir distinguer la précarité de la pauvreté, de la grande pauvreté, et de l'exclusion, de la marginalisation, et de la vulnérabilité.
A	Définitions	Connaître les principales situations à risque de précarité et le caractère dynamique de ces situations.
A	Prévalence, épidémiologie	Epidémiologie de la précarité
A	Prévalence, épidémiologie	Savoir que santé et précarité entretiennent des relations réciproques.
A	Définitions	Connaître la définition des inégalités sociales en santé et les 4 mécanismes principaux qui y participent. Connaître le concept de gradient social de santé (NB : le gradient social correspond aux inégalités) et son impact sur l'espérance de vie.
A	Diagnostic positif	Connaître les 5 grands domaines de pathologies les plus fréquentes chez les personnes en situation de précarité.
A	Prise en charge	Repérage des personnes en situation de précarité.
A	Prise en charge	Démarche pluri-professionnelle (santé et sociale) nécessaire pour les personnes en situation de précarité.
A	Prise en charge	Obligation de prise en charge des médecins et secret professionnel vis-à-vis d'une personne en situation de précarité.
A	Prise en charge	Parcours de soins spécifiques des personnes en situation de précarité : permanence d'accès aux soins de santé (PASS), lits halte soins santé (LHSS), équipes mobiles psychiatrie-précarité (EMPP), structures associatives.
A	Prise en charge	Couverture médicale des personnes en situation de précarité
A	Prise en charge	Aides financières
A	Prise en charge	Connaître l'existence et les moyens de recours aux consultations gratuites.
A	Prise en charge	Cumul des risques individuels chez les personnes précaires
A	Prise en charge	Retard de prise en charge, renoncement et abandons des soins curatifs ou préventifs, discontinuité des soins des personnes en situation de précarité.

Les situations de départ sont indiquées en violet et en gras dans le texte. Elles sont ensuite listées à la fin du chapitre.

- La prise en compte des caractéristiques psychiques et sociales d'un patient est indispensable pour une prise en charge médicale optimale. Certaines de ces caractéristiques vont permettre d'identifier des patients en situation de précarité ou de vulnérabilité sociale. La précarité sociale concerne 20 à 25 % de la population française, à tous les âges de la vie, et des disparités sociales significatives demeurent en matière de santé en France.
- Une démarche pluri-professionnelle (santé et sociale) est nécessaire pour les personnes en situation de précarité.

A 1. Définitions de la précarité

- Selon l'Organisation Mondiale de la santé (OMS), la précarité est définie par : « un état d'instabilité sociale caractérisé par l'absence d'une ou de plusieurs des sécurités, notamment celle de l'emploi, permettant aux personnes et aux familles d'assumer leurs responsabilités élémentaires et de jouir de leurs droits fondamentaux ».
- La précarité sociale regroupe en fait de nombreuses situations dynamiques, parfois transitoires, et ne doit pas être confondue avec la pauvreté et la grande pauvreté, qui répondent à des définitions basées sur le niveau de revenu, ni avec l'exclusion, marginalisation et vulnérabilité.

A 2. Savoir distinguer la précarité de la pauvreté, de la grande pauvreté, de l'exclusion, de la marginalisation et de la vulnérabilité

A 2.1. La pauvreté et grande pauvreté

- **La pauvreté** est l'état d'une personne ou d'un groupe disposant de peu de ressources financières.
- En France et en Europe, la pauvreté monétaire se définit par un niveau de ressources < 60 % du niveau de vie médian de la population. Ce seuil correpond en France à un revenu mensuel de 1026,00 Euros en 2018.
- La **grande pauvreté** est définie comme l'état d'un foyer dont le revenu est inférieur ou égal à 50 % du revenu médian (soit 855,00 euros en 2018).

A 2.2. L'exclusion sociale

- L'exclusion sociale vient au terme du processus de perte des différentes ressources nécessaires pour faire face aux situations de la vie. Il s'agit d'un processus de « dés-intégration » sociale, caractérisé par la perte d'usage des droits communs, la non-réalisation des droits sociaux de base garantis par la loi. Ce processus peut être volontaire ou subi. L'exclusion sociale est souvent consécutive à une perte d'emploi, à la perte d'un logement, etc. et se traduit par une grande pauvreté, par une rupture plus ou moins brutale avec les réseaux sociaux, avec la vie sociale en général. Elle est vécue comme une perte d'identité.

A 2.3. La marginalisation

- **La marginalisation** caractérise un mode de vie, parfois voulu, le plus souvent subi, qui se situe « en marge » des usages et des normes de la vie commune (Ex : schizophrènes et psychotiques, immigrés clandestins, jeunes à la dérive, toxicomanes, délinquants).

A 2.4. La vulnérabilité

- La **vulnérabilité** correspond à une limite des capacités de l'organisme à répondre à un stress, même mineur. Les difficultés sociales **(situation sociale précaire et isolement)**, familiales, économiques peuvent générer une situation de vulnérabilité, au même titre que certains stades du développement (Ex : naissance, grossesse, adolescence, vieillesse).

A 3. Principales situations à risque de précarité et caractère dynamique de ces situations

- La précarité ne caractérise pas une catégorie sociale particulière, mais elle est le résultat d'un enchaînement d'évènements et d'expériences qui débouche sur des situations de fragilisation économique, sociale, familiale **(Tableau 1)**.

Tableau 1. PRINCIPAUX CRITÈRES PERMETTANT D'IDENTIFIER DES POPULATIONS À RISQUE DE PRÉCARITÉ ET DE RENONCEMENT AUX SOINS

Critère	Situation à risque de précarité
État de santé	Ethylisme, handicap, pathologie psychiatrique, toxicomanie
Situation familiale	Femme isolée avec enfant, orphelin, rupture familiale
Conditions de vie	Habitat insalubre, sans domicile fixe
Emploi	Chômage, travail en intérim
Revenus	Revenus faibles, irréguliers, allocations
Appartenance ethnique	Migrants étrangers, gens du voyage, communauté
Education	Faible niveau d'éducation, illétrisme
Assurance maladie	Absence d'assurance maladie, absence de mutuelle

A 4. Epidémiologie de la précarité

A 4.1. Données épidémiologiques générales

- Les données économiques et sociales disponibles laissent supposer que la situation de précarité est un phénomène massif, qui toucherait 20 à 25 % de la population française, soit 12 à 15 millions de personnes (source Insee et observatoire des inégalités).
- Environ 9 millions de personnes (14 % de la population française) répondent à la définition économique de « pauvreté » (revenu inférieur à 60 % du revenu médian de la population). Parmi elles, 5 millions vivent avec moins de 855 euros/mois (correspondant au seuil de 50 % du revenu médian) pour une personne seule (grande pauvreté). Depuis 2014, la tendance est à l'augmentation de la précarité en France, notamment la précarité de l'emploi.
- Fin 2019, on dénombrait 1,88 millions de foyers bénéficiaires du revenu de solidarité active (RSA), dont le montant est de 559,74 Euros par mois pour une personne seule.

A 4.2. Profil des personnes en situation de précarité chez les migrants et les autochtones

- Les profils des personnes en situation de précarité sont sensiblement différents chez les migrants étrangers et chez les autochtones.
- **Les migrants étrangers** proviennent majoritairement du Maghreb, de certains pays d'Afrique sub-saharienne en zone de conflit, d'Europe de l'est [population rom de Roumanie ou de Bulgarie, migrants des zones de conflits de l'ex Union des Républiques Socialistes Soviétiques (URSS)].
- **Les obstacles aux soins sont nombreux :** difficultés de repérage du système de soins, isolement, difficultés de communication chez les non francophones **(situation sociale précaire et isolement, troubles des interactions sociales/difficulté de socialisation)**, distance culturelle patient-médecin portant sur la représentation de la santé, du corps, du soin. Chez les migrants en provenance de zones de conflit, les états post-traumatiques sont fréquents **(réaction à un événement potentiellement traumatique)**. Dans certains pays, la couverture vaccinale est insuffisante, et les prévalences de la tuberculose, de l'infection à virus de l'immunodéficience humaine (VIH), et aux virus des hépatites B et C sont élevées.

- De nombreux migrants étrangers entament des démarches de demande d'asile. Certains font une demande de carte de séjour pour raison de santé, en cas de pathologie d'une exceptionnelle gravité ne pouvant être prise en charge dans leur pays d'origine.
- **Parmi les autochtones,** les situations sont hétérogènes, regroupant les sans domicile fixe, les jeunes désocialisés vivant en squatt, les toxicomanes, les personnes sortant de prison, les prostitué(e)s, les personnes en difficultés financières ou sociales même si elles ont un emploi ou un logement, les personnes au chômage, les mères isolées, les personnes âgées ou malades **(identifier les conséquences d'une pathologie/situation sur le maintien d'un emploi)**. Au sein de la population autochtone, l'isolement, les troubles psychiatriques et l'éthylisme chronique sont prédominants **(prévention des risques liés à l'alcool ; troubles des interactions sociales / difficultés de socialisation ; situation sociale précaire et isolement)**.

A 4.3. Concept de gradient social de santé et son impact sur l'espérance de vie

- Le gradient social correspond aux inégalités *(voir paragraphe 5)*. Il faut savoir que santé et précarité entretiennent des relations réciproques. Les personnes en situation de précarité sont à risque de renoncer aux soins, notamment en cas **d'isolement** social ou d'absence de domicile **(situation sociale précaire et isolement)**. La santé n'est pas considérée comme prioritaire et ne devient source d'attention qu'en cas d'altération significative, amenant à consulter à des stades évolués (exemple : **hypertension artérielle** ou diabète compliqué). De nombreux ménages ayant de faibles ressources ne peuvent se permettre de financer l'adhésion à une mutuelle et se trouvent sans couverture complémentaire.

A 5. Les inégalités sociales en santé et les 4 mécanismes principaux qui y participent

- Selon l'OMS, la **santé** est un état de complet bien-être **physique, mental et social**, et ne consiste pas seulement en une absence de maladie ou d'infirmité.
- La précarité a des conséquences néfastes maintenant bien connues sur la santé, comme l'illustre le concept de « gradient social » ou « inégalités sociales » de santé.
- D'importantes **inégalités sociales de santé** sont constatées en France et les personnes en situation de précarité sont à risque de **renoncer aux soins**.
- **Les inégalités sociales de santé (gradient social)** correspondent à des différences observées entre des groupes sociaux concernant un ou plusieurs aspects de la santé : espérance de vie, espérance de vie sans incapacité, prévalence des conduites addictives, attention portée à la santé, hygiène bucco-dentaire, protection vis-à-vis de l'infection au VIH, recours aux soins de prévention.... A l'inverse des inégalités physiologiques ou génétiques, ces inégalités sociales sont en théorie parfaitement évitables, ce qui pose un réel problème éthique.
- En France comme dans tous les pays occidentaux, **les inégalités sociales de santé sont une réalité** qui tend à s'accentuer et ce sont les catégories socio-économiquement favorisées qui apparaissent en meilleure santé, qu'il s'agisse de santé « somatique » ou « mentale »
- **Quatre mécanismes** concourent principalement à ces inégalités sociales de santé :
  - exposition aux risques ;
  - déficit d'information/éducation ;
  - conduites inadaptées ;
  - retard aux soins ;

A

6. Connaître les 5 grands domaines de pathologies les plus fréquentes chez les personnes en situation de précarité

- Il existe **5 grands domaines de pathologies fréquentes** chez les personnes en situation de précarité : maladies infectieuses, troubles psychiatriques, cancers, maladies cardiovasculaires et pathologies dermatologiques.

Tableau 2. PRINCIPALES PATHOLOGIES FRÉQUEMMENT RENCONTRÉES EN SITUATION DE PRÉCARITÉ
1. Maladies infectieuses, fièvre (hyperthermie/fièvre)
Tuberculose (découverte de bacilles acido-alcoolo-résistants (BAAR) sur un crachat ; prise en charge d'un patient présentant une tuberculose bacillifère) : Les conditions de vie en promiscuité, l'immigration en provenance de pays à prévalence élevée, les obstacles dans l'accès aux soins, le retard au diagnostic, la mauvaise observance des traitements font que la **tuberculose** constitue un problème majeur chez les patients en situation de précarité. Il faut souligner l'émergence de **tuberculoses** à germes résistants au sein de cette population et savoir rechercher des formes extra-pulmonaires de la maladie (mal de Pott, atteinte méningée, atteinte des organes hématopoïétiques).
Infection VIH (découverte diagnostic positif dépistage rapide VIH): Les patients en situation de précarité, notamment les migrants provenant de zones de forte endémie, les toxicomanes par voie IV ou en cas de **tuberculose**, doivent être dépistés.
Hépatite B : Le dépistage doit également être large (toxicomanes IV, migrants). Chez les migrants en provenance d'Afrique, la prévalence du portage chronique de l'Ag HBs est élevée. Une co-infection au virus Delta doit être recherchée.
Hépatite C : Elle doit être également recherchée au sein des mêmes populations.
Autres infections sexuellement transmissibles (dépistage et conseils devant une infection sexuellement transmissible) : gonococcie, syphilis, chlamydiose.
2. Cancers
ORL, poumon (fréquence du tabagisme), colon, col utérin, sein (dépistage insuffisant).
3. Pathologies cardio-vasculaires
Elles sont plus sévères car diagnostiquées à un stade tardif, et plus fréquentes (coronaropathie, **hypertension artérielle**, artériopathie oblitérante des membres inférieurs, diabète compliqué), avec une moindre prise en compte des facteurs de risque que dans les couches aisées de la population.
4. Pathologies dermatologiques
Gale (**prise en charge d'une ectoparasitose ; prurit**), pédiculose de corps et de cuir chevelu, prurigo, plaies de jambe, gelures (**ulcère cutané ; plaie ; brûlure ; morsures et piqures**).
5. Santé mentale
Psychose chronique. Une psychose chronique peut induire un isolement et une perte de lien social, eux-mêmes facteurs de précarité. **Les ruptures dans le suivi psychiatrique** sont fréquentes au sein de ces populations.
A l'inverse, **les situations de précarité génèrent des syndromes dépressifs** (**humeur triste, douleur morale**), **anxiété**, des troubles de l'adaptation, une altération de l'estime de soi.
Parmi les migrants, les états de stress post-traumatiques (**réaction à un événement potentiellement traumatique**) et les difficultés psychologiques liées à l'exil sont fréquents. Les somatisations sont fréquentes, de nombreuses plaintes (**asthénie**, douleurs abdominales) sont verbalisées en contexte de précarité sociale.
Dépendance ou la consommation régulière de substances psychoactives
Dépendance ou consommation régulière de substances psychoactives : alcool **(prévention des risques liés à l'alcool)**, drogues illicites et/ou médicaments détournés de leur usage et leurs conséquences sur la santé. Ex : **ivresse aiguë**, cirrhose, démence.
Intoxications : monoxyde de carbone (CO), plomb (saturnisme).
Agression, violence **(dépistage et prévention des violences faites aux femmes)**, maltraitance **(suspicion maltraitance et enfance en danger)**.
Autres : dénutrition (dénutrition/malnutrition) ; amaigrissement ; asthénie **Carences en fer, vitamines B9/B12, vitamine C (scorbut), hypoglycémies.**

A 7. Prise en charge des patients en situation de précarité

A 7.1. Repérage des patients en situation de précarité par les critères socio-administratifs

- Les caisses d'Assurance Maladie utilisent des critères socio-administratifs, notamment la situation par rapport à l'emploi, pour identifier des personnes en situation de précarité afin de leur proposer des examens de santé gratuits dans les centres d'examen de santé de la sécurité sociale qui sont répartis sur l'ensemble du territoire : chômeurs, bénéficiaires du RSA, bénéficiaires de la Complémentaire santé solidaire, sans domiciles fixes, jeunes de 16 à 25 ans en insertion professionnelle, invalide, handicapé et bénéficiaire d'une rente d'accident du travail.

A 7.2. Démarche pluri-professionnelle (santé et sociale) nécessaire pour les personnes en situation de précarité

- Une démarche pluri-professionnelle (travailleurs du domaine de la santé et du domaine social) est nécessaire pour repérer les personnes en situation de précarité. À ce titre, les travailleurs sociaux ont un rôle important à jouer.

A 7.3. Rôle des médecins généralistes, et rôle des médecins lors d'un examen médical : savoir recueillir les données psycho-sociales lors d'un examen médical ; savoir utiliser et interpréter la grille EPICES (avec la grille sous les yeux)

- Dans le cadre de recommandations nationales, il est préconisé que les médecins généralistes recueillent systématiquement les données sociales de leurs patients. En pratique, **tout interrogatoire médical doit aborder les questions de l'emploi, de la stabilité du logement, de l'isolement social, et de la couverture maladie.** Repérer la précarité doit ensuite conduire à l'intervention de professionnels du secteur social pour initier toute démarche susceptible d'améliorer les conditions de vie et ainsi d'optimiser les soins **(prescription médicale chez un patient en situation de précarité)** et l'accès aux soins.
- Pour optimiser le repérage des personnes en situation de précarité, le score EPICES (Evaluation de la Précarité et des Inégalités de santé pour les Centres d'Examen de Santé) a été créé en 1998, calculé à partir d'un questionnaire comportant 11 questions binaires affectées à un coefficient **(Tableau 3).**

Tableau 3. QUESTIONNAIRE PERMETTANT LE CALCUL DU SCORE EPICES, EXEMPLE D'UN SCORE PERMETTANT D'IDENTIFIER LA PRÉCARITÉ SOCIALE

N°	Question	Oui	Non
1	Rencontrez-vous parfois un travailleur social ?	10,06	0
2	Bénéficiez-vous d'une assurance maladie complémentaire ?	-11,83	0
3	Vivez-vous en couple ?	-8,28	0
4	Etes-vous propriétaire de votre logement ?	-8,28	0
5	Y a t-il des périodes dans le mois où vous rencontrez de réelles difficultés financières à faire face à vos besoins (alimentation, loyer, EDF...) ?	14,80	0
6	Vous est-il arrivé de faire du sport au cours des 12 derniers mois ?	-6,51	0
7	Etes-vous allé au spectacle au cours des 12 derniers mois ?	-7,10	0
8	Etes-vous allé en vacances au cours des 12 derniers mois ?	-7,10	0
9	Au cours des 6 derniers mois, avez-vous eu des contacts avec des membres de votre famille autres que vos parents ou vos enfants ?	-9,47	0

10	En cas de difficultés, y a-t-il dans votre entourage des personnes sur qui vous puissiez compter pour vous héberger quelques jours en cas de besoin ?	-9,47	0
11	En cas de difficultés, y a-t-il dans votre entourage des personnes sur qui vous puissiez compter pour vous apporter une aide matérielle ?	-7,10	0
	Constante	75,14	

EDF: Electricité de France

NB : Pour le calcul du score, chaque coefficient est ajouté à la constante (75,14) si la réponse est « oui ». Le score varie de 0 (absence de précarité) à 100 (précarité maximale), les seuils de précarité et de grande précarité étant respectivement de 30,17 et 53,84.

Il faut savoir utiliser et interpréter la grille EPICES (avec la grille sous les yeux).

A

7.4. Obligation de prise en charge des médecins et secret professionnel vis-à-vis d'une personne en situation de précarité

- Il est très important de rappeler que le code de déontologie médicale « impose un égal traitement, une attitude respectueuse et attentive pour tous les patients, quels que soient les sentiments qu'ils inspirent et quelle que soit leur réputation ».
- L'accueil des patients, en situation ou non de précarité, doit impérativement se faire sans discrimination et dans la stricte application du secret médical et professionnel.

A

8. Prise en charge médico-sociale des patients en situation de précarité

A

8.1. Parcours de soins spécifiques des personnes en situation de précarité

Parcours de soins spécifiques des personnes en situation de précarité : permanence d'accès aux soins de santé (PASS), lits halte soins santé (LHSS), équipes mobiles psychiatrie-précarité (EMPP), structures associatives.

A

8.1.1. Les permanences d'accès aux soins de santé (PASS)

- L'accès à la prévention et aux soins des personnes les plus démunies constitue un objectif prioritaire de la politique de santé. Les permanences d'accès aux soins de santé **(PASS) ont pour mission de rendre effectif l'accès et la prise en charge des personnes démunies** non seulement à l'hôpital, mais aussi dans les réseaux institutionnels ou associatifs de soins, d'accueil et d'accompagnement social. La plupart des PASS sont situées au sein même des centres hospitaliers, sous la forme d'unités fonctionnelles associant médecins, travailleurs sociaux et personnels paramédicaux. **Ces PASS assurent une permanence de consultations médico-sociales**, permettent d'initier rapidement certaines démarches, notamment en terme de couverture sociale, tout en proposant des soins adaptés aux patients (consultations, actes diagnostiques, médicaments). L'activité médicale des PASS consiste essentiellement en des soins de médecine générale, de premier recours, avec également des activités de dépistage de certaines pathologies fréquemment observées au sein de ces populations. Les PASS contribuent à limiter le recours inadapté aux services des urgences des hôpitaux. **L'objectif final est de réduire les inégalités sociales de santé** et de réorienter les consultants dans le système de droit commun auprès de médecins généralistes libéraux.
- **Des PASS psychiatriques et des équipes mobiles psychiatrie-précarité** ont également été mises en place pour améliorer le suivi des patients en situation de précarité, désocialisés et souffrant de troubles psychologiques ou psychiatriques.

A ### 8.1.2. *Les lits halte soins santé (LHSS) et lits d'accueil médicalisés*

- Le dispositif des lits halte soins santé (LHSS) date de 2004 et a pour objet d'assurer aux personnes sans domicile des soins médicaux et paramédicaux qui leur seraient dispensés à domicile si elles en disposaient. Il s'agit théoriquement de soins ponctuels, en relais d'une hospitalisation, pour une durée prévisionnelle de 2 mois.
- Les structures dénommées « lits d'accueil médicalisés » accueillent des personnes majeures sans domicile fixe, quelle que soit leur situation administrative, atteintes de pathologies lourdes et chroniques, irréversibles, pouvant engendrer une perte d'autonomie et ne pouvant être prises en charge dans d'autres structures. La durée du séjour n'est pas limitée.

A ### 8.1.3. *Consultations médico-sociales gratuites*

- Centre de planification et d'éducation familiale, protection maternelle et infantile (PMI), Centre gratuit d'information, de dépistage et de diagnostic (CeGIDD), centre de soins spécialisés pour toxicomanes, centre de cure ambulatoire en alcoologie, centre de lutte anti-tuberculeuse (CLAT), centre médico-psychologique (CMP).

A ## 8.2. Amélioration de l'accès aux soins des personnes en situation de précarité : couverture médicale des personnes en situation de précarité : PRAPS, PUMA, Complémentaire Santé solidaire (CSS), AME

- Le code de santé publique stipule qu' « aucune personne ne peut faire l'objet de discriminations dans l'accès à la prévention et aux soins ». Les Agences Régionales de Santé (ARS) ont pour mission de prendre en compte les besoins des personnes en situation de précarité. Elles élaborent **un programme régional d'accès à la prévention et aux soins (PRAPS)** pour favoriser l'accès des personnes les plus démunies au système de soins.
- **Accès à l'assurance maladie**

  Depuis 2016, toute personne qui travaille ou réside en France de manière stable et régulière a droit à la Protection Universelle Maladie (PUMA), c'est-à-dire à la prise en charge de ses frais de santé à titre personnel et de manière continue tout au long de sa vie.

  Depuis le **1er novembre 2019**, la CMU-C (couverture maladie universelle complémentaire) et l'ACS (aide au paiement d'une complémentaire santé) ont été remplacées par la **Complémentaire santé solidaire (CSS)**, conditionnée par le niveau de ressources. Selon les ressources, elle ne coûte rien ou coûte moins d'un euro par jour et par personne. Les bénéficiaires de la Complémentaire santé solidaire ne payent pas les frais suivants : médecin, dentiste, soin infirmier, kinésithérapeute, soin hospitalier, médicament. Les médecins ne peuvent pas demander de dépassement d'honoraire.
- **L'aide médicale de l'État (AME)** est un dispositif mis en place en 2000, permettant aux étrangers en situation irrégulière de bénéficier d'un accès aux soins. Cette couverture est gratuite et donne droit à la prise en charge à 100 % des soins médicaux et d'hospitalisation en cas de maladie ou de maternité, sans avance de frais, avec exonération du ticket modérateur et prise en charge des frais de médicament. Elle est attribuée sous conditions de résidence stable et de ressources. Une fois attribuée, l'AME est accordée pour 1 an. Dans certains cas, l'AME peut être attribuée au titre de soins urgents ou à titre humanitaire.

A ## 8.3. Aides financières : connaître l'existence de: RSA, APA, AAH ; connaître l'existence et les moyens de recours aux consultations gratuites

- **Aides financières, allocations :**
  - **Le revenu de solidarité active (RSA)** assure, sous conditions (âge > 25 ans ou avoir un enfant à charge ou à naître ; absence de ressources) un revenu minimal et un accompagnement socio-professionnel. Le RSA donne droit à la CSS.

- **L'allocation personnalisée d'autonomie (APA)** : allocation pour les personnes de plus de 60 ans ayant une altération de l'autonomie.
- **L'allocation adulte handicapé (AAH) :** est attribuée à tout adulte résident en France, âgé d'au moins 20 ans, et en incapacité permanente > 80 % (50 à 80 % dans certains cas), sous condition de ressources.

- **Hébergement :**

  Les centres d'hébergement et de réinsertion sociale (CHRS) ont été mis en place suite à la **loi du 29 juillet 1998 de lutte contre les exclusions**. Ils permettent d'accueillir des personnes rencontrant des difficultés économiques, de logement et d'insertion, avec l'objectif de retrouver une autonomie personnelle et sociale.

A 9. Retards de prise en charge et cumul des risques individuels

- En situation de précarité, on observe de **fréquents retards de prise en charge.** Ceci s'explique par un renoncement transitoire ou permanent aux soins de la part des patients, notamment quand ils n'ont pas de mutuelle complémentaire. Il peut également s'agir d'une plus grande difficulté à se repérer dans le système de santé ou tout simplement des difficultés à y accéder (éloignement géographique, difficultés de transport, instabilité du logement). Ceci a des conséquences sur la réalisation de soins curatifs, mais également préventifs. Trop souvent, les personnes en situation de précarité consultent à des stades avancés de certaines maladies : insuffisance rénale chronique, **hypertension artérielle** multi-compliquée, broncho-pneumopathie chronique obstructive non prise en charge, néoplasies diagnostiquées à un stade métastatique, par exemple. L'insuffisance de l'accès aux soins de prévention comme le dépistage des cancers colo-rectaux, du sein, ou du col de l'utérus, ou comme le contrôle des facteurs cardio-vasculaires, est aussi une caractéristique de cette population.
- L'impact sur la prise en charge médicale est d'autant plus important que les patients cumulent des facteurs de précarité comme l'absence d'une couverture sociale complète, la pauvreté monétaire, l'isolement, l'instabilité du logement, l'absence d'emploi, l'éthylisme chronique, et le faible niveau d'éducation.

Principales situations de départ en lien avec l'item 59 : « Sujets en situation de précarité»

Situation de départ	Descriptif
En lien avec la présentation clinique	
17. Amaigrissement 21. Asthénie 30. Dénutrition/malnutrition 42. Hypertension artérielle 44. Hyperthermie/fièvre 49. Ivresse aiguë 88. Prurit 92. Ulcère cutané 116. Anxiété 123. Humeur triste, douleur morale 168. Brûlure 169. Morsures et piqûres 170. Plaie	Situations cliniques fréquemment rencontrées chez les personnes en situation de précarité, et dont la prise en charge peut être influencée par la précarité sociale. Du fait d'un retard ou de l'absence de suivi médical, un patient peut poser plusieurs problèmes médicaux qu'il faudra savoir identifier, lister et hiérarchiser, sans oublier d'aborder les soins de prévention.
En lien avec le diagnostic positif	
188. Découverte de bacilles acido-alcoolo-résistants (BAAR) sur un crachat 235. Découverte diagnostic positif dépistage rapide VIH 263. Prise en charge d'une ectoparasitose 274. Prise en charge d'un patient présentant une tuberculose bacillifère 305. Dépistage et conseils devant une infection sexuellement transmissible 313. Prévention des risques liés à l'alcool 317. Dépistage et prévention des violences faites aux femmes 321. Suspicion maltraitance et enfance en danger	Il existe 5 grandes catégories de pathologies fréquentes chez les patients en situation de précarité : maladies infectieuses, troubles psychiatriques, cancers, maladies cardiovasculaires et pathologies dermatologiques.
En lien avec la prise en charge	
316. Identifier les conséquences d'une pathologie/situation sur le maintien d'un emploi 338. Prescription médicale chez un patient en situation de précarité 341. Réaction à un événement potentiellement traumatique 347. Situation sociale précaire et isolement 349. Troubles des interactions sociales/difficultés de socialisation	Il convient d'identifier une situation de précarité au cours de toutes les consultations, ponctuelles ou de suivi, d'identifier les principaux facteurs contribuant aux inégalités sociales de santé (isolement, absence d'emploi, absence de logement), et d'envisager si besoin envisager un suivi médico-social adapté. Il faut savoir orienter un patient auprès de travailleurs sociaux pour initier les démarches de couverture sociale ou d'orientation vers une structure d'hébergement adapté, et reconnaître les éléments justifiant une prise en charge dans le cadre du dispositif PASS par exemple.

FICHE DE SYNTHÈSE

- **La précarité est définie par l'absence d'une ou plusieurs des sécurités,** notamment celle de l'emploi, permettant aux personnes et aux familles d'assumer leurs responsabilités élémentaires et de jouir de leurs droits fondamentaux.
- La précarité concerne environ **20 à 25 %** de la population française.
- D'importantes **inégalités sociales** de santé sont constatées en France et les personnes en situation de précarité sont à **risque de renoncer aux soins**.
- Les obstacles aux soins et à l'accès aux soins doivent être identifiés par tout médecin.
- Certaines pathologies sont fréquemment observées chez les personnes en situation de précarité : tuberculose, infection VIH, hépatite B, hépatite C, troubles psychologiques et psychiatriques, éthylisme, gale, diabète et athérosclérose compliqués.
- La prise en charge médico-sociale de ces patients passe par une évaluation sociale et des démarches pour améliorer les conditions de vie, **la couverture sociale (complémentaire santé solidaire, aide médicale d'état (AME))** et l'accès aux soins.
- Toute personne qui travaille ou réside en France de manière stable et régulière a droit à la **Protection universelle maladie ou PUMA** (prise en charge de ses frais de santé à titre personnel et de manière continue tout au long de sa vie).
- **La complémentaire santé solidaire (qui a remplacé la CMU)**, conditionnée par le niveau de ressources, permet de bénéficier de soins gratuits (médecin, dentiste, soin infirmier, kinésithérapeute, soin hospitalier, médicament).
- **L'AME** est une couverture sociale pour les résidents stables, en situation irrégulière, et sous condition de ressources.
- **Les PASS (Permanence d'accès aux soins de santé) sont des cellules d'évaluation et de prise en charge médico-sociale,** mises en place depuis 2000 dans les établissements publics de santé, et ayant pour mission de faciliter l'accès des personnes démunies au système hospitalier, aux réseaux institutionnels ou associatifs de soins, d'accueil et d'accompagnement social. Les consultations médico-sociales PASS sont les structures les plus adaptées pour tout patient, étranger (hors visa touristique) ou non, nécessitant une consultation médicale alors qu'il n'a pas de couverture sociale.
- La complémentaire santé solidaire et l'AME (aide médicale de l'état) sont deux modes essentiels d'accès à l'assurance maladie pour les personnes en situation de précarité.
- D'autres dispositifs d'accompagnement ciblent les personnes en situation de précarité : équipes mobiles psychiatrie-précarité, lits halte soins santé, consultations médico-sociales gratuites.

Chapitre 6

Troubles à symptomatologie somatique et apparentés à tous les âges

OBJECTIFS : N° 72. Troubles à symptomatologie somatique et apparentés à tous les âges*

- → Diagnostiquer un trouble à symptomatologie somatique et apparenté.
- → Connaître les principes de la prise en charge.

***Dans ce chapitre, seule la partie adulte sera traitée.**

Rang	Rubrique	Intitulé
A	Définition	Définition générale
A	Définition	Définition de ce que ne sont PAS les troubles à symptomatologie somatique et apparentés
A	Prévalence, épidémiologie	Prévalence générale
B	Prévalence, épidémiologie	Prévalence des principaux troubles
B	Éléments physiopathologiques	Connaître les facteurs prédisposant, précipitant et de maintien ou d'aggravation
A	Diagnostic positif	Sémiologie des principaux troubles
A	Prise en charge	Connaître les principes généraux de la prise en charge
B	Prise en charge	Spécificités chez le sujet jeune*
B	Prise en charge	Connaître les indications d'une évaluation psychiatrique
A	Prise en charge	Connaître les indications des thérapeutiques non médicamenteuses
B	Prise en charge	Connaitre les indications et non-indications des médicaments psychotropes

Les situations de départ sont indiquées en violet et en gras dans le texte. Elles sont ensuite listées à la fin du chapitre.

A 1. Définitions

A 1.1. Définition générale des troubles à symptomatologie somatique et apparentés

- Les notions de troubles « fonctionnels », « psychosomatiques », « somatoformes » ou « à symptomatologie somatique » renvoient toutes à la présence de symptômes somatiques sans explication organique, entraînant un recours aux soins médicaux.

A

- Le caractère multifactoriel des maladies est désormais consensuel : la santé et la maladie sont la résultante de multiples forces biologiques, psychologiques et sociales. Les facteurs psychologiques et sociaux interviennent dans toutes les situations pathologiques. Toutefois, certaines situations cliniques relèvent plus que d'autres de l'approche psychosomatique et notamment celles où les symptômes restent « fonctionnels », c'est-à-dire sans lésion ou dysfonction d'organe décelable (aussi appelés « symptômes biomédicalement inexpliqués »). Ces symptômes sont par essence subjectifs, au contraire des signes d'examen physique, des anomalies d'imagerie, et des résultats de laboratoire. La plupart des symptômes « médicalement inexpliqués » sont de durée brève, de résolution spontanée ou sous l'effet d'un traitement symptomatique. C'est à la situation de symptômes fonctionnels répétés, durables ou invalidants qu'on réserve habituellement le terme de somatisation. Cela ne préjuge pas du caractère exclusivement « psychogène » des symptômes. Il s'agit avant tout d'un comportement de maladie (*illness behavior*) avec recherche d'aide médicale, souvent renforcé par le système de soins.
- La terminologie des troubles concernés est multiple, redondante, elle diffère selon les spécialités médicales et évolue avec les époques, ce qui porte souvent à confusion et ne simplifie pas leur acceptation par les patients et par les médecins. Nous nous concentrerons ici sur les terminologies les plus récentes, utilisées par les psychiatres (troubles à symptomatologie somatique et apparentés du DSM-5) ou par les médecins somaticiens (syndromes somatiques fonctionnels ou syndrome de détresse corporelle de la CIM-11).

A

1.2. Classification psychiatrique (DSM-5) : les troubles à symptomatologie somatique et troubles apparentés

- Dans la précédente classification des troubles psychiatriques (*Diagnostic and Statistical Manuel of Mental Disorders,* DSM-4), les diagnostics portés chez des patients présentant des symptômes somatiques « psychogènes » ou présumés comme tels étaient groupés dans la catégorie des « troubles somatoformes ». Cette classification a été profondément remaniée dans le DSM-5 et ces syndromes sont maintenant regroupés dans la catégorie des « troubles à symptomatologie somatique (en anglais : *somatic symptom disorder*) et troubles connexes », dans l'objectif de regrouper toutes les situations où la plainte somatique est au premier plan.

A

1.2.1. Les « troubles à symptomatologie somatique » (TSS)

- Le diagnostic de trouble à symptomatologie somatique (TSS) est désormais posé sur la base de symptômes et de signes positifs (symptômes somatiques pénibles accompagnés de pensées, sentiments et comportements anormaux en réponse à ces symptômes), plutôt que sur l'absence d'une explication médicale pour les symptômes somatiques (**Tableau 1**).

Tableau 1. CRITÈRES DIAGNOSTIQUES DU TROUBLE À SYMPTOMATOLOGIE SOMATIQUE (DSM-5)
A. Symptômes somatiques source d'une détresse importante et/ou avec un retentissement fonctionnel important.
B. Associés à des pensées ou des sentiments excessifs ou inappropriés, avec une anxiété exagérée à l'égard de sa santé qui se manifestent par :
– pensées disproportionnées et persistantes sur la gravité de ses symptômes ;
– haut niveau d'anxiété persistant au sujet de sa santé ou de ses symptômes ;
– temps et énergie excessivement consacrés aux problèmes de santé (consommation médicale).
C. Bien que chaque symptôme puisse ne pas être permanent, la symptomatologie générale est persistante (typiquement depuis au moins 6 mois).
NB : L'absence d'une pathologie somatique n'est pas une condition nécessaire au diagnostic.

A

1.2.2. Les troubles apparentés aux TSS

- **La crainte excessive d'avoir une maladie**
Le terme **d'hypocondrie**, présent dans le DSM-4, a été remplacé dans le DSM-5 par « **trouble d'anxiété liée à la maladie** », ce qui souligne le mécanisme anxieux prédominant dans ce trouble. Il correspond à une préoccupation envahissante vis-à-vis de la santé, avec la crainte ou l'idée d'être atteint d'une grave basée sur l'interprétation erronée de sensations physiques. Contrairement au TSS, ce ne sont pas les symptômes somatiques qui sont au premier plan (quand ils sont présents, ils sont d'intensité modérée), mais la peur d'avoir une maladie grave. Si

une maladie somatique est présente ou s'il existe un réel haut risque de développer une maladie (par exemple antécédent familial de maladie à composante génétique), la peur est clairement disproportionnée. Ce trouble conduit le plus souvent à une recherche itérative de réassurance et de soins, mais aussi parfois à un évitement des consultations et des soins. Pour que le diagnostic de trouble d'**anxiété** liée à la maladie soit retenu, il faut que ce tableau dure depuis plus de 6 mois, et que les tentatives de réassurances médicales soient inefficaces, alors que les examens physiques et complémentaires pratiqués sont normaux.

A • **Le trouble neurologique fonctionnel**

L'ancien **trouble de conversion** est maintenant considéré avant tout comme un **trouble neurologique fonctionnel :** sa filiation avec l'hystérie est gommée. Ce trouble se manifeste par des symptômes évoquant un trouble neurologique, touchant la motricité volontaire (parésie ou paralysie, mouvements anormaux, convulsions pseudo-épileptiques, dysphonie, troubles de déglutition…) ou les fonctions sensitives (anesthésie) ou sensorielles (cécité, anosmie, surdité...).

L'incompatibilité entre le symptôme et une pathologie neurologique organique est un critère diagnostique majeur, alors que le lien entre la survenue des symptômes et des facteurs de stress ou de conflit psychique est devenu facultatif. Contrairement aux TSS, le **trouble neurologique fonctionnel** se caractérise par une anxiété diminuée vis-à-vis des symptômes, avec une certaine indifférence qui contraste avec l'importance des troubles fonctionnels observés.

A • **Le trouble factice**

Anciennement appelé **pathomimie, ou syndrome de Münchausen,** il correspond à la falsification (exagération voire fabrication) de symptômes physiques ou psychologiques sans motivation externe évidente. Il peut s'agir de l'exagération voire l'invention de symptômes, de la falsification de documents médicaux, mais aussi de la provocation de maladies somatiques en ingérant des toxiques ou des médicaments (laxatif, anticoagulants, insuline, hormone thyroïdienne…), en s'inoculant des germes pathogènes (par exemple par injection intraveineuse de selles ou de salive), en s'administrant des traumatismes physiques etc. Il peut également s'agir de l'aggravation d'une maladie existante par l'arrêt ou le mésusage de son traitement ou en provoquant intentionnellement des poussées de sa maladie.

A • **Les facteurs psychologiques affectant d'autres affections médicales**

Les facteurs psychologiques peuvent contribuer à la genèse des maladies somatiques ou à leur évolution. Certaines maladies, autrefois qualifiées de psychosomatiques, sont particulièrement influencées par ces facteurs psychologiques, comme l'eczéma, le psoriasis, l'ulcère gastroduodénal, l'infarctus du myocarde, etc. Contrairement aux TSS, une anomalie physique ou un processus physiopathologique somatique peut être mise en évidence. D'autre part les patients invoquent souvent eux-mêmes les facteurs psychosociaux ayant déclenché ou aggravé leur maladie, tandis que les patients atteints de TSS mettent en avant leurs symptômes somatiques et sont souvent réticents à faire le lien avec d'éventuels facteurs psychologiques.

A 1.3. Syndromes somatiques fonctionnels

- Au contraire des TSS, qui sont des catégories développées par les psychiatres, les **syndromes somatiques fonctionnels** (SSF) sont des catégories posées par les somaticiens : ensemble de symptômes médicalement inexpliqués, dont chaque spécialité médicale connaît au moins un type : fibromyalgie pour la rhumatologie, syndrome de l'intestin irritable pour les gastroentérologues, syndrome de fatigue chronique pour les internistes et infectiologues, syndrome d'hyperventilation et **douleur thoracique** non cardiaque pour les pneumologues et les cardiologues, convulsions non épileptiques pour les neurologues, **prurit** psychogène pour le dermatologue, etc. Les SSF évoluent de façon chronique. Ils sont assez souvent associés à des troubles psychologiques (**anxiété**, dépression, troubles de personnalité), et relèvent parfois de physiopathologies plausibles (par exemple, le **syndrome prémenstruel**) **(troubles du cycle menstruel)**. On peut considérer que les SSF sont des cas particuliers des troubles à symptomatologie somatique ou du syndrome de détresse corporelle.

1.3.1. Le syndrome de l'intestin irritable

- Le syndrome de l'intestin irritable (colopathie fonctionnelle) est très fréquent dans la population générale et de nombreux sujets en souffrant ne consultent pas. Il se caractérise par des troubles fonctionnels intestinaux chroniques (évoluant depuis au moins 6 mois), en regard d'un état général conservé et d'examens endoscopiques normaux. Le symptôme principal est une douleur abdominale récurrente (au moins une fois par semaine) **(douleur abdominale, douleur pelvienne)**, qui peut être spasmodique, et/ou avec sensations dyspeptiques ou de ballonnement **(distension abdominale)**. Ces douleurs sont accompagnées de modification de fréquence et/ou d'aspect des selles **(constipation, diarrhée)**, ou surviennent à la défécation. Il est vraisemblable que des anomalies de la sensibilité viscérale soient, entre autres facteurs, en cause dans ce syndrome.

1.3.2. La fibromyalgie

- La fibromyalgie a porté de nombreux noms selon les époques (en France, on parle encore parfois de **syndrome polyalgique idiopathique diffus** ou SPID). Il s'agit d'un syndrome douloureux chronique (plus de 3 mois) **(douleur chronique)**, diffus mais à prédominance axiale **(douleur du rachis)**, avec des points particulièrement sensibles à la pression au niveau de plusieurs insertions tendineuses **(douleurs articulaires, douleur d'un membre, myalgies)**. La détresse psychique est habituelle et, en association avec la douleur, coexistent des symptômes tels que l'**asthénie** matinale et la perception d'un sommeil non réparateur **(troubles du sommeil)**, la fatigabilité à l'effort, mais aussi les paresthésies **(douleur, brûlure, crampes et paresthésies)**, sensation d'enraidissement, **céphalées**, troubles de concentration et de mémoire **(troubles de l'attention)**, sensations vertigineuses (**vertige et sensation vertigineuse**), troubles digestifs fonctionnels (intestin irritable) **(douleur abdominale, douleur pelvienne)**, symptômes d'**anxiété** et de dépression, sensibilité exacerbée aux bruits et à la lumière, etc. La fibromyalgie est parfois associée à un rhumatisme inflammatoire ou une autre maladie organique : elle est alors dite secondaire. La physiopathologie de la fibromyalgie est inconnue, mais l'hypothèse d'un phénomène d'hyperalgésie centrale est bien documentée par l'imagerie fonctionnelle et les études neurophysiologiques.

1.3.3. Le syndrome de fatigue chronique (SFC)

- Le syndrome de fatigue chronique (SFC) est souvent associé à la fibromyalgie mais peut être isolé. Ce syndrome représente une forme extrême d'**asthénie** chronique et invalidante, et ayant été explorée médicalement de façon approfondie sans cause somatique trouvée. De nombreux auteurs lui ont jusqu'à présent vainement recherché une cause infectieuse spécifique. De fait, il fait parfois suite à une infection non spécifique, mais est vraisemblablement de cause multifactorielle. Le diagnostic est retenu devant une **asthénie** majeure inexpliquée, altérant la vie quotidienne, et la présence d'au moins 4 des symptômes suivants pendant 6 mois ou plus : troubles de mémoire ou de concentration **(troubles de l'attention)** ; pharyngite **(douleur pharyngée)** ; adénopathies cervicales ou axillaires ; myalgies ; arthralgies **(douleurs articulaires)** ; **céphalées** ; sommeil non réparateur **(troubles du sommeil)** ; sensation de malaise après un exercice. La discussion sur les critères d'exclusion est toujours vive. En pratique, une dépression caractérisée (non mélancolique) ne constitue pas un critère d'exclusion du SFC.

A 1.4. Le syndrome de détresse corporelle (CIM-11)

- L'épidémiologie montre que les SSF sont volontiers associés entre eux, ce qui apporte des arguments aux médecins qui y voient davantage un processus général de somatisation que des « maladies » distinctes. De nombreux médecins généralistes utilisent d'ailleurs le terme de « symptômes médicalement inexpliqués » pour les désigner dans leur ensemble sans stigmatiser les patients. Cette dénomination a le désavantage de définir ces troubles par la négative, ce qui correspond à l'idée fausse que la tâche primaire du médecin est d'abord d'« éliminer » une cause organique pour les symptômes présentés. De plus, l'aveu d'incertitude est généralement mal supporté par les patients.
- Il a donc été récemment proposé (**Tableau 2**) de regrouper les SSF sous une autre terminologie commune afin de faciliter leur appropriation par les médecins de premier recours et les patients : il s'agit du « **syndrome de détresse corporelle** » (en anglais : *bodily distress syndrome*), qui peut être mono ou multi-organe (critères diagnostiques dans le **Tableau 2**).
- Une terminologie proche de la précédente a été retenue dans la classification statistique internationale des maladies de l'OMS (CIM-11) : « **trouble de détresse corporelle** » (en anglais : *bodily distress disorder*). Ses critères diagnostiques sont légèrement différents, ils se rapprochent de ceux du trouble à symptomatologie somatique de la classification psychiatrique DSM-5, car ils n'imposent pas que le symptôme soit inexpliqué mais qu'il soit accompagné de pensées inappropriées vis-à-vis du symptôme.

Tableau 2. CRITÈRES DIAGNOSTIQUES DU SYNDROME DE DÉTRESSE CORPORELLE
1. **Le patient présente au moins 3 symptômes d'au moins un des groupes suivants :** – hyperexcitabilité cardiopulmonaire ou autonome : palpitations, oppression précordiale, essoufflement sans effort, hyperventilation, sueurs froides ou chaudes, bouche sèche ; – hyperexcitabilité gastro-intestinale : douleurs abdominales, selles molles ou trop fréquentes, ballonnement, régurgitation, nausées, brulures épigastriques ou thoraciques ; – tension musculo-squelettique : douleurs articulaires, musculaires ou des membres, mal au dos, douleurs migratrices, sensation de faiblesse motrice, d'engourdissement désagréable ou de fourmillement ; – symptômes généraux : troubles de concentration, difficulté de mémorisation, maux de tête, vertiges ou instabilité, fatigue excessive.
2. **Le patient est handicapé par ces symptômes** (sa vie quotidienne en est perturbée).
3. **Les diagnostics alternatifs cliniquement pertinents ont été éliminés.**

A 1.5. Ce que ne sont PAS les troubles à symptomatologie somatique et apparentés

1.5.1. *Formes somatisées de la dépression et de l'anxiété*

- Les troubles de l'humeur et les troubles anxieux sont très fréquents et leurs symptômes sont, pour une large part, somatiques. Par exemple, en ce qui concerne l'épisode dépressif majeur **(humeur triste, douleur morale)** : les variations de poids et de l'appétit, **l'asthénie** (avec **apathie**), et les troubles de concentration **(troubles de l'attention)**. En ce qui concerne l'anxiété généralisée : la fatigabilité, les difficultés de concentration **(troubles de l'attention)**, la tension musculaire. Cet aspect est encore plus net pour le trouble panique, 10 symptômes sur 13 possibles de l'attaque de panique étant de nature somatique : palpitations, sueurs, tremblements, sensation d'étouffement ou d'étranglement **(douleur pharyngée)**, douleur ou gène thoracique **(douleur thoracique)**, nausée ou gène abdominale, vertige **(vertige et sensation vertigineuse)**, impression d'évanouissement, paresthésies **(douleur, brûlure, crampes et paresthésies)**, frissons ou bouffées de chaleur. Il n'est donc pas surprenant que près de la moitié des patients anxieux ou déprimés consultent leur médecin (généraliste ou spécialiste) pour des symptômes physiques, parmi lesquels les douleurs mal systématisées et la fatigue sont au premier plan.

1.5.2. *Simulation*

- Il arrive que des personnes simulent des symptômes physiques dans le but d'obtenir un bénéfice secondaire : attention de l'entourage, pension financière, arrêt de travail... Ces personnes sont tout à fait conscientes d'avoir inventé leurs symptômes et savent dans quel but, alors que dans le trouble factice, le bénéfice recherché par les patients (outre l'attention médicale portée à leur souffrance) est difficile à définir et leurs motivations largement inconscientes. Quant aux patients souffrant de TSS, ils ne simulent pas leurs symptômes, ils les ressentent réellement.

1.5.3. *Obsession d'une dysmorphie corporelle*

- Ce trouble, également appelé **dysmorphophobie**, était classé dans les troubles somatoformes du DSM-4 mais fait désormais partie de la catégorie des troubles obsessionnels compulsifs dans le DSM-5. Sa caractéristique essentielle est une préoccupation concernant un défaut de l'apparence physique. Le défaut peut être imaginaire, et si un léger défaut physique est apparent, la préoccupation est manifestement démesurée. Cette préoccupation est à l'origine d'une souffrance significative ou d'une altération du fonctionnement social, familial ou professionnel. En effet, les individus adoptent tout au long de la journée des comportements et des actes mentaux répétitifs : vérifications itératives de leur aspect devant un miroir, toilette interminable, brossage de cheveux plusieurs fois par jour, arrachage de poils, grattage de peau, maquillage de façon ritualisée, etc. Les troubles entrainant des stratégies de contrôle du poids ou de la graisse corporelle (par exemple anorexie mentale) sont des diagnostics différentiels.

2. Prévalence

A 2.1. Prévalence générale

- Les troubles fonctionnels sont extrêmement fréquents en population générale : de l'ordre de 10 % (toutes formes confondues). Plus de 30 % des patients consultant en médecine générale présentent au moins une plainte médicalement inexpliquée, et la fréquence des consultations pour symptômes médicalement inexpliqués peut également atteindre 30 % en milieu hospitalier dans différentes spécialités. Les TSS sont globalement plus fréquents chez les femmes, en dehors de l'anxiété liée à la maladie.

B 2.2. Prévalence des principaux troubles

2.2.1. *Trouble à symptomatologie somatique*

- Dans la population générale, le TSS a une prévalence avoisinant les 5 %, mais elle est difficile à estimer précisément en raison des nombreux changements de définition au cours du temps. Si l'on considère la population consultant un médecin de premier recours (en France : un médecin généraliste), la prévalence augmente autour de 20 %, avec là encore de grandes différences d'estimation selon la définition utilisée (de 15 à 40 %). La prévalence est deux à trois fois plus élevée chez les femmes que chez les hommes.

2.2.2. *Crainte excessive d'avoir une maladie*

- La prévalence dans la population générale est de l'ordre de 1/1000, elle augmente naturellement lorsqu'on considère la patientèle des médecins généralistes : de l'ordre de 1 % si l'on utilise les critères diagnostiques du DSM-5, 3 % pour l'ancienne notion d'hypochondrie et jusqu'à 10 % si l'on considère la catégorie plus vaste des patients ayant une anxiété liée à la santé. Ce trouble est légèrement plus fréquent chez les hommes que chez les femmes.

2.2.3. *Trouble neurologique fonctionnel*

- La prévalence dans la population générale est de l'ordre de 1/10 000, mais elle est beaucoup plus fréquente chez les patients hospitalisés : autour de 5 % à l'hôpital en général et jusqu'à 20 % dans les services de neurologie. Le trouble neurologique fonctionnel est à large prédominance féminine, mais peut exister chez les hommes.

B 3. Éléments physiopathologiques

- La physiopathologie des troubles somatiques fonctionnels reste mal comprise. Les symptômes médicalement inexpliqués durables et invalidants résultent de l'interaction de facteurs physiques et psychosociaux se potentialisant.

3.1. Facteurs physiques ou biologiques putatifs

- Plusieurs explications « neurobiologiques » ont émergé, dont la présence d'une hypersensibilité centrale avec abaissement du seuil de détection de la douleur et une modulation du signal douloureux et désagréable. Des études en imagerie fonctionnelle ont mis en évidence des schémas d'activation neuronale propres aux SSF (notamment à la fibromyalgie), absents chez les sujets sains. Les systèmes de contrôle ascendants et descendants de la douleur semblent être déficients chez ces patients. Un possible dysfonctionnement du système immunitaire et des prédispositions génétiques, ainsi qu'une altération du microbiote intestinal (dans le cas du côlon irritable) sont suggérées par certaines études, mais le niveau de connaissances validées sur ces troubles reste faible. Il existe également fréquemment un dérèglement du système nerveux autonome, qui se manifeste par des troubles du sommeil, des variations de fréquence cardiaque et de pression artérielle, des troubles de la sudation et du péristaltisme digestif.

- Cette incertitude physiopathologique complexifie beaucoup la prise en charge, car elle rend la maladie difficile à appréhender et crée de nombreuses controverses. Certaines hypothèses, notamment post-infectieuses (l'exemple le plus emlématique est la maladie de Lyme chronique) ou environnementales (exposition aux ondes magnétiques) ont été régulièrement évoquées par les associations de patients et certains médecins, mais n'ont jamais fait consensus au sein de la communauté scientifique en l'absence de données probantes.

3.2. Facteurs prédisposants, précipitants, et de maintien ou d'aggravation

- Il est bien admis qu'il existe une participation psychosociale importante à l'apparition et surtout à la persistance des symptômes.
- Schématiquement, il existe un ou des **facteurs prédisposants** qui peuvent être de nature physique (accident, violences physiques **(violences psychologiques et/ou physiques)**, maladie grave) ou psychique **(réaction à un événement potentiellement traumatique)** : traumatisme psychologique (violence (violences psychologiques et/ou physiques), abus sexuels **(violences sexuelles, dépistage et prévention des violences faites aux femmes)**, abandon, perte d'un être cher) et/ou une personnalité favorisante (alexithymique, rigide, obsessionnelle, anxieuse, procédurière…).
- Puis, parfois plusieurs années plus tard, d'autres situations de vie peuvent déclencher les symptômes (**facteurs précipitants**) **(réaction à un événement potentiellement traumatique)** : stress, maladie, évènement familial marquant…
- Enfin, **des facteurs d'entretien ou de maintien** vont pérenniser les troubles : comportements inadaptés comme la limitation de l'activité physique (entrainant un déconditionnement à l'effort **(identifier une situation de déconditionnement à l'effort)**, des troubles posturaux à l'origine de douleurs tendineuses ou musculaires...), focalisation attentionnelle angoissée sur les moindres symptômes, évictions alimentaires multiples entretenant les troubles digestifs, isolement social majorant l'attention portée aux symptômes et la santé **(troubles des interactions sociales/difficultés de socialisation)**, conflits avec l'employeur ou les organismes sociaux, bénéfices secondaires importants (renforcement du statut de malade par les proches), mais aussi iatrogénie (exemple : douleurs induites par les antalgiques), etc.

A

4. Diagnostic des troubles somatiques fonctionnels

4.1. Attitude à adopter envers le patient : pratiquer une médecine « centrée sur le patient »

- Dans le cas de troubles fonctionnels, l'approche biomédicale conventionnelle centrée sur la maladie s'avère inopérante et frustrante pour le malade comme pour le médecin. Au contraire, l'approche centrée sur le patient permet de s'intéresser au patient et à ses symptômes, plutôt qu'à une improbable maladie organique ou psychiatrique sous-jacente. Le médecin doit s'enquérir de l'expérience du malade face à sa maladie avec ses représentations, ses craintes et ses attentes. Cela nécessite de la part du médecin des qualités relationnelles et des capacités d'empathie importantes. L'entretien médical doit privilégier une écoute active avec des questions ouvertes et des reformulations de la parole du patient.

4.2. Adopter une démarche diagnostique structurée

- Le diagnostic positif d'un TSS repose globalement sur la discordance entre la normalité des examens cliniques et paracliniques et l'intensité des pensées négatives associées aux symptômes, avec un retentissement majeur sur la qualité de vie et une consommation de soins qui semble disproportionnée.

4.2.1. Le symptôme peut-il être le signe d'une pathologie organique rare ou atypique ?

- La recherche d'une maladie somatique doit rester raisonnable car les examens complémentaires trop nombreux ou les consultations spécialisées en série comportent de nombreux effets délétères *(voir paragraphe 4.3)* **(demande de traitement et investigation inappropriés)**. Médecin et malade doivent tolérer un degré raisonnable d'incertitude, une fois les maladies les plus graves écartées. L'absence d'altération objective de l'état général après plusieurs mois d'évolution et la normalité des examens paracliniques répétés rend la probabilité d'une maladie grave très faible.

4.2.2. Faire un diagnostic positif de syndrome somatique fonctionnel

- Les éléments sémiologiques des TSS et troubles connexes ont été décrits dans le *paragraphe 1.2.* En explorant le symptôme prédominant (douleur ou fatigue par exemple) et les symptômes associés, le diagnostic positif repose sur la présence de plusieurs éléments évocateurs :
  - présentation « tortueuse » de son histoire par le patient, difficile à reconstituer : description parfois étrange, non systématisée, de localisation et d'intensité fluctuante ;
  - attention pathologique au moindre symptôme, **anxiété** exagérée à l'égard de sa santé ;
  - nomadisme médical, relation complexe avec les médecins, parfois conflictuelle, multiplicité des examens complémentaires ;
  - retentissement sur la vie privée et professionnelle qui semble démesuré, contrastant avec le bon état général du patient ;
  - certains traits de personnalité : anxiété, haut niveau d'exigence, rigidité, personnalité obsessionnelle, alexithymie…
- Il faut essayer de distinguer autant que possible les facteurs prédisposant, précipitants et d'entretien propres à chaque malade. Ne pas oublier que les TSS peuvent être associés à la dépression, à **l'anxiété**, mais aussi à des pathologies organiques, qui ne sont pas un critère d'exclusion.

4.2.3. Le symptôme relève-t-il d'un trouble psychiatrique ?

- Cette étape correspond surtout au dépistage de la dépression et des principaux troubles anxieux. Des questionnaires d'auto-évaluation simples tels que l'échelle HAD [*Hospital Anxiety and Depression scale*] ne remplacent pas l'enquête anamnestique mais peuvent s'avérer utiles. En cas de doute, une consultation psychiatrique doit être proposée avec tact et bien explicitée au malade comme au psychiatre *(voir paragraphe 5.3.2).*

A 4.3. Savoir limiter l'usage des examens complémentaires et la multiplication des avis médicaux : les effets pervers de la recherche d'organicité

- La crainte de « laisser passer » une cause organique au symptôme, et la quête (futile) de la certitude poussent les médecins à ordonner, face à un ou des symptômes inexpliqués, de nombreux examens complémentaires (biologiques, d'imagerie, avis spécialisés). Le médecin suppose généralement que les examens négatifs contribueront à rassurer le malade, ce qui est souvent faux. La prescription d'examens complémentaires renforce chez le malade la croyance en une cause « médicale » à découvrir, l'anxiété croît dans l'attente des résultats, les résultats négatifs déçoivent, et le malade peut penser que le « bon examen » n'a pas été fait, ou le « bon spécialiste » rencontré. De plus, des anomalies sans lien avec les symptômes peuvent être découvertes (« incidentalomes »), qui entraineront de nouvelles craintes et de nouveaux examens en cascade. Ainsi, loin de toujours réduire l'incertitude, les examens complémentaires prescrits sans discernement peuvent l'accroître, renforcer les conduites de maladie des patients, et favoriser la chronicité des symptômes fonctionnels **(demande de traitement et investigation inappropriés)**.

5. Prise en charge des troubles somatiques fonctionnels

A 5.1. Principes généraux de prise en charge

- **Les principes de prise en charge sont résumés dans le Tableau 3.**

5.1.1. *Reconnaître les symptômes comme réels et la plainte comme légitime*

- C'est le point de départ d'une alliance thérapeutique, faute de laquelle tout traitement est voué à l'échec. Sans se montrer complaisant (vis-à-vis, par exemple, de bénéfices secondaires manifestes), il est important de reconnaître l'inquiétude du patient, de mesurer l'impact des symptômes sur sa vie quotidienne, et d'évaluer l'ampleur de ses craintes vis-à-vis des maladies graves.

5.1.2. *Pratiquer une médecine « centrée sur le patient »*

- Comme nous l'avons vu plus haut, il est essentiel de pratiquer une médecine « centrée sur le patient » *(paragraphe 4.1)*, au moment du diagnostic comme tout au long de la prise en charge. Cette exploration personnalisée des attentes et des craintes est la condition *sine qua non* de toute possibilité de réassurance et d'adhérence du patient à la prise en charge proposée.

5.1.3. *Coordonner les soins*

- Nous avons vu qu'il est important de s**avoir limiter l'usage des examens complémentaires et la multiplication des avis médicaux** *(voir paragraphe 4.3.)* **(demande de traitement et investigation inappropriés)**. Afin de limiter les risques de nomadisme médical, il est important de se mettre en contact avec les différents intervenants de la prise en charge du patient : médecin généraliste, psychologue, psychiatre, kinésithérapeute, etc. Il s'agira au minimum de leur faire parvenir les compte-rendus de consultation explicitant le diagnostic retenu et les orientations thérapeutiques proposées, ainsi que les éventuelles non-indications thérapeutiques.

A 5.2. Annoncer le diagnostic

5.2.1. *Nommer le trouble et l'expliquer*

- Il est fondamental de nommer le trouble, voire d'en énumérer les synonymes que le patient pourra entendre s'il consulte un autre médecin **(annonce d'une maladie chronique)**. Toutefois, il s'agit d'étiquettes stigmatisantes, aussi il faut prendre le temps de donner au patient des explications physiopathologiques, même très schématiques, adaptées à ses représentations et à son niveau de compréhension. Par exemple, on parlera de cerveau hypersensible, perturbé par des émotions négatives inconscientes, qui envoie des signaux sensitifs erronés ou active le système nerveux autonome sans que les organes eux-mêmes ne soient lésés. On peut reconnaitre que les mécanismes de ces troubles sont encore mal connus, mais qu'il existe des preuves indiscutables du lien fort qui existe entre le psychisme et le corps : tachycardie et sueurs induites par le stress, larmes induites par la tristesse, etc.
- Par ailleurs, il faut pointer la responsabilité des cercles vicieux comportementaux et cognitifs tels que l'hypervigilance involontaire aux sensations corporelles, le déconditionnement musculaire, l'hyperventilation, etc.

5.2.2. *Rassurer*

- L'incertitude, qui persiste toujours car les connaissances médicales sont en perpétuelle évolution, est difficile à accepter de la part du malade comme du médecin. Il faut assurer le patient qu'un suivi somatique attentif sera poursuivi **(consultation de suivi d'une pathologie chronique)** et que la prise en charge de la composante « somatoforme » de ses symptômes lui sera de toute façon bénéfique **(expliquer un traitement au patient (adulte/enfant/adolescent))**.

5.3. Thérapeutiques non médicamenteuses

A

5.3.1. *Briser les cercles vicieux de pérennisation des troubles*

- C'est en pratique sur les facteurs de maintien que l'on pourra jouer le plus efficacement **(modification thérapeutique du mode de vie (sommeil, activité physique, alimentation…))** : conduites d'évitement et notamment repos prolongé induisant un déconditionnement musculaire **(identifier une situation de déconditionnement à l'effort)**, mauvaise qualité du sommeil, focalisation attentionnelle, catastrophisme, bénéfices secondaires affectifs ou financiers, conflits avec l'employeur ou les organismes sociaux…
- En particulier, la **réadaptation à l'effort** est capitale. L'activité physique doit être reprise en douceur mais avec régularité. Les activités comme le Tai Chi, le Qigong, le yoga, la marche nordique, la natation, peuvent être proposées en première intention. Le Tai Chi a fait la preuve de son efficacité dans plusieurs TSS. En cas de réticence (fréquente) du patient, on peut prescrire des séances de kinésithérapie motrice pour reprendre une activité physique supervisée.

B

5.3.2. *Connaître l'indication d'une évaluation psychiatrique*

- Le recours aux psychiatres ou psychologues est difficile car les patients y sont souvent hostiles et se sentent parfois « abandonnés » par leur médecin somaticien. Il est toutefois indispensable lorsque l'on soupçonne un trouble de personnalité et/ou lorsqu'une psychothérapie doit être mise en œuvre. Il faut le présenter comme un suivi conjoint **(consultation de suivi d'une pathologie chronique)** et non comme une passation **(expliquer un traitement au patient (adulte/enfant/adolescent))** et prendre contact avec le correspondant, par exemple par le biais d'un courrier, afin d'expliciter la demande.
- **Les approches dîtes « psycho-corporelles »** (relaxation, sophrologie, hypnose, méditation pleine conscience) sont souvent une bonne entrée en matière. Si ces méthodes, associées à la réadaptation physique, sont insuffisantes, il faut rapidement proposer une thérapie comportementale et cognitive *(voir ci-dessous)*.

A

- **Les thérapies comportementales et cognitives (TCC)**, et notamment la restructuration cognitive et la thérapie basée sur la pleine conscience, ont une place capitale dans la prise en charge des TSS. Dans ces situations, elles visent surtout à modifier des comportements et à aider le patient à « réattribuer » ses sensations corporelles anormales à des phénomènes physiologiques bénins (hyperventilation, tension et déconditionnement musculaires) ou psychologiques (anxiété). De tels traitements ont prouvé leur efficacité dans l'anxiété panique, l'hypocondrie et de nombreux syndromes somatiques fonctionnels. Ils sont malheureusement difficiles à mettre en place en pratique faute de thérapeutes en nombre suffisant en France, et en l'absence de remboursement des psychothérapies par l'Assurance Maladie.

B

5.4. Indications et non indications des médicaments psychotropes

- La prise en charge médicamenteuse est délicate et ne doit absolument pas être systématique (**Tableau 3**).
- En cas de douleurs, la prescription d'antalgiques doit tenir compte du risque de dépendance et d'interaction médicamenteuse **(évaluation et prise en charge de la douleur chronique)**. En l'absence d'épisode dépressif caractérisé, la prescription d'antidépresseurs (tricycliques, inhibiteurs de la recapture de la sérotonine (IRS), inhibiteurs de la recapture de la sérotonine-noradrénaline (IRSNA)…), notamment à visée antalgique, peut être tentée mais n'est pas formellement recommandée. La duloxétine est un IRSNA qui semble avoir une efficacité modeste mais réelle dans la fibromyalgie et dans les douleurs chroniques en général, mais peu sur la fatigue et les autres symptômes.
- Les troubles anxieux et dépressifs caractérisés doivent faire l'objet d'une prise en charge médicamenteuse adaptée **(prescrire un anxiolytique, consultation de suivi et traitement de fond d'un patient dépressif)**, si besoin avec l'aide d'un psychiatre.
- D'une manière générale, les médicaments sont souvent très mal tolérés (effets secondaires multiples) par les patients ayant des troubles fonctionnels et peuvent être des facteurs d'aggravation de leurs troubles, il faut donc en faire un usage très restreint.

Tableau 3. PRINCIPES GÉNÉRAUX DE PRISE EN CHARGE DES TROUBLES FONCTIONNELS
1. Établir une relation empathique et de confiance. Ne jamais contester la réalité des symptômes et reconnaitre la détresse qu'ils entraînent.
2. Évaluer chaque symptôme sans le relier trop vite à une origine psychogène. Faire toujours un examen clinique complet. Faire une synthèse des constatations médicales (positives et négatives) incontestables.
3. Limiter les investigations complémentaires. Centrer celles qui paraissent indispensables sur les craintes spécifiques du patient. Ne pas se débarrasser du malade en l'adressant à un nouveau spécialiste.
4. S'intéresser aux symptômes. Centrer l'entretien sur la façon dont ils sont perçus et gérés, plutôt que sur les éventuelles maladies à découvrir. Mettre à jour les explications spontanées du patient pour ses symptômes, qui permettent souvent d'éclairer la part de psycho- ou de sociogenèse. Faire expliquer au patient ses craintes, ses représentations du symptôme et ses attentes vis-à-vis de la médecine.
5. Glisser progressivement des symptômes au contexte psychosocial (personnalité, événements contemporains de l'installation des symptômes ou existence de traumatismes psychiques ou physiques plus anciens, possibles bénéfices secondaires, conflits familiaux, professionnels, ou avec les organismes sociaux, etc.).
6. Ne pas se contenter « d'éliminer » des maladies. Nommer le trouble et proposer des explications positives basées sur les liens prouvés entre psychisme et symptômes physiques et la responsabilité des cercles vicieux renforçant et entrainant les symptômes et la détresse.
7. Établir et (négocier) des objectifs thérapeutiques raisonnables. Viser le soulagement des symptômes et l'amélioration de la qualité de vie plutôt que la « guérison ».
8. Proposer un suivi régulier indépendamment des symptômes et de leurs fluctuations. Éviter les consultations en urgence.
9. Rechercher et lutter contre les cercles vicieux entretenant le trouble : notamment prescrire la reprise d'une activité physique régulière et soutenue, sans excès.
10. Dépister et traiter la dépression et l'anxiété si elles existent. Dans le cas contraire, éviter les médicaments. Si besoin faire évaluer l'indication de traitement par un psychiatre.
11. Ne jamais adresser le patient au psychiatre sans avoir discuté avec lui des motifs de cette consultation, et sans prévoir de le recevoir ensuite.
12. Proposer au patient de choisir une approche dîtes « psycho-corporelles » (relaxation, sophrologie, hypnose) et/ou une thérapie comportementale et cognitive (TCC).
13. Ne pas hésiter à impliquer plusieurs soignants, en leur explicitant le diagnostic de trouble à symptomatologie somatique, pour un suivi conjoint (médecin généraliste, kinésithérapeute, psychothérapeute).

Principales situations de départ en lien avec l'item 72 : « Troubles à symptomatologie somatique et apparentés à tous les âges* »

Situation de départ	Descriptif
En lien avec les circonstances de découverte	
1. Constipation 2. Diarrhée 3. Distension abdominale 4. Douleur abdominale	Les symptômes digestifs sont au premier plan dans le syndrome de l'intestin irritable (colopathie fonctionnelle) mais aussi très fréquents dans tous les syndromes somatiques fonctionnels (SSF).
35. Douleur chronique 67. Douleurs articulaires 71. Douleur d'un membre 72. Douleur du rachis 77. Myalgies 161. Douleur thoracique 99. Douleur pelvienne 118. Céphalées 145. Douleur pharyngée	Les douleurs articulaires, tendineuses et musculaires sont au premier plan de la fibromyalgie. Mais tous les types de douleurs peuvent se rencontrer dans les SSF : elles fluctuent dans le temps et dans leur localisation, ont des horaires mixtes, sont peu sensibles aux antalgiques et aggravées par les situations stressantes.
73. Douleur, brulure, crampes et paresthésies 64. Vertige et sensation vertigineuse 94. Troubles du cycle menstruel	Des signes neurologiques sensitifs ou sensoriels sont fréquents dans les SSF.
21. Asthénie 117. Apathie 129. Troubles de l'attention 135. Troubles du sommeil	L'asthénie est quasi constante dans les TSS. Elle n'est pas améliorée par le repos physique. Elle s'accompagne souvent de troubles de l'attention et entraine une diminution des activités intellectuelles et physiques. Le sommeil est non réparateur et souvent perturbé (troubles de l'endormissement ou réveil précoce, ou hypersomnie).
88. Prurit	Le prurit psychogène est une entité fréquente, de façon isolée ou associée à d'autres SSF.
En lien avec la physiopathologie	
116. Anxiété 123. Humeur triste, douleur morale	Les SSF sont fréquemment associés à des troubles anxio-dépressifs qu'il convient de dépister systématiquement.
341. Réaction à un événement potentiellement traumatique 350. Violences sexuelles 351. Violences psychologiques et/ou physiques	Il existe souvent un traumatisme déclenchant, qui peut être totalement occulté. Il peut s'agir de violence sexuelle, psychologique ou physique, d'abandon ou de perte, d'accident, etc.
349. Troubles des interactions sociales/difficultés de socialisation 353. Identifier une situation de déconditionnement à l'effort	Il est important d'identifier les cercles vicieux (mécanismes aggravant et/ou pérennisant les SSF) : désocialisation, conduites d'évitement et déconditionnement à l'effort sont fréquents.

En lien avec la prise en charge	
328. Annonce d'une maladie chronique	L'annonce du diagnostic de SSF doit se faire avec tact, sans en minimiser la gravité, et en expliquant les mécanismes supposés (facteurs déclenchant et/ou pérennisant).
334. Demande de traitement et investigation inappropriés	Il faut éviter tout examen paraclinique ou consultation spécialisée sans suspicion diagnostique sérieuse. Le résultat en serait une majoration de l'anxiété liée à la santé et une pérennisation du SSF.
317. Dépistage et prévention des violences faites aux femmes	Les violences faites aux femmes sont très fréquemment pourvoyeuses de SSF et doivent être systématiquement recherchées. Leur souvenir peut toutefois être totalement occulté.
260. Évaluation et prise en charge de la douleur chronique 352. Expliquer un traitement au patient (adulte/enfant/adolescent) 256. Prescrire un anxiolytique 324. Modification thérapeutique du mode de vie (sommeil, activité physique, alimentation...)	En dehors du trouble anxio-dépressif caractérisé, le traitement du SSF est le plus souvent non médicamenteux. Les mesures les plus utiles sont la relaxation, la thérapie cognitivo-comportementale (TCC) et l'exercice physique. Il faut également briser les cercles vicieux en modifiant le mode de vie (isolement social, évictions alimentaires, inactivité). Ces traitements non médicamenteux nécessitent des explications approfondies et adaptées aux représentations du patient pour une bonne observance.
279. Consultation de suivi d'une pathologie chronique	Il est important de continuer à suivre le patient régulièrement dans sa globalité.
288. Consultation de suivi et traitement de fond d'un patient dépressif	En cas de dépression majeure, un traitement antidépresseur est nécessaire et un suivi conjoint par un psychiatre est approprié.

*Les situations de départ reliées aux connaissances concernant « Troubles à symptomatologie somatique et apparentés chez l'enfant » ne sont pas prises en compte dans ce tableau.

FICHE DE SYNTHÈSE

- Les **troubles fonctionnels** (sans explication organique) sont fréquemment rencontrés en médecine et ne disparaissent pas malgré les progrès des sciences biomédicales : quel que soit le niveau du système de soins, près d'un tiers des symptômes somatiques restent « médicalement inexpliqués ». Il existe de nombreuses appellations pour ces troubles qui se recouvrent partiellement et sont souvent associés les uns aux autres.
- La physiopathologie de ces troubles est mal connue, elle est certainement multifactorielle avec une composante psychogène importante mais non exclusive, et une grande participation de facteurs pérennisant psychogènes ou comportementaux (cercles vicieux). La dépression et les troubles anxieux sont de grands pourvoyeurs de symptômes fonctionnels, mais ne sont pas constamment présents chez les sujets présentant des troubles fonctionnels.
- Le « **trouble à symptomatologie somatique** » est une catégorie diagnostique développée par les psychiatres (DSM-5) pour rendre compte des symptômes somatiques dont le retentissement fonctionnel semble disproportionné et qui occasionne un recours au système de soin. Le « **trouble de conversion** » (ou « à symptomatologie neurologique fonctionnelle ») et la « **crainte excessive d'avoir une maladie** » (anxiété majeure centrée sur la santé) sont des troubles apparentés à cette catégorie.
- Les « **syndromes somatiques fonctionnels** » sont des catégories développées par les médecins somaticiens et peuvent être considérés comme des cas particuliers de ces troubles. Parmi eux, le **syndrome de l'intestin irritable** (colopathie fonctionnelle), le **syndrome de fatigue chronique,** et la **fibromyalgie** sont particulièrement fréquents. Le **syndrome de détresse corporelle** est une catégorie plus large qui englobe la majorité des troubles fonctionnels chroniques.
- Dans tous les cas, le diagnostic se fait autant sur des critères négatifs (élimination d'une maladie physique) que positifs (présentation atypique, retentissement fonctionnel disproportionné, pensées négatives associées, personnalité, contexte traumatique, présence de facteurs comportementaux d'aggravation).
- La prise en charge des symptômes fonctionnels repose sur une relation empathique et de confiance, et l'exploration attentive des symptômes, du contexte psychosocial, ainsi que des représentations et craintes spécifiques du malade (**médecine « centrée sur le patient »**). La **réassurance** est une étape essentielle mais délicate. La prescription d'examens complémentaires doit être médicalement justifiée car elle peut avoir des effets pervers. La **suppression des conduites d'aggravation** (notamment la reprise d'une activité physique) est fondamentale. Les techniques de relaxation sont très utiles ainsi que les **thérapies comportementales et cognitives.** Les médicaments sont peu utiles en dehors de l'association à un trouble anxieux ou dépressif caractérisé. Une collaboration étroite entre « somaticiens » et « psychistes » est indispensable dans les situations les plus complexes.

Chapitre 7

Endocardite infectieuse

OBJECTIFS : N° 152. ENDOCARDITE INFECTIEUSE

- Diagnostiquer une endocardite infectieuse.
- Connaître les portes d'entrées et les agents infectieux les plus fréquemment en cause.
- Connaître les grands principes du traitement médical et chirurgical.
- Connaître la prévention des endocardites infectieuses.

Rang	Rubrique	Intitulé
A	Définition	Définir une endocardite infectieuse
B	Prévalence, épidémiologie	Connaitre l'épidémiologie de l'endocardite infectieuse
A	Prévalence, épidémiologie	Connaitre les situations à risque d'endocardite infectieuse (cardiopathie du groupe A, présence de matériel intra-cardiaque, bactériémie à cocci Gram positif)
A	Étiologie	Connaitre les principaux agents infectieux à l'origine d'endocardite infectieuse (bactéries, levures)
A	Éléments physiopathologiques	Connaitre les portes d'entrée en fonction de l'agent infectieux
B	Éléments physiopathologiques	Connaître les cardiopathies à risque d'endocardite infectieuse du groupe B
A	Diagnostic positif	Connaître les signes cliniques évocateurs d'endocardite infectieuse
A	Diagnostic positif	Connaître la démarche initiale du diagnostic microbiologique
B	Diagnostic positif	Connaître la démarche du diagnostic microbiologique quand les hémocultures initiales sont négatives
A	Diagnostic positif	Connaître la démarche initiale du diagnostic échocardiographique en cas de suspicion d'endocardite infectieuse
B	Diagnostic positif	Connaître les arguments échocardiographiques du diagnostic d'endocardite infectieuse
A	Examens complémentaires	Savoir hiérarchiser les examens complémentaires en fonction de l'état clinique du patient (hémocultures, échocardiographie, autres examens complémentaires)
B	Examens complémentaires	Connaître les principales localisations emboliques en cas d'endocardite infectieuse
A	Identifier une urgence	Savoir quand une antibiothérapie probabiliste est indiquée en cas de suspicion d'endocardite infectieuse (EI)
A	Prise en charge	Connaître les principes du traitement antibiotique de l'endocardite infectieuse
B	Prise en charge	Savoir prendre en charge la porte d'entrée d'une endocardite infectieuse
A	Prise en charge	Connaître les principes d'éducation à la santé après un épisode d'endocardite infectieuse
A	Prise en charge	Connaître les principes de l'antibioprophylaxie de l'endocardite infectieuse (groupe de cardiopathie à risque, gestes à risque)
B	Suivi et/ou pronostic	Connaître les principales complications des endocardites infectieuses : complications cardiaques, complications emboliques, complications infectieuses

Les situations de départ sont indiquées en violet et en gras dans le texte. Elles sont ensuite listées à la fin du chapitre.

A 1. Définitions de l'endocardite infectieuse

- L'endocardite infectieuse correspond à une **inflammation d'origine infectieuse de l'endocarde valvulaire** ou d'un matériel prothétique intracardiaque (prothèse valvulaire, pacemaker ou défibrillateur).
- A la faveur d'une **bactériémie**, des bactéries vont **adhérer à une valve cardiaque** le plus souvent lésée (valvulopathie sous-jacente responsable de dépôts fibrino-plaquettaires initialement stériles), s'y multiplier et former une **végétation** constituée d'amas de fibrine, de plaquettes et de micro-organismes. Pour adhérer, les bactéries doivent posséder des facteurs d'adhésion, qui sont surtout retrouvés chez les cocci à Gram positif, expliquant que ces bactéries constituent la grande majorité des agents responsables d'endocardites infectieuses.
- **Les conséquences de l'endocardite peuvent être :**
  - **locales** :
    - **fuites valvulaires** le plus souvent par perforation dans la zone infectée. Si elles sont importantes, elles peuvent provoquer une insuffisance cardiaque ;
    - **lésions péri-valvulaires :** il peut s'agir d'une extension locale de l'infection au niveau de l'anneau valvulaire responsable d'abcès de l'anneau (aortique ou mitral) qui sont d'une part difficilement accessibles à l'antibiothérapie et d'autre part potentiellement responsables de blocs auriculo-ventriculaires lorsqu'ils atteignent les faisceaux de conduction. Il peut également s'agir, beaucoup plus rarement, d'une fistule correspondant à la communication anormale de deux cavités cardiaques à travers une perforation (par exemple fistule aorte-oreillette gauche) ;
    - **l'obstruction valvulaire** par une végétation très volumineuse est beaucoup plus rare.
  - **emboliques** : par migration d'une partie des végétations, causant alors selon la localisation de l'embolie un accident vasculaire cérébral (AVC), un infarctus du myocarde, une ischémie de membre, un infarctus rénal ou splénique, une embolie pulmonaire (en cas d'endocardite du cœur droit). Le risque embolique est d'autant plus élevé que la végétation est volumineuse. Ces infarctus peuvent s'abcéder dans un second temps ;
  - **septiques :** la bactériémie soutenue peut être responsable de localisations septiques secondaires (arthrites septiques, spondylodiscite, plus rarement abcès cérébral) ;
  - **immunologiques** : par dépôts de complexes immuns circulants dans les endocardites subaiguës (vascularite cutanée **(purpura/ecchymoses/hématome)**, glomérulonéphrite **(analyse de la bandelette urinaire, analyse d'un examen cytobactériologique des urines (ECBU)**, analyse du sédiment urinaire), arthralgies **(douleurs articulaires)**).
  - survenue **d'anévrysmes mycotique**s qui sont des anévrysmes artériels, classiquement attribués à des phénomènes auto-immuns (vascularite des vasa vasorum de la paroi artérielle) mais correspondant plus probablement à une érosion artérielle au contact des migrations emboliques. Quel que soit leur mécanisme, le risque principal de ces anévrysmes est la rupture (provoquant par exemple un AVC hémorragique).

2. Épidémiologie et facteurs favorisants

B

2.1. Épidémiologie de l'endocardite infectieuse

- Il s'agit d'une infection rare (environ 2000 cas par an chaque année en France) mais grave, dont la mortalité intra-hospitalière est élevée, de l'ordre de 20 %. Elle touche plus souvent l'homme que la femme et est plus fréquente après 60 ans. La proportion des endocardites liée aux soins, survenant chez des sujets plus âgés et comorbides est en augmentation.
- Les quatre valves peuvent être touchées mais l'atteinte du cœur gauche (valves aortique et mitrale) est plus fréquente que l'atteinte du cœur droit (valves tricuspide et pulmonaire).

A

2.2. Situations à risque d'endocardite infectieuse (cardiopathie du groupe A, présence de matériel intra-cardiaque, bactériémie à cocci Gram positif)

- **Les principaux facteurs favorisants sont :**
  - certaines **cardiopathies sous-jacentes (Tableau 1)**, identifiées chez 60 % des patients présentant une endocardite. Au premier rang se trouve les patients porteurs d'une **prothèse valvulaire** ;
  - la présence de dispositif électrophysiologique intra-cardiaque (pace maker, défibrillateur). L'endocardite se développe alors sur les sondes intra-cardiaques du matériel ;
  - toutes les **situations favorisant les bactériémies à cocci à Gram positif** :
    - la toxicomanie par voie intra-veineuse, avec une atteinte préférentielle de la valve tricuspide ;
    - l'hémodialyse chronique ;
    - les dispositifs invasifs intra-vasculaires (cathéter central, port à cath pour chimiothérapie, cathéter de dialyse...) responsables de la part croissante d'endocardites à staphylocoques liées au soins ;
    - la réalisation de gestes invasifs ;
    - le diabète, surtout en cas de lésions cutanées (staphylocoques) ;
    - une mauvaise hygiène bucco-dentaire (streptocoques).

Tableau 1. CARDIOPATHIES À HAUT RISQUE D'ENDOCARDITE INFECTIEUSE
• **Prothèses valvulaires** (mécaniques, homogreffes ou bioprothèses)
• **Cardiopathies congénitales cyanogènes non opérées**
• **Antécédents d'endocardite infectieuse**

B

2.3. Cardiopathies à risque d'endocardite infectieuse du groupe B

- L'endocardite peut également survenir sur des **valves natives, le plus souvent lésées (valvulopathie dégénérative du sujet âgé, rhumatisme articulaire aigu** de plus en plus rare dans les pays industrialisés), ou sur certaines autres cardiopathies favorisantes.
- Ainsi, les cardiopathies à risque modéré d'endocardite infectieuse sont les suivantes :
  - insuffisance aortique ou mitrale, rétrécissement aortique ;
  - prolapsus de la valve mitrale avec insuffisance mitrale et/ou épaississement valvulaire,
  - bicuspidie aortique ;
  - cardiopathies congénitales non cyanogènes (sauf communication inter-auriculaire, non à risque) ;
  - cardiomyopathie hypertrophique obstructive (avec souffle à l'auscultation).

A

3. Physiopathologie et étiologie des endocardites infectieuses

A

3.1. Principaux agents infectieux à l'origine d'endocardite infectieuse (bactéries, levures)

- Les endocardites infectieuses sont le plus souvent monomicrobiennes (**Tableau 2**).

Tableau 2. PRINCIPAUX AGENTS INFECTIEUX RESPONSABLES D'ENDOCARDITE INFECTIEUSE, PAR ORDRE DÉCROISSANT
• Streptocoques (surtout oraux d'origine bucco-dentaire et *Streptococcus gallolyticus* du groupe D d'origine digestive), qui représentent près de la moitié des cas
• *Staphylococcus aureus* (origine cutanée), dont la part augmente, en rapport avec les soins invasifs
• Staphylocoques à coagulase négative
• Entérocoques (devant faire chercher une origine digestive ou urinaire)
• Beaucoup plus rarement : autres bactéries, champignons (surtout levures type *Candida sp.*)

- Dans 5 % des cas, aucun microorganisme n'est identifié. On parle alors **d'endocardite à hémocultures négatives,** dont les principales causes sont :
  - une endocardite décapitée par l'administration d'antibiotiques avant la réalisation des hémocultures : il s'agit de loin de la principale cause ;
  - des bactéries nécessitant des milieux spécifiques de culture : streptocoques déficients nutritionnels (*Abiotrophia*, Granulicatella), bactéries du groupe HACEK (*Haemophilus, Actinobacillus, Cardiobacterium, Eikenella et Kingella*) qui sont des petits bacilles dont la culture est lente et nécessitent de garder les flacons d'hémocultures de manière plus prolongée, *Brucella sp.*, *Legionella pneumophila*, champignons, mycobactéries…
  - des bactéries très difficiles à cultiver, principalement *Coxiella burnetii et Bartonella sp.* (plus rarement *Chlamydiae sp., Mycoplasma sp., Tropheryma whipplei*) qui seront mises en évidence par sérologie ou bien par *polymerase chain reaction* (PCR) sur le matériel chirurgical.

A

3.2. Portes d'entrée en fonction de l'agent infectieux

- Le type de microorganisme isolé orientera vers une ou plusieurs portes d'entrée possibles (source de la bactériémie), qu'il faudra chercher et éradiquer pour permettre la guérison de l'infection et la prévention des récidives *(voir paragraphe 10.3)*.
- Les portes d'entrée suivantes devront être recherchées :
  - bucco-dentaire ou ORL (soins dentaires, mauvais état bucco-dentaire) en cas de streptocoques oraux ;
  - digestive (en particulier tumeur colique) ou uro-génitale en cas d'entérocoque ou de *Streptococcus gallolyticus* du groupe D ;
  - cutanée (perfusion, cathéter, dermatose staphylococcique, toxicomanie intra-veineuse (IV)) en cas d'isolement d'un staphylocoque.

A 4. Signes cliniques évocateurs d'endocardite infectieuse

- Le diagnostic repose sur une **association d'arguments** cliniques, biologiques et écho-cardiographiques.
- Toute fièvre **(hyperthermie/fièvre)** inexpliquée chez un patient ayant une valvulopathie doit faire rechercher une endocardite.
- La présentation initiale est polymorphe.
- **On distingue schématiquement :**
  - **les formes subaiguës :** la classique endocardite subaiguë d'Osler, le plus souvent à streptocoque ou à entérocoque, évoluant sur plusieurs semaines, accompagnée d'une fièvre > 8 jours, d'une altération marquée de l'état général et de phénomènes auto-immuns (dépôts de complexes immuns circulants au niveau vasculaire cutané et glomérulaire rénal) ;
  - **les formes aiguës,** notamment à *Staphylococcus aureus*, marquées par un sepsis au premier plan associé à des signes d'insuffisance cardiaque et à un risque important d'AVC **(déficit neurologique sensitif et/ou moteur)**.
- **Les principaux signes cliniques à chercher sont :**
  - **signes infectieux : fièvre (hyperthermie/fièvre)**, frissons, syndrome septique ;
  - **signes cardiologiques : apparition/modification d'un souffle (découverte d'anomalies à l'auscultation cardiaque)**, signes d'insuffisance cardiaque par fuite valvulaire importante **(dyspnée)** ;
  - **signes extracardiaques :**
    - ➢ **cutanés :**
      - **Purpura (purpura/ecchymoses/hématome)** évoluant par poussées et siégeant au niveau des conjonctives, sur la muqueuse buccale, sur les membres inférieurs ;
      - Faux-panaris d'Osler = nodosités rouges ou violacées surtout sur la pulpe des doigts, fugaces : rare mais pathognomonique ;
      - Placards érythémateux palmo-plantaires de Janeway (rares) **(érythème)**.
    - ➢ **tâches de Roth** (hémorragies associées à des exsudats blanchâtres) au fond d'œil ;
    - ➢ signes articulaires fréquents : **arthralgies (douleurs articulaires)**, myalgies ;
    - ➢ **splénomégalie ;**
    - ➢ **neurologiques : l'AVC** d'origine embolique (lésions souvent multiples) est un mode de révélation fréquent de l'endocardite. Ainsi, un déficit neurologique brutal **(déficit neurologique sensitif et/ou moteur)** chez un patient fébrile doit faire chercher une endocardite **(Figure 1)**.

Attention, les formes cliniques trompeuses sont fréquentes :

- **fièvre (hyperthermie/fièvre)** nue : toute fièvre inexpliquée chez un patient valvulaire doit faire suspecter une endocardite ;
- **splénomégalie** isolée ;
- **arthralgies (douleurs articulaires)**, lombalgies (par spondylodiscite associée) ;
- des signes de vascularite sont possibles dans les endocardites subaiguës.

Figure 1. **Abcès cérébraux (A) et spléniques (B)**
(Photos : Pr P. Tattevin, Service de Maladies Infectieuses et Médecine Tropicale, Rennes)

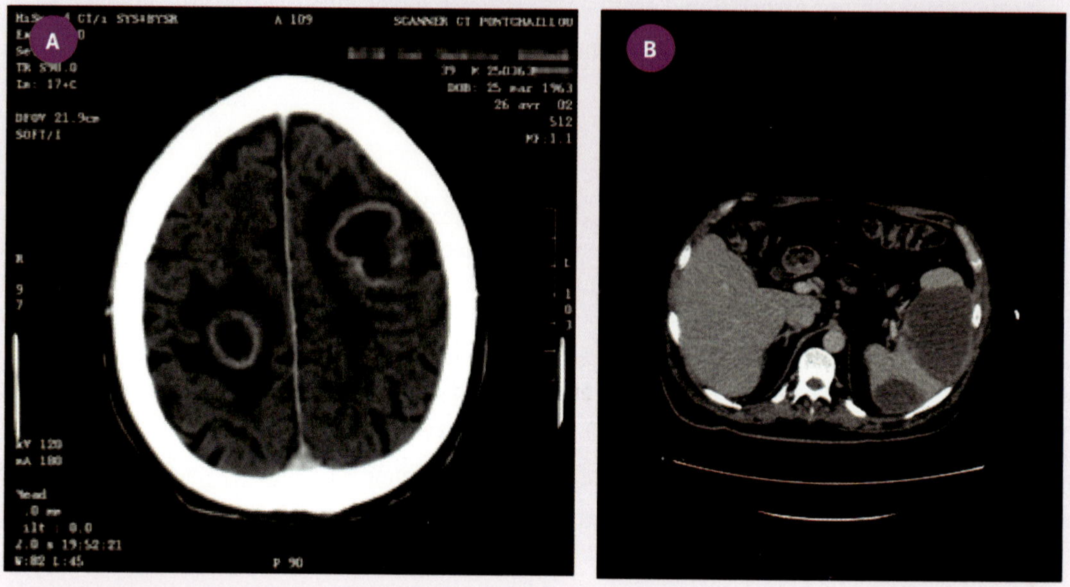

5. Diagnostic biologique

A 5.1. Démarche initiale du diagnostic microbiologique

- **Les éléments clés du diagnostic microbiologique sont les hémocultures :** elles permettent dans 95 % des cas d'identifier le germe en cause.

Elles sont indispensables et doivent être réalisées avant toute antibiothérapie (hémoculture positive) :

- trois prélèvements pour cultures aéro-anaérobies, au cours des premières heures ; à renouveler à 72 h en cas de négativité ;
- à effectuer y compris en l'absence de fièvre ou de frissons ;
- il est essentiel de bien remplir le flacon, la quantité de sang prélevée conditionnant la sensibilité de l'examen ;
- prévenir le laboratoire d'une suspicion d'endocardite infectieuse, de façon à ce qu'il conserve les hémocultures quinze jours (pour la recherche de germes à croissance lente) ;
- chez un patient en **choc septique**, les hémocultures **ne doivent pas retarder le début de l'antibiothérapie ;** 1 seule hémoculture est alors effectuée avant d'initier le traitement en urgence.

- L'endocardite infectieuse étant une infection endovasculaire, la bactériémie est quasi permanente. Donc **3 hémocultures** réalisées avant toute antibiothérapie suffisent à faire le diagnostic dans la grande majorité des cas.
- Par ailleurs, certaines anomalies biologiques non spécifiques sont habituelles au cours de l'endocardite infectieuse ; on rencontre en particulier :
  - un **syndrome inflammatoire** (élévation de la protéine C-réactive (CRP) et du fibrinogène, hyperleucocytose) **(syndrome inflammatoire aigu ou chronique, élévation de la protéine C-réactive (CRP)) ;**
  - en cas de choc septique, des signes en rapport avec son retentissement multiviscéral : thrombopénie par CIVD, insuffisance rénale aiguë **(créatinine augmentée)**, hyperlactatémie...

- des complications immunes dans les endocardites subaiguës : glomérulonéphrite pauci-immune (hématurie et protéinurie **(analyse de la bandelette urinaire)**, insuffisance rénale éventuelle **(créatinine augmentée)**), positivité possible du facteur rhumatoïde, des anticorps anti-cytoplasme des polynucléaires neutrophiles (ANCA) (non spécifiques), consommation de la voie classique du complément (baisse du CH50 et du C4), éventuellement du C3 par recrutement de la voie alterne.

B 5.2. Démarche du diagnostic microbiologique quand les hémocultures initiales sont négatives

- En cas de négativité des hémocultures, il faudra chercher le micro-organisme responsable de l'endocardite en réalisant des examens de deuxième intention :
  - **des tests sérologiques sanguins** (sérologies *Brucella, Bartonella, Coxiella Burnetii, Tropheryma Whipplei, Mycoplasma pneumoniae, Chlamydia pneumoniae, Rickettsia*) ;
  - **la culture et l'examen histologique sur les prélèvements** d'emboles, d'abcès ou de chirurgie cardiaque (si le patient est opéré, ce qui correspond à la moitié des cas). Si la culture du prélèvement peropératoire est négative, la recherche d'ADN bactérien ou fongique sera effectuée par PCR.

A 6. Intérêt et limites de l'échographie cardiaque

A 6.1. Démarche initiale du diagnostic échocardiographique en cas de suspicion d'endocardite infectieuse

- L'échographie cardiaque doit être réalisée **en urgence** dès la suspicion d'endocardite infectieuse. **Il s'agit de l'examen clé du diagnostic avec les hémocultures :**
  - **échographie transthoracique (ETT) :** examen de première intention car rapide, non invasif, aisément accessible dans de nombreux centres ;
  - **échographie transœsophagienne (ETO) :** sa sensibilité est meilleure pour la détection de végétations que l'ETT (≥ 90 % versus 70 % pour l'ETT) ainsi que pour la mise en évidence d'abcès péri valvulaires.
- L'ETO est indispensable en complément de l'ETT si :
  - l'ETT est peu contributive (patient peu échogène) ;
  - l'ETT affirme ou suspecte une endocardite infectieuse ;
  - le patient est porteur d'une prothèse valvulaire (cône d'ombre en ETT gênant l'examen, fréquence des lésions para valvulaires) ;
  - l'ETT ne retrouve pas d'argument pour une endocardite mais que la suspicion clinique est forte.

B 6.2. Arguments échocardiographiques du diagnostic d'endocardite infectieuse

- L'échographie cardiaque met en évidence les végétations (masses intracardiaques de formes et de tailles variables appendues aux valves), les perforations valvulaires responsables de fuites dont la quantification sera effectuée, et les lésions péri valvulaires (abcès de l'anneau en particulier aortique, fistule).
- En cas d'endocardite sur prothèse, une fuite para prothétique peut survenir par désinsertion partielle de l'anneau.
- L'échographie mettra également en évidence la cardiopathie sous-jacente si elle est méconnue et son retentissement.

A 7. Autres examens complémentaires

A 7.1. Stratégie d'examens complémentaires au cours des endocardites

- La hiérarchisation des examens complémentaires est fonction de l'état clinique du patient (hémocultures, échocardiographie, autres examens complémentaires).
- Les examens clé du diagnostic d'endocardite infectieuse sont l'**échographie cardiaque** et les **hémocultures**. Quel que soit l'état clinique du patient, ces examens doivent être réalisés en urgence en cas de suspicion d'endocardite infectieuse, pour deux raisons :
  - l'état clinique du patient peut se détériorer rapidement et l'échographie cardiaque permettra de poser l'indication d'une chirurgie en urgence ;
  - toute confirmation diagnostique d'endocardite nécessitera la mise en route le plus précocement possible d'une antibiothérapie adaptée **(prescrire un anti-infectieux).**
- La réalisation d'autres examens d'imagerie a essentiellement pour but de **rechercher des complications emboliques ou septiques** de l'endocardite infectieuse.
- **Une imagerie cérébrale** (tomodensitométrie (TDM) ou imagerie par résonance magnétique (IRM)) doit être effectuée en cas de déficit neurologique mais elle est également recommandée chez tous les patients à la recherche d'un AVC infraclinique ischémique ou hémorragique. Des précautions doivent être prises si le patient est porteur d'une prothèse valvulaire mécanique : le scanner est alors souvent préféré.
- Une TDM thoraco-abdomino-pelvienne est également recommandée à la recherche d'infarctus rénaux et spléniques. Si cet examen peut apporter des éléments diagnostiques en mettant en évidence des localisations emboliques, ces dernières ne nécessitent dans la très grande majorité des cas aucune prise en charge spécifique.
- Les autres examens sont effectués en cas de signes d'appel (IRM rachidienne si suspicion de spondylodiscite…).
- Deux examens d'imagerie cardiaque ont pris une place de plus en plus importante ces dernières années dans le diagnostic des endocardites sur prothèses ou sur matériel intracardiaque :
  - la tomographie par émission de positons (TEP) au 18F-fluorodeoxyglucose (FDG) (TEP-TDM) qui peut mettre en évidence d'un hypermétabolisme dans la zone infectée ;
  - la TDM cardiaque, très utile pour la mise en évidence des abcès périvalvulaires des endocardites sur prothèses.
- Le polymorphisme de la maladie et les difficultés diagnostiques ont conduit à proposer des critères permettant de formaliser le diagnostic d'endocardite. La classification de référence est celle de l'université de Duke, modifiée par Li puis par la société européenne de cardiologie **(Tableau 3)**. *Il n'est pas attendu des étudiants de connaître les critères de Duke par cœur. Ils sont présentés ici pour mieux comprendre le spectre de présentation clinique et biologique des endocardites infectieuses.*

Tableau 3. CRITÈRES DIAGNOSTIQUES DES ENDOCARDITES (CRITÈRES DE DUKE)
Endocardite certaine
• **Critères histopathologiques :** – micro-organismes retrouvés à la culture ou à l'examen histologique d'une végétation, d'une végétation ayant embolisé, ou d'un abcès intracardiaque – lésions histologiques (végétation ou abcès) montrant un aspect d'endocardite active • **Critères cliniques, utilisant les définitions spécifiques du tableau suivant :** – deux critères majeurs ou – un critère majeur et trois critères mineurs ou – cinq critères mineurs

Endocardite possible
1 critère majeur ou 3 critères mineurs
Endocardite exclue
Diagnostic alternatif certain expliquant les signes cliniques ou Résolution des manifestations cliniques avec une antibiothérapie ≤ quatre jours ou Absence de preuve histologique à l'autopsie ou à la chirurgie, après un traitement antibiotique ≤ quatre jours Absence de critère d'endocardite possible, définie au-dessus
DÉFINITIONS DES CRITÈRES MAJEURS ET MINEURS
Critères majeurs
Hémocultures positives : • Micro-organismes typiques d'une endocardite, isolés d'au moins deux hémocultures distinctes : – *Streptococcus viridans, Streptococcus bovis*, groupe HACEK ou – *Staphylococcus aureus* ou – *Enterococcus sp.* d'acquisition communautaire, en l'absence de foyer primitif
• Micro-organismes susceptibles de causer une endocardite et isolés à partir d'une bactériémie persistante définie par : – au moins deux hémocultures positives prélevées à plus de 12 h d'intervalle ou – trois hémocultures sur trois ou la majorité des hémocultures si plus de quatre hémocultures distinctes ont été prélevées et que l'intervalle séparant la première de la dernière soit ≥ 1 h • Une hémoculture positive à *Coxiella burnetii* ou un titre d'IgG antiphase I > 1/800 **Imagerie en faveur d'une endocardite :** • Échocardiographie montrant des lésions caractéristiques d'endocardite définies par : – une masse intracardiaque oscillante sur une valve ou l'appareil annulaire, ou sur le trajet d'un jet de régurgitation, ou sur du matériel implanté en l'absence d'explication anatomique alternative ou – un anévrysme ou une perforation valvulaire ou – une image compatible avec un abcès, un faux anévrysme ou une fistule ou – une déhiscence prothétique partielle récente • Lésions para-valvulaires au scanner cardiaque • Fixation anormale péri-prothètique au PET-scanner (plus de 3 mois après la chirurgie) ou à la scintigraphie aux leucocytes marqués
Critères mineurs
• Prédisposition : cardiopathie à risque, ou toxicomanie intraveineuse • Fièvre, température ≥ 38 °C • Phénomènes vasculaires : embolie artérielle (y compris si détectée au scanner thoraco-abdominal), infarctus pulmonaire septique, anévrisme mycotique, hémorragie intracrânienne, hémorragies conjonctivales, purpura de Janeway • Phénomènes immunologiques : glomérulonéphrite, faux panaris d'Osler, taches de Roth, facteur rhumatoïde • Arguments microbiologiques : hémocultures positives mais ne satisfaisant pas aux critères majeurs notés au-dessus* ou des preuves sérologiques d'infection active avec un organisme susceptible de causer une endocardite
* Sont exclus : une seule hémoculture positive à staphylocoque coagulase négative ou à des micro-organismes non responsables d'endocardite.

B 8. Principales localisations emboliques au cours des endocardites infectieuses, pronostic et suivi des endocardites infectieuses

- Les principales complications d'une endocardite sont les suivantes :
  - **les complications cardiaques :** elles sont la première cause de mortalité. Il s'agit le plus souvent d'insuffisance cardiaque **(dyspnée)** par fuite valvulaire importante qui nécessite alors une prise en charge chirurgicale urgente. Un bloc auriculo-ventriculaire à l'électrocardiogramme doit faire rechercher un abcès septal qui complique plus fréquemment les endocardites aortiques. Un infarctus du myocarde par embolie coronaire est beaucoup plus rare ;
  - **les complications neurologiques** : les AVC ischémiques emboliques **(déficit neurologique sensitif et/ou moteur)** sont observés dans 20-30 % des endocardites et font souvent partie de la présentation conduisant le patient à l'hôpital. Ils constituent avec l'insuffisance cardiaque une des complications les plus fréquentes et les plus graves de l'endocardite. Les hémorragies cérébrales sont plus rares, par rupture d'un anévrysme mycotique ou transformation hémorragique d'un AVC embolique initialement ischémique. Les abcès cérébraux sont plus rares. Des réactions méningées sont possibles, le plus souvent aseptiques ;
  - **le sepsis ou le choc septique,** en particulier dans les endocardites aiguës à staphylocoque doré ;
  - **les principales autres complications sont :**
    - les infarctus ou abcès spléniques ou rénaux ;
    - l'ischémie de membre de mécanisme embolique ;
    - les arthrites ou spondylodiscites **(douleurs articulaires)** ;
    - les embolies et/ou abcès pulmonaires d'une endocardite du cœur droit.
  - **les anévrismes infectieux,** dits « mycotiques » ; ils peuvent se rompre, occasionnant des tableaux hémorragiques. C'est une des raisons pour lesquelles les traitements anticoagulants efficaces doivent être évités en cas d'endocardite sauf indication impérative (prothèse mécanique).
  - **l'insuffisance rénale (créatinine augmentée)** : une dégradation de la fonction rénale est fréquemment observée chez les patients atteints d'endocardite, d'origine plurifactorielle : glomérulonéphrite pauci-immune, produits de contraste iodé, infarctus rénal, toxicité des antibiotiques en particulier des aminosides, sepsis, circulation extra-corporelle lors de la chirurgie cardiaque.
  - la persistance d'un syndrome fébrile, septique ou inflammatoire doit faire évoquer :
    - un traitement antibiotique non adapté ou doses insuffisantes ;
    - la persistance de la porte d'entrée ;
    - une lymphangite sur cathéter veineux ;
    - une complication thromboembolique ;
    - une localisation secondaire septique (abcès) ;
    - une allergie aux antibiotiques.
- L'endocardite infectieuse est une affection grave, grevée d'une **mortalité de 20 %** environ (50 % en réanimation).

B
9. Endocardites sur terrain particulier

9.1. Endocardite sur prothèse valvulaire

- Les endocardites sur prothèses sont séparées en précoces (< 1 an après la chirurgie) et tardives (> 1 an). Les endocardites précoces sont liées à la contamination péri opératoire et sont dues essentiellement à des *Staphylococcus aureus* ou des staphylocoques à coagulase négative. Les endocardites tardives se rapprochent de celles des endocardites sur valve native et leur microbiologie est comparable (streptocoques, entérocoques, staphylocoques sensibles à la méticilline).
- La caractéristique principale de ces endocardites sur prothèses est la fréquence des abcès de l'anneau, en particulier en position aortique. Le risque de ces abcès comporte la survenue de troubles conductifs, la fistulisation, la croissance et l'échec de l'antibiothérapie, mais surtout la déhiscence para prothétique responsable d'une fuite para valvulaire.
- L'ETO a une place diagnostique importante, de même que la TEP-TDM et la TDM cardiaque.
- L'antibiothérapie probabiliste repose sur la vancomycine et la gentamicine. Ce traitement est ensuite adapté en fonction du résultat des hémocultures et poursuivi au moins six semaines.
- Les indications opératoires sont les mêmes que dans les endocardites sur valves natives mais leur pronostic est plus sévère.

B
9.2. Endocardite sur dispositif électrophysiologique intracardiaque (pace-maker et défibrillateur)

- Ces endocardites correspondent à l'infection des électrodes, de la valve tricuspide et/ou de l'endocarde au contact des électrodes. Les bactéries en cause sont essentiellement des staphylocoques (staphylocoque coagulase négative, *S. aureus*), ou des bactéries commensales de la peau (*Propionibacterium acnes* par exemple). Un patient porteur d'un pace-maker ayant une bactériémie à staphylocoque ou bien une endocardite gauche doit être considéré comme ayant une endocardite sur ce matériel. L'ETO et la TEP-TDM sont particulièrement utiles en cas de doute dans la démarche diagnostique. La fréquence des embolies pulmonaires est comprise entre 30 et 40 % des cas. Le traitement comprend une antibiothérapie et l'ablation systématique du matériel infecté.

B
9.3. Endocardite droite

- L'endocardite du cœur droit (essentiellement de la valve tricuspide) est rare (inférieure à 10 %) sauf dans certaines populations (toxicomanes intraveineux (IV), porteurs de stimulateurs cardiaques, présence d'un cathéter veineux central). Elle peut se compliquer d'insuffisance cardiaque droite par fuite tricuspide et d'embolies/abcès pulmonaires.

A
10. Principes du traitement et antibiothérapie recommandée

- Le traitement des endocardites infectieuses doit être mis en route en urgence chez un patient hospitalisé. Il doit être discuté de façon **pluridisciplinaire** entre internistes/infectiologues, microbiologistes, cardiologues, chirurgiens cardiaques, radiologues et anesthésistes-réanimateurs, constituant « l'équipe endocardite ».

- Le traitement repose sur :
  - **l'antibiothérapie** **(prescrire un anti-infectieux)** ;
  - la discussion de la **chirurgie cardiaque** ;
  - la **prise en charge des complications** ;
  - la recherche et le traitement **de la porte d'entrée infectieuse**.

A 10.1. Traitement médical : principes du traitement antibiotique des endocardites infectieuses

- L'antibiothérapie doit être bactéricide, parentérale à la phase initiale, à fortes doses, et prolongée. La durée d'antibiothérapie est le plus souvent de 4 à 6 semaines sur valve native et de 6 semaines sur prothèse **(prescrire un anti-infectieux).**
- Le choix de **l'antibiothérapie (Tableau 4)** est guidé par les résultats microbiologiques : microorganisme responsable, sensibilité aux antibiotiques (antibiogramme et concentrations minimales inhibitrices),

Identifier une urgence : une **antibiothérapie** probabiliste sera mise en route en urgence, une fois les prélèvements des hémocultures effectués, dans les cas suivants : sepsis grave, instabilité hémodynamique, indication de chirurgie valvulaire urgente, diagnostic certain d'endocardite infectieuse avec échographie cardiaque retrouvant des critères majeurs en faveur du diagnostic.

- Dans les autres cas, **l'antibiothérapie** est adaptée aux résultats microbiologiques.

Tableau 4. MOLÉCULES DE CHOIX EN FONCTION DE LA BACTÉRIE IDENTIFIÉE

Bactérie identifiée	Choix préférentiel	Allergie ou résistance
Staphylococcus aureus	Pénicilline M	Vancomycine
Streptocoque	Amoxicilline (ou ceftriaxone*) ± gentamicine	Vancomycine
Entérocoque	Amoxicilline + gentamicine (ou amoxicilline + ceftriaxone*)	Vancomycine + gentamicine
Bactéries du groupe HACEK	Cefotaxime* ou ceftriaxone*	Ciprofloxacine

*Céphalosporine de 3e génération.
HACEK : Haemophilus, Actinobacillus, Cardiobacterium, Eikenella et Kingella.

- Les aminosides sont de moins en moins utilisés dans le traitement des endocardites en raison de leur néphrotoxicité. La gentamicine reste utilisée dans les endocardites à entérocoque ou dans les endocardites à staphylocoque sur prothèse en une injection quotidienne pour une durée ne dépassant le plus souvent pas 15 jours en surveillant les dosages résiduels du médicament.

A 10.2. Traitement chirurgical

- Environ la moitié des endocardites nécessite une prise en charge chirurgicale.
- Les indications chirurgicales de l'endocardite du cœur gauche sont :
  - l'insuffisance cardiaque en rapport avec une fuite valvulaire importante ;
  - le non-contrôle de l'infection avec persistance au-delà de 7 à 10 jours d'hémocultures positives malgré une antibiothérapie adaptée ;
  - l'abcès péri-valvulaire ou la fistule ;

- la prévention du risque embolique dans les situations suivantes :
  - persistance de végétations > 10 mm après un ou plusieurs événements emboliques ;
  - végétation > 10 mm associée à une fuite valvulaire importante ;
  - végétation > 15 mm.
- Le geste chirurgical consistera le plus souvent en un **remplacement valvulaire** avec pose d'une prothèse valvulaire.
- La principale contre-indication opératoire est un AVC hémorragique (une anticoagulation est indispensable à la réalisation d'une circulation extra-corporelle).
- Le rapport bénéfice-risque d'une prise en charge chirurgicale sera évalué au cas par cas au sein de l'équipe d'endocardite.

B 10.3. Prise en charge de la porte d'entrée

- La porte d'entrée doit systématiquement être cherchée et traitée pour éviter la récidive (**Tableau 5**).

Tableau 5. PORTE D'ENTRÉE ET EXAMENS À RÉALISER POUR L'IDENTIFIER EN CAS D'ENDOCARDITE LIÉE AUX GERMES LES PLUS FRÉQUEMMENT RENCONTRÉS

Bactéries	Porte d'entrée	Examens complémentaires à faire en plus de l'examen clinique
Streptocoques oraux	Bucco-dentaire/ORL	Panoramique dentaire, examen dentaire stomatologique
Streptococcus gallolyticus du groupe D	Digestive (rechercher un cancer du colon)	Coloscopie
Entérocoques	Digestive ou uro-génital	ECBU, Echographie, ± TDM, coloscopie
Staphylococcus aureus et staphylocoques à coagulase négative	Peau (perfusion, cathéter, dermatose staphylococcique, toxicomanie IV...)	Culture cathéter ± doppler Hémocultures couplées si cathéter central

ECBU : examen cytobactériologique des urines ; IV : intra-veineuse ; TDM : tomodensitométrie.

A 11. Prévention des endocardites infectieuses

- L'objectif de la prophylaxie antibiotique est de prévenir l'endocardite infectieuse chez des patients à haut risque en cas de geste particulièrement à risque de bactériémie. Il faut obtenir un pic sérique d'antibiotique pendant le geste (prise 1h avant, per os) et utiliser des antibiotiques actifs sur les germes fréquemment en cause (en particulier les streptocoques oraux).

A 11.1. Populations à risque

- L'antibioprophylaxie de l'endocardite infectieuse n'est justifiée que chez les patients :
  - porteurs de **prothèse valvulaire** ;
  - ayant un **antécédent d'endocardite infectieuse ;**
  - porteurs d'une **cardiopathie congénitale cyanogène** non corrigée ou corrigée incomplètement ou pendant les 6 mois après correction ;
    ET qui doivent avoir les soins suivants :
  - **geste nécessitant une manipulation de la gencive ou de la région péri-apicale ou une effraction muqueuse.**
- Dans les autres situations, et notamment pour les autres cardiopathies, ou les procédures portant sur les voies aériennes, digestives, urinaires, ou les procédures cutanées, l'antibioprophylaxie n'est aujourd'hui plus recommandée.

A 11.2. Modalités de l'antibiothérapie prophylactique

- **Amoxicilline *per os* dans l'heure précédant le geste.** En cas d'allergie aux béta-lactamines : clindamycine.

A 11.3. Education thérapeutique du patient à risque

- Chez les patients à risque, l'éducation **(consultation de suivi et éducation thérapeutique d'un patient avec un antécédent cardiovasculaire)** doit porter sur :
  - le maintien d'un bon état dentaire, avec des mesures d'hygiène régulière et des consultations chez le dentiste une à 2 fois par an ;
  - la surveillance cutanée avec une désinfection de toute lésion ; les gestes non indispensables qui entraînent une effraction cutanée (piercings, tatouages…) sont déconseillés ;
  - l'éviction des gestes invasifs non indispensables ;
  - un suivi cardiologique régulier ;
  - la nécessité de consulter un médecin en cas de syndrome infectieux ;
  - le port d'une carte à risque d'endocardite à présenter avant tout soin dentaire.

Principales situations de départ en lien avec l'item 152 : « Endocardite infectieuse »

Situation de départ	Descriptif
En lien avec le diagnostic d'endocardite infectieuse	
18. Découverte d'anomalies à l'auscultation cardiaque 44. Hyperthermie/fièvre 58. Splénomégalie 67. Douleurs articulaires 85. Erythème 89. Purpura/ecchymoses/hématome 121. Déficit neurologique sensitif et/ou moteur 162. Dyspnée	Le tableau clinique de l'endocardite infectieuse est polymorphe. La présence d'un souffle cardiaque et d'une fièvre doit faire évoquer une endocardite infectieuse jusqu'à preuve du contraire. L'association d'un accident vasculaire cérébral, de douleurs articulaires, d'un purpura, avec un souffle cardiaque, doit impérativement faire évoquer une endocardite infectieuse également. Les 2 principales complications sont : • l'accident vasculaire cérébral qui est souvent le mode de révélation de l'endocardite ; • l'insuffisance cardiaque qui peut survenir lorsque la fuite valvulaire est importante. Un purpura, des arthralgies, une fièvre isolée peuvent également être un mode de révélation.
182. Analyse de la bandelette urinaire 189. Analyse d'un examen cytobactériologique des urines (ECBU) 196. Analyse du sédiment urinaire 199. Créatinine augmentée	Les endocardites subaiguës peuvent se manifester par une protéinurie et/ou une hématurie (glomérulonéphrite par dépôts de complexes immuns). Les endocardites infectieuses s'accompagnent fréquemment d'une insuffisance rénale de mécanismes multiples.
186. Syndrome inflammatoire aigu ou chronique 203. Elévation de la protéine C-réactive (CRP)	L'endocardite infectieuse s'accompagne quasi-constamment d'un syndrome inflammatoire biologique.
190. Hémoculture positive	La présence d'hémocultures positives constitue un critère majeur en faveur du diagnostic d'endocardite infectieuse.
En lien avec la prise en charge thérapeutique	
255. Prescrire un anti-infectieux	Le traitement médical repose sur une antibiothérapie bactéricide intraveineuse à fortes doses prolongée.
En lien avec la prévention	
285. Consultation de suivi et éducation thérapeutique d'un patient avec un antécédent cardiovasculaire	Tout patient présentant une cardiopathie à haut risque (prothèse valvulaire, antécédent d'endocardite infectieuse ou cardiopathie congénitale cyanogène non opérée) doit faire l'objet d'une éducation thérapeutique (hygiène dentaire, éviction des gestes invasifs non indispensables, prophylaxie antibiotique de l'endocardite pour certains soins dentaires à risque, port de carte, nécessité de consulter en cas de fièvre).

FICHE DE SYNTHÈSE

- L'endocardite infectieuse est une maladie rare mais grave.
- La triade fièvre, souffle cardiaque et altération de l'état général est typique mais les signes cliniques sont souvent trompeurs et la présentation polymorphe. Les signes extracardiaques évocateurs sont à rechercher systématiquement.
- Les endocardites décapitées sont la première cause d'endocardite à hémocultures négatives.
- Dans les formes subaiguës, une splénomégalie ou des polyarthralgies sont d'excellents signes, aspécifiques mais qui doivent faire rechercher une endocardite infectieuse.
- Les signes cutanés doivent être minutieusement recherchés car ils peuvent mener au diagnostic.
- Toute fièvre chez un patient valvulaire ou porteur d'une prothèse valvulaire doit faire suspecter une endocardite infectieuse.
- Les hémocultures et l'échocardiographie sont les pierres angulaires du diagnostic.
- Les complications emboliques sont fréquentes.
- Le traitement repose sur l'antibiothérapie systémique adaptée au germe identifié, qui doit être bactéricide et prolongée.
- La chirurgie cardiaque doit être discutée surtout en cas de complications, de grosse végétation ou d'évolution défavorable.
- La prévention de l'endocardite infectieuse est limitée aux patients à haut risque avec gestes dentaires à haut risque.

CHAPITRE 8

Réaction inflammatoire : aspects biologiques et cliniques. Conduite à tenir

OBJECTIFS : N° 185. RÉACTION INFLAMMATOIRE : ASPECTS BIOLOGIQUES ET CLINIQUES. CONDUITE À TENIR

- Expliquer les principaux mécanismes et les manifestations cliniques et biologiques de la réaction inflammatoire.
- Connaître les complications d'un syndrome inflammatoire prolongé.
- Connaître les principales étiologies à rechercher devant un syndrome inflammatoire.

Rang	Rubrique	Intitulé
A	Définition	Connaître la définition de la réaction inflammatoire
B	Éléments physiopathologiques	Connaître les mécanismes aboutissant à l'inflammation et les principaux médiateurs impliqués
A	Diagnostic positif	Connaître les signes cliniques d'inflammation et leurs conséquences
A	Diagnostic positif	Connaître les principaux marqueurs biologiques d'un syndrome inflammatoire
B	Suivi et/ou pronostic	Connaître la cinétique des principaux marqueurs de l'inflammation, permettant de suivre son évolution
A	Diagnostic positif	Manifestations biologiques de la réaction inflammatoire
B	Diagnostic positif	Connaître les protéines inflammatoires
B	Diagnostic positif	Connaître les mécanismes et les causes d'un syndrome inflammatoire dissocié.
A	Étiologie	Connaître les principales étiologies
B	Prise en charge	Connaître les complications d'un syndrome inflammatoire prolongé

Les situations de départ sont indiquées en violet et en gras dans le texte. Elles sont ensuite listées à la fin du chapitre.

A 1. Définition de la réaction inflammatoire

- La réaction inflammatoire est un processus de défense de l'organisme dont les déterminants biologiques peuvent entraîner des symptômes cliniques et à long terme des complications. Ce phénomène de protection de l'organisme, secondaire à une agression de nature exogène ou endogène, est quantifiable dans les liquides biologiques, particulièrement le sang, et fait partie de l'immunité innée. La réaction inflammatoire peut être localisée ou systémique, aiguë ou chronique. Les causes de la réaction inflammatoire sont variées : toxique, tumorale, infectieuse, vasculaire ou traumatique.

B 2. Physiopathologie de la réaction inflammatoire : mécanismes aboutissant à l'inflammation et les principaux médiateurs impliqués

B 2.1. Immunité innée

- La réaction inflammatoire **est partie intégrante de l'immunité innée et elle est immédiate.** L'immunité innée correspond aux mécanismes de défense contre les agressions extérieures (mécaniques ou agents pathogènes), conservés au cours de l'évolution. Les principales cellules de l'immunité innée sont les polynucléaires, les monocytes et macrophages, cellules dendritiques, cellules tueuses naturelles (*Natural Killer* = NK) et mastocytes. L'immunité innée est étroitement liée à l'immunité acquise (= adaptative), correspondant à l'immunité médiée par les lymphocytes activés par les cellules présentatrices d'antigènes (macrophages et cellules dendritiques qui font partie de l'immunité innée). L'immunité innée est de réponse rapide, mise en place dès les premières heures après l'agression à la différence de l'immunité acquise qui requiert plusieurs jours à son initiation et prend son plein effet après 2 semaines.

B 2.2. Histoire naturelle de la réaction inflammatoire

- **Trois phases** (initiation, amplification et résolution) se succèdent au cours de la réponse inflammatoire.

B 2.3. Voies de signalisation et médiateurs

- Le signal d'initiation, détecté principalement par les macrophages via leurs récepteurs spécialisés, engendre la production de **molécules (chémokines, cytokines)** dont le tropisme local et systémique permet une mobilisation cellulaire médullaire et périphérique, relayant le message et amplifiant la réaction.
- L'interleukine 6 (IL-6) est la principale **cytokine** qui stimule la production des protéines de l'inflammation par le foie. D'autres cytokines pro-inflammatoires telles l'IL-1β ou le Tumor Necrosis Factor alpha (TNF-α) participent également. Beaucoup de ces médiateurs de l'inflammation sont des cibles thérapeutiques anti-inflammatoires chimiques ou biologiques (***voir items 330 - Prescription et surveillance des classes de médicaments les plus courantes chez l'adulte et chez l'enfant, hors anti-infectieux : anti-inflammatoires stéroïdiens et corticoïdes et 202 - Biothérapies et thérapies ciblées***).
- **Les chémokines** sont des cytokines dont le rôle principal est l'activation cellulaire et la stimulation de la migration des leucocytes à l'endroit de l'agression ou de l'infection. Elles interagissent avec des récepteurs à la surface cellulaire qui sont couplés aux protéines G et sont impliquées dans la régulation de l'apoptose, la prolifération, l'angiogenèse, l'hématopoïèse ou l'organogenèse.
- Le **système du complément et le système de la coagulation** sont des éléments fondamentaux de la réponse immunitaire innée. Les vaisseaux sanguins ont un rôle actif, particulièrement les cellules endothéliales, ce qui permet le recrutement des cellules inflammatoires vers le secteur extra-vasculaire et le site de l'agression. Ainsi les polynucléaires neutrophiles roulent à la surface des cellules endothéliales, phénomène favorisé par l'expression des molécules d'adhésion. Une augmentation de la perméabilité capillaire favorise également ce recrutement local et explique l'œdème observé à l'examen clinique à la phase aiguë au site de l'inflammation **(œdème localisé ou diffus)**.
- **L'inflammasome** est une voie de signalisation majeure mais d'individualisation plus récente. Sous l'influence de stimuli intra-cellulaires, survient une oligomérisation de protéines qui forment un complexe intracellulaire activant la caspase 1 ou IL1-β convertase, qui permet la transformation de la pro-IL1-β en IL1-β mature.
- Différentes **protéines de l'inflammation**, la plupart à synthèse hépatique, interviennent à la phase finale de l'inflammation et constituent des marqueurs quantifiés en pratique clinique. La plupart des autres protéines systémiques de l'inflammation comme l'haptoglobine, l'orosomucoïde et la Serum Amyloid-Associated protein (SAA)

sont de synthèse hépatique, sous l'action des cytokines inflammatoires. Leur concentration augmente avec la réaction inflammatoire *(voir paragraphe « diagnostic positif » plus bas)*. La protéine C-réactive (CRP) (**élévation de la protéine C-réactive (CRP)**) a une concentration dans le plasma très faible en dehors des états inflammatoires.

3. Diagnostic clinique et biologique

3.1. Signes cliniques d'inflammation et leurs conséquences

A

- Localement, on constate les signes suivants : **chaleur (calor), douleur (dolor), rougeur (rubor), gonflement (tumor).**
- L'inflammation peut être localisée ou diffusée par voie hématogène. Elle se traduit alors par des signes généraux comme **la fièvre** (**hyperthermie/fièvre**) et, lorsqu'elle se prolonge, par l'**amaigrissement**, **l'anorexie**, l'**asthénie** avec des risques de dénutrition et la sarcopénie (diminution de la masse et de la force musculaire). A l'extrême, la sécrétion des cytokines et la réaction inflammatoire non circonscrite et non contrôlée peut être fatale comme dans le choc septique.
- L'hypoalbuminémie du **syndrome inflammatoire** (**syndrome inflammatoire aigu ou chronique**) est responsable **d'œdèmes** généralisés (**œdème localisé ou diffus**). **L'ostéoporose** (**dépistage et prévention ostéoporose**) est une conséquence de l'inflammation chronique.
- Le suivi des paramètres inflammatoires complètent la clinique dans l'appréciation de l'amélioration du patient sous traitement de la pathologie causale.

3.2. Signes biologique d'inflammation et leur cinétique

A

3.2.1. Principaux marqueurs biologiques d'un syndrome inflammatoire (hors protéines)

A

- L'hémogramme peut montrer une thrombocytose et une anémie d'origine inflammatoire (**anomalie des indices érythrocytaires (taux hémoglobine, hématocrite...), anomalie des plaquettes, baisse de l'hémoglobine, interprétation de l'hémogramme**), quelle que soit la cause du syndrome inflammatoire (**syndrome inflammatoire aigu ou chronique**). L'anémie inflammatoire est arégénérative, normo ou microcytaire. A l'inverse, le nombre de leucocytes sanguins est un marqueur peu spécifique qui ne définit pas le syndrome inflammatoire biologique (**syndrome inflammatoire aigu ou chronique**), mais qui dépend plutôt de la cause de celui-ci. Une polynucléose neutrophile (augmentation des polynucléaires neutrophiles) peut être un marqueur très précoce d'une réaction inflammatoire avec la monocytose (augmentation des monocytes), notamment en cas de cause bactérienne. A l'inverse, il peut exister une leucopénie (diminution des leucocytes) notamment en cas de sepsis). Une éosinopénie associée à une leucocytose supérieure à 10 Giga/l est en faveur d'une infection bactérienne ou d'une prise de corticoïdes.

3.2.2. Principales protéines de l'inflammation

A

- La plupart des protéines plasmatiques, synthétisées par le foie, sont modifiées par des paramètres physiologiques ou pathologiques. De plus, les protéines ont des cinétiques variées (**Tableau 1**), donc leur concentration augmente (ou diminue) plus ou moins rapidement. Pour cette raison, il est utile d'associer 2 protéines de cinétiques différentes pour porter le diagnostic de syndrome inflammatoire (**syndrome inflammatoire aigu ou chronique**).
- La réaction inflammatoire est associée à une élévation de la plupart des protéines synthétisées par le foie, sauf l'albumine (et la pré-albumine), et la transferrine, ces 2 dernières étant catabolisées par la réaction inflammatoire.

- Sur l'électrophorèse des protéines sériques, un syndrome inflammatoire se traduit par une augmentation des α1 et des α2 globulines, et une hypoalbuminémie s'il est prolongé **(Figure 1)**. En lui-même le syndrome inflammatoire n'entraîne pas d'hypergammaglobulinémie.

Figure 1. Electrophorèse des protéines sériques montrant une augmentation des alpha-1 et 2 globulines (alpha 2 > alpha 1), et une hypoalbuminémie, dans le cadre d'un syndrome inflammatoire prolongé (syndrome inflammatoire aigu ou chronique).

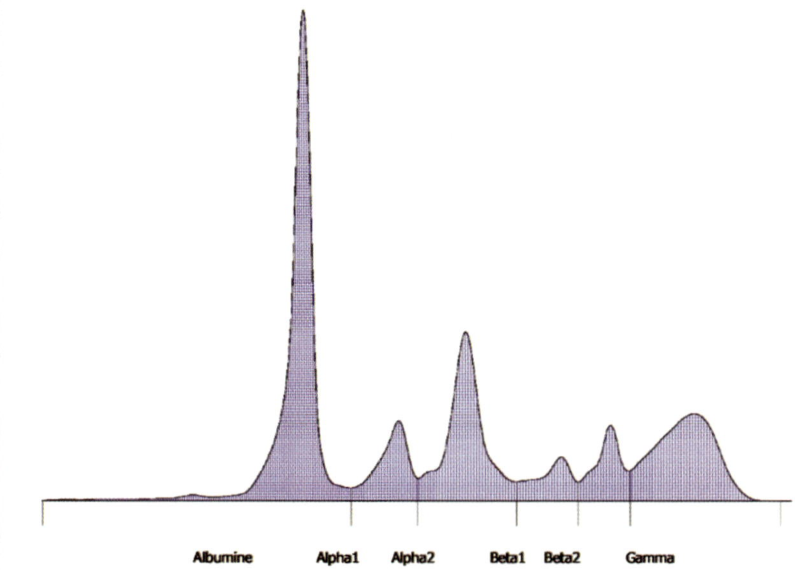

Protéines totales : **60,2** g/l Rapp. A/G : **0,64**

Nom	%		Normales %	g/l	Normales g/l
Albumine	**39,2**	<	55,8 - 66,1	**23,6**	40,2 - 47,6
Alpha 1	**8,5**	>	2,9 - 4,9	**5,1**	2,1 - 3,5
Alpha 2	**20,0**	>	7,1 - 11,8	**12,0**	5,1 - 8,5
Beta 1	**5,2**		4,7 - 7,2	**3,1**	3,4 - 5,2
Beta 2	**7,0**	>	3,2 - 6,5	**4,2**	2,3 - 4,7
Gamma	**20,1**	>	11,1 - 18,8	**12,1**	8,0 - 13,5

- La procalcitonine est un marqueur d'inflammation d'origine infectieuse, bactérienne ou parasitaire systémique comme le paludisme. Elle n'augmente pas au cours des infections virales ou cloisonnées (abcès). Sa concentration initiale lors d'un sepsis a une valeur pronostique. Sa cinétique est très rapide (½ vie < 24 h).
- La protéine C-réactive (CRP) (**élévation de la protéine C-réactive (CRP)**) est une protéine de l'inflammation qui augmente dans de nombreuses situations inflammatoires (infections, cancers), ainsi qu'en cas d'obésité (jusqu'à 30 mg/l au maximum).
- De nombreuses autres protéines augmentent en cas d'inflammation : haptoglobine, orosomucoïde, fraction C3 du complément, protéine SAA (protéine amyloïde A sérique), protéines de la coagulation dont le fibrinogène, ferritine **(ferritine : baisse ou augmentation)** (liste non exhaustive).

B

3.2.3. Cinétique des principaux marqueurs de l'inflammation, permettant de suivre son évolution

- Cette cinétique est illustrée dans le **Tableau 1.**

Tableau 1. CINÉTIQUE DES DIFFÉRENTES PROTÉINES DE LA RÉACTION INFLAMMATOIRE

Type de cinétique	Cinétique rapide 1/2 vie ≤ 1 jour	Cinétique intermédiaire 1 jour < 1/2 vie < 5 jours	Cinétique lente 1/2 vie ≥ 5 jours
Positive	CRP SAA Procalcitonine	Haptoglobine Orosomucoïde Fraction C3 du complément	Fibrinogène
Négative			Albumine Transferrine

CRP : protéine C-réactive (**élévation de la protéine C-réactive (CRP)**) ; SAA : protéine amyloide A sérique.

B

3.3. Mécanismes et causes d'un syndrome inflammatoire dissocié

- L'augmentation des protéines de l'inflammation peut survenir dans d'autres contextes physiologiques (grossesse par exemple) ou pathologiques autres qu'un syndrome inflammatoire. Les concentrations plasmatiques ou sériques des protéines de l'inflammation peuvent donc être modifiées par des circonstances distinctes, ou associées, au syndrome inflammatoire.
- L'haptoglobine peut, par exemple, être diminuée même en cas de syndrome inflammatoire, s'il existe une hémolyse (hémolyse mécanique en cas d'endocardite bactérienne par exemple). La ferritine peut être anormalement normale ou basse (**ferritine : baisse ou augmentation**) en cas de syndrome inflammatoire si une carence martiale s'y associe (cancer du colon par exemple).
- Le fibrinogène peut être diminué, même en cas de syndrome inflammatoire, s'il est consommé (coagulation intravasculaire disséminée).
- Si une insuffisance hépatique est présente, elle modifie la synthèse des protéines et perturbe l'interprétation des dosages sanguins de ces protéines (ex. protéines du complément et fibrinogène).
- Les fractions du complément peuvent augmenter en cours de grossesse en l'absence de syndrome inflammatoire.
- Certains médicaments bloquent la synthèse des protéines de l'inflammation : dans cette situation, le dosage sérique de celle-ci n'est plus interprétable (il peut être bas alors qu'il existe une infection par exemple) (tocilizumab, anticorps monoclonal anti-récepteur de l'IL-6, cytokine majeure de l'inflammation qui augmente la synthèse hépatique des protéines de l'inflammation).
- La vitesse de sédimentation peut être augmentée en l'absence de syndrome inflammatoire, lorsqu'il existe une anémie non inflammatoire ou une hypergammaglobulinémie mono (pic monoclonal) ou polyclonale (**analyse de l'électrophorèse des protéines sériques).**

A

4. Principales causes de syndrome inflammatoire

- Les causes de syndrome inflammatoire (**syndrome inflammatoire aigu ou chronique**) sont variées et doivent être investiguées en fonction du contexte clinique :
  - causes infectieuses ;
  - causes tumorales (hémopathies et cancers solides) ;
  - maladies inflammatoires et auto-immunes ;
  - thromboses vasculaires ;
  - maladies génétiques (syndromes auto-inflammatoires) ;

– médicaments ;
– causes diverses.

- L'exploration d'un syndrome inflammatoire prolongé inexpliqué **(syndrome inflammatoire aigu ou chronique)** recouvre celle d'une fièvre prolongée inexpliquée **(hyperthermie/fièvre)** ***(voir item 190 - Fièvre prolongée).***

B

5. Prise en charge : complications d'un syndrome inflammatoire prolongé

- Outre les conséquences cliniques déjà décrites ci-dessus (**amaigrissement**, thrombose, altération de l'état général), les syndromes inflammatoires prolongés **(syndrome inflammatoire aigu ou chronique)** sont responsables de 2 types de complications : l'amylose inflammatoire AA *(Amyloid Associated)* et une augmentation du risque cardio-vasculaire.

B

5.1. L'amylose AA

- A long terme, les syndromes inflammatoires chroniques peuvent se compliquer d'une amylose AA. L'amylose AA est secondaire à des dépôts extra-cellulaires de produits de dégradation de la protéine SAA (présente en grandes quantités dans le plasma au cours de la réponse inflammatoire), qui se déposent dans les tissus sous forme fibrillaire. L'atteinte rénale est la plus fréquente et doit être dépistée par une recherche de protéinurie **(analyse de la bandelette urinaire)** et l'évaluation de la fonction rénale chez tous les patients qui présentent un syndrome inflammatoire chronique. Les autres atteintes viscérales sont rares. Cette pathologie est devenue rare.

B

5.2. Le risque cardio-vasculaire

- L'inflammation chronique est un facteur de risque d'athérosclérose. Cela a été montré notamment au cours des maladies auto-immunes chroniques (polyarthrite rhumatoïde) où le risque cardiovasculaire est augmenté. Cette atteinte nécessite donc un dépistage et une prise en charge des facteurs de risque classiques cardiovasculaires qui peuvent se surajouter.

Principales situations de départ en lien avec l'item 185 :
« Réaction inflammatoire : aspects biologiques et cliniques. Conduite à tenir »

Situation de départ	Descriptif
Situations cliniques en lien avec le diagnostic	
17. Amaigrissement 21. Asthénie 44. Hyperthermie/fièvre 54. Œdème localisé ou diffus	Les conséquences cliniques d'un syndrome inflammatoire sont locales (chaleur, douleur, rougeur, gonflement), et générales (amaigrissement, asthénie, sarcopénie (diminution de la masse et de la force musculaire, oedèmes).
Situations biologiques en lien avec le diagnostic	
186. Syndrome inflammatoire aigu ou chronique 193. Analyse de l'électrophorèse des protéines sériques 203. Elévation de la protéine C-réactive (CRP) 207. Ferritine : baisse ou augmentation 211. Hypoprotidémie 214. Anomalie des indices érythrocytaires (taux hémoglobine, hématocrite...) 215. Anomalie des plaquettes 217. Baisse de l'hémoglobine 223. Interprétation de l'hémogramme	• Le diagnostic d'un syndrome inflammatoire repose sur une augmentation des protéines de l'inflammation, dont la CRP, le fibrinogène, et la ferritine. • A l'inverse, l'albumine diminue, entraînant une hypoprotidémie. • Ces modifications se traduisent sur l'électrophorèse des protéines sériques par une hypoalbuminémie, une augmentation des alpha-1, et des alpha-2 globulines. Le syndrome inflammatoire, lorsqu'il est prolongé, peut être responsable d'une anémie et d'une thrombocytose. • Au cours de certaines maladies inflammatoires, infectieuses, ou tumorales chroniques, l'hémogramme et le dosage des paramètres inflammatoires est important pour évaluer le contrôle de la maladie.
En lien avec le pronostic, les complications	
306. Dépistage et prévention ostéoporose 182. Analyse de la bandelette urinaire	• L'ostéoporose est une conséquence de l'inflammation chronique. • La bandelette urinaire permet de dépister de façon simple les conséquences à long terme d'un syndrome inflammatoire chronique (atteinte rénale de l'amylose AA).

FICHE DE SYNTHÈSE

- La réaction inflammatoire est partie intégrante de l'immunité innée et se met en place dès les premières heures après l'agression.
- Les cytokines pro-inflammatoires (IL-1, IL-6, TNF-alpha) jouent un rôle clé dans la physiopathologie du syndrome inflammatoire.
- Un syndrome inflammatoire prolongé est responsable d'une thrombocytose et d'une anémie inflammatoire (normo ou microcytaire, arégénérative).
- Les protéines de l'inflammation sont nombreuses et ont des cinétiques d'augmentation et de diminution différentes.
- La procalcitonine est élevée en cas d'infection bactérienne ou parasitaire systémique.
- L'obésité augmente la concentration de la protéine C-réactive (CRP).
- Le syndrome inflammatoire ne suffit pas à expliquer la présence d'une hypergammaglobulinémie.
- Les risques à long terme d'un syndrome inflammatoire sont l'amylose AA (atteinte glomérulaire fréquente, à dépister par recherche de protéinurie) et la survenue de complications de l'athérosclérose.

Chapitre 9 Déficit immunitaire

OBJECTIFS : N° 189. DÉFICIT IMMUNITAIRE

- Connaitre les principales situations cliniques et/ou biologiques faisant suspecter un déficit immunitaire chez l'enfant et chez l'adulte.
- Savoir diagnostiquer un déficit immunitaire commun variable.
- Connaître les complications des traitements immunosuppresseurs.

Rang	Rubrique	Intitulé
A	Définition	Connaître les différences entre déficits immunitaires acquis et héréditaires
B	Prévalence, épidémiologie	Savoir qu'un déficit immunitaire primitif (DIP) peut se révéler à l'âge adulte
A	Diagnostic positif	Savoir quand évoquer le diagnostic de déficit immunitaire chez l'enfant et l'adulte
A	Diagnostic positif	Connaître les signes d'appel évocateurs d'un déficit immunitaire commun variable
A	Diagnostic positif	Connaître les complications des traitements immunosuppresseurs
B	Contenu multimédia	Electrophorèse des protides sériques : hypogammaglobulinémie
B	Examens complémentaires	Connaître les examens paracliniques de première intention pour explorer une hypogammaglobulinémie
B	Prise en charge	Connaître les principes de la prise en charge d'un déficit immunitaire commun variable

Les situations de départ sont indiquées en violet et en gras dans le texte. Elles sont ensuite listées à la fin du chapitre.

A 1. Définition : déficits immunitaires acquis et héréditaires

- Un déficit immunitaire correspond à un défaut quantitatif ou fonctionnel d'au moins une des composantes du système immunitaire (immunité innée comprenant le système du complément, immunité adaptative humorale, immunité adaptative cellulaire). On distingue les déficits immunitaires héréditaires ou primitifs (DIP), qui sont d'origine génétique et rares, des déficits immunitaires secondaires ou acquis **qui sont plus fréquents chez l'adulte (Tableau 1).**
- Le déficit immunitaire commun variable (DICV) est un syndrome correspondant à un groupe hétérogène d'affections caractérisées par un déficit profond en anticorps (notamment IgG et IgA). Les mécanismes physiopathologiques impliqués sont mal connus. Plusieurs mécanismes moléculaires impliquant différents gènes ont été identifiés mais la majorité des DICV n'a pas à ce jour d'identification moléculaire.

B

2. Epidémiologie des déficits immunitaires

- Les déficits immunitaires acquis sont plus fréquents que les DIP. Plus l'âge est élevé, plus la probabilité d'un déficit immunitaire acquis est importante.
- De plus, de nombreux états très fréquents, pathologiques (dénutrition **(dénutrition/malnutrition)**, insuffisance rénale, diabète…), physiologiques (grossesse, vieillissement) ainsi que certaines intoxications (alcoolisme, tabagisme), sont associés à une altération de la réponse immunitaire.
- Les DIP sont des maladies rares. Ils sont généralement révélés durant l'enfance, mais ils peuvent aussi se révéler à l'âge adulte.
- Le déficit isolé en IgA et le DICV sont les DIP humoraux les plus fréquents. Le DICV est le plus souvent diagnostiqué à l'adolescence ou chez l'adulte jeune mais les premiers symptômes remontent souvent à l'enfance.

A

3. Diagnostic positif : évoquer le diagnostic de déficit immunitaire chez l'enfant et l'adulte

A

3.1. Terrain

- L'étude du terrain est essentielle au diagnostic de déficit immunitaire.
- **En faveur d'un DIP :**
  - antécédents familiaux de DIP ;
  - consanguinité ;
  - syndrome malformatif ;
  - l'étude de l'arbre généalogique est essentielle pour identifier le mode de transmission du DIP en cause.
- **En faveur d'un déficit immunitaire secondaire :**
  - traitements (corticoïdes, immunosuppresseurs, chimiothérapie) ;
  - antécédents : infection par le virus de l'immunodéficience humaine (VIH), diabète, néphropathie, hémopathie…

A

3.2. Signes cliniques des déficits immunitaires

- Les signes cliniques des déficits immunitaires sont la conséquence de la perte d'une ou plusieurs des fonctions du système immunitaire **(Tableau 1)**. La perte de la fonction de lutte contre les infections n'est pas forcément celle qui s'exprime en premier, notamment dans le DICV.

3.2.1. Fonction de lutte contre les infections

- L'altération de la fonction de lutte contre les infections aboutit à des infections récurrentes, plus fréquentes, plus graves, durant plus longtemps que dans la population générale ou à germe inhabituel (infections opportunistes).
- **Le type d'infection renseigne sur la composante du système immunitaire atteinte, par exemple :**
  - des infections pyogènes (bactéries extra-cellulaires, responsables d'infections de la peau et des muqueuses et d'infections digestives à entérobactéries) ou fongiques (infections aspergillaires, candidoses systémiques...) sont évocatrices de déficit de l'immunité innée et notamment de neutropénie (agranulocytose). L'illustration classique est l'angine fébrile nécrotique non pultacée chez un enfant ou un adulte jeune en relation avec une neutropénie (donc pas de « pus ») révélatrice d'une leucémie aiguë ;

– des infections à répétition des voies aériennes supérieures (otites, sinusites) et/ou inférieures (bronchites, pneumopathies) à bactéries encapsulées (*Streptococcus pneumoniae, Haemophilus influenzae*) évoquent un déficit de l'immunité humorale ; une **toux** chronique peut traduire une dilatation des bronches secondaires à des infections broncho-pulmonaires répétées ;
– certaines infections digestives sont évocatrices (infection à *Giardia, salmonelles*) ;
– des infections à germes encapsulés, notamment les méningites à *Neisseria meningitidis*, sont aussi évocatrices de déficit en une protéine du système du complément : voie finale commune (complexe d'attaque membranaire), protéine régulatrice de la voie alterne (properdine) ;
– certaines infections dites opportunistes (toxoplasmose cérébrale, cytomégalovirus, *Pneumocystis jiroveci*, cryptococcose, mycobactéries dont la tuberculose) sont évocatrices d'un déficit de l'immunité cellulaire. Ces infections sont souvent révélatrices d'une infection par le **VIH** à l'origine d'une baisse des lymphocytes T $CD4^+$ (**découverte d'un diagnostic positif dépistage rapide VIH**) ;
– des infections à germes encapsulés ou à entérobactérie sont aussi observées en cas de splénectomie ou d'asplénie fonctionnelle.

A 3.2.2. *Fonction de tolérance du soi*

- L'altération de la fonction de tolérance du soi conduit à une fréquence accrue de maladies auto-immunes, notamment des cytopénies auto-immunes, granulomatoses ou entéropathies chroniques dans le cadre des déficits immunitaires humoraux comme par exemple dans le DICV.

A 3.2.3. *Fonction de lutte anti-tumorale*

- La fonction de lutte anti-tumorale aboutit à une fréquence accrue de néoplasies, notamment des hémopathies lymphoïdes en cas de déficit de l'immunité humorale comme par exemple dans le DICV.
- Chez l'enfant, l'ensemble de ces manifestations peut aboutir à une anomalie de croissance staturo-pondérale (retard de croissance) **(anomalie de la croissance staturo-pondérale).**

Tableau 1. DÉFICITS IMMUNITAIRES PRIMITIFS ET SECONDAIRES : CLASSIFICATION SELON LA COMPOSANTE ATTEINTE, PRINCIPALES MANIFESTATIONS ET CAUSES

Composante du déficit immunitaire	Principales manifestations	Principales causes primitives	Principales causes secondaires
Déficit de l'immunité innée	Infections à pyogènes Mycoses (aspergilloses, candidoses systémiques)	Neutropénie congénitale	Neutropénie toxique (chimiothérapie, agranulocytose), radique, auto-immune
Déficit de l'immunité humorale	Infections à germes encapsulés (voies aériennes supérieures et inférieures) Infections digestives Maladies auto-immunes Lymphoproliférations bénignes ou malignes	Déficit immunitaire commun variable (DICV) Déficit en IgA	Immunosuppresseurs Autres causes d'hypogammaglobulinémie (voir Tableau 3)
Déficit du complément	Infections à germes encapsulés (méningite à *Neisseria meningiditis*)	Déficit du complexe d'attaque membranaire, déficit en properdine	-
Déficit de l'immunité cellulaire	Infections opportunistes	Causes rares Déficits immunitaires combinés sévères	Immunosuppresseurs Infection par le VIH
Asplénie	Infections à germes encapsulés, entérobactéries	Asplénie congénitale	Splénectomie Asplénie fonctionnelle (hémopathie malignes, drépanocytose...)

A 4. Signes biologiques évocateurs de déficit immunitaire

- Un déficit immunitaire peut être évoqué devant une anomalie de l'hémogramme (**interprétation de l'hémogramme**).
- L'hémogramme peut montrer directement des signes biologiques de défaut immunitaire (**anomalie des leucocytes**) :
  - une neutropénie aiguë est évocatrice en premier lieu d'une cause médullaire (leucémie, chimiothérapie antitumorale, agranulocytose toxique, radiothérapie), toxique ou infectieuse ;
  - une neutropénie chronique, après avoir écarté une origine auto-immune ou de margination, peut évoquer un DIP de type neutropénie congénitale notamment chez l'enfant ;
  - une lymphopénie inférieure à 1000/mm^3 fait évoquer un déficit immunitaire cellulaire. La réalisation d'un immunophénotypage lymphocytaire (T, B et NK) peut permettre de préciser les sous-populations lymphocytaires déficitaires; de nombreuses causes secondaires de lymphopénie **(Tableau 2)** doivent être évoquées chez l'adulte.
- L'hémogramme peut montrer une cytopénie de mécanisme auto-immun ou lymphoprolifératif : une anémie (**baisse de l'hémoglobine**) et/ou une thrombopénie (**anomalie des plaquettes**), de mécanismes variés, peuvent être rencontrées au cours d'un déficit immunitaire. Il peut s'agir de cause centrale dans le cadre d'un déficit immunitaire secondaire à une hémopathie maligne, ou bien de cytopénies auto-immunes dans le cadre d'un DIP.
- La mise en évidence sur le frottis sanguin (**prescription et analyse du frottis sanguin**) de corps de Howell-Jolly évoque une asplénie (anatomique ou fonctionnelle).

Tableau 2. CAUSES DE LYMPHOPÉNIE SECONDAIRE

Mécanisme	Cause
Défaut de production	Carence en zinc, dénutrition (**dénutrition/malnutrition**)
Excès de catabolisme	Médicaments (chimiothérapies, corticoïdes, immunosuppresseurs), radiothérapie, infections virales (VIH, CMV, autres), maladies auto-immunes (lupus systémique...)
Redistribution	Splénomégalie, granulomatoses (sarcoïdose),
Excès de pertes	Entéropathie exsudative
Autres (multifactoriel ou inconnu)	Autres infections virales et bactériennes, hypercorticisme, insuffisance rénale chronique, lymphomes

CMV : cytomégalovirus ; VIH : virus de l'immunodéficience humaine.

B
- L'analyse de l'électrophorèse des protéines sériques (**interprétation de l'électrophorèse des protéines sériques**) peut déceler une hypogammaglobulinémie (< 5 g/L) dans le cadre d'un déficit immunitaire humoral **(Figure 1).**

Figure 1. (contenu multimédia) **Électrophorèse des protéines sériques montrant une hypogammaglobulinémie sévère (flèche)**

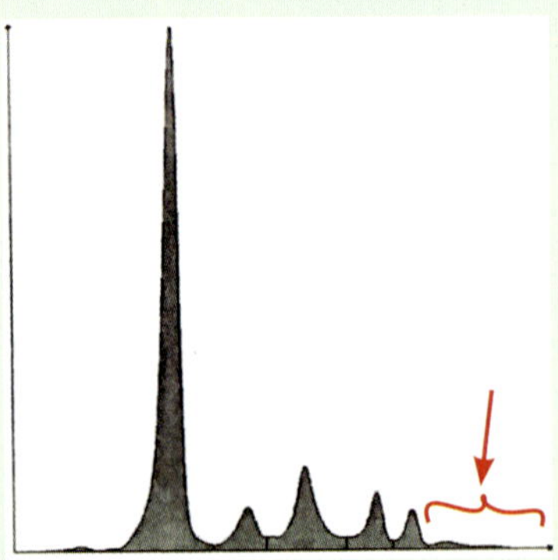

Paramètre	Valeur (g/L)	Normales (g/L)
Albumine	40,5	40,2-47,6
α1-globulines	3,4	2,1-3,5
α2-globulines	8,3	5,1-8,5
β1-globulines	4,0	3,4-5,2
β2-globulines	2,5	3,3-4,7
γ-globulines	1,0	7,5-15,0

A 5. Signes d'appel évocateurs d'un déficit immunitaire commun variable (DICV)

- **Les signes cliniques sont ceux d'un déficit de l'immunité humorale :**
  - infections répétées des voies aériennes supérieures et inférieures à germes encapsulés (sinusites, bronchites, pneumopathies…) ; **toux** chronique évoquant une dilatation des bronches ;
  - **diarrhée** chronique en lien avec une infection (*Giardia, Salmonella, Campylobacter*) ou une lymphoprolifération ;
  - maladies auto-immunes, notamment des cytopénies auto-immunes (**anomalie des plaquettes** : thrombopénie dans le cadre d'un purpura thrombopénique immunologique ; **baisse de l'hémoglobine** dans le cadre d'une anémie hémolytique auto-immune) ;
  - granulomatose ressemblant à une sarcoïdose ;
  - hémopathies lymphoïdes malignes (lymphomes) révélées par un syndrome tumoral (adénopathie **(adénopathies unique ou multiples), splénomégalie, hépatomégalie)**, une anomalie de l'hémogramme **(interprétation de l'hémogramme)** ou une **diarrhée** pour un lymphome du grêle (MALT : *mucosal associated lymphoid tumor*).
- Biologiquement, le diagnostic est évoqué devant une hypogammaglobulinémie sur l'**électrophorèse des protéines sériques** **(interprétation de l'électrophorèse des protéines sériques)**.
- La mise en évidence de cette hypogammaglobulinémie peut être :
  - soit fortuite (**électrophorèse des protéines sériques** réalisée pour un autre motif ou en bilan pré-thérapeutique d'instauration d'un traitement immunosuppresseur dans le cadre d'une maladie auto-immune par exemple) ;
  - soit devant des signes cliniques évocateurs de déficit de l'immunité humorale listé ci-dessus.
- Le diagnostic de DICV est posé après exclusion des causes d'hypogammaglobulinémie secondaire *(voir infra)*.

A 6. Complications des traitements immunosuppresseurs

- Les anti-inflammatoires non stéroïdiens (AINS) **(prescrire des anti-inflammatoires non stéroïdiens (AINS))**, sans appartenir à la classe des immunosuppresseurs à proprement parler, altèrent l'immunité innée avec un risque majoré d'infection à germe pyogène ou de complication grave d'une infection à pyogène (exemple : phlegmon amygdalien compliquant une angine bactérienne) ***(voir item 330 - Prescription et surveillance des classes de médicaments les plus courantes chez l'adulte et chez l'enfant)***.
- Les corticoïdes **(prescrire des corticoïdes par voie générale ou locale)** altèrent l'immunité innée, humorale et cellulaire. Le risque infectieux dépend de la dose quotidienne et de la dose cumulée reçue. Les corticoïdes exposent essentiellement à un risque accru d'infections à pyogènes tout en masquant l'intensité de la réponse inflammatoire rendant les signes cliniques infectieux souvent pauvres (sigmoïdite « abâtardie » par exemple). Cependant, des infections opportunistes peuvent aussi survenir ***(voir item 330)***.
- Les traitements immunosuppresseurs dits « classiques » (azathioprine, cyclophosphamide, mycophénolate mofétil, ciclosporine et inhibiteurs de mTOR), ainsi que les thérapies synthétiques ciblées (médicaments ciblant les voies de signalisation intracellulaires des cellules du système immunitaire : inhibiteurs de la voie JAK-STAT, de SYK…) sont associés à un risque d'infection à germes pyogènes ou opportunistes. Ils peuvent aussi être la cause de neutropénies et de lymphopénies qui augmentent le risque infectieux.
- Les biothérapies exposent elles aussi à un risque d'infections à germes pyogènes, à germes encapsulés ou opportunistes, variables selon la biothérapie utilisée (***voir item 202 - Biothérapies et thérapies ciblées***).
- Les chimiothérapies augmentent le risque infectieux par la neutropénie et/ou la lymphopénie qu'ils induisent.

B 7. Examens de première intention pour explorer une hypogammaglobulinémie

- La limite inférieure de la normale du dosage des gammaglobulines sur une électrophorèse des protéines sériques est variable mais généralement de l'ordre de 7 ou 8 g/L. Il n'y a pas de seuil formel pour déclencher une enquête étiologique : le seuil dépend du tableau clinique et du contexte. L'hypogammaglobulinémie est généralement explorée en cas de dosage des gammaglobulines < 5 g/L sur l'électrophorèse des protéines sériques **(Figure 1)** **(analyse de l'électrophorèse des protéines sériques)**.
- **La stratégie diagnostique comporte plusieurs étapes.**

  Une hypogammaglobulinémie secondaire **(Tableau 3)**, et en particulier une hémopathie lymphoïde, doit en premier lieu être cherchée chez l'adulte.

  Le diagnostic de DICV sera évoqué en cas d'hypogammaglobulinémie, habituellement profonde et symptomatique, sans cause secondaire identifiée.
- **Les examens complémentaires utiles sont :**
  - **En première intention :**
    - analyse de l'hémogramme à la recherche de lymphopénie **(Tableau 2)**, cytopénie ou lymphocytose (lymphoprolifération) ;
    - **analyse de l'électrophorèse des protéines sériques** : aspect de pic monoclonal, hypoalbuminémie qui peut orienter vers une hypogammaglobulinémie par perte rénale (syndrome néphrotique) ou digestive (entéropathie exsudative) ;
    - en cas d'hypoalbuminémie (< 30 g/L), chercher avant tout une perte urinaire : albuminurie à la bandelette urinaire, rapport protéinurie/créatininurie sur échantillon ou protéinurie des 24 heures ;
    - éliminer un myélome à chaines légères : immunofixation des protéines sériques (absence de pic), dosage des chaînes légères libres sériques (myélome à chaînes légères) dans le sang.
  - **En deuxième intention :**
    - La tomodensitométrie (TDM) thoraco-abdomino-pelvienne injectée permet de chercher un thymome ou un syndrome tumoral profond. A l'aide de coupes thoraciques fines haute résolution, il permet également de chercher des bronchectasies compliquant des infections pulmonaires répétées.
    - Le dosage pondéral des IgG, IgA, IgM sériques permet de savoir si le déficit est sélectif (en une classe) ou global (au moins deux classes) comme dans le DICV.
    - L'immunophénotypage lymphocytaire réalisé en cytométrie de flux permet de quantifier les lymphocytes B ($CD19^+$, $CD20^+$), les lymphocytes T ($CD3^+$), les sous-populations lymphocytaires T auxilliaires $CD4^+$ et T cytotoxiques $CD8^+$ et les cellules *natural killer* (NK) ($CD16^+$, $CD56^+$). En cas d'absence de lymphocytes B circulants, on conclura à une agammaglobulinémie si le chiffre de gammaglobulines est inférieur à 1 g/L.
    - Mais surtout, immunophénotypage lymphocytaire étudiant la sous-population des lymphocytes B, qui permet de chercher un clone lymphocytaire B pour porter un diagnostic de :
      - leucémie lymphoïde chronique (le plus fréquent) ;
      - lymphome non hodgkinien, généralement de bas grade de malignité.

Tableau 3. CAUSES D'HYPOGAMMAGLOBULINÉMIE SECONDAIRE

Causes	Détail
Médicamenteuses	Corticoïdes **(prescrire des corticoïdes par voie générale ou locale)**, immunosuppresseurs, rituximab, antiépileptiques
Hémopathies malignes	Lymphoprolifération maligne (myélome à chaines légères, leucémie lymphoïde chronique, plus rarement lymphome)
Pertes en gammaglobulines	Rénale (syndrome néphrotique : importance de chercher une **protéinurie**), entéropathie exsudative, dermatoses étendues (grands brûlés...)

B

8. Connaître les principes de la prise en charge d'un déficit immunitaire commun variable (suivi du patient immunodéprimé)

- Le traitement des complications infectieuses (antibiotiques) doit être précoce, ciblant les germes encapsulés, et adapté au germe si la documentation microbiologique est faite.
- Les **vaccinations** **(vaccinations de l'adulte et de l'enfant)** peuvent avoir un intérêt, leur efficacité étant diminuée mais pas nulle. Les **vaccins vivants atténués sont contre-indiqués.**
- Un traitement substitutif par immunoglobulines polyvalentes par voie intraveineuse ou par voie sous-cutanée est proposé en cas d'infections récidivantes.
- La kinésithérapie respiratoire est indiquée en cas de dilatation des bronches.

Principales situations de départ en lien avec l'item 189 : « Déficit immunitaire »

Situation de départ	Descriptif
En lien avec le diagnostic	
2. Diarrhée	Se voit dans les déficits immunitaires humoraux dont le DICV, en lien avec une infection (Giardia, Salmonella, Campylobacter) ou une entéropathie, voire une granulomatose ou une lymphoprolifération digestive (lymphome du MALT).
6. Hépatomégalie 16. Adénopathies unique ou multiples 58. Splénomégalie	Signes de lymphoprolifération s'associant aux déficits immunitaires humoraux.
167. Toux	Une toux chronique peut traduire une dilatation des bronches secondaires à des infections broncho-pulmonaires répétées dans le cadre des déficits immunitaires humoraux.
26. Anomalie de la croissance staturo-pondérale	Conséquence des infections répétées ou autres complications des déficits immunitaires.
193. Analyse de l'électrophorèse des protéines sériques	Mise en évidence d'hypogammaglobulinémie nécessitant des explorations (seuil : < 5 g/L, à adapter au contexte clinique)
215. Anomalie des plaquettes 216. Anomalie des leucocytes 217. Baisse de l'hémoglobine 223. Interprétation de l'hémogramme	La neutropénie, le plus souvent acquise, est le principal déficit de l'immunité innée. D'autres cytopénies de divers mécanismes peuvent révéler des déficits immunitaires primitifs ou secondaires.
En lien avec le diagnostic étiologique	
193. Analyse de l'électrophorèse des protéines sériques	En cas d'hypogammaglobulinémie, l'électrophorèse des protéines sériques peut révéler un pic monoclonal. Elle peut aussi révéler une hypoalbuminémie qui oriente vers une dénutrition, un syndrome néphrotique ou une entéropathie exsudative.
222. Prescription et analyse du frottis sanguin	La présence de corps de Howell-Jolly est évocatrice d'une asplénie fonctionnelle ou anatomique.
2. Diarrhée 6. Hépatomégalie 30. Dénutrition/malnutrition 16. Adénopathies unique ou multiples 58. Splénomégalie 212. Protéinurie 235. Découverte d'un diagnostic positif dépistage rapide VIH 249. Prescrire des anti-inflammatoires non stéroïdiens (AINS) 251. Prescrire des corticoïdes par voie générale ou locale	Principales causes de déficit immunitaire acquis. Devant une hypogammaglobulinémie, la diarrhée et la protéinurie peuvent évoquer des pertes respectivement digestives (entéropathie exsudative) ou urinaire (syndrome néphrotique) de gammaglobulines. Les adénopathies, hépatomégalie, splénomégalie, anomalie de l'hémogramme peuvent orienter vers une hémopathie maligne. Les AINS altèrent l'immunité innée et augmentent le risque d'infection à germe pyogène ou de complication grave d'une infection à pyogène. Les corticoïdes par voie générale altèrent l'immunité innée, humorale et cellulaire. Ils entrainent un risque accru d'infection à pyogènes mais aussi d'infection opportuniste.
En lien avec la prise en charge	
291. Suivi du patient immunodéprimé	Les risques infectieux, mais aussi en fonction du type de déficit immunitaire, de maladie auto-immune et de lymphoprolifération maligne sont la pierre angulaire des principes d'éducation, de prévention et de surveillance des patients immunodéprimés.
322. Vaccinations de l'adulte et de l'enfant	Les vaccinations sont capitales dans la prévention du risque infectieux de l'immunodéprimé. Elles peuvent être moins efficaces dans les déficits de l'immunité humorale. Les vaccins vivants atténués sont contre-indiqués dans les déficits de l'immunité humorale primitifs ou secondaires.

DICV : déficit immunitaire commun variable ; MALT : mucosal associated lymphoid tumor.

FICHE DE SYNTHÈSE

- Un déficit immunitaire chez l'adulte peut être primitif ou secondaire.
- Chez l'adulte, il faut en priorité rechercher un déficit immunitaire secondaire, beaucoup plus fréquent, avant de retenir un diagnostic de déficit immunitaire primitif.
- Les infections à répétitions ou certaines infections sévères ou inhabituelles doivent faire évoquer la possibilité d'un déficit immunitaire. C'est le type de germe, et/ou la topographie de l'infection et/ou la multiplicité des lésions et/ou la répétition des épisodes qui doivent attirer l'attention et faire évoquer cette possibilité.
- Les infections à bactéries encapsulées (pneumocoque, *Haemophilus influenzae*) doivent faire évoquer la possibilité d'un déficit en anticorps ou une asplénie.
- Le mot « déficit immunitaire » n'est pas synonyme d'infection. Des manifestations non infectieuses (auto-immunes, lymphoproliférations, granulomatoses) font aussi partie du spectre des manifestations des déficits immunitaires.
- Les déficits en anticorps sont les plus fréquents des déficits immunitaires primitifs chez l'adulte.
- Une asplénie expose à un risque d'infection sévère à bactéries encapsulées. Elle doit être évoquée devant la présence de corps de Howell-Jolly sur le frottis sanguin.

Chapitre 10

Fièvre prolongée

OBJECTIFS : N° 190. Fièvre prolongée

➔ Connaître les principales causes d'une fièvre prolongée et savoir développer l'enquête étiologique.

Rang	Rubrique	Intitulé
A	Définition	Définition d'une fièvre prolongée "classique"
A	Étiologie	Connaitre les 3 principales catégories de causes de fièvres prolongées
A	Étiologie	Connaitre les principaux signes cliniques dans l'enquête étiologique d'une fièvre prolongée
A	Étiologie	Citer les principales infections responsables de fièvre prolongée
A	Étiologie	Citer les principales causes non infectieuses de fièvre prolongée
B	Examens complémentaires	Connaitre l'indication des examens d'imagerie devant une fièvre prolongée
B	Examens complémentaires	Connaître la démarche diagnostique et la stratégie de hiérarchisation des examens complémentaires

Les situations de départ sont indiquées en violet et en gras dans le texte. Elles sont ensuite listées à la fin du chapitre.

A 1. Définition d'une fièvre prolongée « classique »

- La fièvre prolongée « classique » **(fièvre/hyperthermie)** survient chez un sujet sans terrain particulier, et est **définie par trois critères** :
  - température ≥ 38,3°C à plusieurs reprises ;
  - depuis ≥ 3 semaines ;
  - sans cause identifiée après investigations appropriées menées durant trois jours d'hospitalisation ou après trois consultations. Il n'y a pas de liste pré-établie et définitive de ces investigations qui varient selon le contexte clinique de chaque patient.
- Cette définition a été établie pour l'inclusion des patients dans les travaux de recherche mais doit être adaptée selon la situation clinique : un patient ayant 38°C et un syndrome inflammatoire persistant **(syndrome inflammatoire aigu ou chronique)** sera, en pratique, pris en charge comme une fièvre prolongée.
- Il est important de rappeler que la température doit être prise uniquement au repos (une température de 38°C après un effort l'été en plein soleil n'est pas anormale).
- La fièvre prolongée est dite « classique », afin de la distinguer des fièvres prolongées survenant chez des sujets ayant des terrains particuliers : infection par le virus de l'immunodéficience humaine (VIH), séjour hospitalier, neutropénie… Dans ces contextes spécifiques, la prise en charge d'une fièvre prolongée fera évoquer rapidement certaines hypothèses rarement envisagées de prime abord en cas de fièvre prolongée classique (par exemple, une cryptococcose chez un patient ayant une infection par le VIH au stade SIDA).

A

2. Principales catégories de causes de fièvres prolongées

- Les trois principales catégories de causes de fièvres prolongées sont les suivantes :
  - infectieuses ;
  - néoplasiques ;
  - et inflammatoires non infectieuses.
- Historiquement, les causes infectieuses étaient les plus fréquentes. C'est encore le cas, notamment dans les pays en développement. Dans les autres pays, les causes infectieuses sont devenues proportionnellement moins fréquentes, et ce sont les causes néoplasiques et inflammatoires qui dominent.

A

3. Principaux signes cliniques dans l'enquête étiologique d'une fièvre prolongée

- **L'examen clinique** est une étape essentielle de l'enquête étiologique.
- Il est recommandé de répéter l'interrogatoire et l'examen physique, le point d'appel clinique décisif pour le diagnostic n'étant souvent trouvé qu'après plusieurs examens.
- **Il n'existe pas d'algorithme validé** permettant de décrire la séquence des signes cliniques et paracliniques à chercher pour aboutir au diagnostic étiologique d'une fièvre prolongée. Cette démarche sera conduite en tenant compte des trois principales causes de fièvre prolongée.
- **L'anamnèse** colligera tous les éléments qui pourront apporter un indice à l'enquête étiologique. Par exemple (liste non exhaustive) :
  - consommation d'alcool et de tabac, qui augmente le risque de cancer ;
  - contact avec des animaux ou insectes (morsures ou piqures) ;
  - voyages récents, professions ou activités de loisir ;
  - contage tuberculeux, y compris ancien ;
  - rapports sexuels à risque ;
  - prises de médicaments ;
  - chercher des symptômes que le patient pourrait ne pas spontanément rapporter, comme par exemple des douleurs testiculaires (suggérant une orchite, fréquente dans certaines maladies inflammatoires).
- **L'examen physique** cherche des signes d'orientation vers une maladie infectieuse, inflammatoire, ou néoplasique. Il est complété par une bandelette urinaire et une intradermo-réaction à la tuberculine. Un examen gynécologique doit être proposé chez les femmes, ainsi qu'un examen de la prostate et des organes génitaux chez l'homme. La **Figure 1** indique certains éléments à ne pas omettre.

Figure 1. **Exemples de signes cliniques à rechercher lors de l'examen physique devant une fièvre prolongée (voir tableau des situations de départ).**

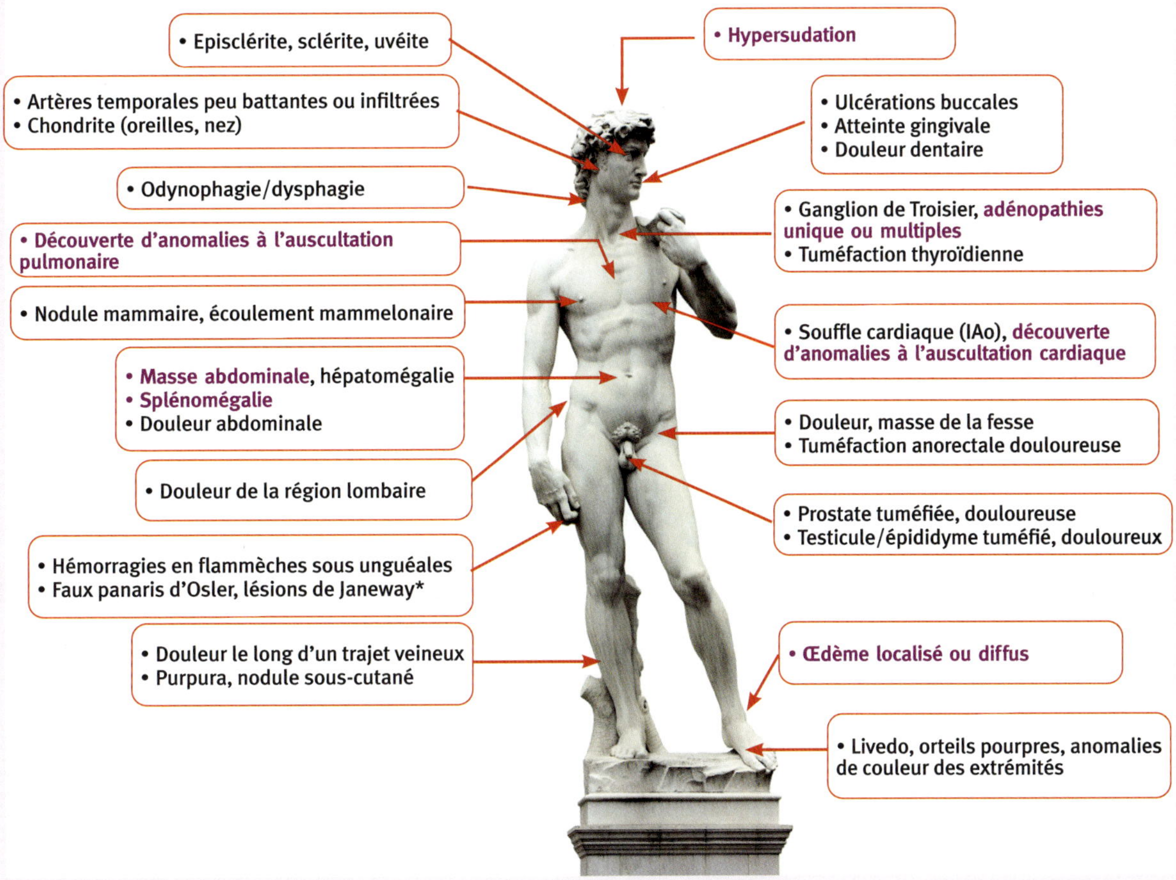

IAo : insuffisance aortique.

*Lésions de Janeway (ou érythrose palmaire de Janeway) : placard érythémateux, non douloureux, palmoplantaire.

A 4. Principales causes infectieuses et non infectieuses de fièvre prolongée

- La fréquence relative des causes de fièvre prolongée (infectieuse ou non infectieuse) varie selon la région géographique (plus de causes infectieuses dans les pays en développement), le mode de recrutement des patients (un hôpital particulièrement spécialisé en maladies infectieuses ne verra pas les mêmes patients qu'un hôpital de cancérologie), l'âge (une artérite à cellules géantes ne sera envisagée que chez les personnes âgées de plus de 50 ans) et les données épidémiologiques (notion d'exposition en rapport avec un voyage ou un comportement à risque par exemple). Ainsi, les causes qui apparaissent dans le **Tableau 1** sont mentionnées à titre indicatif, elles sont classées en causes fréquentes et moins fréquentes.

- **Deux points sont à souligner :**
  - en addition aux causes infectieuses, néoplasiques ou inflammatoires, d'autres causes plus rares, mais nombreuses, peuvent être envisagées ;
  - la proportion des patients pour lesquels aucune cause n'est identifiée est importante, pouvant dépasser 30 % (la majorité de ces fièvres prolongées inexpliquées guérissent spontanément malgré l'absence de diagnostic étiologique).

A 4.1. Causes infectieuses

- Les principales causes infectieuses de fièvre prolongée sont les infections virales, la tuberculose, et les endocardites.
- Il est particulièrement important de considérer cette hypothèse en cas de matériel étranger (pace-maker, matériel prothétique, pontage et autres dispositifs intra-vasculaires).

A 4.2. Causes non infectieuses

- Les principales causes non infectieuses de fièvre prolongée sont les cancers (dont les hémopathies), les médicaments, et d'autres causes rares.
- Les fièvres médicamenteuses doivent être évoquées systématiquement. La liste des médicaments potentiellement en cause est importante, et ils peuvent avoir été introduits plusieurs mois avant l'apparition de la fièvre.

Tableau 1. CAUSES FRÉQUENTES ET MOINS FRÉQUENTES DE FIÈVRE PROLONGÉE

Catégorie	Causes fréquentes	Causes plus rares
Causes infectieuses	• Tuberculose (souvent extra-pulmonaire) • Endocardite infectieuse (à hémoculture négative souvent) • Primo-infection EBV • Primo-infection CMV • Paludisme • Dengue	• Bartonellose • Brucellose • Fièvre typhoïde • Abcès profond • Infection urinaire • Infection par le VIH • Infection ostéo-articulaire • Rickettsiose • Leptospirose • Hépatites virales A, B, E • Maladie de Whipple • Infections à mycobactéries
Causes non infectieuses : **- *Néoplasie***	• Lymphome malins Hodgkiniens et non Hodgkiniens • Leucémie • Maladie de Waldenström • Cancer solide (rein, ovaire, foie, estomac, pancréas...)	• Myélodysplasie • Mésothéliome • Myélome multiple
- *Maladies inflammatoires*	• Artérite à cellules géantes • Pseudopolyarthrite rhizomélique • Lupus systémique • Maladies inflammatoires chroniques de l'intestin	• Vascularites des petits vaisseaux • Polyarthrite rhumatoïde • Maladie de Still de l'adulte
- *Causes diverses*	• Fièvre médicamenteuse • Maladie thromboembolique • Hyperthyroïdie	• Thyroïdite de De Quervain • Syndromes auto-inflammatoires • Syndrome d'activation lympho-histiocytaire • Fièvre factice

CMV : cytomégalovirus ; EBV : Epstein Barr virus ; VIH : virus de l'immunodéficience humaine.

B

5. Indications et stratégie de hiérarchisation des examens complémentaires devant une fièvre prolongée

- Comme mentionné plus haut :
  - **aucun algorithme n'est validé** pour guider la prescription des examens complémentaires ;
  - **le contexte épidémiologique et les données de l'examen clinique doivent guider** la démarche diagnostique **(demande/prescription raisonnée et choix d'un examen diagnostique)**.
- **La liste proposée ci-dessous réunit les examens pratiqués en première intention,** tenant compte des principales causes décrites ci-dessus. Les résultats pourront apporter des pistes d'orientation du diagnostic :
  - **Examens biologiques :**
    - hémogramme, avec analyse du frottis sanguin ;
    - protéine C-réactive **(élévation de la protéine C-réactive (CRP))** ;
    - électrophorèse des protéines sériques ;
    - ionogramme sanguin, créatinine, calcémie ;
    - transaminases, gamma glutamyl-transférase (GGT), phosphatases alcalines, bilirubine ;
    - créatine kinase (CK), lacticodéshydrogénase (LDH) ;
    - TSHus (thyroid-stimulating hormone ultra-sensible);
    - temps de céphaline activé, temps de Quick, fibrinogène ;
    - ferritine ;
    - anticorps antinucléaires, facteur rhumatoïde, anticorps anti-cytoplasme des polynucléaires neutrophiles ;
    - protéinurie (rapport protéinurie/créatininurie sur échantillon urinaire).
  - **Examens microbiologiques :**
    - hémocultures (x 3), avant toute antibiothérapie ;
    - examen cytobactériologique des urines ;
    - sérologies Epstein Barr virus (EBV), cytomégalovirus (CMV), virus de l'immunodéficience humaine (VIH) (et autres en fonction de l'épidémiologie).
  - **Examens d'imagerie (demande/prescription raisonnée et choix d'un examen diagnostique) :**
    - au minimum : radiographie thoracique et échographie abdomino-pelvienne ;
    - le plus souvent : tomodensitométrie (TDM) thoraco-abdomino-pelvienne (proposé à la place des deux précédents examens, dans le respect de ses contre-indications), avec injection de produit de contraste (sauf contre-indication) ;
    - échocardiographie trans-thoracique si les données cliniques sont compatibles avec une endocardite ;
    - parfois, en fonction du contexte clinique :
      - TDM des sinus ;
      - panoramique dentaire ;
      - mammographie.

B

- **Les résultats de cette première ligne d'examens complémentaires associés aux données de l'examen clinique permettront :**
  - soit d'aboutir au diagnostic,
  - soit de guider les explorations « de seconde ligne » : celles-ci seront décidées après la répétition de l'examen clinique, qui pourra révéler de nouvelles pistes.

  Certains examens ne sont pas utiles devant une fièvre prolongée, par exemple les marqueurs tumoraux.

  Certains peuvent être répétés, par exemple l'échographie cardiaque, pour chercher des signes d'endocardite infectieuse.

- **Les examens complémentaires de seconde ligne** restent guidés par les premiers résultats de l'examen physique et des examens ci-dessus : il peut s'agir d'endoscopies, de biopsies (par exemple une biopsie de l'artère temporale chez une personne âgée de plus de 50 ans), d'examens de biologie moléculaire, d'une imagerie par résonance magnétique (IRM) cérébrale.

  Leur liste est très large et toute prescription doit être discutée en fonction des données précédentes.

- Notons qu'en l'absence de piste d'orientation diagnostique, la prescription d'une tomographie par émission de positons (TEP)-TDM au ^{18}FDG (fluoro-2-désoxyglucose) peut se justifier. L'examen est capable de localiser les foyers inflammatoires, granulomateux, infectieux ou néoplasiques. S'il est normal, cela prédirait une évolution spontanément favorable de la fièvre prolongée.

- Enfin, la démarche diagnostique peut parfois se terminer par un traitement pragmatique sans diagnostic formel, qui sera décidé en raison de la sévérité de l'atteinte de l'état général et de la persistance de la fièvre. Il s'agira par exemple d'une corticothérapie lorsqu'une maladie de Still de l'adulte est envisagée, ou encore d'un traitement antituberculeux chez le sujet à risque (sujet âgé ou ayant séjourné en zone d'endémie) ou en cas de granulomatose documentée.

  Toutefois, la décision d'un traitement d'épreuve restera l'exception, prise de façon collégiale idéalement.

Situations de départ en lien avec l'item N° 190 : « Fièvre prolongée »

Situation de départ	Descriptif
Étant donné la multitude des causes possibles de fièvre prolongée, de très nombreuses situations de départ pourraient théoriquement trouver leur place ici. Il n'est bien entendu pas possible de les faire toutes figurer et celles qui apparaissent ci-dessous sont citées à titre indicatif.	
En lien avec la définition	
44. Hyperthermie/fièvre	Une fièvre prolongée est définie par une température supérieure ou égale à 38,3°C, à plusieurs reprises, pendant au moins trois semaines.
Situations cliniques en lien avec l'étiologie	
18. Découverte d'anomalies à l'auscultation cardiaque	L'apparition d'un souffle inconnu au préalable sera en argument en faveur du diagnostic d'endocardite infectieuse (encore plus s'il s'agit d'un souffle diastolique d'insuffisance aortique, beaucoup moins banal qu'un souffle systolique).
2. Diarrhée 4. Douleur abdominale 6. Hépatomégalie 8. Masse abdominale 15. Anomalies de couleur des extrémités 16. Adénopathies unique ou multiples 17. Amaigrissement 20. Découverte d'anomalies à l'auscultation pulmonaire 22. Diminution de la diurèse 25. Hypersudation 36. Douleur de la région lombaire 40. Ecoulement mammelonaire 52. Odynophagie/dysphagie 54. Œdème localisé ou diffus 58. Splénomégalie	Ces situations de départ constituent des éléments cliniques majeurs dans le cadre de l'identification de la cause d'une fièvre prolongée. Inversement, devant ces situations de départ, une fièvre (et/ou un syndrome inflammatoire) doit être évalués. Cette liste ne peut évidemment pas être exhaustive.
Situations paracliniques en lien avec l'étiologie	
178. Demande/prescription raisonnée et choix d'un examen diagnostique 186. Syndrome inflammatoire aigu ou chronique 203. Elévation de la protéine C-réactive (CRP)	La stratégie diagnostique est fondée sur les données de l'examen clinique, avec des examens qui doivent être réalisés en fonction du contexte, et d'autres qui doivent être réalisés systématiquement. Les fièvres prolongées s'accompagnent souvent d'un syndrome inflammatoire chronique, qui n'est pas spécifique mais qui aide à différencier des fièvres factices par exemple.

FICHE DE SYNTHÈSE

- Une fièvre prolongée «classique» répond à trois critères :

– Température ≥ 38,3°C à plusieurs reprises ;

– depuis ≥ 3 semaines ;

– sans cause identifiée après investigations appropriées menées durant trois jours d'hospitalisation ou après trois consultations. Il n'y a pas de liste pré-établie et définitive de ces investigations qui varient selon le contexte clinique de chaque patient.

- Avant d'envisager les explorations, il faut s'assurer que le patient a réellement une fièvre prolongée.
- L'examen clinique est l'étape primordiale dans l'enquête étiologique d'une fièvre prolongée. Il faut savoir le répéter sans relâche.
- Il faut d'abord évoquer la forme atypique d'une maladie fréquente avant d'évoquer une maladie rare.
- Les examens complémentaires doivent être orientés en fonction de la clinique et réalisés de façon raisonnée, dans le cadre d'une stratégie diagnostique réfléchie.
- Un traitement d'épreuve est rarement justifié, il est réservé à des situations urgentes où le pronostic vital est en cause...
- En l'absence de diagnostic final, le pronostic d'une fièvre prolongée est généralement bon.

FOCUS SUR 3 CAUSES DE FIÈVRE PROLONGÉE

Maladie de Whipple

- Dans la maladie de Whipple, la fièvre prolongée est souvent intermittente. Elle est présente dans 30 à 50 % des cas. Elle est associée à des arthralgies intermittentes (75 % des cas), bilatérales et symétriques, parfois inflammatoires mais non destructrices. Ces arthralgies peuvent précéder le diagnostic de plusieurs mois à quelques années. L'atteinte digestive associe des douleurs abdominales avec une diarrhée chronique responsable d'amaigrissement dans plus de 80 % des cas. La diarrhée chronique entraîne fréquemment une dénutrition. Les patients peuvent présenter des adénopathies périphériques et profondes (40-65 %), des signes neurologiques comme des troubles cognitifs ou neuromusculaires (20-40 %), et plus rarement une endocardite et des manifestations ophtalmologiques (uvéite).
- Le diagnostic repose sur les arguments cliniques et la présence d'une infiltration macrophagique prenant le PAS (Periodic Acid Schiff, qui colore les polysaccharides) au sein de la muqueuse digestive. La mise en évidence de *T. Whipplei* par PCR dans différents liquides biologiques (sang, liquide céphalo-rachidien (LCR), liquide articulaire, synoviale, selles, salive) confortent ce diagnostic.

Maladie de Still de l'adulte

- C'est une maladie inflammatoire qui atteint préférentiellement le sujet de moins de 40 ans. Les patients présentent une altération de l'état général avec une fièvre hectique, parfois intermittente, souvent très élevée (40-41°C), plutôt vespérale, accompagnée d'arthralgies ou d'arthrites et de pharyngite. Il peut exister une éruption cutanée maculo-papuleuse, saumonée, pseudo-urticarienne non prurigineuse, contemporaine de la fièvre. Le syndrome inflammatoire est important avec une hyperleucocytose à polynucléaires neutrophiles, une cytolyse hépatique et une hyperferritinémie avec une baisse de la fraction glycosylée de la ferritine.
- La maladie de Still est souvent un diagnostic d'exclusion qui nécessite l'exclusion des autres maladies inflammatoires du sujet jeune (notamment vascularites...).

Syndromes auto-inflammatoires

- Les fièvres auto-inflammatoires représentent une cause de fièvre habituellement intermittente. Certaines d'entre elles sont héréditaires monogéniques. Il faut savoir évoquer ce type d'étiologie devant l'association : 1) de poussées fébriles répétées, dès l'enfance ou l'adolescence, avec ou sans périodicité, 2) de douleurs abdominales, d'arthralgies, de myalgies et de signes cutanés, 3) d'un syndrome inflammatoire concomitant des poussées qui disparaît spontanément après l'accès fébrile, 4) de l'absence de signe clinico-biologique entre les poussées et d'antécédents familiaux de symptômes comparables (arbre généalogique).
- La fièvre méditerranéenne familiale (ou maladie périodique) est la plus fréquente des fièvres auto-inflammatoires héréditaires monogéniques notamment dans les populations originaires du pourtour méditerranéen. La maladie débute avant l'âge de 20 ans dans 85 % des cas. Elle associe une fièvre intermittente de 36 heures en moyenne, des arthralgies et des sérites (péritonite, péricardite, pleurésie...). Dans un tiers des cas des signes cutanés sont présents (pseudo-érysipèle, purpura). Le diagnostic repose sur les signes cliniques et l'analyse génétique qui montre le plus souvent des mutations dans le gène MEFV (MEditerranean FeVer). La colchicine est le traitement de référence de cette maladie.

CHAPITRE 11

Fièvre chez un patient immunodéprimé

OBJECTIFS : N° 191. FIÈVRE CHEZ UN PATIENT IMMUNODÉPRIMÉ

- Connaître les situations d'urgence et les grands principes de la prise en charge.
- Connaître les principes de la prise en charge en cas de fièvre aiguë chez un patient neutropénique.
- Connaître les principes de prévention des infections chez les patients immunodéprimés.

Rang	Rubrique	Intitulé
A	Définition	Connaître la définition de la neutropénie fébrile
B	Prévalence, épidémiologie	Connaître les facteurs de risque des principales infections fongiques
A	Diagnostic positif	Connaître les caractéristiques de l'examen clinique en cas de neutropénie fébrile
A	Éléments physiopathologiques	Citer les 3 principales portes d'entrée de fièvre du neutropénique
A	Identifier une urgence	Reconnaître le caractère urgent de la prise en charge thérapeutique d'une neutropénie fébrile et d'un patient immunodéprimé fébrile
B	Étiologie	Citer les principaux agents infectieux responsables d'infection en fonction des situations d'immunodépression
B	Examens complémentaires	Connaître les examens complémentaires à effectuer chez le neutropénique fébrile en fonction de l'orientation clinique
B	Prise en charge	Connaître les principes du traitement antibiotique de la neutropénie fébrile, en fonction de sa profondeur
B	Prise en charge	Connaître les grands principes de la prévention du risque infectieux chez l'asplénique et le traitement d'urgence de l'asplénique fébrile
B	Prise en charge	Connaître les indications et contre-indications vaccinales chez l'immunodéprimé

Les situations de départ sont indiquées en violet et en gras dans le texte. Elles sont ensuite listées à la fin du chapitre.

A 1. Définitions des différents types d'immunodépression

- Les déficits immunitaires sont primitifs ou secondaires. Il faut toujours chercher en priorité un déficit immunitaire secondaire avant d'évoquer une forme primitive. Les principaux déficits immunitaires sont détaillés dans **l'item 189**.
- **On distingue 4 types d'immunodépression :**
  - Les **déficits de l'immunité** humorale qui correspondent à une hypogammaglobulinémie ou à une agammaglobulinémie (**analyse de l'électrophorèse des protéines sériques**). Il s'agit d'un déficit quantitatif et parfois qualitatif en anticorps. Les causes secondaires d'hypogammaglobulinémie sont listées dans ***l'item 189 - Déficits immunitaires***. De nombreuses causes de déficits primaires en anticorps existent. La plus fréquente est le **déficit immunitaire commun variable** (DICV).

- Les **déficits de l'immunité cellulaire** qui touchent les **lymphocytes T**. L'exemple caractéristique est l'infection par le VIH avec une lymphopénie T $CD4^+$ **(découverte diagnostic positif dépistage rapide VIH)**. Cette situation se rencontre également dans un certain nombre de situations acquises comme chez les patients transplantés sous immunosuppresseurs. Il existe des déficits immunitaires primitifs très graves touchant l'immunité cellulaire se révélant lors des premières semaines de vie (déficit immunitaire combiné sévère).
- Les **neutropénies, congénitales ou acquises** Les causes secondaires (à évoquer en priorité) sont la neutropénie acquise du fait de traitements cytotoxiques, le diabète et la corticothérapie prolongée.
- L'**asplénie**, qu'elle soit congénitale (patient sans rate à la naissance), suite à une splénectomie (post-traumatique thérapeutique au cours des cytopénies auto-immunes par exemple) ou fonctionnelle (drépanocytose, maladies de surcharge comme la Maladie de Gaucher par exemple). La présence de corps de Howell-Jolly sur le frottis est évocatrice d'une asplénie **(prescription et analyse du frottis sanguin)**.

• Ces situations d'immunodépression exposent les patients à des infections qui peuvent mettre en jeu le pronostic vital et justifier des prises en charge diagnostiques et thérapeutiques en extrême urgence. Les patients immunodéprimés sont exposés à des infections communautaires **plus fréquentes et plus graves** que les patients immunocompétents et le risque d'infection nosocomiale est accru.

• L'expression clinique des infections chez les patients immunodéprimés **peut être moins évocatrice** que chez un immunocompétent et doit conduire le clinicien à chercher très facilement une complication infectieuse devant une situation clinique atypique ou anormale chez un patient immunodéprimé.

• Les infections chez les patients immunodéprimés peuvent aussi être révélatrices du déficit immunitaire.

B

2. Principaux agents pathogènes responsables d'infections en fonction du type de déficit immunitaire

2.1. Principaux agents infectieux en cas d'hypogammaglobulinémie

• Le risque infectieux associé aux hypogammaglobulinémies **(analyse de l'électrophorèse des protéines sériques)** est un risque d'infection bactérienne à pyogènes encapsulés (*Streptococcus pneumoniae, Haemophilus influenza*). Ce déficit immunitaire entraine des infections de localisation ORL et/ou pulmonaires (sinusites à répétition, otites à répétition, pneumopathies bactériennes). Si le diagnostic d'hypogammaglobulinémique est tardif, apparaît **une dilatation des bronches**, conséquence d'infections répétées des voies respiratoires inférieures. En conséquence, d'autres pathogènes peuvent coloniser le patient, et être responsables de surinfections (*Staphylococcus aureus*, bacille gram négatif dont *Pseudomonas aeruginosa, Aspergillus*).

• Des causes plus rares de fièvre peuvent être les infections digestives à Salmonelles, *Campylobacter* ou *Giardia intestinalis* nécessitant la réalisation de coprocultures et d'examens parasitologiques de selles **(prescription et interprétation d'un examen microbiologique des selles)**.

2.2. Principaux agents infectieux en cas de déficit de l'immunité cellulaire

• Les infections impliquent des **germes opportunistes : *Pneumocystis jiroveci, Toxoplasma gondii,*** *Cryptococcus neoformans*, infection par les virus du groupe Herpès en particulier le cytomégalovirus (CMV) et le virus varicelle zona (VZV).

• Un patient infecté par le **VIH (découverte diagnostic positif dépistage rapide VIH)**, quel que soit le stade de son infection, est exposé à un risque augmenté d'**infections bactériennes respiratoires**, en particulier les infections à **pneumocoque** et la **tuberculose**. D'autres infections communautaires sont possibles, telles que les candidoses buccales ou génitales, les infections herpétiques, mais aussi le zona. Par ailleurs, il est exposé à d'autres types d'infections selon son **taux de lymphocyte T $CD4^+$**:

B – **< 200 lymphocytes T CD4⁺/mm³, infections opportunistes.** Les deux plus fréquentes sont :

- ***La pneumocystose pulmonaire***, qui dans ce contexte doit être évoquée devant tout signe respiratoire. Elle se caractérise par une atteinte respiratoire fébrile avec une **toux** non productive et une **dyspnée**, une auscultation pulmonaire classiquement normale et un syndrome interstitiel radiologique.
- ***La toxoplasmose cérébrale,*** qui doit être évoquée devant tout signe neurologique central et doit être traitée de manière probabiliste si le scanner cérébral ou l'IRM trouve(nt) des images compatibles (le plus souvent sous forme d'abcès donnant un aspect en « cocarde »).

– **< 100 lymphocytes T CD4⁺/mm³) :** une méningo-encéphalite à Cryptocoque (*Cryptococcus neoformans*), une rétinite à CMV (**anomalie de la vision**), une infection disséminée à mycobactéries atypiques doivent être cherchées.

2.3. Principaux agents infectieux sous immunosuppresseurs

- La prescription fréquente de **corticoïdes** dans les maladies auto-immunes altère l'immunité cellulaire et l'immunité humorale. Les patients peuvent en plus recevoir un traitement immunosuppresseur ou une biothérapie qui majore ce risque. Ces risques sont identiques à ceux des patients transplantés d'organe. Ainsi, ces patients peuvent infections opportunistes telles qu'une pneumocystose ou une infection par CMV. Ils peuvent aussi présenter un risque augmenté d'infections à pneumocoque (*Streptococcus pneumoniae*), et de réactivation de tuberculose latente.
- Les patients atteints de rhumatismes inflammatoires ou de maladies inflammatoires du tube digestif traités par **anti-TNF alpha** sont exposés à un risque accru d'infections. Ces infections sont essentiellement à germes intracellulaires comme la tuberculose **(prise en charge d'un patient présentant une tuberculose bacillifère)** mais aussi virus varicelle zona (VZV), fongiques, bactériennes.

2.4. Principaux agents pathogènes au cours d'autres situations d'immunodépression

- La fièvre est souvent absente ou modérée chez les patients cirrhotiques ou insuffisants rénaux chroniques/dialysés infectés.

  – ***Diabète***

  La fièvre chez un patient diabétique doit faire rechercher une infection des parties molles, souvent associée à une ostéite au niveau des phalanges et/ou des métatarsiens. Ces infections correspondent à des complications de **pied diabétique** et sont souvent pluri-bactériennes. D'autres infections fréquentes sont les **infections urinaires**, favorisées par une vidange vésicale incomplète dans le cadre d'une neuropathie.

  – ***Cirrhose***

  Les infections bactériennes sont responsables d'un quart des décès des patients cirrhotiques. Les patients cirrhotiques sont particulièrement exposés à des pneumonies bactériennes et à des **infections spontanées du liquide d'ascite**. Ces dernières sont dans 80 % des cas dues à des infections à bacilles Gram négatif. La fièvre est souvent absente chez le patient cirrhotique sévère infecté.

  – ***Insuffisance rénale chronique***

  Les patients traités par dialyse péritonéale sont exposés au risque de péritonite. Les patients hémodialysés sont exposés à des risques de **septicémie** à ***Staphylococcus aureus***, essentiellement à point de départ cutané (abords vasculaires).

2.5. Facteurs de risque des principales infections fongiques

- Les principaux champignons responsables d'infections chez l'homme sont les levures (Candida, *Cryptococcus neoformans*, Trichosporon), les champignons filamenteux (Aspergillus, les mucorales, Fusarium) et les champignons dimorphiques (*Histoplasma*). En France, les mycoses profondes et systémiques sont dues essentiellement aux 2 champignons opportunistes et ubiquitaires, Candida et Aspergillus.

B
- Les patients les plus à risque d'infection fongique invasive sont ceux traités par une chimiothérapie neutropéniante, les greffés de moelle osseuse et d'organes solides, ainsi que certains patients de soins intensifs avec multiples facteurs de risque (antibiotiques à large spectre, cathéters intravasculaires, insuffisance rénale, dialyse, intubation de longue durée). Leur présentation clinique est peu spécifique et chez les patients à risque il faut les rechercher devant un état septique, un foyer radiologique ou des lésions cutanées **(consultation du suivi en cancérologie)**.

A

3. Infections en cas de neutropénie

3.1. Définition de la neutropénie et de la neutropénie fébrile

- Une neutropénie (**anomalie leucocytes ; interprétation de l'hémogramme**) est définie par un chiffre de polynucléaires neutrophiles (PNN) < 1500/ mm^3, mais **la survenue de fièvre à moins de 500 neutrophiles/mm^3** ou < 1000 /mm^3 avec une diminution prévisible en dessous de 500, est une urgence thérapeutique justifiant une antibiothérapie sans délai. La situation la plus fréquente est la neutropénie secondaire à une chimiothérapie anticancéreuse survenant en principe 2 à 10 jours après l'administration selon le produit.
- **La fièvre** (**hyperthermie/fièvre**), dans cette situation, est définie par une température ≥ 38,3°C une seule fois ou de prise de température ≥ 38°C à 1 heure d'intervalle. Une **hypothermie** a la même signification.
- Une **élévation de la protéine C-réactive (CRP)** chez un patient neutropénique justifie en priorité la recherche d'une infection.

3.2. Principales portes d'entrée chez le patient neutropénique

- **Le risque infectieux est proportionnel à la profondeur et à la durée de la neutropénie.** Dans près de 60 % des cas, on ne retrouve ni foyer infectieux, ni germe, et le patient devient apyrétique sous antibiotique. Dans 10 % des cas, l'origine de la fièvre n'est pas infectieuse, mais elle est liée à la progression de la maladie, ou à une autre cause (réaction allergique, une thrombose …).
- **Trois portes d'entrée principales existent :**
  - porte d'entrée digestive, liée à une altération de l'épithélium intestinal, lésé par l'action des chimiothérapies cytotoxiques ;
  - porte d'entrée buccale du fait d'une **mucite** **(anomalie des muqueuses)** ;
  - porte d'entrée cutanée, favorisée par les voies d'abord veineuses (au niveau du site de ponction) ; contamination des cathéters centraux par la voie cutanée (contamination extra luminale) ; possibilité de contamination endoluminale en cas de manipulations septiques des raccords **(prévention des infections liées aux soins).**

B

3.3. Principaux agents infectieux au cours des neutropénies

- En cas de porte d'entrée digestive, les bacilles gram négatif (entérobactéries) sont habituellement impliqués et le risque est lié à une infection par ***Pseudomonas aeruginosa*** car ce germe est associé à une mortalité élevée. Les infections à porte d'entrée buccale sont des infections à streptocoques principalement et les infections à porte d'entrée cutanée sont des infections à staphylocoques (*Staphylococcus aureus* et staphylocoques à coagulase négative avec une probabilité élevée de **staphylocoques résistants à la méthicilline**).
- Si la neutropénie se prolonge (> 4 semaines), le risque fongique devient important, avec essentiellement des infections à champignons filamenteux de type **Aspergillus** qui font toute la gravité de cette situation. On peut également rencontrer des infections par des bactéries multi-résistantes sélectionnées par les antibiotiques, des levures (Candida) et des infections à germes inhabituels, comme des *Nocardia* ou des virus de type CMV.

A

3.4. Caractéristiques de l'examen clinique en cas de neutropénie fébrile

- En premier lieu il faut chercher des signes de sepsis qui doivent conduire à orienter le patient en unité de soins intensifs **(anomalie de couleur des extrémités, découverte d'une hypotension artérielle).**
- **La clinique d'une infection chez un patient neutropénique est caractérisée par des symptômes atténués**, la **fièvre** (**hyperthermie/fièvre**) étant souvent le seul signe d'infection. En effet, en situation de neutropénie, l'absence ou le nombre très faible de PNN neutrophiles ne permet pas la production de pus. Par exemple, chez un patient neutropénique, une angine n'est pas érythémato-pultacée, mais volontiers nécrotique. L'absence de signe clinique d'infection ne permet pas d'exclure une bactériémie potentiellement grave. Un examen attentif des **muqueuses** est nécessaire, puisqu'il existe un risque d'infection périnéale. L'examen de la peau est important, en particulier s'il existe une voie veineuse centrale. Il faut être attentif au moindre signe clinique débutant : discret érythème au point d'émergence d'un cathéter, discret foyer de râles sous-crépitants, etc. L'examen clinique doit être complet, organe par organe, **minutieux et répété**.
- Chez un patient neutropénique fébrile (après chimiothérapie par exemple), il faut systématiquement vérifier l'état de la muqueuse buccale. En effet, s'il a une mucite, il y a souvent des lésions digestives, et le risque de translocation bactérienne (et donc de septicémie) à partir des germes du tube digestif est très important.
- Chez près de 40 % des patients neutropéniques qui ont une pneumonie, la radiographie du poumon est normale au début de la fièvre, et l'auscultation est en général normale.
- Ceci implique en pratique **d'examiner le patient, de prélever une paire d'hémocultures** **(hémocultures positives)** et de débuter une antibiothérapie empirique. En effet, il faut signaler que la documentation microbiologique d'une infection est relativement rare et ne doit pas être attendue pour débuter le traitement antibiotique.

B

3.5. Examens complémentaires à effectuer chez le neutropénique fébrile en fonction de l'orientation clinique

- **Le bilan à réaliser comporte :**
  - une paire **d'hémocultures** en périphérie et sur voie veineuse centrale (si présente) **(hémoculture positive)** ;
  - un examen cytobactériologique des urines (ECBU), Attention, l'absence de polynucléaires neutrophiles (PNN) circulants conduit à l'absence de leucocyturie sur l'ECBU ;
  - une radiographie thoracique ;
  - et rapidement une tomodensitométrie (TDM) thoraco-abdomino-pelvienne (en cas de neutropénie de longue durée ou en cas de doute sur un symptôme pulmonaire ou abdominal).
- Bien entendu, les analyses biologiques telles que l'hémogramme, la protéine C-réactive **(élévation de la protéine C-réactive)**, la procalcitonine, les gaz du sang avec lactates artériels, la créatinine, le bilan hépatique, peuvent être demandés.
- La réalisation des examens, à l'exception des hémocultures, ne doit pas retarder l'administration des antibiotiques. **Les hémocultures doivent être réalisées simultanément sur la voie périphérique et sur la voie centrale** et il faut les adresser en même temps au laboratoire avec l'heure de prélèvement précisée afin de mettre éventuellement en évidence un délai différentiel de positivité qui pourrait être en faveur d'une infection du cathéter (hémoculture prélevée sur le cathéter poussant plus vite que l'hémoculture prélevée sur la voie périphérique). Les prélèvements bactériologiques seront aussi orientés par la clinique (prélèvement d'un écoulement sur une plaie …).
- La recherche d'une colonisation bactérienne par une bactérie multi-résistante doit être systématique en interrogeant les données du dossier du patient. La réalisation d'écouvillons n'est pas recommandée de manière systématique.

A

3.6. Reconnaître le caractère urgent de la prise en charge thérapeutique d'une neutropénie fébrile et d'un patient immunodéprimé fébrile

- L'identification et la prise en charge d'une neutropénie fébrile, et plus largement d'un patient immunodéprimé fébrile, sont des urgences.

B

3.7. Principes du traitement antibiotique de la neutropénie fébrile, en fonction de sa profondeur

On distingue une neutropénie à haut risque et à faible risque. La prise en charge des patients va découler de cette différence de risque.

- ***Neutropénie de courte durée et à faible risque***

  Les critères sont une neutropénie qui dure moins de 7 jours avec des PNN qui restent supérieurs à 0,1 G/L.

  Dans cette situation, la prise en charge en ambulatoire du patient est possible sous certaines conditions listées dans le **Tableau 1**. L'antibiothérapie par voie orale associant amoxicilline + acide clavulanique et la ciprofloxacine est recommandée. Elle permet ainsi de couvrir les principaux germes communautaires et le *Pseudomonas aeruginosa* sauvage. Au mieux, la prescription doit être anticipée, le patient quittant le service où il a reçu la chimiothérapie après **une éducation thérapeutique** et avec ses ordonnances.

  Cette antibiothérapie (prescrire un anti-infectieux) est à débuter dès que le patient constate la fièvre à domicile. L'examen du patient par son médecin généraliste sera utile mais ne doit pas retarder le début de l'antibiothérapie. Elle est poursuivie 5 jours et le patient doit prévenir le service le prenant en charge. Dans la majorité des cas, la fièvre disparait en 24 h. En cas de persistance de la fièvre, d'apparition de symptômes témoignant d'une infection localisée, ou si une antibiothérapie par voie orale n'est pas possible, le patient doit être hospitalisé en urgence.

- ***Neutropénie de longue durée et/ou à haut risque***

  En cas de neutropénie fébrile de longue durée ou profonde et dans les situations de fièvre où une prise en charge ambulatoire n'est pas possible, le patient est hospitalisé en urgence. Il est mis en isolement protecteur tant que les PNN restent < $500/mm^3$, perfusé, et une antibiothérapie bactéricide doit être débutée en urgence (prescrire un anti-infectieux). **Cette antibiothérapie doit être active sur le *Pseudomonas aeruginosa*,** et peut être une monothérapie avec une **béta-lactamine anti-*Pseudomonas*** ou une bithérapie associant la béta-lactamine anti-*Pseudomonas* et soit un aminoside (amikacine, gentamicine) soit la ciprofloxacine. La fonction rénale doit être vérifiée pour guider la prescription des aminosides.

  Une antibiothérapie anti-staphylococcique ne sera prescrite que dans 3 situations :

  - sepsis sévère ;
  - colonisation connue à *Staphylococcus aureus* résistants à la méthicilline ;
  - infection sur cathéter ou toute autre porte d'entrée cutanée.

- Dans tous les cas, la **réévaluation de la situation doit être systématique entre 48 et 72 heures** après le début de l'antibiothérapie. La situation clinique est elle-même réévaluée 2 fois par jour à la recherche d'une aggravation qui justifiera une modification thérapeutique, et/ou un transfert en réanimation. En cas de stabilité clinique, si la fièvre reste présente pendant les 48 - 72 premières heures, l'antibiothérapie peut être maintenue. Si la fièvre persiste au-delà de 72 heures, il faut alors réévaluer le patient. Il faudra répéter les hémocultures, rechercher une veinite et réaliser un scanner thoraco-abdominal. On discutera soit de modifier l'antibiothérapie, en rajoutant un glycopeptide, soit d'ajouter un antifungique. Les antifungiques ne sont en effet prescrits que si le patient reste fébrile après le 5e jour de l'antibiothérapie, ou si une infection fungique invasive est confirmée biologiquement. Associée à la TDM thoraco-abdomino-pelvienne, la réalisation d'une **antigénémie aspergillaire** est utile au diagnostic d'aspergillose invasive dans ce contexte.

- L'évolution des neutropénies fébriles est en règle favorable sous antibiotiques, mais peut évoluer vers un sepsis voire un choc septique. La sortie d'aplasie peut être associée à une aggravation de l'état clinique du patient du fait de l'afflux de PNN sur le site de l'infection, en particulier lorsqu'il s'agit d'une infection pulmonaire.

B
- **D'autres mesures doivent être associées :**
  - antibiothérapie prophylactique inutile chez la majorité des patients neutropéniques ;
  - traitement anti-fongique prophylactique chez certains patients d'hématologie ;
  - prescription de bains de bouche systématique pour limiter le risque infectieux des mucites (**anomalie des muqueuses**) ;
  - prescription d'un facteur de croissance hématopoïétique leucocytaire (*granulocyte colony-stimulating factor* = G-CSF) dans certaines situations (neutropénie prolongée, infection des parties molles). Cependant, cette prescription ne doit pas être systématique. L'utilisation de facteurs de croissance pour prévenir un épisode similaire au décours d'une prochaine administration de cytotoxiques est en revanche recommandée.

B

4. Asplénie

4.1. Principaux agents infectieux en cas d'asplénie

- Tout état d'asplénie (splénectomie ou asplénie fonctionnelle, comme la drépanocytose) expose aux risques d'infections à germes encapsulés, dont le principal est le pneumocoque. Cette situation s'explique par le rôle de phagocytose de la rate mais également par sa richesse en lymphocytes B de la zone marginale très impliqués dans la réponse contre les antigènes polysaccharidiques. Le risque de mortalité en cas de sepsis chez un splénectomisé est très élevé donc tout patient asplénique fébrile doit recevoir en urgence une antibiothérapie active contre le pneumocoque.
- D'autres infections sont particulièrement graves chez les patients aspléniques, comme le paludisme.

4.2. Traitement d'urgence de l'asplénique fébrile

- Toute fièvre survenant chez un patient splénectomisé, même en l'absence d'un point d'appel clinique et même si le patient a été vacciné contre le pneumocoque, doit faire démarrer en urgence une antibiothérapie active sur le pneumocoque, après la réalisation d'une hémoculture si possible. Une céphalosporine de 3e génération est privilégiée, même si le patient a été vacciné contre le pneumocoque, car elle a l'avantage d'une administration parentérale permettant une action plus rapide.

4.3. Principes de la prévention du risque infectieux chez l'asplénique

- La **vaccination** anti-pneumococique **(vaccination de l'adulte et de l'enfant)** est nécessaire avec un schéma comportant Prévenar13® (1 injection) suivi au moins deux mois plus tard du Pneumovax® (1 injection). Mais elle n'élimine pas totalement le risque d'infection pneumococcique qui reste présent durant toute la vie du patient et doit conduire à une **éducation** rigoureuse **(suivi du patient immunodéprimé)**. Un patient asplénique doit être capable de prendre de l'amoxicilline à n'importe quel moment de sa vie, s'il a une fièvre brutale, avant d'appeler le médecin. Dans les deux ans qui suivent une splénectomie, chez l'adulte, une antibioprophylaxie par bêta-lactamine est recommandée (alternative en cas d'allergie: macrolide). En plus, les patients doivent être vaccinés contre le méningocoque et l'*Haemophilus influenza* B.

B

Tableau 1. CONDITIONS NÉCESSAIRES POUR POUVOIR TRAITER UNE NEUTROPÉNIE FÉBRILE À DOMICILE
• Age < 65 ans • Neutropénie a priori brève (< 8 jours) • PNN et monocytes > 100/mm³ • Absence de paramètres de gravité : – Troubles hémodynamiques – Confusion ou troubles neuropsychiques – Troubles digestifs (vomissements ou diarrhée (> 4 selles/jour) • Pas de foyer infectieux documenté (pulmonaire ou cutané/cathéter) • Pas de pathologie associée : diabète décompensé, BPCO, insuffisance hépatique ou rénale, infection VIH • Pas d'antibiothérapie récente (< 7 jours) • Malade qui n'est pas seul à domicile • Contact possible avec un médecin spécialiste • Bonne compréhension
BPCO : broncho-pneumopathie chronique obstructive ; PNN : polynucléaires neutrophiles ; VIH : virus de l'immunodéficience humaine.

B

5. Indications et contre-indications vaccinales chez l'immunodéprimé

- Le **Tableau 2** résume les principales vaccinations nécessaires chez l'immunodéprimé **(vaccination de l'adulte et de l'enfant)**.
- **Les vaccins vivants atténués** (Rougeole Oreillon Rubéole (ROR), poliomyélite buvable, fièvre jaune, varicelle, bacille de Calmette et Guérin (BCG)) **sont contre-indiqués pour tout déficit immunitaire primitif ou secondaire** (sauf pour les patients splénectomisés).
- Les **vaccinations du calendrier général** sont à faire pour tout patient immunodéprimé (en dehors des vaccins vivants).
- Tout patient immunodéprimé doit être vacciné contre le Pneumocoque (vaccin 13 valent, suivi d'un vaccin 23-valent après 2 mois) et contre la grippe saisonnière.

Tableau 2. VACCINATIONS CHEZ LE PATIENT IMMUNODÉPRIMÉ
1. Les vaccins vivants atténués (Rougeole Oreillon Rubéole (ROR), poliomyélite buvable, fièvre jaune, varicelle, BCG) sont contre-indiqués pour tout déficit immunitaire primaire ou secondaire (sauf pour les patients splénectomisés). 2. Les vaccinations du calendrier général sont à faire pour tout patient immunodéprimé (en dehors des vaccins vivants). 3. Tous les patients immunodéprimés doivent être vaccinés contre le pneumocoque (Prevenar 13® puis Pneumovax® deux mois après). 4. Vaccination contre la grippe saisonnière : tout malade immunodéprimé, drépanocytose. 5. Vaccination contre l'hépatite A et B : infection par le VIH, transplantation d'organe solide, drépanocytose (pour l'hépatite B). 6. Vaccination contre le méningocoque (A, C, Y, W135, et B): déficits du complément, asplénie, splénectomie, greffe de cellules souches hématopoïétiques, drépanocytose. 7. Vaccination contre *Haemophilus* : asplénie et splénectomie, greffe de cellules souches, hématopoïétiques, drépanocytose.
BCG : bacille de Calmette et Guérin ; VIH : virus de l'immunodéficience humaine.

Principales situations de départ en lien avec l'item 191 : « Fièvre chez un patient immunodéprimé »

Situation de départ	Descriptif
En lien avec l'identification d'une urgence	
15. Anomalie de couleur des extrémités 43. Découverte d'une hypotension artérielle 44. Hyperthermie/fièvre 45. Hypothermie	Un patient neutropénique est à haut risque de choc septique et il faut l'examiner de façon minutieuse et répétée à la recherche de signes de choc : hypothermie, hypotension, marbrures, cyanose etc.
En lien avec le diagnostic	
91. Anomalie des muqueuses	La présence d'une mucite chez un patient neutropénique doit faire craindre une translocation bactérienne à l'origine d'un choc septique.
138. Anomalie de la vision	Un flou visuel chez un patient présentant une lymphopénie profonde (lymphocytes T (LT) $CD4^+$ < 100/mm³) doit faire évoquer une rétinite à CMV.
162. Dyspnée 167. Toux	Une dyspnée chez un patient immunodéprimé doit faire évoquer une infection respiratoire. En cas de lymphopénie (LT $CD4^+$ < 250 /mm³), il faut évoquer une pneumocystose. Il existe habituellement une toux sèche et une auscultation normale qui contraste avec l'importance de la dyspnée. Le scanner thoracique et le lavage bronchiolio-alvéolaire (si réalisable) sont les éléments clés du diagnostic.
190. Hémocultures positives	Tout patient immunodéprimé fébrile doit bénéficier d'hémocultures.
193. Analyse de l'électrophorèse des protéines sériques	Une infection à germes polysaccharidiques tels que le pneumocoque, a fortiori si elle est répétée, doit évoquer une hypogammaglobulinémie qu'il faut dépister par une demande d'électrophorèse des protéines sériques.
203. Elévation de la protéine C-réactive (CRP)	La présence d'un syndrome inflammatoire chez un patient immunodéprimé doit de principe faire évoquer une infection.
216. Anomalie leucocytes 222. Prescription et analyse du frottis sanguin 223. Interprétation de l'hémogramme	La lecture attentive de la formule sanguine permet de dépister des états d'immunodépression tels que la neutropénie ou la lymphopénie.
235. Découverte diagnostic positif dépistage rapide VIH	La découverte d'une infection à germes opportunistes impose la réalisation rapide d'un test de dépistage du VIH.
En lien avec la prise en charge	
191. Prescription et interprétation d'un examen microbiologique des selles	Toute diarrhée survenant chez un patient immunodéprimé doit faire éliminer une infection.
255. Prescrire un anti-infectieux 274. Prise en charge d'un patient présentant une tuberculose bacillifère	Un patient neutropénique fébrile doit être mis sous antibiotiques. En cas de tuberculose bacillifère l'arrêt au moins temporaire de l'immunosuppresseur doit être discuté.
291. Suivi du patient immunodéprimé 297. Consultation du suivi en cancérologie 311. Prévention des infections liées aux soins	Un patient immunodéprimé doit être régulièrement suivi notamment pour s'assurer de la bonne mise en place des prophylaxies anti-infectieuses.
322. Vaccination de l'adulte et de l'enfant	Un patient immunodéprimé doit bénéficier d'un certain nombre de vaccinations en plus des vaccinations du calendrier général (en dehors des vaccins vivants).

FICHE DE SYNTHÈSE

- Les principaux agents pathogènes responsables d'infections chez un immunodéprimé dépendent du type de déficit immunitaire :
  1. Les patients ayant un déficit de l'immunité humorale (hypogammaglobulinémie) ont un risque accru d'infections récidivantes et sévères à germes polysaccharidiques, en particulier à pneumocoque. Ce risque existe aussi pour les patients splénectomisés.
  2. Les patients ayant un déficit de l'immunité cellulaire (patient infecté par le VIH par exemple) ont un risque accru d'infections opportunistes à champignons (pneumocystose), parasites (toxoplasmose cérébrale), virales (infections à cytomégalovirus, virus varicelle zona).
- Les patients ayant un déficit de l'immunité innée (neutropénie par exemple), ont un risque accru d'infections à bacilles gram négatif (*Pseudomonas aeruginosa* par exemple) et à staphylocoques (*Staphylococcus aureus* et staphylocoques à coagulase négative). En cas de neutropénie prolongée (> 4 semaines), le risque fongique devient important, avec essentiellement des infections à champignons filamenteux de type Aspergillus.
- Une neutropénie est définie par un chiffre de neutrophiles < 1500/ mm^3, mais la survenue de fièvre à moins de 500 neutrophiles/mm^3 ou < 1000 /mm^3 avec une diminution prévisible en dessous de 500, est une urgence thérapeutique justifiant une antibiothérapie sans délai. La situation la plus fréquente est la neutropénie secondaire à une chimiothérapie anticancéreuse survenant en principe 2 à 10 jours après l'administration selon le produit.
- Les patients neutropéniques ne sont pas capables de faire du pus ce qui fausse beaucoup la présentation clinique en cas d'infection à pyogène.
- Ce n'est pas parce qu'un patient est immunodéprimé qu'il ne doit pas être vacciné. Au contraire, plus le patient est immunodéprimé, plus les vaccins doivent être réalisés.

Chapitre 12

Pathologies auto-immunes : aspects épidémiologiques, diagnostiques et principes de traitement

OBJECTIFS : N° 192. Pathologies auto-immunes : aspects épidémiologiques, diagnostiques et principes de traitement

→ Expliquer l'épidémiologie, les facteurs favorisants et l'évolution des principales pathologies auto-immunes d'organes et systémiques.

→ Interpréter les anomalies biologiques les plus fréquentes observées au cours des pathologies auto-immunes.

→ Connaître les principaux objectifs thérapeutiques et principes généraux des traitements des maladies auto-immunes systémiques.

Rang	Rubrique	Intitulé
A	Définition	Définition de l'auto-immunité
B	Prévalence, épidémiologie	Prévalence globale des maladies auto-immunes (MAI) et grandes notions épidémiologiques fondamentales (âge, sexe)
A	Définition	Exemples de MAI spécifique d'organe et systémiques
B	Diagnostic positif	Principales familles d'autoanticorps évocatrices de maladie auto-immune systémique
B	Diagnostic positif	Caractéristiques cliniques et biologiques des MAI non spécifiques d'organe
B	Diagnostic positif	Caractéristiques cliniques et biologiques des MAI spécifiques d'organe
B	Examens complémentaires	Connaître les principales anomalies immunologiques et du complément
A	Examens complémentaires	Anomalies biologiques (hémogramme et électrophorèse des protéines)
B	Examens complémentaires	Notion de titre significatif (pour une recherche d'anticorps anti-nucléaires)
B	Prise en charge	Connaitre les principaux objectifs thérapeutiques et principes généraux des traitements des maladies auto-immunes systémiques

Les situations de départ sont indiquées en violet et en gras dans le texte. Elles sont ensuite listées à la fin du chapitre.

A 1. Définition de l'auto-immunité

- L'auto-immunité est un phénomène naturel contrôlé en permanence par différents mécanismes qui permettent le maintien de la tolérance du système immunitaire vis-à-vis des antigènes du soi.
- La rupture de ces mécanismes de tolérance conduit à la survenue de maladies auto-immunes (MAI).
- Une MAI est définie par la présence de conséquences cliniques, biologiques, histologiques, et/ou d'imagerie de l'auto-immunité. Une MAI est donc caractérisée par :
  – des signes cliniques (ou biologiques, histologiques, d'imagerie) qui sont la conséquence d'une réaction immunitaire vis-à-vis des antigènes du soi ;

– et des signes biologiques ou histologiques d'auto-immunité (présence d'auto-anticorps (Ac) et/ou de lymphocytes auto-réactifs dans un organe atteint).

- La présence de signes biologiques d'auto-immunité sans signe clinique, biologique, histologique ou d'imagerie associé témoignant de conséquences de l'auto-immunité sur les organes, les cellules ou les tissus est donc insuffisante pour porter le diagnostic de MAI.
- Les MAI peuvent être spécifiques d'organe ou systémiques (les termes « systémiques » et multi-systémiques » peuvent être utilisés, le terme multi-systémique témoignant de plusieurs tissus ou organes atteints étant sémantiquement plus exact, mais le terme systémique étant consacré par l'usage). Les MAI systémiques doivent être distinguées des maladies auto-inflammatoires (qui mettent en jeu des mécanismes immunitaires distincts ***(voir item 185 - Réaction inflammatoire)*** et granulomateuses ***(voir item 211 - Sarcoïdose),*** qui sont également des maladies systémiques.
- Les MAI sont souvent associées entre elles, soit au sein d'une même famille (avec le plus souvent des MAI différentes selon les individus), soit chez une même personne.

B

2. Epidémiologie des maladies auto-immunes (MAI)

- Les MAI sont nombreuses (il en existe environ 80) et variées. Toutes ensemble, elles constituent la 3e cause de morbidité dans les pays développés, avec une prévalence de 5 à 7 % dans la population générale.
- Beaucoup de MAI ont une prévalence < 1/2000 et répondent par conséquent à la définition des maladies rares ***(voir item 22 - Maladies Rares)***.
- La majorité des MAI est plus fréquente chez les femmes que les hommes. L'importance de cet écart de prévalence selon le sexe dépend des MAI (par exemple le diabète de type 1 touche autant les hommes que les femmes mais le syndrome de Sjögren touche 9 femmes pour 1 homme). Au total, 80 % des personnes touchées par une MAI sont des femmes.
- L'âge de début est variable selon les MAI, en moyenne 40-50 ans, mais cet âge est très dépendant du type de MAI **(Tableau 1)**.

Tableau 1. PRÉVALENCE, SEXE RATIO, ET ÂGE DE DÉBUT DE QUELQUES MALADIES AUTO-IMMUNES

	Prévalence	Femmes/ Hommes	Age de début	MAI spécifique d'organe ou systémique
Lupus systémique	Rare*	9/1	20-30 ans	systémique
Syndrome des anticorps anti-phospholipides primaire	Rare	4/1	Le plus souvent 20-50 ans (mais peut survenir à tout âge)	systémique
Polyarthrite rhumatoïde	Non rare	4/1	50 ans (mais peut survenir à tout âge)	spécifique d'organe
Thyroïdites auto-immunes **Basedow** **Hashimoto**	Non rares	7/1 10/1	30-60 ans (mais peut survenir à tout âge)	spécifique d'organe
Sclérose en plaques	Non rare	3/1	30 ans	spécifique d'organe
Sclérodermie systémique	Rare	4/1	40 ans	systémique
Syndrome de Sjögren	Rare	9/1	40-50 ans	systémique
Vascularites associées aux ANCA	Rare	1/1	40-60 ans	systémique

* La définition d'une maladie rare est une prévalence < 1/2000 habitants.

A

3. Exemples de maladies auto-immunes spécifiques d'organe et systémiques

- On distingue **deux types** de MAI :
  - **les MAI spécifiques d'organe** qui touchent un seul organe ou appareil, par exemple :
    - Thyroïde : thyroïdite de Hashimoto, maladie de Basedow ;
    - Pancréas : diabète de type 1 ;
    - Tube digestif : maladie de Biermer, maladie cœliaque, maladies inflammatoires chroniques intestinales (maladie de Crohn, rectocolite hémorragique (RCH)) ;
    - Système hématopoïétique : thrombopénie (ou purpura thrombopénique) immunologique, anémie hémolytique auto-immune ;
    - Système articulaire : polyarthrite rhumatoïde ;
    - Système nerveux central : sclérose en plaques.
  - les **MAI systémiques** (qui affectent plusieurs organes ou appareils. Parmi elles, on distingue :
    - **les maladies auto-immunes systémiques non vascularites :**
      - lupus systémique ;
      - syndrome de Sjögren ;
      - sclérodermie systémique ;
      - myosites (= myopathies inflammatoires) ;
      - connectivites mixtes (= syndrome de Sharp) ;
      - syndrome des anticorps anti-phospholipides (SAPL) ;
    - **et certaines vascularites systémiques,** classées selon la taille des vaisseaux touchés ***(voir item 193 - Connaître les principaux types de vascularite systémique)***. Toutes les vascularites systémiques ne sont pas des MAI (par exemple, l'artérite à cellules géantes est une maladie dont la physiopathologie fait plutôt intervenir l'inflammation). Les principales vascularites de mécanisme auto-immun sont les vascularites associée aux anticorps anti-cytoplasme de polynucléaires neutrophiles (ANCA) et les vascularites cryoglobulinémiques.

B

4. Diagnostic de maladie auto-immune

4.1. Caractéristiques cliniques et auto-anticorps utiles au diagnostic de MAI

- **Les principales familles d'auto-anticorps évocatrices de maladie auto-immune systémique ou spécifiques d'organes** sont résumées dans le **Tableau 2.** Ce tableau n'est pas exhaustif mais rapporte les principales manifestations clinico-biologiques des MAI spécifiques d'organe et systémiques et les auto-anticorps utiles à leur diagnostic.
- Il existe plusieurs familles d'auto-anticorps, qui dépendent de leur cible (l'auto-antigène). Les auto-anticorps sont des aides au diagnostic, avec une sensibilité et une spécificité variable, mais ne peuvent à eux seuls permettre de porter le diagnostic de MAI, en l'absence d'un retentissement clinique, biologique, histologique, ou d'imagerie de la MAI. Par ailleurs, la plupart d'entre eux ne sont pas directement pathogènes, et servent uniquement de marqueur de la MAI. Certaines MAI ne sont pas associées à des auto-anticorps (exemple : sclérose en plaques), mais cette situation est rare.

- Les familles d'auto-anticorps peuvent être présentées comme suit :
  - auto-anticorps dirigés contre des antigènes nucléaires = anticorps antinucléaires (AAN) ;
  - auto-anticorps dirigés contre des antigènes du cytoplasme des cellules (cytoplasme des polynucléaires neutrophiles dans les vascularites associées aux ANCA, cytoplasme d'autres cellules dans les myosites) ;
  - auto-anticorps dirigés contre des cibles antigéniques spécifiques d'organes, de tissus (thyroïde, surrénale, pancréas) ou des membranes cellulaires (test direct à l'antiglobuline).

Tableau 2. CARACTÉRISTIQUES CLINIQUES ET BIOLOGIQUES DES PRINCIPALES MAI

Maladie	Expression clinico-biologique	Auto-anticorps	Principales situations de départ pouvant conduire au diagnostic de MAI
MAI spécifiques d'organe			
Thyroïde			
Thyroïdite de Hashimoto	Hypothyroïdie ± précédée d'une phase d'hyperthyroïdie	Ac anti-TPO Ac anti-TG	**constipation, asthénie, obésité, surpoids, prise de poids, troubles du sommeil insomnie ou hypersomnie, goître ou nodule thyroïdien, bradycardie, analyse du bilan thyroïdien**
Maladie de Basedow	Hyperthyroïdie	Ac anti-récepteur de la TSH (TRAK)	**diarrhée, amaigrissement, hypersudation, tremblements, troubles du sommeil, insomnie ou hypersomnie, analyse du bilan thyroïdien**
Surrénale			
Maladie d'Addison	Insuffisance surrénalienne	Ac anti-21-hydroxylase	**découverte d'une hypotension artérielle, dyskaliémie, dysnatrémie**
Pancréas			
Diabète de type 1	Hyperglycémie	Ac anti-GAD Ac anti-IA-2 Ac anti-insuline	**syndrome polyuro-polydipsique, hyperglycémie**
Peau			
Pemphigus	Bulles muqueuses et cutanées fragiles	Ac anti-substance intercellulaire	**bulles, éruption bulleuse**
Pemphigoïde bulleuse	Bulles cutanées tendues bilatérales et symétriques, prédominant sur les faces de flexion des membres et partie basse de l'abdomen	Ac anti-membrane basale cutanée	**bulles, éruption bulleuse**

Système hématopoïétique			
Anémie hémolytique AI	Anémie macro ou normocytaire, régénérative, de type hémolytique	Test direct à l'anti-globuline (=test de Coombs direct)	**ictère, baisse de l'hémoglobine, interprétation de l'hémogramme**
Thrombopénie AI (Purpura thrombopénique immunologique, PTI)	Plaquettes < 150 G/L Thrombopénie périphérique (moelle riche au myélogramme)	Ac anti-plaquettes (non cherchés en pratique clinique)	**tendance au saignement, hémorragie aiguë, purpura/ecchymose/hématome, épistaxis, anomalie des plaquettes, interprétation de l'hémogramme**
Système articulaire			
Polyarthrite rhumatoïde	Polyarthrite distale et symétrique, d'évolution érosive	Ac anti-CCP (très spécifiques) Facteur rhumatoïde (peu spécifique)	**raideur articulaire, douleurs articulaires, déformation articulaire**
Système nerveux et plaque motrice			
Syndrome de Guillain Barré	Déficit moteur et/ou sensitif (grosses fibres myélinisées) d'installation rapide des 4 membres ± nerfs crâniens	Ac anti-gangliosides (GM1 et GQ1b)	**trouble de la déglutition ou fausse route, apparition d'une difficulté à la marche, douleur, brûlure, crampes et paresthésies, faiblesse musculaire, déficit neurologique sensitif et/ou moteur**
Myasthénie	Atteinte de la jonction neuromusculaire. Ptosis, fatigabilité musculaire variables dans la journée	Ac anti-récepteurs à l'acétylcholine	**trouble de la déglutition ou fausse route, anomalies palpébrales diplopie**
Tube digestif et foie			
Maladie de Biermer	Anémie macrocytaire arégénérative avec carence en B12 Gastrite atrophique Atteinte neurologique : – neuropathie périphérique – sclérose combinée de la moëlle Risque de cancer gastrique	Ac anti-facteur intrinsèque Ac anti-cellules pariétales gastriques (moins spécifiques)	**apparition d'une difficulté à la marche, troubles de l'équilibre**
Maladie cœliaque	Diarrhée chronique, syndrome de malabsorption	Ac IgA anti-transglutaminase	**diarrhée, amaigrissement, dénutrition/malnutrition**
Cholangite biliaire primitive	Cholestase, risque de cirrhose	Ac anti-mitochondries de type M2	**ictère, prurit, cholestase**
Hépatite auto-immune (HAI)	Cytolyse ± cholestase, risque de cirrhose	Ac anti-actine	**ictère, élévation des transaminases**

MAI systémiques			
Lupus systémique	Principaux organes cibles : – Peau – Articulations – Reins – Système hématopoïétique (cytopénies)	AAN Ac anti-ADN natif Ac anti-Sm	**hyperthermie/fièvre, raideur articulaire, douleurs articulaires, alopécie et chute des cheveux hématurie, douleur thoracique, dyspnée, toux, analyse du sédiment urinaire, créatinine augmentée, protéinurie**
Syndrome de Sjögren	Syndrome sec et ses complications : – Xérostomie – Xérophtalmie	Ac anti-SS-A Ac anti-SS-B Facteur rhumatoïde	**raideur articulaire, douleurs articulaires, toux**
Sclérodermie systémique	• Manifestations vasculaires : – Phénomène de Raynaud (mégacapillaires à la capillaroscopie) – Ulcères digitaux – Hypertension artérielle pulmonaire • Manifestations fibrosantes : – Sclérose cutanée – Fibrose pulmonaire – Reflux gastro-œsophagien	Ac anti-centromères Ac anti-Scl 70 (=anti-topoisomérase I)	**anomalies de couleur des extrémités, raideur articulaire, douleurs articulaires, limitation de l'ouverture buccale, dyspnée, toux**
Myopathies inflammatoires	Atteinte musculaire Atteinte interstitielle pulmonaire Phénomène de Raynaud Atteinte cutanée variable selon le type de myosite	AAN positifs dans 50 % des cas Une fluorescence cytoplastique est souvent identifiée. Recherche d'auto-anticorps associés aux myosites (Dot myosite) Très nombreux types d'auto-anticorps, avec des phénotypes cliniques variables en fonction du type d'auto-anticorps	**trouble de la déglutition ou fausse route, faiblesse musculaire, myalgies, dyspnée, toux**
Syndrome des Ac anti-phospholipides (SAPL)	Thromboses veineuses et artérielles Complications obstétricales	Anticoagulant circulant de type lupique Ac anti-cardiolipine Ac anti-β2-GP1 Les anomalies biologiques doivent persister à 12 semaines d'intervalle	**grosse jambe rouge aiguë dyspnée, allongement du temps, de céphaline activée (TCA)**

Ac : anticorps ; AAN : Ac antinucléaires ; ACC : anticoagulant circulant ; ADN : acide désoxyribonucléique ; AI : auto-immune ; ARN : acide ribonucléique ; β2-GP1 : β2 glycoprotéine 1 ; CCP : peptide cyclique citrulliné ; FR : facteur rhumatoïde ; GAD : Glutamic Acid Decarboxylase ; HAI : hépatites auto-immunes ; SNC : système nerveux central ; TG : thyroglobuline ; TPO : thyroperoxidase ; TSH : *thyroid stimulating hormon*.

5. Principales anomalies biologiques au cours des MAI

A 5.1. Hémogramme et électrophorèse des protéines sériques

- Au cours des MAI, l'hémogramme peut être perturbé par plusieurs mécanismes :
  - mécanisme directement en lien avec la MAI : cytopénies auto-immunes, microangiopathie thrombotique ;
  - mécanisme en lien avec le syndrome inflammatoire *(voir infra)* **(syndrome inflammatoire aigu ou chronique)** ;
  - mécanisme en lien avec les traitements : corticoïdes, immunosuppresseurs ;
  - mécanisme en lien avec des conséquences indirectes des MAI ou des pathologies de rencontre : carence martiale (maladie cœliaque, ou carence en fer sans lien direct), insuffisance rénale chronique par exemple.
- L'anémie peut avoir plusieurs mécanismes :
  - anémie hémolytique auto-immune (AHAI) : hémolyse provoquée par des Ac anti-érythrocytaires fixés à la surface des hématies, mis en évidence par le test direct à l'anti-globuline (autrefois appelé test de Coombs direct) ;
  - anémie par microangiopathie thrombotique (schizocytes sur le frottis sanguin et thrombopénie) ;
  - carence martiale (exemple : due à une malabsorption si maladie cœliaque) ;
  - inflammatoire ;
  - insuffisance rénale chronique (exemple : lupus systémique).
- Une lymphopénie (< 1000/mm^3) est fréquente au cours des MAI systémiques, de mécanisme varié.
- Une thrombopénie est le plus souvent d'origine périphérique auto-immune provoquée par la présence d'Ac anti-plaquettes dont la recherche est inutile en pratique clinique car ils sont peu spécifiques ou manquent de sensibilité selon les techniques disponibles. On parle alors de thrombopénique immunologique (aussi appelé purpura thrombopénique immunologique – PTI) qui peut être primaire (isolé), ou secondaire à une MAI en particulier le lupus systémique.
- Le syndrome inflammatoire est inconstant au cours des MAI. Les MAI spécifiques d'organes ne sont généralement pas inflammatoires (sauf les maladies inflammatoires chroniques de l'intestin – MICI – et la polyarthrite rhumatoïde). Les MAI systémiques sont généralement accompagnées d'un syndrome inflammatoire **(syndrome inflammatoire aigu ou chronique)** pour les vascularites, alors qu'elles ne le sont le plus souvent pas pour les MAI systémiques non vascularitiques.
- L'allongement isolé (TP normal) et spontané (sans héparine) du temps de céphaline activée (TCA), non corrigé par l'adjonction de plasma témoin mais corrigé par l'excès de phospholipides est un des critères biologiques pour le diagnostic de SAPL ***(voir item 194 -Lupus systémique et syndrome des anticorps anti-phospholipides)***.
- Au cours de certaines MAI comme le lupus systémique ou le syndrome de Sjögren, l'électrophorèse des protéines sériques peut mettre en évidence une hypergammaglobulinémie polyclonale **(analyse de l'électrophorèse des protéines sériques)** **(Figure 1)**.

Figure 1. **Electrophorèse des protéines sériques montrant une hypergammaglobulinémie polyclonale à 22,7 g/L. À noter une hypoalbuminémie associée à 32,5 g/L**

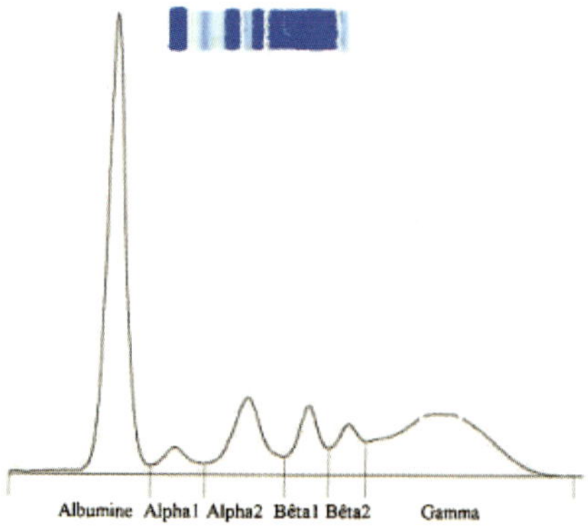

Protéines totales : 78 g/l

Nom	%	Normes %	g/l		Normes g/l
Albumine	**41,7**	54,3 - 65,5	32,5	-	39,0 - 47,0
Alpha 1	**3,7**	1,2 - 3,3	2,9	+	0,9 - 2,4
Alpha 2	**11,9**	8,3 - 15,0	9,3		6,0 - 10,8
Beta 1	**7,5**	6,5 - 11,5	5,9		4,7 - 8,3
Beta 2	**6,1**	2,5 - 7,2	4,8		1,8 - 5,2
Gamma	**29,1**	7,1 - 19,5	22,7	+	5,1 - 14,0

B

5.2. Autres anomalies biologiques au cours des maladies auto-immunes

- Le système du complément peut être perturbé dans les MAI systémiques. On dose le complément hémolytique 50 % (CH50) et les composants C4 et C3 du complément.
- Le CH50 explore la voie classique et la voie terminale commune.
- Une activation de la voie classique en présence de complexes immuns se traduit par une diminution du C4, associée à une diminution du C3 et du CH50. La diminution du CH50 et des fractions C3 et C4 sont des signes biologiques corrélés à l'activité du lupus systémique.
- En fonction des organes lésés par la MAI, on peut observer d'autres anomalies biologiques :
  - atteinte rénale (lupus systémique, vascularites des petits vaisseaux) : **protéinurie, hématurie**, insuffisance rénale **(créatinine augmentée)** ;
  - atteinte musculaire (myosites) : élévation des créatines kinases (CK) ;
  - atteinte hépatique :
    - **cholestase** (cholangite biliaire primitive) ;
    - cytolyse (hépatite auto-immune).

Attention : penser à doser les CK en cas d'**élévation des transaminases**, en particulier lorsque cela prédomine sur les ASAT, afin de ne pas méconnaître une rhabdomyolyse.

B

6. Principales anomalies immunologiques au cours des maladies auto-immunes (auto-anticorps)

- Ils sont utiles pour le diagnostic d'une MAI mais doivent être demandés uniquement face à un tableau clinique évocateur.
- La présence d'auto-anticorps seuls, en l'absence de signe clinique, est insuffisante pour affirmer le diagnostic de MAI.
- Ils sont très nombreux et nous ne présenterons ici que les plus fréquemment utiles.

B

6.1. Anticorps anti-nucléaires (AAN)

- Ils sont utiles au diagnostic de plusieurs MAI systémiques non vascularitiques.
- Lorsqu'on prescrit une « recherche d'AAN », le biologiste réalise d'abord une immunofluorescence indirecte (IFI) en test de dépistage. Le sérum est ensuite dilué.
- La dilution la plus forte pour laquelle l'IFI reste positive détermine le titre des AAN.
- Un titre ≥ 1/160 est considéré comme positif et déclenche la réalisation automatique par le biologiste de tests complémentaires pour déterminer les cibles vers lesquelles sont dirigées les AAN. Parfois, la cible ne peut pas être identifiée.
- En plus du titre, le biologiste détermine l'aspect de la fluorescence. Les deux aspects les plus fréquents sont la fluorescence homogène **(Figure 2)** et la fluorescence mouchetée **(Figure 3)**. La fluorescence centromérique signe la présence d'Ac anti-centromères **(Figure 4)**.

Figure 2. Anticorps anti-nucléaires avec une fluorescence homogène
(Photo : Dr Cécile Bordes, Laboratoire d'Immunologie de Bordeaux)

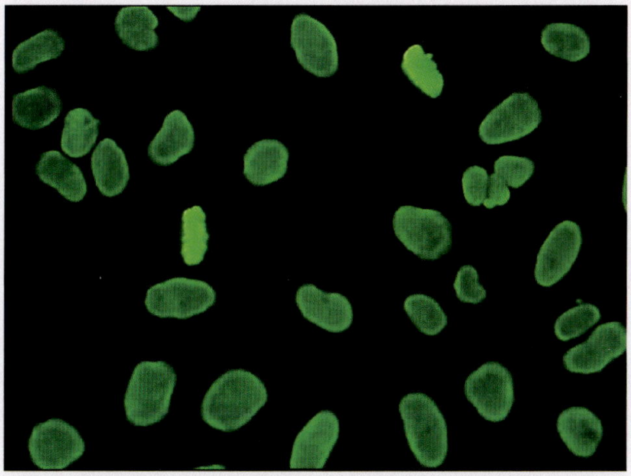

Figure 3. Anticorps anti-nucléaires avec une fluorescence mouchetée
(Photo : Dr Cécile Bordes, Laboratoire d'Immunologie de Bordeaux)

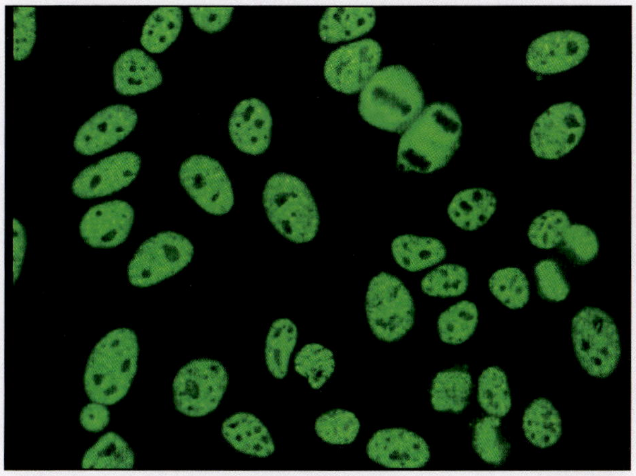

Figure 4. Anticorps anti-nucléaires avec une fluorescence anti-centromères

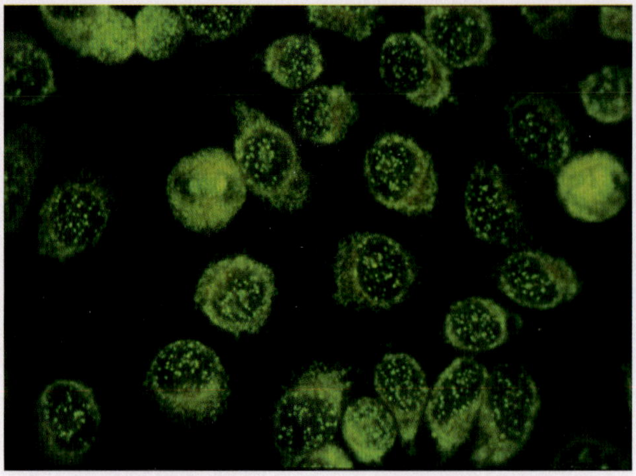

- Les AAN peuvent correspondre à des cibles nucléaires variées, et sont ainsi identifiés dans un second temps :
  - Ac anti-ADN natif (ou double brin) évocateurs de lupus systémique ;
  - Ac anti-Sm (spécifiques du lupus systémique) ;
  - Ac anti-RNP (connectivite mixte, lupus systémique) ;
  - Ac anti-Scl70 (sclérodermie systémique) ;
  - Ac anti-SS-A et SS-B (syndrome de Sjögren).
- Le titre des Ac anti-ADN est corrélé à l'activité de la maladie ces Ac sont donc utiles au suivi des patients atteints de lupus systémique. Ce n'est pas le cas des autres AAN.
- Les AAN sans spécificité (cible antigénique non déterminée) peuvent être présents dans des MAI spécifiques d'organe (thyroïdites, cholangite biliaire primitive (CBP)), mais également au cours de maladies non auto-immunes diverses (ex : leucémies, cancers, infections), ou suite à la prise de certains médicaments. On peut également les trouver chez des sujets sans MAI définie et sans pathologie associée.

Il s'agit donc d'un test sensible mais peu spécifique qu'il faut toujours interpréter en fonction du contexte clinique.

B 6.2. Anticorps anti-phospholipides

- Le SAPL est défini par l'association d'un évènement clinique (thrombose veineuse, artérielle, microcirculatoire et/ou morbidité obstétricale) ET d'une anomalie biologique persistant à au moins 12 semaines d'intervalle.
- Cette anomalie peut être la présence d'un anticoagulant circulant de type lupique (détecté par un test d'hémostase) ou d'Ac détectés en ELISA :
  - Ac anti-cardiolipine (IgG et IgM) ;
  - Ac anti-β2GP1 (IgG et IgM).

B 6.3. Facteur rhumatoïde

- Le facteur rhumatoïde (FR) est une IgM dirigée contre le fragment constant (« Fc ») des IgG.
- Le FR est positif dans diverses situations et pathologies :
  - polyarthrite rhumatoïde (80 % des cas mais 30 % seulement au début de la maladie) ;
  - autres MAI, notamment le syndrome de Sjögren ;
  - chez les sujets sains, notamment après 65 ans.

B 6.4. Ac anti-cytoplasme des polynucléaires neutrophiles (ANCA)

- Les ANCA sont utiles au diagnostic et au suivi des vascularites des petits vaisseaux (vascularites associées aux ANCA).
- Ils sont d'abord détectés par technique d'IFI et en cas de positivité, on détermine leur cible antigénique par une technique complémentaire.
- On distingue 2 aspects de fluorescence :
  - les cANCA, de fluorescence cytoplasmique, qui correspondent généralement à des Ac antiprotéinase-3 (PR3), très spécifiques de la granulomatose avec polyangéite (GPA = ex-maladie de Wegener) ;
  - les pANCA, de fluorescence périnucléaire, qui correspondent le plus souvent à des Ac anti-myélopéroxydase (MPO) qui sont moins spécifiques et présents dans la polyangéite microscopique et la granulomatose éosinophilique avec polyangéite (ex-Churg-Strauss).

B 6.5. Autres auto-anticorps

- Les anticorps anti-peptides cycliques citrullinés (CCP) sont très spécifiques du diagnostic de polyarthrite rhumatoïde (95 %). Leur sensibilité est de 70 % Ils peuvent être détectés avant l'apparition de la maladie. Ils sont prédictifs de la survenue de lésions érosives. Ils n'ont pas d'intérêt pour le suivi.
- Les Ac anti-thyroperoxydase (TPO) sont pratiquement constants dans la thyroïdite de Hashimoto (titres élevés) et très fréquents dans la maladie de Basedow (75 %).
- Les Ac anti-thyroglobuline (TG) sont un peu moins sensibles et exceptionnellement isolés. A faire si Ac anti-TPO négatifs mais forte suspicion de thyroïdite auto-immune. Ils ne sont pas spécifiques.
- Les Ac anti-récepteur de la TSH (TRAK) sont sensibles : présents à titres élevés dans 90 % des cas de maladie de Basedow, et spécifiques : leur présence est rare dans les autres thyroïdites et exceptionnelle chez les sujets sains. Il existe une corrélation entre leur titre avec l'activité de la maladie : ils sont donc utiles au suivi thérapeutique.
- Les Ac anti-estomac se rencontrent au cours de la maladie de Biermer :
  - Ac anti-cellules pariétales gastriques ;
  - Ac anti-facteur intrinsèque.
- Les Ac anti-peau sont associés aux maladies bulleurs auto-immunes :
  - les Ac anti-substance intercellulaire (inter-kératinocytaires) définissent le groupe des pemphigus ;
  - les Ac anti-membrane basale de la peau (dirigés contre la jonction dermo-épidermique) se rencontrent dans le groupe des pemphigoïdes.
- Les Ac associés au diabète de type 1sont :
  - les Ac anti-Glutamic Acid Decarboxylase (anti-GAD);
  - les Ac anti-IA-2, dirigés contre une protéine tyrosine-phosphatase des îlots de Langerhans ;
  - les Ac anti-insuline.
- Les Ac anti-récepteur de l'acétylcholine sont spécifiques de la myasthénie mais leur sensibilité est moyenne en cas de forme oculaire pure alors qu'elle est élevée en cas de myasthénie généralisée. Leur titre est corrélé à l'activité de la maladie donc utile au suivi.
- Les Ac anti-transglutaminase d'isotype IgA sont utiles au diagnostic de maladie cœliaque. Leur titre diminue en quelques mois si le régime sans gluten est bien suivi et augmente en cas d'écart de régime. Ils sont donc utiles au suivi de la maladie.

B

7. Principes de prise en charge

- L'évolution des MAI est variable selon le type de pathologies. En l'absence de traitement, l'évolution des MAI est souvent imprévisible, faite de poussées entrecoupées de rémissions plus ou moins longues. De plus, pour une même pathologie, les organes touchés peuvent varier d'une poussée à l'autre, comme c'est fréquemment le cas dans le lupus systémique.
- Le médecin généraliste joue un rôle fondamental dans la coordination et la prise en charge de la plupart des MAI qui sont chroniques.
- Les principes de prise en charge de la plupart des MAI comportent :
  - une prise en charge en affection longue durée (ALD) exonérante, ou affection exonérante hors liste ;
  - arrêt du tabac, contrôle des facteurs de risques cardiovasculaires ;
  - activité physique à encourager ;
  - alimentation (normale, équilibrée, limiter les apports en sel et en sucres comme dans la population générale) ;
  - prévention des infections.
- Le traitement des MAI est souvent complexe et associe un traitement de fond visant à contrôler la réponse immunitaire (corticoïdes, immunosuppresseurs classiques et/ou biothérapies), et un traitement symptomatique propre à chaque pathologie.
- Il existe des centres de références maladies rares pour de nombreuses MAI, ce qui permet d'améliorer la prise en charge des patients, et de proposer une éducation thérapeutique qui est utile dans ces affections chroniques ***(voir item 22 -Maladies rares, et item 324 - Education thérapeutique, observance et auto-médication)***. Des protocoles nationaux de diagnostic et de soins (PNDS) font la synthèse de la littérature et proposent des recommandations de prise en charge pour de nombreuses MAI. Ils sont disponibles sur le site de la Haute Autorité de Santé et sont mis à jour régulièrement.
- Dans les MAI spécifiques d'organe, l'approche thérapeutique peut se limiter à pallier l'insuffisance de production de l'organe cible de la maladie : insuline si diabète de type 1, hormones thyroïdiennes si thyroïdite de Hashimoto, vitamine B12 si anémie de Biermer.
- Dans d'autres (polyarthrite rhumatoïde, myasthénie, hépatites auto-immunes), le traitement fait appel à des traitements spécifiques pour contrôler la réponse immunitaire.
- Dans les MAI systémiques, le traitement spécifique est adapté à la sévérité de la MAI qui dépend de l'existence d'atteinte d'organes dont le dommage peut entraîner un risque vital ou fonctionnel important (rein, système nerveux, cœur, appareil digestif).
- Plus la MAI est sévère, plus le traitement sera intense.
- Au cours de nombreuses MAI systémiques, il existe deux phases de traitement :
  - le traitement d'induction de la rémission ;
  - le traitement d'entretien qui vise à éviter la survenue de rechutes car les MAI ont généralement une évolution chronique.
- Le traitement de fond fait souvent appel à la corticothérapie générale **(prescrire des corticoïdes par voie générale ou locale)** ***(voir item 330 - Prescription des corticoïdes)***.
- Un traitement immunosuppresseur synthétique ou une biothérapie peut être introduite :
  - d'emblée en cas de forme sévère ;
  - dans un second temps pour diminuer la dose des corticoïdes, notamment en cas de survenue d'effet indésirables cortico-induits. On parle de stratégie d'épargne en corticoïdes.
- En cas d'échec du traitement, il faudra s'interroger sur l'auto-observance **(évaluation de l'observance thérapeutique)**.

- Quel que soit le traitement immunosuppresseur utilisé (corticoïdes, immunosuppresseurs synthétiques, biothérapies), le risque infectieux est majoré **(suivi d'un patient immunodéprimé)**.
- Il faut donc être vigilant chez ces patients en cas d'apparition de signe(s) évocateur(s) d'infection et prévenir les infections, avec au minimum pour tous les patients :
  - détection et traitement d'éventuels foyers infectieux ;
  - vaccination anti-grippale annuelle ;
  - vaccination anti-pneumococcique ;
  - mise à jour du calendrier vaccinal.
- Les vaccins vivants sont contre-indiqués en cas de traitement immunosuppresseur ou de corticothérapie à plus de 10 mg/j de prednisone.
- Le traitement symptomatique est adapté au tableau clinique et va des mesures réanimatoires dans les cas les plus sévères aux antalgiques **(prescrire des antalgiques)** et aux traitements non pharmacologiques comprenant la kinésithérapie **(prescription d'une rééducation)**.
- Une information adaptée des patients est également indispensable, idéalement par le biais de séances d'éducation thérapeutique. Il existe de nombreuses associations de malades qui peuvent être utiles pour l'information des patients.

Principales situations de départ en lien avec l'Item N°192 :

« Pathologies auto-immunes : aspects épidémiologiques, diagnostiques et principes de traitement »

Situation de départ	Descriptif
En lien avec le diagnostic	
1. Constipation 2. Diarrhée 15. Anomalies de couleur des extrémités 17. Amaigrissement 21. Asthénie 25. Hypersudation 30. Dénutrition/malnutrition 43. Découverte d'une hypotension artérielle 44. Hyperthermie/fièvre 47. Ictère 51. Obésité, surpoids 57. Prise de poids 56. Raideur articulaire 59. Tendance au saignement 60. Hémorragie aiguë 61. Syndrome polyuro-polydipsique 62. Trouble de la déglutition ou fausse route 66. Apparition d'une difficulté à la marche 67. Douleurs articulaires 70. Déformation articulaire 73. Douleur, brûlure, crampes et paresthésies 74. Faiblesse musculaire 77. Myalgies 80. Alopécie et chute des cheveux 82. Bulles, éruption bulleuse 87. Grosse jambe rouge aiguë 88. Prurit 89. Purpura/ecchymose/hématome 102. Hématurie 112. Déficit neurologique sensitif et/ou moteur 128. Tremblements 130. Troubles de l'équilibre 135. Troubles du sommeil, insomnie ou hypersomnie 139. Anomalies palpébrales 143. Diplopie 147. Epistaxis 148. Goître ou nodule thyroïdien 150. Limitation de l'ouverture buccale 159. Bradycardie 161. Douleur thoracique 162. Dyspnée 167. Toux 194. Analyse du bilan thyroïdien 196. Analyse du sédiment urinaire 198. Cholestase 199. Créatinine augmentée	De nombreuses situations de départ peuvent conduire à un diagnostic de MAI. Les principales (liste non exhaustive) sont détaillées dans le **Tableau 1** de ce chapitre.

201. Dyskaliémie 202. Dysnatrémie 206. Elévation des transaminases 208. Hyperglycémie 212. Protéinurie 213. Allongement du temps de céphaline activée (TCA) 215. Anomalie des plaquettes 217. Baisse de l'hémoglobine 223. Interprétation de l'hémogramme	
186. Syndrome inflammatoire aigu ou chronique	Le syndrome inflammatoire est inconstant au cours des MAI : • Généralement absent au cours des MAI spécifiques d'organes (sauf les maladies inflammatoires chroniques de l'intestin – MICI – et la polyarthrite rhumatoïde) ; • Quasi constant au cours des vascularites ; • Variable au cours des autres maladies systémiques. La survenue d'un syndrome inflammatoire au cours d'une MAI suivie doit toujours faire évoquer une autre cause qu'une poussée de la MAI, notamment : • infection ; • thrombose ; • néoplasie.
193. Analyse de l'électrophorèse des protéines sériques	Au cours des MAI, l'électrophorèse des protéines sériques peut montrer la présence : • d'anomalies en rapport avec un syndrome inflammatoire (élévation des fractions α1, α2 et β globulines ; hypoalbuminémie) ; • d'une hypergammaglobulinémie polyclonale (gammaglobulines > 14 g/L), en particulier au cours des MAI systémiques (syndrome de Sjögren, lupus systémique, connectivite mixte, sclérodermie systémique).
223. Interprétation de l'hémogramme	Au cours des MAI, l'hémogramme peut montrer plusieurs anomalies : Anémie, qui peut avoir plusieurs mécanismes : • hémolytique auto-immune (AHAI) ; • carencielle (martiale due à une malabsorption si maladie cœliaque ou en vitamine B12 en cas de maladie de Biermer) ; • inflammation chronique ; • insuffisance rénale chronique (lupus systémique). Lymphopénie (< 1000/mm^3). Fréquente, ses mécanismes sont variés. La lymphopénie est corrélée à l'activité du lupus systémique. Thrombopénie, le plus souvent d'origine périphérique dans un contexte de thrombopénie immunologique (aussi appelé purpura thrombopénique immunologique – PTI) qui peut être primaire (isolé), ou secondaire à une MAI systémique en particulier le lupus systémique.

En lien avec la prise en charge	
247. Prescription d'une rééducation 250. Prescrire des antalgiques 251. Prescrire des corticoïdes par voie générale ou locale 354. Évaluation de l'observance thérapeutique	Beaucoup de MAI systémiques évoluent par poussées entrecoupées de rémissions plus ou moins longues. Il s'agit donc généralement de maladies chroniques. Le traitement des MAI systémiques est complexe et associe souvent un traitement spécifique visant à contrôler la réponse immunitaire (corticoïdes, immunosuppresseurs synthétiques non ciblés et/ou biothérapies), et un traitement symptomatique propre à chaque pathologie. La prise en charge de la douleur et le suivi de l'auto-observance thérapeutique sont deux éléments essentiels dans le traitement des MAI systémiques. Suite à une poussée, surtout si celle-ci était sévère, un programme de rééducation peut être nécessaire en particulier en cas d'atteinte de l'appareil locomoteur (articulations, muscles), du système nerveux, de l'appareil respiratoire.
291. Suivi d'un patient immunodéprimé	Tout patient recevant un traitement par corticoïdes, immunosuppresseurs et/ou thérapie ciblée est à considérer comme immunodéprimé.

FICHE DE SYNTHÈSE

- Les MAI sont nombreuses et très variées.
- Prises toutes ensembles, leur prévalence est de 5-7 % dans la population générale.
- Prises individuellement, beaucoup de MAI ont une prévalence < 1/2000 et répondent par conséquent à la définition des maladies rares.
- La majorité des MAI sont plus fréquentes chez les femmes que les hommes.
- On distingue deux types de MAI :
  - les MAI spécifiques d'organe qui touchent un seul organe ou appareil ;
  - les MAI systémiques qui affectent plusieurs organes ou appareils (MAI systémiques, et certaines vascularites systémiques).
- Les auto-anticorps sont des aides au diagnostic, avec une sensibilité et une spécificité variable. Ils ne peuvent à eux seuls permettre de porter le diagnostic de MAI en l'absence de manifestations cliniques, biologiques, histologiques ou d'imagerie de la MAI.
- Beaucoup de MAI évoluent par poussées entrecoupées de rémissions plus ou moins longues.
- Le traitement des MAI systémiques est souvent complexe et associe un traitement spécifique visant à contrôler la réponse immunitaire (corticoïdes, immunosuppresseurs et/ou biothérapies ciblées), et un traitement symptomatique propre à chaque pathologie.
- Au cours de nombreuses MAI systémiques, il existe généralement deux phases de traitement :
  - le traitement d'induction de la rémission ;
  - le traitement d'entretien qui vise à éviter la survenue de rechute car les MAI ont généralement une évolution chronique.
- Le traitement spécifique fait souvent appel à la corticothérapie.
- Un traitement immunosuppresseur conventionnel ou une biothérapie ciblée peuvent être introduits :
  - d'emblée en cas de forme sévère ;
  - dans un second temps pour diminuer la dose des corticoïdes, notamment en cas de survenue d'effet indésirables. On parle de stratégie d'épargne en corticoïdes.
- Quel que soit le traitement immunosuppresseur utilisé, le risque infectieux est augmenté.
- Il faut donc être vigilant chez ces patients en cas d'apparition de signe(s) évocateur(s) d'infection et prévenir les infections, avec au minimum pour tous les patients :
  - détection et traitement d'éventuels foyers infectieux ;
  - vaccination anti-grippale annuelle ;
  - vaccination anti-pneumococcique.

Chapitre 13

Vascularites systémiques

OBJECTIFS : N° 193. Vascularites systémiques

➔ Connaître les principaux types de vascularite systémique, les organes cibles, les outils diagnostiques et les moyens thérapeutiques.

Rang	Rubrique	Intitulé
A	Définition	Connaître la définition d'une vascularite systémique
B	Définition	Connaître les principaux types de vascularites systémiques
A	Diagnostic positif	Connaître les principaux signes évocateurs du diagnostic de vascularite
A	Diagnostic positif	Connaître les caractéristiques cliniques d'un purpura vasculaire
B	Contenu multimédia	Reconnaître un purpura vasculaire
B	Diagnostic positif	Connaître les principaux diagnostics différentiels à évoquer en cas de suspicion de vascularite
B	Diagnostic positif	Connaître les organes cibles et les moyens diagnostiques
B	Examens complémentaires	Connaître les principaux examens à réaliser en cas de suspicion de vascularite
B	Examens complémentaires	Connaître les principaux examens immunologiques à réaliser en cas de suspicion de vascularite
B	Prise en charge	Connaître les principes de la prise en charge des vascularites
B	Suivi et/ou pronostic	Connaître les principaux facteurs pronostiques des vascularites

Les situations de départ sont indiquées en violet et en gras dans le texte. Elles sont ensuite listées à la fin du chapitre.

A 1. Définitions des vascularites systémiques

- Sous le terme de **vascularites systémiques**, on désigne un groupe d'affections caractérisées par **une atteinte inflammatoire des vaisseaux sanguins artériels, capillaires et/ou veineux** conduisant à une altération de la paroi vasculaire. Ces vascularites peuvent entraîner des sténoses ou occlusions des lumières vasculaires, en rapport avec une thrombose ou une prolifération intimale traduisant l'atteinte de l'endothélium vasculaire.
- La définition du calibre des vaisseaux atteints est essentielle :
  - les **vaisseaux de gros calibre** correspondent à l'aorte et ses branches de division ;
  - les **vaisseaux de moyen calibre** correspondent aux principales artères viscérales et leurs branches de division ;
  - les **vaisseaux de petit calibre** correspondent aux artérioles, capillaires et veinules.
- On distingue ainsi les vascularites des **vaisseaux de gros, moyen** et **petit calibre**. La présentation clinique, ainsi que la population cible, sont très différents selon le type de vascularite, d'où l'importance de leur classification.
- Certaines vascularites appartiennent aux maladies auto-immunes systémiques (***voir item 192 - Pathologies auto-immunes***).

B 2. Principaux types de vascularites systémiques

- La reconnaissance des différents types de **vascularite systémique** a une **finalité clinique et thérapeutique majeure**.
- En 1994, la nomenclature de Chapel Hill s'est imposée comme le système de classification de référence. Les vascularites sont alors classées en fonction de la taille des vaisseaux atteints. En 2012, cette nomenclature a évolué, permettant une meilleure définition des vascularites, basée principalement sur l'anatomopathologie, et intégrant de nouveaux types de vascularites et de nouveaux outils diagnostiques, essentiellement immunologiques (**Figure 1**).
- **On distingue :**
  - les vascularites des artères de gros calibre : **artérite à cellules géantes** (anciennement maladie de Horton) et **artérite de Takayasu** ;
  - les vascularites des artères de moyen calibre : **périartérite noueuse et maladie de Kawasaki** ;
  - les vascularites des vaisseaux de petit calibre :
    - Associées aux anticorps anti-cytoplasme des polynucléaires neutrophiles (ANCA) : **granulomatose avec polyangéite** (GPA) ; **granulomatose éosinophilique avec polyangéite** (GEPA) ; micropolyangéite (MPA) ;
    - Associées à des dépôts de complexes immuns : **vascularite cryoglobulinémique, vascularite à IgA** (anciennement appelée purpura rhumatoïde), **vascularite urticarienne hypocomplémentémique** ou vascularite avec anticorps anti-C1q (anciennement appelée syndrome de MacDuffie), **vascularite avec anticorps anti-membrane basale glomérulaire** (MBG ; anciennement syndrome de Goodpasture).

Figure 1. Classification des vascularites : nomenclature de Chapel Hill révisée en 2012. Adapté d'après Jennette et al. Arthritis Rheum, 2013

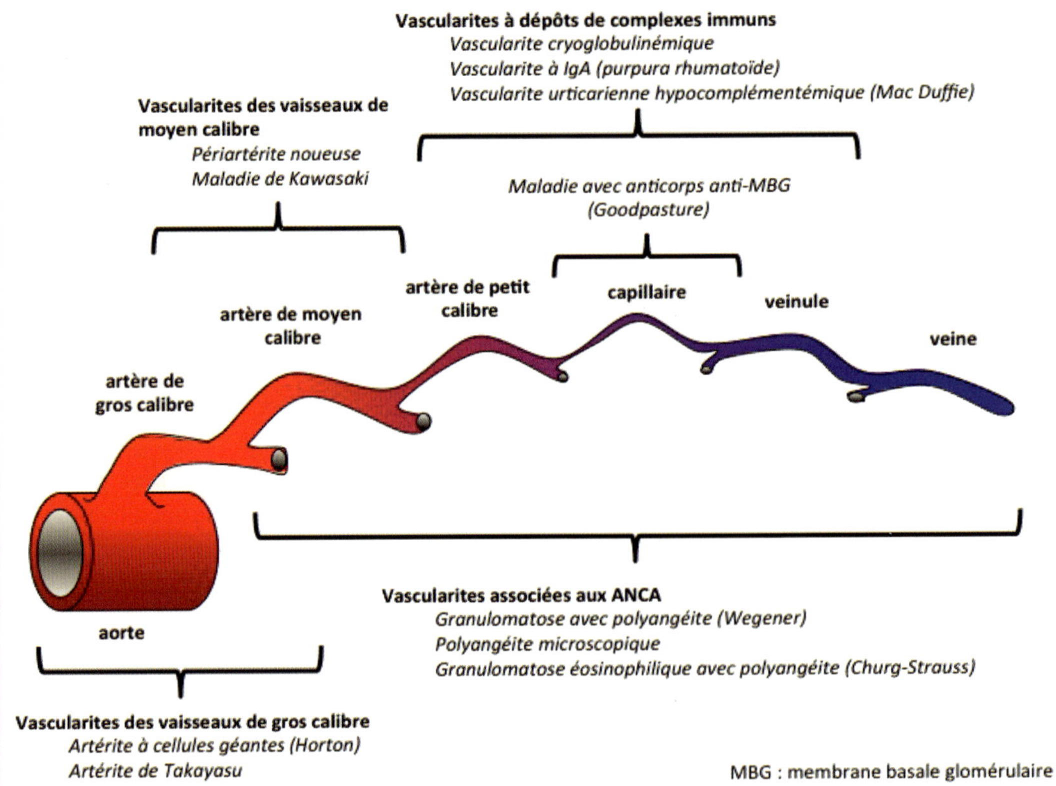

A 3. Principaux signes évocateurs du diagnostic de vascularite

- À l'exception de manifestations générales non spécifiques, communes à toutes les vascularites systémiques, les organes cibles et donc les manifestations cliniques diffèrent selon la taille des vaisseaux atteints.
- Une altération de l'état général avec **asthénie**, anorexie et **amaigrissement**, une fébricule ou une fièvre **(hyperthermie/fièvre)** sont fréquemment retrouvés quel que soit le type de vascularite. Des **douleurs articulaires** d'horaire inflammatoire ou des **myalgies** sont également fréquentes.
- Les vascularites des vaisseaux de moyen et petit calibre ciblent le plus souvent les mêmes organes, mais avec des manifestations cliniques qui peuvent être différentes.
- Atteinte cutanée : la peau est fréquemment atteinte au cours des vascularites, principalement des petits vaisseaux (ANCA, dépôts de complexes immuns), avec des manifestations polymorphes à type de **purpura** (**Figure 2 et Figure 3**), ulcères cutanés ou nécroses, livedo ou nodules sous-cutanés.

3.1. Caractéristiques cliniques d'un purpura vasculaire

- Le **purpura** vasculaire est en rapport avec une inflammation de la paroi vasculaire. Il est infiltré, parfois nécrotique. Il est volontiers déclive, confluent, prédomine aux membres inférieurs. Il est aggravé par l'orthostatisme et ne s'associe pas à une atteinte des muqueuses.

Figure 2. (contenu multimédia) Purpura vasculaire des membres inférieurs (A) intéressant également la plante des pieds (B) chez une femme de 20 ans au diagnostic de granulomatose avec polyangéite

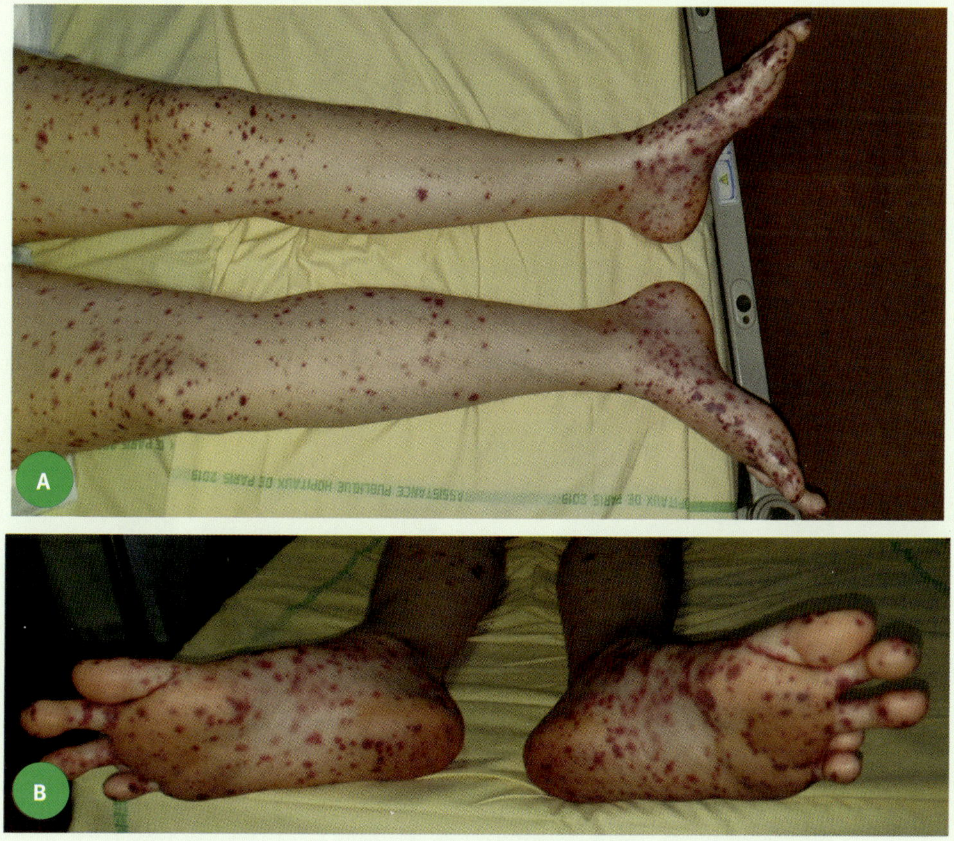

B

Figure 3. (contenu multimédia) **Purpura vasculaire. Jambe droite**

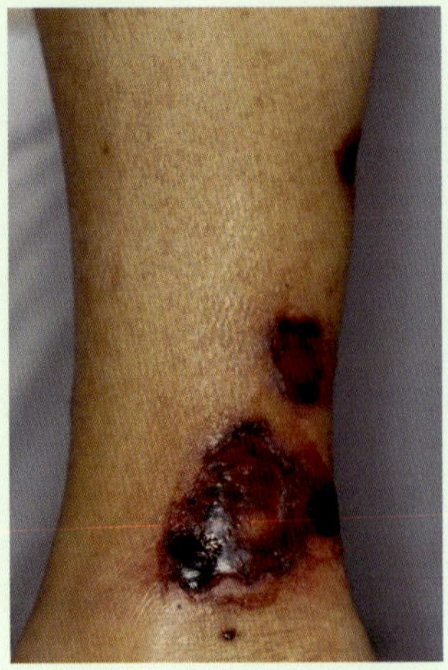

A

3.2. Autres signes cliniques

- **Atteinte de la sphère ORL** : à type de rhinite, sinusite ou polypose nasale, s'observe essentiellement au cours de la GPA et de la GEPA.
- **Atteinte pulmonaire,** pouvant entraîner une **dyspnée**, éventuellement une **toux** : seulement au cours des vascularites des vaisseaux de petit calibre, se manifestant sous la forme de :
  - nodules pulmonaires parfois excavés, au cours de la GPA (**Figure 4**) ;
  - infiltrats pulmonaires, au cours de toutes les vascularites associées aux ANCA ;
  - hémorragie intra-alvéolaire pouvant entrainer une hémoptysie **(émission de sang par la bouche)** (**Figure 5**), au cours des vascularites associées aux ANCA (surtout MPA) et des vascularites avec anticorps anti-MBG (syndrome pneumo-rénal) ;
  - La GEPA se caractérise également par un asthme de révélation tardive et cortico-dépendant, le plus souvent inaugural.

Figure 4. **Nodule pulmonaire excavé du lobe supérieur droit au cours d'une granulomatose avec polyangéite**

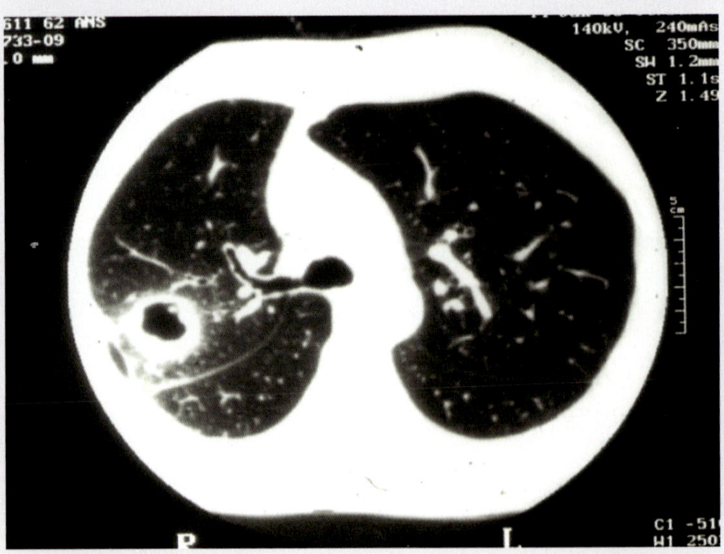

A

Figure 5. Hémorragie intra-alvéolaire au cours d'une vascularite associée aux anticorps anti-cytoplasme des polynucléaires neutrophiles (ANCA). Zones de condensation alvéolaire à contours flous réparties dans les deux champs pulmonaires. Bronchogrammes aériques visibles

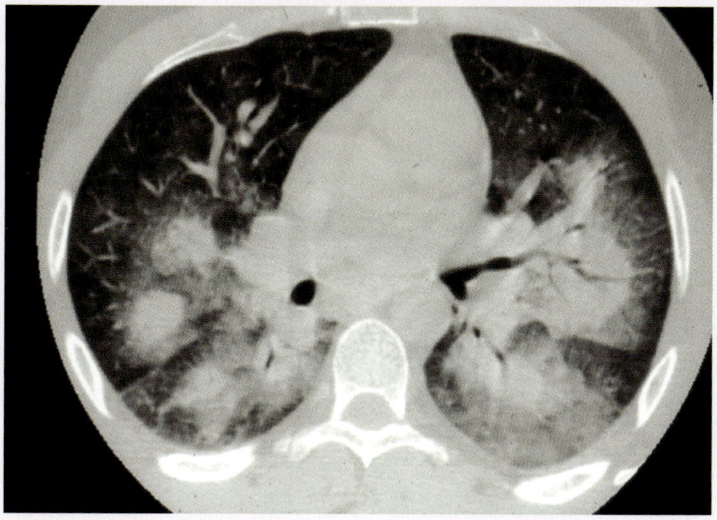

- **Atteinte rénale** : fréquente au cours des vascularites des petits vaisseaux. Il s'agit d'une atteinte vasculaire rénale avec **hypertension artérielle** et possibles infarctus rénaux au cours de l'exceptionnelle périartérite noueuse, alors qu'il s'agit d'une atteinte glomérulaire, plus ou moins agressive (néphropathie à IgA dans la vascularite à IgA, glomérulonéphrite membrano-prolifératíve au cours des vascularites cryoglobulinémiques, et glomérulonéphrite extra-capillaire au cours des vascularites associées aux ANCA), à dépister par une bandelette urinaire (**analyse de la bandelette urinaire** ; **analyse du sédiment urinaire :** protéinurie et **hématurie**) dans les vascularites des vaisseaux de petit calibre et la recherche d'une **créatinine augmentée**.
- **Atteinte digestive** : responsable de **douleur abdominale**, particulièrement grave en raison du risque de perforation et/ou d'**hémorragie aiguë** digestive (**émission de sang par la bouche ; méléna/rectorragie**). Elle est plus fréquente au cours des vascularites à IgA et de la périartérite noueuse.
- **Atteinte neurologique** : atteinte du système nerveux périphérique, à type de polyneuropathie sensitive ou sensitivo-motrice (surtout au cours des vascularites cryoglobulinémiques) ou de mononeuropathie multiple (vascularites associées aux ANCA). Ces atteintes sont responsables et douleurs à type de brûlure, de paresthésies (**douleur, brûlure, crampes et paresthésies**) et d'un **déficit neurologique sensitif et/ou moteur**. Les mononeuropathies multiples se caractérisent par leur rapidité d'installation, et leur caractère asymétrique et douloureux.
- **Atteinte oculaire** : conjonctivite fréquemment retrouvée au cours de la maladie de Kawasaki, épisclérite ou sclérite (douleurs +++) responsables de douleurs au cours de la GPA, uvéite dans la maladie de Behçet.
- **Atteinte cardio-vasculaire** :
  - anévrismes coronaires, qui représentent la complication principale de la maladie de Kawasaki de l'enfant ;
  - au cours des vascularites des vaisseaux de petit calibre, les atteintes cardiaques à type de péricardite ou de myocardite sont rares, à l'exception de la GEPA. L'atteinte cardiaque fait le pronostic de cette affection et doit être dépistée en urgence devant toute **hyperéosinophilie** majeure (quelle qu'en soit sa cause) en cherchant une **élévation des enzymes cardiaques**.
- **Atteinte testiculaire :** rare, responsable de douleurs testiculaires (**douleur testiculaire**) en rapport avec une orchite.

B

4. Principaux diagnostics différentiels à évoquer en cas de suspicion de vascularite

- Certaines maladies auto-immunes ou infections peuvent se compliquer de vascularites systémiques, on parle alors de vascularites secondaires :
  - parmi les maladies auto-immunes systémiques, le lupus systémique et la polyarthrite rhumatoïde sont des causes classiques de vascularites secondaires ;
  - parmi les infections, le virus de l'hépatite C (VHC) et le virus de l'hépatite B (VHB) sont également des causes classiques de vascularites, cryoglobulinémique dans le premier cas et périartérite noueuse dans le second.
- D'autres situations moins classiques mais constituant des pièges diagnostiques peuvent également causer ou mimer une vascularite systémique :
  - les causes infectieuses doivent rester un diagnostic à évoquer constamment. La tuberculose, la syphilis ou le virus de l'immunodéficience humaine (VIH) peuvent être responsables de vascularite des vaisseaux de gros calibre, tandis que l'endocardite infectieuse peut donner une vascularite des vaisseaux de petit calibre avec parfois des ANCA ;
  - les causes médicamenteuses ;
  - les hémopathies et les cancers solides ;
  - la maladie des emboles de cholestérol.
- D'autres diagnostics différentiels peuvent se discuter en fonction du type d'organe atteint et de la présentation clinique générale :
  - cancer bronchique ou métastases devant un ou des nodules pulmonaires (GPA) ;
  - atteinte neurologique compressive ou diabète devant une mononeuropathie multiple ;
  - autres causes de glomérulonéphrites devant une protéinurie glomérulaire et/ ou une **hématurie**.

B

5. Organes cibles des vascularites et les moyens diagnostiques

- Le diagnostic de vascularite repose le plus souvent sur une documentation histologique. Les principaux organes cibles sont listés dans le **Tableau 1**.

Tableau 1. PRINCIPAUX ORGANES CIBLES ET LEURS MOYENS DIAGNOSTIQUES AU COURS DES VASCULARITES SYSTÉMIQUES

Organes cibles	Moyens diagnostiques
Atteinte cutanée : purpura **(purpura/ecchymose/ hématome)**, ulcères ou nécroses cutanées, livédo ou nodules sous-cutanés.	Biopsie de peau
Atteinte ORL	Tomodensitométrie (TDM) des sinus de la face Examen ORL + biopsies
Atteinte pulmonaire	TDM thoracique Lavage broncho-alvéolaire avec score de Golde
Atteinte rénale (atteinte glomérulaire)	Bandelette urinaire **(analyse de la bandelette urinaire)** Cytologie urinaire **(analyse du sédiment urinaire)** Protéinurie Créatininémie **(créatinine augmentée)** Biopsie rénale
Atteinte digestive	TDM abdomino-pelvienne Endoscopies digestives + biopsies

Atteinte neurologique périphérique **(douleur, brûlure, crampes et paresthésies ; déficit neurologique sensitif et/ou moteur)** : – polyneuropathie sensitive ou sensitivo-motrice – mononeuropathie multiple	Electroneuromyogramme Biopsie neuromusculaire
Atteinte oculaire	Examen ophtalmologique
Atteinte cardiaque	Enzymes cardiaques : troponine **(élévation des enzymes cardiaques)** Echocardiographie transthoracique

B

6. Principaux examens non-immunologiques à réaliser en cas de suspicion de vascularite

- **Examens biologiques :** un syndrome inflammatoire (**syndrome inflammatoire aigu ou chronique**) biologique est trouvé de manière quasi-constante au cours des vascularites systémiques, avec **élévation de la protéine C-réactive**, du fibrinogène, et des alpha-1 et alpha-2 globulines. A côté de cette anomalie non spécifique, il existe plusieurs biomarqueurs spécifiques des vascularites systémiques *(voir paragraphe 7. Examens immunologiques)*.
- **Les sérologies virales** dans un contexte de vascularite avérée, une sérologie positive pour le VHC orientera le plus souvent vers une vascularite cryoglobulinémique, tandis qu'une sérologie de l'hépatite B en faveur d'une hépatite active orientera vers une périartérite noueuse. Ces sérologies (VIH, VHC, et surtout VHB) sont par ailleurs indispensables avant de débuter un traitement immunosuppresseur (VHB +++). En effet, d'une part le traitement des vascularites associées à une infection virale repose avant tout sur le traitement de l'infection virale, et d'autre part les corticoïdes ou immunosuppresseurs peuvent aggraver la réplication virale B.
- **Les examens d'imagerie**, en particulier la TDM thoraco-abdomino-pelvienne avec injection de produit de contraste iodé, la TDM des sinus sont très utiles pour le diagnostic et le bilan lésionnel des vascularites, pouvant mettre en évidence :
  - une inflammation des vaisseaux de gros calibre, notamment une aortite ou une sténose et/ou une occlusion vasculaire au cours des vascularites des vaisseaux de gros calibre ;
  - des micro-anévrysmes des artères viscérales bien visibles sur des temps tardifs orientant vers les vascularites des vaisseaux de moyen calibre ;
  - des lésions de la sphère ORL, pulmonaires ou digestives, notamment au cours des vascularites des vaisseaux de petit calibre.
- D'autres examens peuvent être utiles : écho-doppler artériel, l'angio-scanner, l'angio-IRM, ou encore la tomographie par émission de positons (TEP)-TDM pour la visualisation des axes vasculaires.
- **Les biopsies avec analyse histologique :** la recherche d'une confirmation histologique de la vascularite doit rester systématique, même si cette confirmation n'est pas toujours obtenue. Les biopsies sont réalisées au niveau des organes cibles, en privilégiant les biopsies les moins à risque pour le patient, permettant d'identifier une réaction inflammatoire sur la biopsie (**réaction inflammatoire sur pièce opératoire/biopsie**).
- **La nature de l'infiltrat inflammatoire** est particulièrement importante en termes d'orientation diagnostique (**interprétation d'un compte rendu d'anatomopathologie**) :
  - la présence de granulomes et cellules géantes oriente vers l'artérite à cellules géantes, la maladie de Takayasu, la GPA ou la GEPA ;
  - la présence d'une nécrose fibrinoïde (**Figure 6**) oriente vers les vascularites associées aux ANCA ou la périartérite noueuse ;
  - la présence de nombreux polynucléaires éosinophiles oriente vers la GEPA ;
  - la présence de dépôts de complexes immuns en immunofluorescence oriente vers les vascularites avec dépôts de complexes immuns.

B

Figure 6. **Biopsie cutanée. Vascularite nécrosante au cours d'une vascularite associée aux ANCA. Coloration hématoxyline éosine safran**

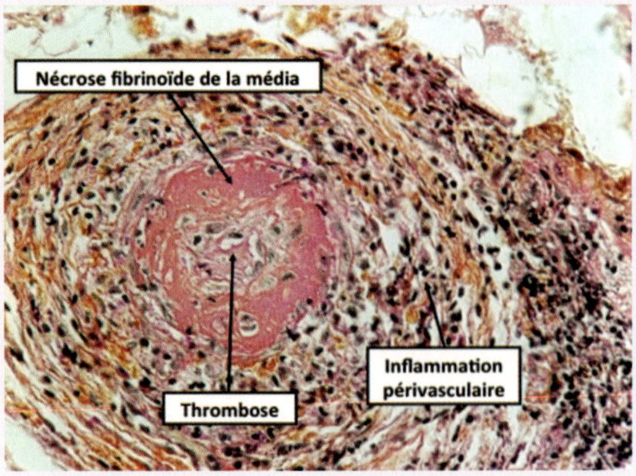

B

7. Principaux examens immunologiques à réaliser en cas de suspicion de vascularite

7.1. Les anticorps anti-cytoplasme des polynucléaires neutrophiles (ANCA)

- Les ANCA sont des auto-anticorps dirigés contre des antigènes du cytoplasme des polynucléaires neutrophiles. Les ANCA sont retrouvés au cours de la GPA, de la MPA et de la GEPA. Leur spécificité pour le groupe des vascularites nécrosantes systémiques est très élevée, proche de 95 %.
- La détection des ANCA s'effectue par immunofluorescence indirecte, avec 2 types de fluorescence observés **(Figure 7)** :
  - fluorescence cytoplasmique des polynucléaires neutrophiles, appelée c-ANCA ;
  - fluorescence périnucléaire des polynucléaires, appelée p-ANCA (ininterprétable si présence d'anticorps antinucléaires).

Figure 7. **Anticorps anti-cytoplasme de polynucléaire neutrophile après immunofluorescence indirecte sur des polynucléaires fixés dans l'alcool. Fluorescence cytoplasmique (c-ANCA) (A) ; fluorescence périnucléaire (p-ANCA) (B)**

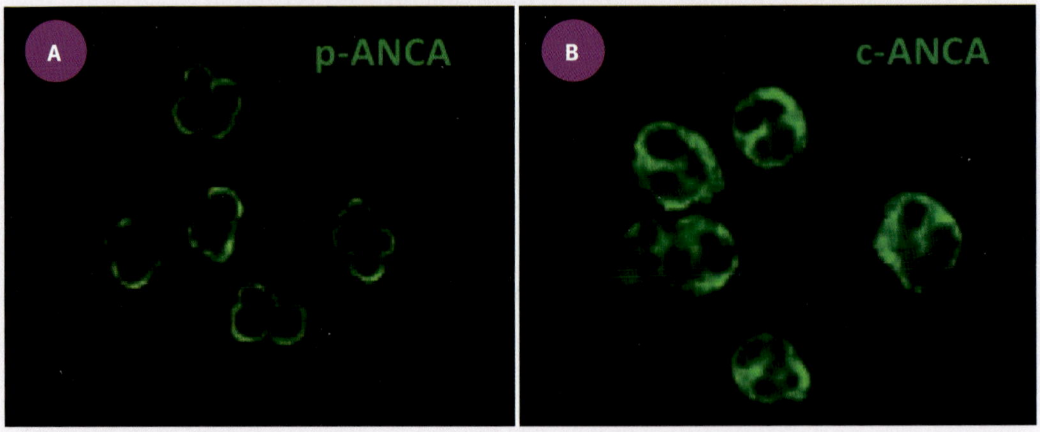

- La spécificité des ANCA est déterminée par ELISA. Les deux principaux antigènes connus sont la protéinase 3 (PR3) et la myéloperoxydase (MPO), contenues dans les granulations primaires des polynucléaires neutrophiles. La PR3 est l'antigène reconnu par la majorité des c-ANCA (dans la GPA), la MPO l'antigène reconnu par la majorité des p-ANCA (dans la MPA et la GEPA).
- Les pathologies infectieuses, notamment les endocardites infectieuses ou la tuberculose, peuvent être associées à la présence d'ANCA, et représentent donc un piège à connaître.

7.2. Les cryoglobulinémies

- Les cryoglobulinémies sont des immunoglobulines précipitant à des températures inférieures à 37°C. Les cryoglobulines de type I sont composées d'une immunoglobuline monoclonale isolée, et s'observent au cours des hémopathies lymphoïdes. Les cryoglobulines mixtes sont composées d'au moins deux variétés d'immunoglobulines, les cryoglobulines mixtes de type II ont un composant monoclonal, généralement une IgM, dirigée contre une IgG polyclonale tandis que les cryoglobulines mixtes de type III ne sont constituées que d'immunoglobulines polyclonales (IgM et IgG principalement). Les cryoglobulinémies mixtes s'observent au cours de l'hépatite chronique C qui est retrouvée dans 70 à 90 % des cas, de maladies auto-immunes systémiques (syndrome de Sjögren, lupus systémique, polyarthrite rhumatoïde) ou des hémopathies lymphoïdes.

B

8. Principes de prise en charge des vascularites

- Le traitement des vascularites repose sur une corticothérapie systémique, éventuellement associée à un traitement immunosuppresseur conventionnel et/ou une biothérapie. On distingue habituellement une phase d'attaque ou d'induction (visant à mettre le patient en rémission), suivie d'un traitement d'entretien (visant à éviter la survenue d'une rechute) où l'objectif est l'allégement des traitements.

8.1. Corticothérapie (prescrire des corticoïdes par voie générale ou locale)

- La corticothérapie (prednisone orale) est débutée de manière constante à une dose variant de 0,7 à 1 mg/kg/j selon le type de vascularite, pour une durée de 3 à 4 semaines. Dans les formes sévères, des perfusions (« bolus » de méthylprednisolone pourront précéder la corticothérapie orale.
- Une fois obtenus le contrôle de la vascularite et la régression du syndrome inflammatoire biologique, la corticothérapie est diminuée de manière progressive sans qu'il y ait de schéma consensuel.

8.2. Immunosuppresseurs et immunomodulateurs

- Ils pourront être associés soit d'emblée dans les formes sévères ou à rechute soit dans un second temps à visée d'épargne cortisonique.

8.2.1. Immunosuppresseurs synthétiques

- Ils sont utilisés dans un grand nombre de vascularites, et comprennent notamment le cyclophosphamide en traitement d'attaque des formes sévères, et le méthotrexate ou l'azathioprine en traitement d'entretien. Leur durée totale est variable, le plus souvent entre 2 et 4 ans.

8.2.2. *Biothérapies*

- Les biothérapies se distinguent des immunosuppresseurs conventionnels par un mécanisme d'action plus ciblé.
- Il n'y a que très peu d'autorisations de mise sur le marché (AMM) des biothérapies dans les vascularites. Le rituximab, anticorps monoclonal anti-CD20, entraînant une déplétion lymphocytaire B, a une AMM dans le traitement des vascularites associées aux ANCA (GPA et MPA). Au cours de l'artérite à cellules géantes, en cas de corticodépendance ou de nécessité de décroître rapidement la corticothérapie, le tocilizumab (un anticorps monoclonal anti-récepteur de l'interleukine-6) a une AMM.
- Au cours de la maladie de Kawasaki, affection du petit enfant touchant les vaisseaux de moyen calibre, les immunoglobulines polyvalentes par voie intraveineuse sont indiquées en association à l'acide acétylsalicylique pour prévenir la survenue d'anévrysmes coronaires, sous réserve qu'elles soient administrées avant le dixième jour d'évolution de la maladie.

8.3. Revascularisation

- Au cours des vascularites des vaisseaux de gros calibre, essentiellement au cours de l'artérite de Takayasu, des gestes de revascularisation peuvent parfois se justifier en cas de sténose avec retentissement hémodynamique d'aval.

8.4. Mesures associées aux traitements

- Les complications liées aux traitements sont nombreuses chez les patients atteints de vascularites, avec au premier rang desquelles les complications liées à la corticothérapie, les complications cardiovasculaires et les complications infectieuses.
- Les mesures associées à la corticothérapie ***(voir item 330 - Prescription et surveillance des classes de médicaments les plus courantes chez l'adulte et chez l'enfant : anti-inflammatoires non stéroïdiens et corticoïdes)*** doivent donc être systématiquement appliquées, de même que le dépistage des facteurs de risque cardiovasculaire.
- Enfin, la prévention du risque infectieux est majeure, justifiant chez tous les patients une mise à jour du calendrier vaccinal (contre-indication des vaccins vivants : rougeole-oreillons-rubéole (ROR), poliomyélite oral, bacille de Calmette et Guérin (BCG), fièvre jaune, varicelle) avec réalisation très large des vaccinations antigrippale et antipneumococcique, et discussion d'une prophylaxie de la pneumocystose pulmonaire.

B

9. Facteurs pronostiques des vascularites

- Parmi les atteintes d'organes, il est important de signaler que certaines ont un impact pronostique majeur, guidant ainsi souvent la prise en charge thérapeutique avec des traitements plus lourds et d'action plus rapide.
- Au cours de l'artérite à cellules géantes, la survenue de signes ophtalmologiques à type d'amaurose transitoire ou de diplopie expose au risque de cécité définitive.
- Au cours des vascularites nécrosantes, la présence d'une atteinte rénale (pouvant être à l'origine d'une **diminution de la diurèse**), digestive, cardiaque ou neurologique centrale est particulièrement grave, associée à une diminution de la survie.
- Au cours des vascularites nécrosantes, les neuropathies périphériques sont à l'origine de séquelles fonctionnelles (handicap et douleurs) dans la moitié des cas.

PRINCIPALES SITUATIONS DE DÉPART EN LIEN AVEC L'ITEM N° 193 : « VASCULARITES SYSTÉMIQUES »

Situation de départ	Descriptif
En lien avec le diagnostic	
17. Amaigrissement 21. Asthénie 44. Hyperthermie/fièvre 67. Douleurs articulaires 77. Myalgies	Une altération de l'état général avec asthénie, anorexie et amaigrissement, une fébricule ou une fièvre sont fréquemment retrouvés quel que soit le type de vascularite. Des arthralgies inflammatoires et/ou des myalgies sont également fréquentes. Ce cortège de symptômes non spécifiques présents dans les premières semaines, se complète ensuite volontiers de signes plus spécifiques qui vont faire évoquer le diagnostic de vascularite.
89. Purpura/ecchymose/hématome	La peau est fréquemment atteinte au cours des vascularites, principalement des petits vaisseaux, avec des manifestations très polymorphes à type de purpura, ulcères ou nécroses cutanées, livédo, nodules.
42. Hypertension artérielle 199. Créatinine augmentée 102. Hématurie 182. Analyse de la bandelette urinaire 196. Analyse du sédiment urinaire	L'atteinte rénale est fréquente au cours des vascularites, principalement dans les vascularites des petits vaisseaux. Elle peut s'accompagner d'une poussée hypertensive. Dans les vascularites des vaisseaux de petit calibre, il s'agit d'une atteinte glomérulaire, à dépister par une bandelette urinaire (protéinurie et hématurie).
73. Douleur, brûlure, crampes et paresthésies 121. Déficit neurologique sensitif et/ou moteur	Les vascularites peuvent atteindre le système nerveux périphérique (SNP) : polyneuropathie sensitive ou sensitivo-motrice (vascularites cryoglobulinémiques) ou de mononeuropathies multiples (vascularites associées aux anticorps anti-cytoplasme de polynucléaire neutrophile (ANCA)). Les atteintes du SNP sont volontiers responsables de douleurs à type de brulure et de paresthésies.
4. Douleur abdominale 10. Méléna/rectorragie	L'atteinte du tube digestif, qui peut entrainer des douleurs abdominales, est particulièrement grave en raison du risque de perforation et/ou d'hémorragie digestive.
162. Dyspnée 167. Toux	Une toux, une dyspnée peuvent être en rapport avec une atteinte pulmonaire de la vascularite, éventuellement avec une hémorragie intra-alvéolaire comme dans les vascularites associées aux ANCA.
100. Douleur testiculaire	Une orchite est une manifestation rare des vascularites nécrosantes
186. Syndrome inflammatoire aigu ou chronique 203. Elévation de la protéine C-réactive (CRP)	Il existe le plus souvent un syndrome inflammatoire au cours des poussées de vascularite. Ce dernier n'est en rien spécifique. La CRP permet le suivi au long cours des patients atteints de vascularite et de dépister précocement une poussée évolutive ou une complication infectieuse.
219. Hyperéosinophilie	Une hyperéosinophilie est fréquente dans les vascularites associées aux ANCA, en particulier dans la granulomatose éosinophilique avec polyangéite (GEPA).
179. Réaction inflammatoire sur pièce opératoire /biopsie 180. Interprétation d'un compte rendu d'anatomopathologie	La confirmation histologique de la vascularite doit être obtenue autant que possible. Les biopsies sont réalisées au niveau des organes cibles, en privilégiant les biopsies les moins à risque pour le patient. La nature de l'infiltrat inflammatoire permet d'orienter le diagnostic de vascularite : – granulomes : granulomatose avec polyangéite (GPA), GEPA – nécrose fibrinoïde : vascularites nécrosantes – polynucléaires éosinophiles : GEPA – dépôts de complexes immuns en immunofluorescence : vascularite a dépôt de complexes immuns

En lien avec le pronostic	
10. Méléna/rectorragie	Au cours des vascularites nécrosantes, la présence d'une atteinte rénale, digestive ou cardiaque est particulièrement grave, associée à une diminution de la survie.
14. Emission de sang par la bouche	
22. Diminution de la diurèse	
60. Hémorragie aiguë	
199. Créatinine augmentée	
204. Élévation des enzymes cardiaques	
En lien avec le traitement	
251. Prescrire des corticoïdes par voie générale ou locale	La corticothérapie par voie générale (prednisone orale) constitue la pierre angulaire du traitement des vascularites. Dans les formes sévères, des perfusions (« bolus ») de méthylprednisolone pourront précéder la corticothérapie orale. Une fois obtenu le contrôle de la vascularite et la régression du syndrome inflammatoire biologique, la corticothérapie est diminuée de manière progressive puis interrompue après un à trois ans.

FICHE DE SYNTHÈSE

- Les vascularites sont des maladies auto-immunes multi-systémiques caractérisées par une inflammation de la paroi des vaisseaux.
- Elles sont usuellement classées selon la taille des vaisseaux atteints, ce qui conditionne leur présentation clinique.
- La présentation clinique des vascularites est hautement variable, mais les signes généraux sont fréquents, quelle que soit la vascularite.
- Les anticorps anti-cytoplasme des polynucléaires neutrophiles (ANCA) sont des anticorps associés aux vascularites des petits vaisseaux sans dépôt de complexes immuns : ils constituent un apport diagnostique important.
- La prise en charge repose sur la corticothérapie et comporte une phase d'induction de la rémission et une phase de maintien de celle-ci. Le rituximab a une autorisation de mise sur le marché (AMM) dans le traitement d'attaque et d'entretien de la granulomatose avec polyangéite (GPA) et de la micropolyangéite (MPA).

Chapitre 14

Lupus systémique. Syndrome des anticorps anti-phospholipides

OBJECTIFS : N° 194. Lupus systémique. Syndrome des anti-phospholipides (SAPL)

- Connaître les principales lésions cutanées du lupus systémique.
- Connaître les caractéristiques de fréquence et de présentation clinique d'une atteinte rénale.
- Connaître les principes diagnostiques du lupus et du SAPL.
- Connaître les principes de traitements du lupus et du SAPL.

Rang	Rubrique	Intitulé
A	Définition	Savoir que le LS est une maladie auto-immune polymorphe
A	Définition	Savoir que le SAPL peut être primaire ou secondaire
B	Prévalence	Connaître la population la plus fréquemment concernée par le LS
B	Diagnostic positif	Savoir repérer les principales atteintes viscérales du LS
A	Diagnostic positif	Connaître les principales lésions cutanées spécifiques
A	Diagnostic positif	Connaître les caractéristiques de fréquence et de présentation clinique d'une atteinte rénale au cours du lupus systémique : oedèmes, bandelette urinaire positive
B	Diagnostic positif	Connaître les critères diagnostiques de SAPL
A	Contenu multimédia	Vespertilio
B	Contenu multimédia	Livedo racemosa
A	Examens complémentaires	Connaître l'intérêt et l'interprétation du test de dépistage des AAN
B	Examens complémentaires	Connaître les principaux auto-anticorps (hors anticorps antinucléaires (AAN)) et anomalies biologiques au cours du LS
B	Examens complémentaires	Connaître les principes des méthodes et la place de l'anatomie pathologique pour le diagnostic des lésion cutanées
B	Examens complémentaires	Connaître les indications de la biopsie rénale et les principales lésions rénales
B	Suivi et/ou pronostic	Connaître le mode d'évolution du LS et les atteintes viscérales pronostiques
B	Prise en charge	Savoir que la pierre angulaire du traitement du LS est l'hydroxychloroquine, et les principes du traitement des principales atteintes
B	Prise en charge	Savoir que le traitement du SAPL thrombotique repose sur un traitement anticoagulant la plupart du temps à vie

Les situations de départ sont indiquées en violet et en gras dans le texte. Elles sont ensuite listées à la fin du chapitre.

1. Lupus systémique

A 1.1. Définition

- Le lupus systémique (LS) est une maladie auto-immune systémique de présentation et de pronostic hétérogènes, caractérisée par la production d'anticorps antinucléaires (AAN) dirigés en particulier contre l'acide desoxyribonucléique (ADN) natif.
- Le LS s'associe parfois au syndrome des anticorps anti-phospholipides (SAPL) caractérisé par la survenue de thromboses récidivantes ou d'événements obstétricaux, et la présence d'anticorps anti-phospholipides. Le SAPL est traité dans la seconde partie de ce chapitre.

B 1.2. Épidémiologie du lupus systémique

- Le LS est une maladie rare. Il survient 9 fois sur 10 chez la **femme**, généralement en **période d'activité ovarienne.** Il est plus fréquent et plus sévère chez les personnes à peau noire.

B 1.3. Diagnostic de lupus systémique

- Le LS est polymorphe. Les principales manifestations sont décrites dans le **Tableau 1**. Les atteintes les plus fréquentes sont l'atteinte cutanée, le phénomène de Raynaud, l'atteinte articulaire **(douleurs articulaires)** et les sérites (péricardite, pleurésie). Les premières manifestations de la maladie peuvent intéresser n'importe quel organe. Une fièvre **(hyperthermie/fièvre)** est possible.
- L'atteinte grave la plus fréquente est l'atteinte rénale, présente dans 40 % des cas. L'atteinte rénale peut ne donner aucun signe clinique et se manifester initialement uniquement par une **protéinurie**. Une rechute n'intéresse pas forcément le même organe.
- Le diagnostic de LS repose sur l'association de signes cliniques et biologiques.

Tableau 1. FRÉQUENCE RELATIVE DES MANIFESTATIONS CLINIQUES DU LUPUS SYSTÉMIQUE AU COURS DE L'ÉVOLUTION DE LA MALADIE

Fréquence	Type d'atteintes
Fréquent (> 50 % des patients)	Rash malaire (lupus aigu) **(érythème)** Arthralgies/arthrites **(douleurs articulaires)** Fièvre **(hyperthermie/fièvre)**
Moins fréquent (30-50 % des patients)	Photosensibilité Syndrome sec* Sérites (pleurésie, péricardite) Atteinte rénale Phénomène de Raynaud Atteintes neurologiques
Peu fréquent (10-30 % des patients)	Ulcérations buccales Lupus discoïde Lupus subaigu Splénomégalie Adénomégalies **(adénopathies unique ou multiples)**
Rare (moins de 10 % des patients)	Atteinte pulmonaire hors sérite* Myosite*

*Ces manifestations se voient surtout en cas de syndrome de chevauchement (avec un syndrome de Sjögren primaire ou une connectivite mixte).

1.3.1. Manifestations dermatologiques (80 % des LS)

- Les lésions cutanées « spécifiques » lupiques prédominent sur les **zones exposées** en raison de leur fréquente **photosensibilité**. Elles sont classées en lésions aiguës, subaiguës ou chroniques selon leur profil évolutif :
  - **le lupus aigu** : éruption érythémateuse **(érythème)** sur le visage en **vespertilio** symétrique sur le nez et les pommettes (en loup de carnaval, d'où le nom de lupus, ou ailes de papillon) **(Figure 1)**. Les lésions cutanées de lupus aigu peuvent aussi s'observer sur le décolleté, les doigts (éruption érythémateuse **(érythème)**, maculeuse ou maculo-papuleuse) et les muqueuses où elles revêtent un aspect érosif ;
  - **le lupus subaigu** : éruption érythémateuse **(érythème)** annulaire ou polycyclique, très photosensible, qui touche le décolleté, le tronc et les membres mais respecte habituellement le visage **(Figure 2)**. Elle est très souvent associée à la présence d'un anticorps anti-SS-A ;
  - **les lésions de lupus chronique :** l'aspect habituel est le **lupus discoïde (Figure 3)** : plaques bien limitées associant **érythème** télangiectasique, squames épaisses, et atrophie cicatricielle.
- D'autres lésions non spécifiques peuvent être observées, comme une chute des cheveux, fréquente lors des poussées, qui peut aboutir à une alopécie diffuse **(alopécie et chute des cheveux)**, régressive avec le traitement du LS.
- L'analyse de la biopsie cutanée **(interprétation d'un compte rendu d'anatomopathologie)** est utile en cas de doute diagnostique **(Figures 4 et 5)** *(voir paragraphe 1.4.4)*.

Figure 1. (contenu multimédia) **Vespertilio.**
Photo : Dr François Chasset, Service de Dermatologie, Hôpital Tenon, Paris.

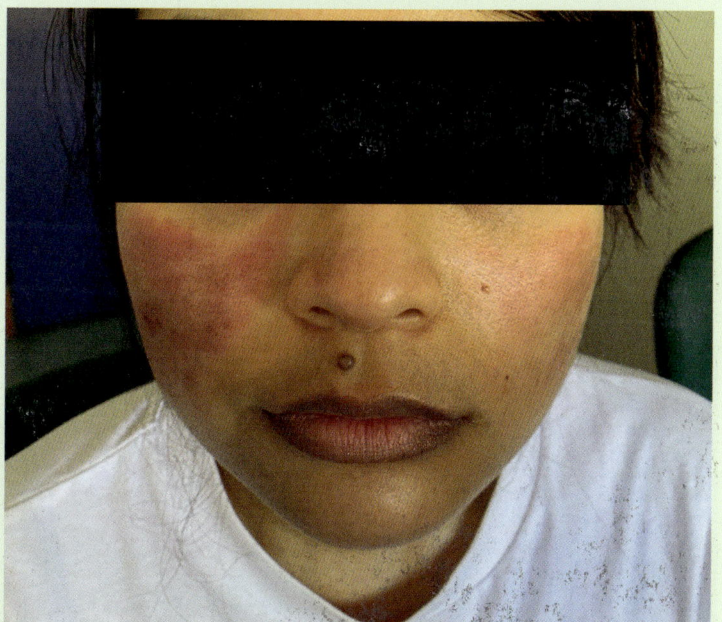

Figure 2. Lupus subaigu du dos.
Photo : Dr François Chasset, Service de Dermatologie, Hôpital Tenon, Paris.

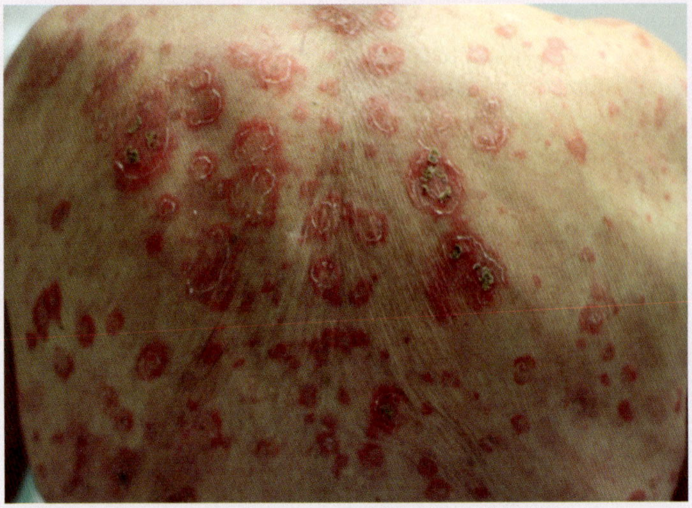

Figure 3. Lupus discoïde.
Photo : Dr François Chasset, Service de Dermatologie, Hôpital Tenon, Paris.

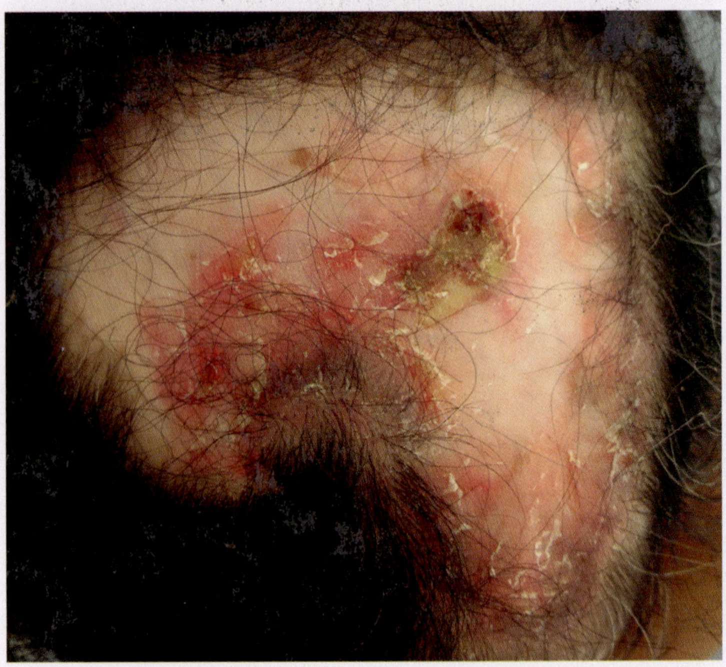

B

1.3.2. Manifestations rhumatologiques (80 % des LS)

- Il s'agit typiquement d'une polyarthrite bilatérale, symétrique, non déformante, non destructrice, des petites et moyennes articulations (métacarpo-phalagiennes, inter-phalangiennes proximales, carpes, genoux, chevilles). Elle est souvent inaugurale. Il peut s'agir uniquement de polyarthralgies avec **douleurs articulaires** de rythme inflammatoire et **raideur articulaire**, ou d'arthromyalgies. On peut observer aussi des ténosynovites.

A

1.3.3. Manifestations rénales (40 % des LS)

- Classiquement, elles sont présentes dans les premières années. Elles ont une **importance pronostique majeure.** Ainsi, la bandelette urinaire **(analyse de la bandelette urinaire)** doit être répétée régulièrement au cours du suivi pour identifier une **protéinurie**.
- La présentation est hautement variable, allant de patients asymptomatiques avec une découverte de **protéinurie** sur la bandelette urinaire **(analyse de la bandelette urinaire)**. Elle peut être aussi celle d'un syndrome néphrotique, d'une insuffisance rénale de degré variable **(créatinine augmentée)** avec **protéinurie** et souvent **hématurie (analyse du sédiment urinaire)**, ou plus rarement d'un syndrome de glomérulonéphrite rapidement progressive comportant œdèmes, **protéinurie**, **hématurie**, voire **hypertension artérielle** et insuffisance rénale aiguë.
- L'analyse de la biopsie rénale **(interprétation d'un compte rendu d'anatomopathologie)** est majeure car il n'existe pas de corrélation stricte biologico-histologique. L'analyse de la biopsie permet de classer le type de néphropathie lupique, ce qui a une implication pronostique et thérapeutique directe *(voir paragraphe 1.4.5)*.

B

1.3.4. Autres atteintes

- Les autres atteintes sont :
  - **neurologiques, concernant le système nerveux central ou périphérique (déficit neurologique sensitif et/ou moteur)**, avec des présentations très hétérogènes. L'atteinte psychiatrique lupique doit être distinguée d'effets indésirables de la corticothérapie ;
  - **cardiaques**, pouvant toucher les trois tuniques. Le plus fréquemment il s'agit de péricardite **(douleur thoracique ; dyspnée ; découverte d'anomalie à l'auscultation cardiaque ; réalisation et interprétation d'un électrocardiogramme (ECG))** ;
  - **respiratoires** : il s'agit le plus souvent de **pleurésies (douleur thoracique ; dyspnée ; découverte d'anomalie à l'auscultation pulmonaire)**, unilatérales ou bilatérales, exsudatives et lymphocytaires, parfois latentes ;
  - **vasculaires** : il peut s'agir d'un phénomène de Raynaud, fréquent (35 %), parfois inaugural mais rarement compliqué ; d'une hypertension artérielle (30 %), souvent présente en cas de glomérulopathie grave ; de thromboses veineuses, artérielles **(douleur d'un membre (supérieur ou inférieur, déficit neurologique sensitif et/ou moteur)**), et microvasculaires fréquentes, parfois révélatrices, fortement associées à la présence d'anticorps anti-phospholipides, et spontanément récidivantes. On note aussi chez ces patients une incidence élevée d'insuffisance coronarienne qui résulte de l'athérosclérose accélérée favorisée par la corticothérapie prolongée et/ou de thromboses dans le cadre d'un SAPL ;
  - des signes généraux : **hyperthermie/fièvre** (qui nécessite d'éliminer une infection), asthénie ;
  - des **adénopathies** périphériques **(adénopathies unique ou multiples)** parfois une **splénomégalie**, notamment lors des poussées ;
  - le LS peut s'associer à d'autres maladies auto-immunes (par exemple : thyroïdites, syndrome de Sjögren, connectivite mixte).

1.4. Examens complémentaires

B

1.4.1. Anomalies biologiques non spécifiques

- La CRP **(élévation de la protéine C-réactive (CRP))** reste peu élevée lors des poussées de LS, sauf en cas de sérite, d'infection ou de thrombose **(syndrome inflammatoire aigu ou chronique)**.

- L'hémogramme peut montrer des **cytopénies** **(interprétation de l'hémogramme)**, le plus souvent d'origine auto-immune : anémie **(baisse de l'hémoglobine)** hémolytique auto-immune, thrombopénie immunologique **(anomalie des plaquettes)** responsable de syndrome hémorragique en premier lieu cutané **(purpura/ecchymose/hématome)**, leucopénie modérée pouvant correspondre à une neutropénie et/ou une lymphopénie **(anomalie des leucocytes)**.
- La biochimie peut révéler une hypoalbuminémie ou une **élévation de la créatininémie** en cas d'atteinte rénale. L'atteinte glomérulaire est dépistée par la bandelette urinaire **(analyse de la bandelette urinaire)**, puis confirmée sur la biochimie urinaire avec une **protéinurie** > **0,5 g/g de créatininurie (ou > 500 mg par 24 h), parfois de rang néphrotique,** associée le plus souvent en cas de poussée à une **hématurie** microscopique sur la cytologie urinaire **(analyse du sédiment urinaire)**.
- Le bilan d'hémostase peut montrer un **allongement du temps de céphaline activé (TCA)** en cas de présence d'un anticoagulant circulant de type lupique *(voir paragraphe 2.3)*.

A

1.4.2. Intérêt et interprétation du test de dépistage de dépistage des anticorps antinucléaires

- La présence d'anticorps antinucléaires (AAN) **est constante au cours du LS.** Le dépistage est fait par immunofluorescence indirecte sur cellules Hep2 **(seuil de positivité : titre ≥ 1/160)**. Les AAN ne sont **pas spécifiques du LS** : ils sont également mis en évidence dans d'autres maladies auto-immunes, certaines hépatopathies et hémopathies, voire chez le sujet sain notamment âgé. La présence d'AAN ne signe pas le diagnostic de maladie auto-immune en l'absence de signe clinique ou biologique d'atteinte d'organe.
- **N.B. :** Les critères de classification du lupus systémique (qui ne sont pas à connaître et qui ne sont pas des critères diagnostiques mais utilisés dans les études cliniques pour exclure des patients sans lupus), fixent le seuil du titre d'AAN <1/80 pour exclure le diagnostic de lupus systémique (et non 1/160), en association à d'autres critères cliniques et biologiques.

B

1.4.3. Autres anomalies immunologiques

- La présence d'AAN ne constituant qu'un test d'orientation, il est indispensable de préciser leur spécificité par la recherche :
  - **d'anticorps anti-ADN natif,** très évocateurs de LS, qui sont détectables par diverses techniques de spécificité variable ;
  - **d'anticorps spécifiques d'antigènes nucléaires solubles** (*extractable nuclear antigen*, ENA) ou extrait de thymus de veau (extrait de cellules thymiques, ECT). Parmi eux, les anticorps anti-SS-A et anti-SS-B peuvent s'observer dans le LS notamment en cas d'atteinte cutanée ou de syndrome de Sjögren associé ; les anti-Sm sont très spécifique du LS mais moins sensibles (30 %).
- Enfin, une **hypocomplémentémie** (diminution du CH50, des fractions C3 et C4) est souvent observée lors des poussées de LS.

B

1.4.4. Principes et place de l'anatomie pathologique pour le diagnostic des lésions cutanées

- En cas de doute clinique sur l'aspect lupique des lésions cutanées, la biopsie cutanée **(interprétation d'un compte rendu d'anatomopathologie)** pour examen en coloration standard et immunohistochimie est indiquée **(Figure 4)**. L'histologie typique révèle une altération avec vacuolisation de la couche basale. On peut également observer dans l'épiderme une hyperkératose orthokératosique ; dans le derme une nécrose kératinocytaire, un œdème par vasodilatation des capillaires avec infiltrat lymphocytaires autour des annexes et péri-vasculaires. L'immunofluorescence directe est très sensible, et révèle une bande lupique faite de dépôts d'immunoglobulines et de fractions du complément linéaires à la jonction dermo-épidermique **(Figure 5)**.

Figure 4. Biopsie cutanée montrant des signes histologiques de lupus subaigu (dermite d'interface marquée, faible infiltrat lymphocytaire dermique).
Photo : Dr Philippe Moguelet, Service d'Anatomo-pathologie, Hôpital Tenon, Paris.

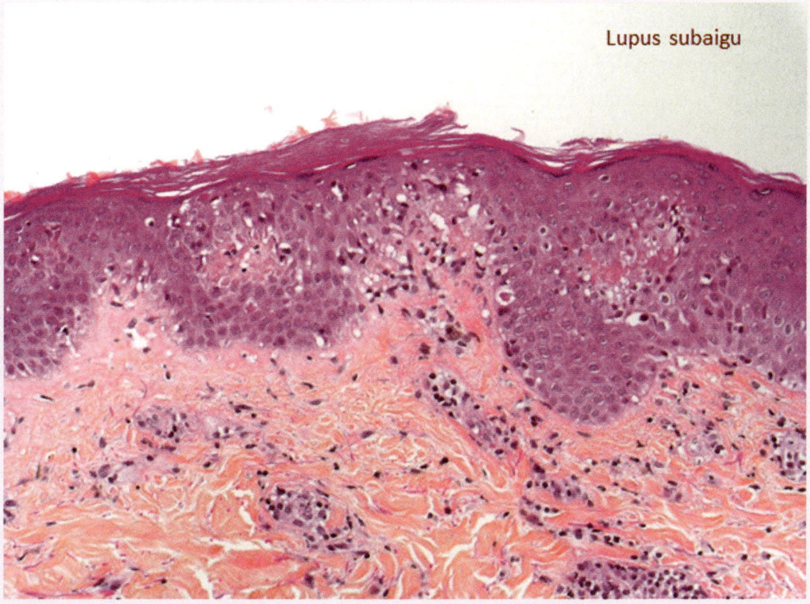

Figure 5. Biopsie cutanée d'une patiente lupique en immunofluorescence montrant une bande lupique (dépôts d'immunoglobulines et de complément à la jonction dermo-épidermique).
Photo : Dr Philippe Moguelet, Service d'Anatomo-pathologie, Hôpital Tenon, Paris.

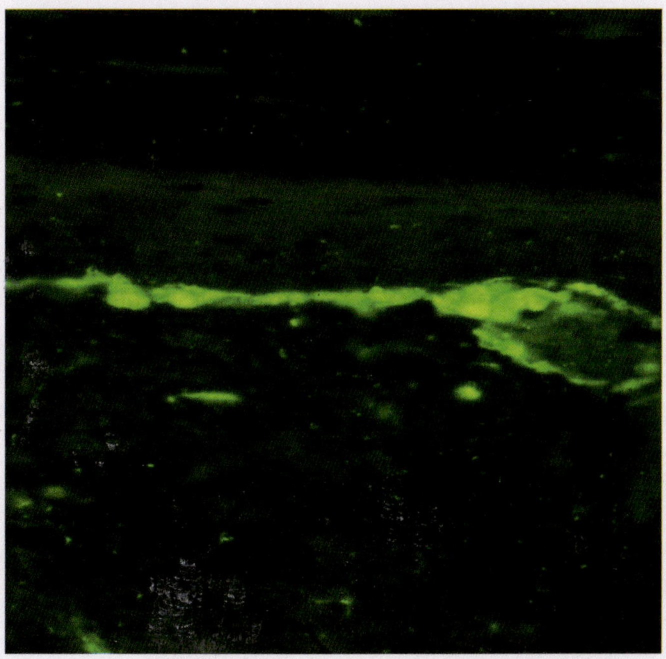

B

1.4.5. *Indication de la biopsie rénale ; principales lésions rénales*

- Sauf contre-indication, la biopsie rénale par voie percutanée ou transjugulaire est indiquée en cas **protéinurie supérieure à 0,5 g/g de créatininurie (ou 0,5 g par 24 heures)** de façon à préciser l'atteinte histologique. L'atteinte classique est principalement une glomérulonéphrite dont le stade histologique conditionne le pronostic et le traitement. Une analyse en microscopie optique sur prélèvement fixé, et une analyse en immunofluorescence directe sur prélèvement congelé doivent être réalisées.
- Les classifications des lésions rénales histologiques reposent surtout sur l'aspect des glomérules. Les classes s'apprécient en microscopie optique, tandis que l'immunofluorescence permet de définir le LS comme cause de la néphropathie en observant les dépôts caractéristiques.
- De nombreuses lésions élémentaires histologiques peuvent être observées. Certaines correspondent à des lésions aiguës, d'autres à des lésions chroniques. Sans être exhaustif, on distingue schématiquement :
  - des dépôts d'immunoglobulines de toutes classes, et de complément **(Figure 6)**. Ces dépôts sont localisés dans le mésangium, en endo-membraneux, et/ou en extra-membraneux ;
  - une hypercellularité (dans le mésangium, de moindre gravité, et/ou dans les capillaires et en extra-capillaire, plus graves).
- En microscopie optique, la classe I correspond à un glomérule normal, la classe II à un épaississement mésangial, les classes III et IV à une hypercellularité endo- et/ou extra-capillaire dans respectivement moins et plus de 50 % des glomérules, la classe V (qui peut s'associer aux classes II, III, ou IV) à des dépôts extra-membraneux, et la classe VI à une prédominance de glomérules (plus de 90 %) en pains à cacheter (correspondant à des glomérules scléreux et non fonctionnels). Ces classes permettent d'apprécier le pronostic rénal et de guider le traitement. Des illustrations sont fournies dans la **Figure 6**.
- L'immunofluorescence directe permet d'affirmer la cause lupique des lésions, mettant en évidence des dépôts d'immunoglobulines de toutes classes et de fractions du complément dans le mésangium, en endo-membraneux, et en extra-membraneux **(Figure 6)**.

Figure 6. Biopsies rénales de glomérulonéphrites lupiques.

Biopsies rénales. Coloration par trichrome de Masson (A, B, et F), coloration de Jones (C), ou immunofluorescence (D, E). Hypercellularité mésangiale, endo-capillaire (A), et extra-capillaire (B) ; dépôts extra-membraneux (C) ; dépôts d'IgG et C3 en immunofluorescence ; et glomérule en pain à cacheter (F).
Photos : Dr Philippe Rouvier, Service d'Anatomo-pathologie, Hôpital de la Pitié-Salpêtrière, Paris.

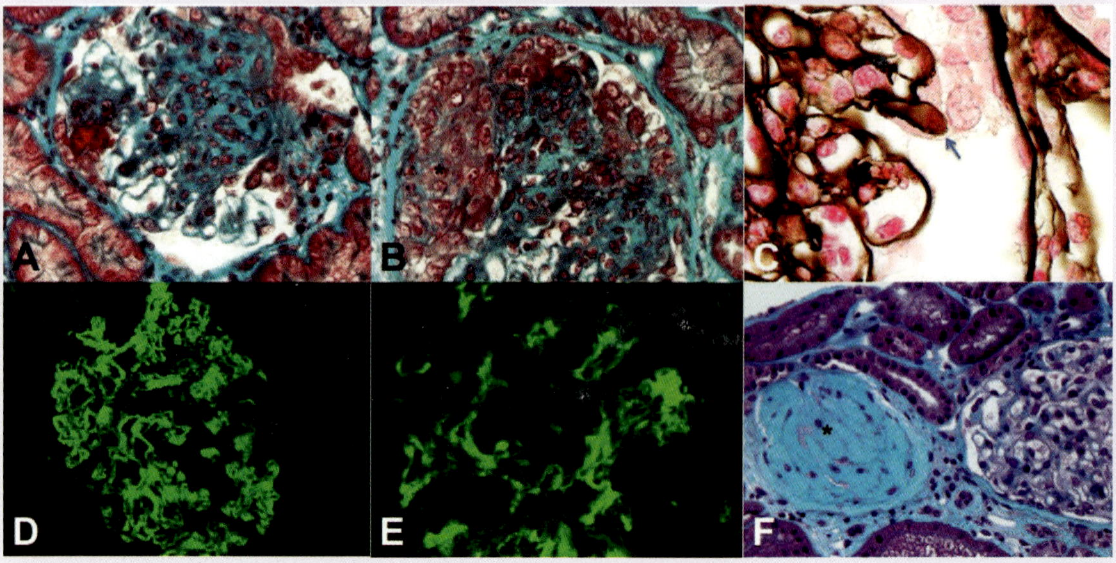

B

1.4.6. Électrocardiogramme (ECG)

- Un ECG **(réalisation et interprétation d'un électrocardiogramme (ECG))** de référence doit être réalisé. Devant une **douleur thoracique** ou une **dyspnée**, il peut montrer des signes de péricardite dans le cadre du LS, d'infarctus du myocarde ou d'embolie pulmonaire en cas de SAPL associé.

B

1.5. Suivi et pronostic du lupus systémique

- Le LS est une maladie **chronique qui évolue par poussées entrecoupées de rémissions.**
- Les **poussées** peuvent être **déclenchées par l'exposition solaire, les estrogènes, et la grossesse.**
- La surveillance d'un patient atteint de LS repose sur l'examen clinique et des examens biologiques : hémogramme, ionogramme, créatinine, recherche régulière d'une protéinurie, d'une hématurie. Les dosages du complément sérique et des anticorps anti-ADN natif ont aussi un intérêt dans le suivi pour mesurer l'activité de la maladie. Le dosage de l'hydroxychloroquine permet d'évaluer l'auto-observance du traitement.
- Dans le cas particulier des lupus induits par certains médicaments, l'arrêt du médicament inducteur fait généralement régresser les manifestations cliniques en quelques semaines. La prescription ou la poursuite de médicaments inducteurs qui restent nombreux doit être discutée selon un rapport bénéfice/risque (exemple : en cas de nécessité de bêtabloquants pour une insuffisance cardiaque, le bénéfice est supplanté par le risque).

B

1.6. Prise en charge du lupus systémique

1.6.1. Objectifs du traitement

- En l'absence de traitement permettant de guérir la maladie, la prise en charge a pour objectifs :
  - à court terme : assurer le confort quotidien, préserver les fonctions vitales dans les poussées graves ;
  - à moyen terme : s'opposer à l'évolution prévisible des atteintes viscérales, prévenir les poussées, préserver l'insertion socio-professionnelle ;
  - à long terme : limiter les séquelles du LS et les effets délétères des traitements.

1.6.2. Éléments clés de la prise en charge

- Le LS est une maladie chronique. Le LS est une des 30 affections de longue durée (ALD 30) qui donnent lieu à exonération du ticket modérateur. Les principes de prise en charge sont :
  - **information** des patients et de leurs familles au cours d'une consultation d'**annonce d'une maladie chronique.** L'éducation thérapeutique est d'une importance majeure ***(voir item 324 - Éducation thérapeutique, observance, auto-médication) ;***
  - informer des risques de l'arrêt intempestif du traitement ;
  - **photoprotection** efficace (port de vêtements et écran solaire d'indice élevé) ;
  - arrêt du tabac ;
  - auto-surveillance : bandelette urinaire ;
  - **planifier les grossesses.** Le principe est d'attendre que le LS soit quiescent pour autoriser une grossesse ;
  - nécessité d'une contraception adaptée à évoquer dès la première consultation. Privilégier une **contraception progestative et les dispositifs intra-utérins ;**
  - programme vaccinal adapté : proposer une **vaccination (vaccinations de l'adulte et de l'enfant)** contre le pneumocoque et la grippe en cas de traitement par corticoïdes ou immunosuppresseurs ;
  - **un traitement de fond, indispensable, est proposé à tous les patients sauf contre-indication : l'hydroxychloroquine, anti-malarique de synthèse, est la pierre angulaire du traitement médicamenteux.** Ce médicament nécessite un suivi ophtalmologique régulier pour dépister une atteinte toxique maculaire, ainsi qu'un ECG **(réalisation et interprétation d'un électrocardiogramme (ECG))** avant sa prescription et au cours du suivi.

- Le traitement des poussées *(voir item 192 - Maladies auto-immunes)* repose sur les corticoïdes et/ou des immunosuppresseurs.
- Les poussées articulaires peuvent être traitées par hydroxychloroquine, et si insuffisant par anti-inflammatoires non stéroïdiens ou stéroïdiens. En cas de poussée mineure (sérite, cytopénies auto-immunes), le traitement d'attaque des poussées repose sur des corticoïdes par voie systémique **(prescrire des corticoïdes par voie générale ou locale)** *(voir item 330 - Prescription de corticoïdes)*.
- Les immunosuppresseurs (principalement cyclophosphamide, mycophénolate mofétil, azathioprine) sont indiqués en association aux corticoïdes en cas de poussée grave (rénale, système nerveux central), en cas de corticodépendance ou en traitement de fond après une poussée sévère, en plus de l'hydroxychloroquine. Les patients exposés aux corticoïdes et aux immunosuppresseurs nécessitent une surveillance propre en raison de leurs effets indésirables immédiats et retardés **(prescrire des corticoïdes par voie générale ou locale ; suivi du patient immunodéprimé)**. Le cyclophosphamide a par exemple une toxicité gonadique, hématologique, et sur les voies urinaires. Le mycophénolate mofétil est formellement contre indiqué au cours de la grossesse.

A

2. Syndrome des anticorps anti-phospholipides (SAPL)

2.1. Définition

- Le SAPL est individualisé comme l'association de manifestations thrombotiques ou obstétricales associées à la présence d'anticorps dirigés contre les phospholipides persistante dans le temps.
- Le SAPL peut être rencontré en dehors de tout autre cadre pathologique défini (syndrome « **primaire** » des anticorps anti-phospholipides) ou associé à une autre maladie auto-immune (essentiellement le LS, le SAPL est alors dit « **secondaire** »).

2.2. Épidémiologie du syndrome des anticorps anti-phospholipides

- Le SAPL est une maladie rare. Il affecte plus souvent la femme jeune, mais peut survenir à tout âge.

B

2.3. Diagnostic positif

2.3.1. *Manifestations cliniques et biologiques rentrant dans le cadre des critères diagnostiques*

- Le diagnostic de SAPL repose sur la présence d'au moins un critère clinique et au moins un critère biologique.
- **Les critères cliniques** sont :
  - **thrombose veineuse, artérielle ou de la microcirculation.** Les thromboses veineuses peuvent être des thromboses spontanées des membres inférieurs ou des embolies pulmonaires, mais aussi de site inhabituel (veines abdominales, membres supérieurs…). Le SAPL doit être cherché devant tout accident vasculaire cérébral (AVC) du sujet jeune. La recherche de SAPL fait donc partie du bilan de thrombophilie (**prise en charge d'un patient suspect de thrombophilie**). Les thromboses superficielles ne font pas partie des critères diagnostiques ;
  - **manifestations obstétricales :** au moins 3 fausses-couches précoces (avant 10 semaines d'aménorrhée (SA)), spontanées, consécutives, sans autre cause identifiée, ou au moins une mort fœtale in utero (> 10 SA) ou au moins une prématurité non expliquée. En raison des fausses couches répétées, les patientes peuvent consulter pour **difficulté à procréer**.

- **Les critères biologiques** sont définis par la présence persistante (à au moins deux reprises espacées d'au moins 12 semaines) d'au moins un auto-anticorps détecté par des techniques variées. Il peut ainsi s'agir de :
  - **présence d'anticorps anti-cardiolipine de type IgG ou IgM à titre élevé** (technique ELISA) ;
  - **présence d'anticorps anti-béta2 glycoprotéine 1 de type IgG ou IgM à titre élevé** (technique ELISA) ;
  - **présence d'un anticoagulant circulant par des tests d'hémostase,** avant la mise sous héparine : **allongement du TCA** isolé (taux de prothrombine (TP) normal), non corrigé quand on mélange le plasma du patient avec du plasma de témoin (élimine un déficit en facteur de la coagulation), corrigé par un excès de phospholipides (neutralisation : adsorption des anticorps anti-phospholipides).

2.3.2. *Autres manifestations*

- D'autres atteintes du SAPL sont possibles, bien que ne rentrant pas en compte dans les critères diagnostiques :
  - cardiaques : valvulopathie mitrale ou aortique à type d'épaississement diffus ou localisé **(endocardite de Libman-Sacks) ;**
  - cutanées : livedo (coloration érythémateuse foncée, ou bleue-violacée de la peau en forme de mailles de filet ; **Figure** 7) ;
  - rénales : thromboses des artères intra-rénales.

Figure 7. (contenu multimédia) **Livédo racemosa dans le cadre d'un SAPL (Cuisse vue de profil). Par rapport au livédo hémodynamique, les mailles sont grosses et non fermées, le livédo est fixe.**

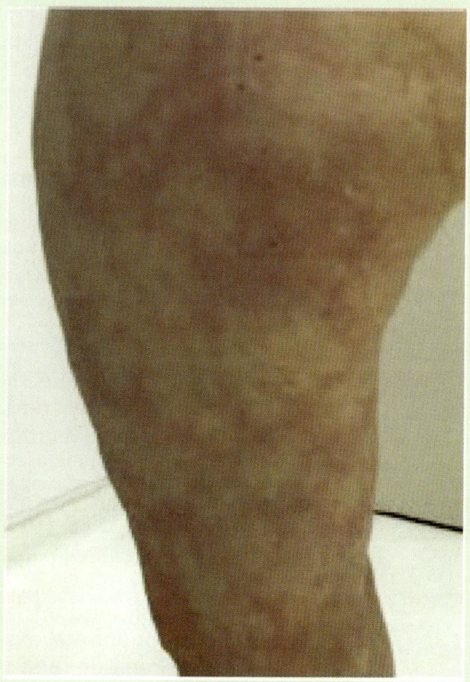

2.4. Prise en charge

- Le traitement du SAPL thrombotique repose sur une **anticoagulation la plupart du temps à vie** (héparine pour les thromboses récentes puis traitement au long cours (à vie) par anti-vitamine K). Les anticoagulants oraux directs ne sont pas utilisés au cours du SAPL car associés à un excès de risque thrombotique.
- Le traitement du SAPL obstétrical repose lors des **grossesses** sur **l'association d'héparine par voie sous-cutanée et d'aspirine.**

Principales situations de départ en lien avec l'item 194 : « Lupus systémique. Syndrome des anticorps anti-phospholipides »

Situation de départ	Descriptif
En lien avec le diagnostic positif	
44. Hyperthermie/fièvre	La fièvre est une manifestation fréquente dans le lupus systémique (LS).
18. Découverte d'anomalie à l'auscultation cardiaque 20. Découverte d'anomalie à l'auscultation pulmonaire 161. Douleur thoracique 162. Dyspnée	Péricardite et pleurésies sont des atteintes fréquentes du LS. Une valvulopathie peut s'observer dans le LS et le syndrome des anticorps anti-phospholipides (SAPL). Douleur thoracique et dyspnée peuvent également être à la conséquence une embolie pulmonaire spontanée dans le cadre d'un SAPL.
56. Raideur articulaire 67. Douleurs articulaires	L'atteinte articulaire est la plus fréquente au cours du LS avec l'atteinte cutanée.
58. Splénomégalie 16. Adénopathies unique ou multiples	Une splénomégalie peut se voir en poussée lupique ou en cas d'anémie hémolytique auto-immune associée. Un polyadénopathie superficielle ou profonde peut s'observer an cas de poussée lupique.
80. Alopécie et chute de cheveux	Atteinte dermatologique non spécifique du LS.
85. Érythème	L'atteinte cutanée lupique spécifique (lupus aigu, subaigu, chronique) correspond à des lésions érythémateuses.
89. Purpura/ecchymose/hématome	Une thrombopénie de mécanisme auto-immun peut s'observer au cours du LS.
33. Difficulté à procréer	Les fausses-couches répétées sont évocatrices de SAPL obstétrical.
71. Douleur d'un membre (supérieur ou inférieur)	Peut être liée à une thrombose révélant un SAPL.
121. Déficit neurologique sensitif et/ou moteur	Le LS peut toucher le système nerveux central ou périphérique de façon très variée (tous tableaux neurologiques). Un accident vasculaire ischémique du sujet jeune doit faire évoquer un SAPL.
En lien avec les examens complémentaires	
215. Anomalie des plaquettes 216. Anomalie des leucocytes 217. Baisse de l'hémoglobine 223. Interprétation de l'hémogramme	Une thrombopénie de mécanisme auto-immun peut s'observer au cours du LS. Une leucopénie (neutropénie et lymphopénie) est fréquente au cours du LS. Une anémie souvent multifactorielle est fréquente au cours du LS. Il peut s'agir d'une anémie hémolytique auto-immune.
102. Hématurie 182. Analyse de la bandelette urinaire 196. Analyse du sédiment urinaire 199. Créatinine augmentée 212. Protéinurie	Ces examens servent pour dépister (bandelette urinaire) puis documenter (protéinurie et sédiment urinaire) une atteinte rénale lupique dont la forme classique est celle d'une glomérulonéphrite rapidement progressive (protéinurie possiblement de rang néphrotique, souvent hématurie et insuffisance rénale aiguë). La biopsie rénale est un élément clé du diagnostic de l'atteinte rénale (voir aussi 180. Interprétation d'un compte rendu d'anatomopathologie).
186. Syndrome inflammatoire aigu ou chronique 203. Élévation de la protéine C-réactive (CRP)	Dans une poussée de LS, la CRP est peu élevée sauf en cas de sérite, d'infection ou de thrombose.
213. Allongement du temps de céphaline activé (TCA)	De façon isolée (TP normal) et spontanée (sans héparine), évoque la présence d'un anticoagulant circulant qui est un anticorps anti-phospholipide.
185. Réalisation et interprétation d'un électrocardiogramme (ECG)	L'ECG peut révéler des signes de péricardite dans le cadre du LS, d'infarctus du myocarde ou d'embolie pulmonaire dans le cadre d'un SAPL.

En lien avec la démarche étiologique	
180. Interprétation d'un compte rendu d'anatomopathologie	L'histologie cutanée est utile en cas de doute diagnostique envers une lésion cutanée lupique. La biopsie rénale permet d'affirmer une atteinte rénale, mais également de classer les lésions de glomérulonéphrite ce qui a également un intérêt pronostique et thérapeutique.
275. Prise en charge d'un patient suspect de thrombophilie	Un SAPL doit être recherché devant toute thrombose artérielle ou veineuse spontanée.
En lien avec le traitement	
251. Prescrire des corticoïdes par voie générale ou locale **291.** Suivi d'un patient immunodéprimé	Certaines atteintes du LS nécessitent une corticothérapie voire un immunosuppresseur. La pierre angulaire du traitement médicamenteux de tout LS est cependant l'hydroxychloroquine.
322. Vaccinations de l'adulte et de l'enfant	Les vaccinations sont capitales dans la prévention du risque infectieux notamment contre la grippe et le pneumocoque en cas de corticothérapie prolongée ou d'exposition à un immunosuppresseur.
328. Annonce d'une maladie chronique	Le LS et le SAPL sont des maladies chroniques. L'éducation du patient à sa maladie est essentielle.

FICHE DE SYNTHÈSE

- Le lupus systémique (LS) est une maladie auto-immune systémique chronique survenant fréquemment chez les femmes jeunes (en âge de procréer). La présentation clinique est protéiforme. Les organes suivants sont les plus fréquemment touchés : peau > articulations > rein > sérites > manifestations neuro-psychiatriques.
- L'hémogramme montre fréquemment une anémie, leucopénie, lymphopénie, et une thrombopénie.
- Les anticorps antinucléaires (AAN) sont toujours positifs au cours du LS. Ils sont dirigés contre l'ADN double brin. D'autres auto-anticorps peuvent être trouvés : anti-Sm, anti-SS-A, anti-phospholipides.
- Le complément est consommé au cours des poussées.
- La bandelette urinaire est un élément majeur et indispensable du dépistage des atteintes rénales qui ont un impact pronostique, et sont souvent asymptomatiques.
- La prise en charge repose sur l'éducation thérapeutique et la prévention et le traitement des poussées. L'hydroxychloroquine est la pierre angulaire du traitement.
- Les corticoïdes et parfois les immunosuppresseurs sont utilisés en cas de poussée sévère.
- Le syndrome des anticorps anti-phospholipides (SAPL) est une maladie auto-immune systémique responsable de thromboses et d'une morbidité obstétricale. Les manifestations cliniques s'associent avec des anticorps anti-phospholipides (détectés au moins un des 3 tests), persistants dans le temps (pendant au moins 12 semaines). Le traitement repose sur les antiagrégants ou les anticoagulants. Le traitement doit être maintenu à vie.

Chapitre 15

Artérite à cellules géantes
Pseudo-polyarthrite rhizomélique
Maladie de Takayasu

OBJECTIFS : N° 195. Artérite à cellules géantes

- Connaître les signes cliniques fréquemment observés au cours de l'artérite à cellules géantes (ACG) et de la pseudo-polyarthrite rhizomélique (PPR).
- Connaître les complications ophtalmologiques de l'ACG : amaurose brutale, paralysie oculomotrice.
- Connaître les principes du traitement de l'ACG et de la PPR et son pronostic.

Rang	Rubrique	Intitulé
A	Définition	Définition de l'artérite à cellules géantes (ACG)
B	Prévalence	Connaître les principales caractéristiques épidémiologiques de l'ACG et la pseudo-polyarthrite rhizomélique (PPR)
A	Diagnostic positif	Connaître les signes cliniques fréquemment observés au cours de l'ACG
B	Diagnostic positif	Connaître les principaux diagnostics différentiels de l'ACG
A	Identifier une urgence	Connaître les complications ophtalmologiques de l'ACG: amaurose brutale, paralysie oculomotrice
A	Examens complémentaires	Connaître les signes biologiques fréquents au cours de l'ACG
B	Examens complémentaires	Connaître les examens complémentaires utiles pour confirmer le diagnostic
A	Prise en charge	Connaître les principes du traitement de l'ACG et son pronostic
A	Définition	Définition de la PPR
A	Diagnostic positif	Connaître les signes cliniques de la PPR
B	Diagnostic positif	Connaître les principaux diagnostics différentiels de la PPR
B	Examens complémentaires	Connaître les principaux examens complémentaires utiles au diagnostic
B	Prise en charge	Connaître les principes du traitement de la PPR et son pronostic
B	Définition	Définition de l'artérite de Takayasu
B	Diagnostic positif	Principales caractéristiques de l'artérite de Takayasu (généralités)
B	Examens complémentaires	Connaître la place de l'anatomie pathologique pour le diagnostic de l'artérite à cellules géantes et de la maladie de Takayasu

Les situations de départ sont indiquées en violet et en gras dans le texte. Elles sont ensuite listées à la fin du chapitre.

1. Artérite à cellules géantes

A 1.1. Définition de l'artérite à cellules géantes

- L'artérite à cellules géantes (ACG, ou maladie de Horton) est une vascularite granulomateuse qui survient chez le sujet de plus de 50 ans. Elle est caractérisée par une atteinte inflammatoire de la paroi des vaisseaux de gros calibre (aorte et ses branches). L'atteinte prédomine au niveau des vaisseaux à destination céphalique (branches de division de l'artère carotide externe, de l'artère carotide interne, et des artères vertébrales), de l'aorte et des vaisseaux des membres supérieurs (artères sous-clavières, axillaires).

B 1.2. Epidémiologie de l'artérite à cellules géantes

- L'ACG est la vascularite la plus fréquente chez l'adulte. Néanmoins, cela reste une pathologie peu fréquente (incidence de 1 cas pour 10 000 personnes de plus de 50 ans par an). Le sexe ratio est de 4 femmes pour 1 homme.

A 1.3. Signes cliniques de l'artérite à cellules géantes

- Les manifestations cliniques de l'ACG sont polymorphes et aucune n'est constante. Elles peuvent être isolées ou s'associer entre elles.
- **Les signes dominants sont :**

1.3.1. Les signes généraux

- Fièvre **(hyperthermie/fièvre)**, **asthénie**, anorexie, **amaigrissement**. La fièvre dépasse rarement 39°C.

1.3.2. Les signes céphaliques

- **Céphalée** temporale uni ou bilatérale, récente, et habituellement résistante au paracétamol. Son intensité est variable.
- Hyperesthésie du cuir chevelu (« signe du peigne »).
- Claudication intermittente des mâchoires : survenue d'une contracture douloureuse des masséters lors de la mastication, cédant à l'arrêt de l'effort masticatoire.
- Anomalie(s) à la palpation de l'artère temporale :
  - elle se palpe des deux côtés, en commençant en avant du tragus et en remontant vers sa branche frontale ;
  - on recherche :
    - une artère temporale indurée et/ou sensible **(Figure 1)** ;
    - une abolition ou une diminution du pouls temporal.

Figure 1. Tuméfaction de l'artère temporale une artérite à cellules géantes (ACG)

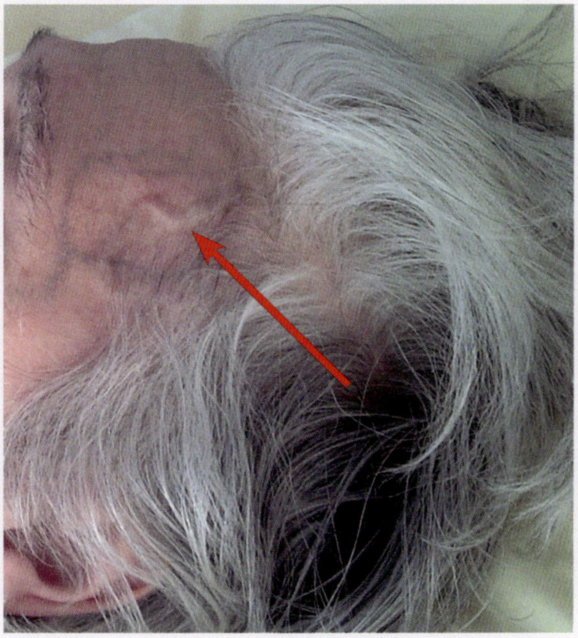

1.3.3. Les signes rhumatologiques

- Raideurs et **douleurs articulaires** d'horaire inflammatoire des ceintures pelvienne et scapulaire (correspondant à la pseudopolyarthrite rhizomélique (PPR), présente chez la moitié des patients ayant une ACG).
- **Douleurs articulaires** voire arthrites des autres articulations, notamment distales (poignets).

1.3.4. Les signes ophtalmologiques (anomalie de la vision)

- L'atteinte ophtalmologique est la complication ischémique la plus fréquente de l'ACG. La prévalence des troubles visuels est d'environ 30 % au diagnostic de la maladie et peut aboutir à une cécité irréversible dans 10 à 15 % des cas.
- Il existe plusieurs types d'atteintes ophtalmologiques au cours de l'ACG. La plus fréquente est la **neuropathie optique ischémique antérieure aiguë (NOIAA) :**
  - liée à l'atteinte vascularitique des artères ciliaires courtes, branches de l'artère ophtalmique, qui vascularisent la tête du nerf optique ;
  - survient très rarement une fois le traitement instauré ;
  - Manifestations cliniques :
    - baisse d'acuité visuelle brutale, généralement unilatérale. L'atteinte peut être d'emblée complète ou débuter par un déficit du champ visuel périphérique. Elle est généralement définitive ;
    - œil indolore ;
    - pas de rougeur oculaire.
  - le fond d'œil montre typiquement un œdème papillaire et des hémorragies en flammèches péripapillaires **(Figure 2)**.

Figure 2. **Fond d'œil d'une neuropathie optique ischémique antérieure aiguë (NOIAA). Hémorragies en flammèches péripapillaires (flèches) et œdème papillaire (étoile)**

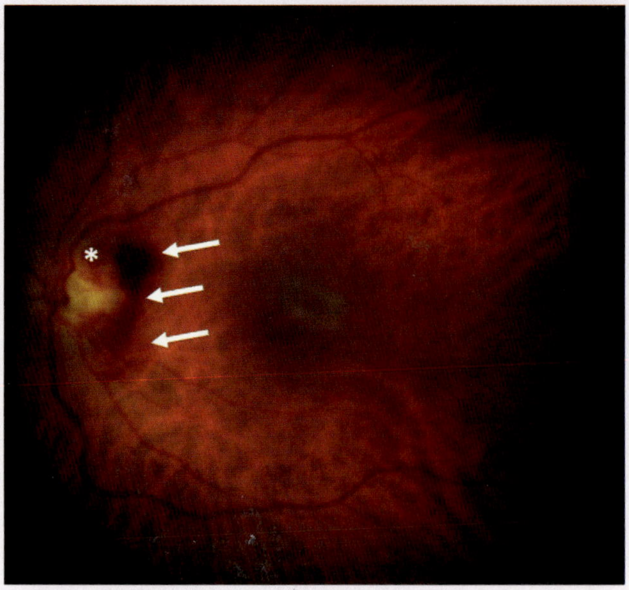

1.3.5. Les complications macro-vasculaires

- **L'atteinte aortique** est fréquente au cours de l'ACG (jusqu'à 2/3 des patients). Elle est souvent asymptomatique mais peut (rarement) se compliquer de dissection aortique, d'anévrysme voire d'une dilatation diffuse de l'aorte.
- **L'atteinte des artères des membres** est plus plus fréquente aux membres supérieurs qu'aux membres inférieurs. Elle est la conséquence de l'apparition d'une ou plusieurs sténose(s) (voire occlusion(s)) artérielle(s). Les signes cliniques évocateurs sont :
  - la **claudication intermittente d'un membre** (douleur et/ou faiblesse survenant à l'effort et soulagée au repos) ;
  - un **souffle vasculaire (découverte d'un souffle vasculaire)** (sous-clavier, huméral ou fémoral notamment) ;
  - la diminution ou l'abolition d'un pouls périphérique ;
  - une asymétrie tensionnelle.
- **Les autres atteintes macro-vasculaires sont plus rares** :
  - accidents vasculaires cérébraux (AVC) ischémiques (7 %) liés à l'atteinte des artères vertébrales et plus rarement carotides pouvant être à l'origine d'un **déficit neurologique sensitif et/ou moteur.**

A 1.4. Urgences au cours de l'artérite à cellules géantes : complications ophtalmologiques de l'ACG (amaurose brutale, paralysie oculomotrice)

- Il faut savoir évoquer le diagnostic d'ACG car un retard diagnostique et donc thérapeutique peut aboutir à la survenue de complications ischémiques, source de morbimortalité : atteinte ophtalmologique = risque de cécité.
- L'atteinte ophtalmologique définitive est généralement annoncée par des prodromes qu'il faut rechercher à l'interrogatoire car ils constituent une urgence thérapeutique :
  - amaurose **(anomalie de la vision)** : perte de vision transitoire, de quelques secondes à quelques minutes, complète ou simple amputation du champ visuel ;
  - **diplopie** transitoire secondaire à une paralysie oculomotrice.

A 1.5. Signes biologiques au cours de l'artérite à cellules géantes

- Les examens utiles en cas de suspicion d'ACG sont :
  - la recherche d'un **syndrome inflammatoire** **(syndrome inflammatoire aigu ou chronique)** (> 95 % des cas) :
    - élévation de 2 protéines de l'inflammation **(élévation de la protéine C-réactive (CRP)** et du fibrinogène par exemple) ;
    - élévation de la vitesse de sédimentation (VS) et d'une protéine de l'inflammation.

      La réaction inflammatoire systémique est quasi-constante au cours de l'ACG : l'absence de syndrome inflammatoire rend le diagnostic d'ACG assez improbable. Il est d'usage de doser à la fois la CRP en tant que marqueur inflammatoire de cinétique rapide, et un ou plusieurs marqueurs inflammatoires de cinétique lente, tels que la VS ou le fibrinogène.
  - **l'hémogramme** peut montrer une anémie et/ou une thrombocytose d'origine inflammatoire ;
  - **le bilan hépatique** peut montrer une cholestase anictérique (élévation des gamma-GT et des phosphatases alcalines avec bilirubine normale).

B 1.6. Examens utiles pour confirmer le diagnostic d'artérite à cellules géantes

- Le diagnostic d'ACG est suspecté devant l'existence de signe(s) clinique(s) évocateur(s), en particulier céphalique(s) et/ou visuel(s) (car les autres sont moins spécifiques) et d'un syndrome inflammatoire **(syndrome inflammatoire aigu ou chronique)**.
- Cependant, pour confirmer le diagnostic, il faut réaliser des examens complémentaires confirmant l'existence d'une vascularite (biopsie d'artère temporale (BAT) et/ou imagerie vasculaire).
- **La biopsie d'artère temporale (BAT)** est l'examen de référence pour confirmer le diagnostic d'ACG. Malgré les progrès de l'imagerie, sa réalisation reste recommandée pour éliminer d'éventuels diagnostics différentiels et surtout confirmer avec certitude le diagnostic d'ACG. Il est important de savoir interpréter le compte rendu d'anatomopathologie **(interprétation d'un compte rendu d'anatomopathologie)** d'une biopsie d'artère temporale.
- **Les conditions de réalisation de la BAT sont :**
  - sous anesthésie locale ;
  - du côté le plus symptomatique ;
  - prélèvement > 0,5 à 1 cm après fixation dans le formol (en-dessous, risque de faux négatif) ;
  - **sans retarder l'initiation du traitement lorsque la suspicion clinique est forte.** La sensibilité de la BAT diminue après 2 semaines de traitement par corticoïdes mais les lésions peuvent persister plusieurs mois.
- Au cours de l'ACG, la BAT peut être normale dans environ 1/3 des cas car l'atteinte de l'artère temporale n'est pas constante au cours de l'ACG et peut être segmentaire et focale si bien qu'on peut prélever un fragment d'artère qui se révèle indemne d'anomalie à l'examen histologique. Ainsi, la négativité de la BAT n'élimine pas le diagnostic.
- Typiquement, la BAT trouve une **réaction inflammatoire (Figure 3)** **(réaction inflammatoire sur biopsie)** :
  - un infiltrat inflammatoire constitué de cellules mononucléées (lymphocytes, macrophages) pouvant siéger dans les trois tuniques de l'artère (panartérite). La présence de cellules géantes mononucléées est caractéristique de la maladie mais inconstante ;
  - une fragmentation de la limitante élastique interne qui sépare l'adventice de la média ;
  - une hyperplasie intimale responsable d'une sténose voire d'une occlusion vasculaire.
- Au cours de l'ACG, il n'y a pas de nécrose fibrinoïde.

Figure 3. Biopsie d'artère temporale chez un patient atteint d'artérite à cellules géantes

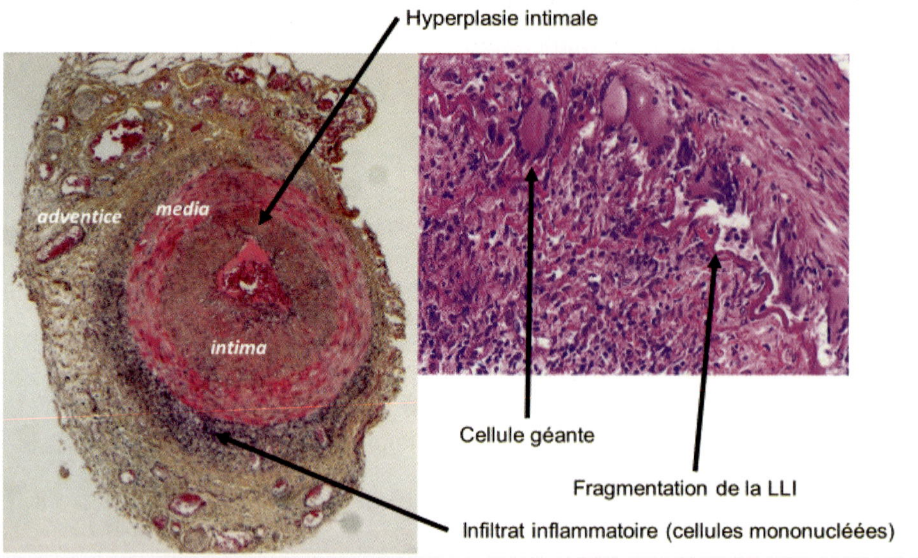

Coloration HES (hématoxyline-éosine-safran. L'adventice est colorée en jaune orangé à l'extérieur, la média en rose et l'intima en rose pâle à l'intérieur. Il existe un infiltrat en cellules mononucléées (noyau violet) sur l'ensemble de la paroi artérielle mais prédominant à la jonction adventice – média. Sur la photo de droite (grossissement entre adventice et média), on visualise la présence de cellules géantes multinucléées et d'une fragmentation de la limitante élastique interne (LLI). L'intima est hyperplasique ce qui entraîne une occlusion de la lumière vasculaire.

- L'imagerie vasculaire est en plein développement avec une amélioration constante des techniques. L'objectif des examens d'imagerie vasculaire est de montrer des signes indirects de vascularite pour augmenter les chances de diagnostiquer une ACG. L'imagerie de l'aorte permet également de faire un état des lieux des complications macrovasculaires.
- **On distingue :**
  - **l'imagerie de l'artère temporale :**

    Il s'agit surtout de l'écho-Doppler des artères temporales à la recherche d'un épaississement hypoéchogène de la paroi de l'artère temporale (signe du halo). Cet examen doit être effectué par un opérateur entrainé **(Figure 4)**.

Figure 4. Echo-Doppler de l'artère temporale chez un patient atteint d'artérite à cellules géantes.
Epaississement hypoéchogène de la paroi de l'artère temporale (signe du halo, flèche blanche)

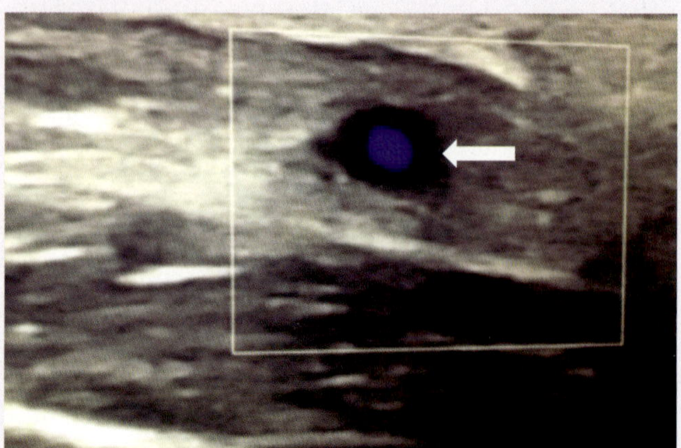

Figure 5. Tomodensitométrie thoracique avec injection d'iode.
Epaississement concentrique et régulier de la paroi aortique de plus de 3 mm (flèche rouge) caractéristique d'une aortite chez un patient ayant une ACG

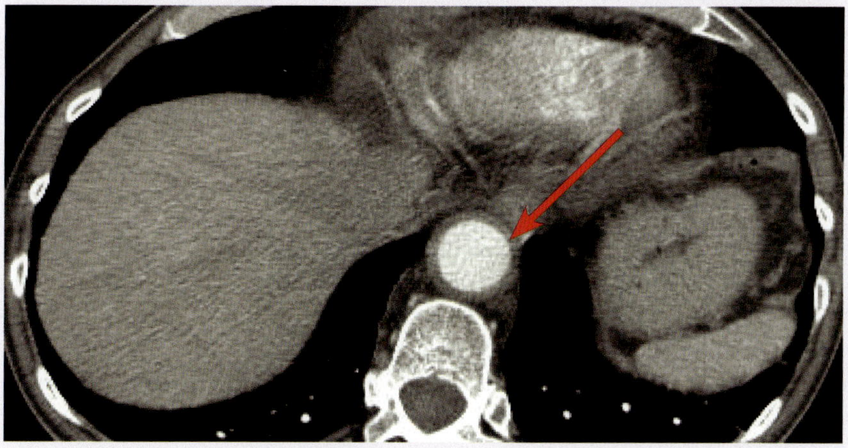

Figure 6. Tomographie par émission de positons (TEP)-TDM au 18F- FDG.
Aortite chez un patient présentant une ACG. 6A) coupe sagittale : hypermétabolisme de l'aorte thoracique et abdominale ; 6B) hypermétabolisme concentrique étendu témoignant d'une aortite de l'aorte ascendante et descendante

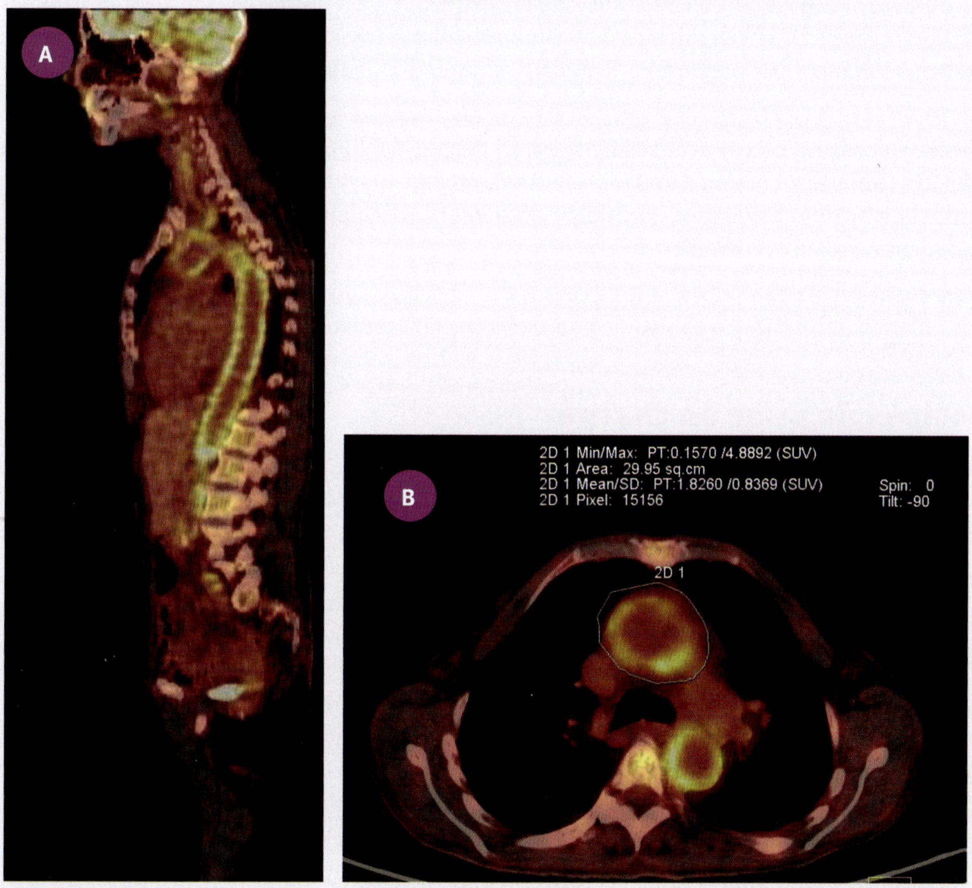

- **L'imagerie de l'aorte et des gros vaisseaux :**
  - *Echo-Doppler :* recherche du signe du halo sur les artères des membres comme pour l'artère temporale. Ne permet pas d'étudier l'aorte.
  - *Angio-tomodensitométrie (TDM) ou angio-imagerie par résonnance magnétique (IRM)* : pour identifier un épaississement circonférentiel et homogène de la paroi vasculaire **(Figure 5)**.
  - *Tomographie par émission de positons (TEP)-TDM au 18F-fluorodésoxyglucose (^{18}F-FDG) :* pour identifier un hypermétabolisme des parois vasculaires **(Figure 6)**.

B 1.7. Principaux diagnostics différentiels de l'artérite à cellules géantes

- Dans sa forme typique, il n'existe quasiment aucun diagnostic différentiel à l'ACG.
- Cependant, il existe parfois des formes frustres d'ACG, qui se limitent à un syndrome inflammatoire prolongé **(syndrome inflammatoire aigu ou chronique)**, avec ou sans signes généraux, chez des patients de plus de 50 ans. La liste des diagnostics différentiels correspond donc aux causes de syndrome inflammatoire prolongé (infections, néoplasies, pathologie thrombo-embolique et autres pathologies inflammatoires). Ceci démontre l'importance de confirmer l'existence d'une vascularite avant de conclure au diagnostic d'ACG, idéalement grâce à la BAT, ou par l'imagerie vasculaire.
- La non-cortico-sensibilité des symptômes et signes cliniques à 48 heures doit remettre en cause le diagnostic.
- Lorsque le diagnostic d'ACG est évoqué devant une atteinte ophtalmique inaugurale (NOIAA) **(anomalie de la vision)**, le diagnostic différentiel principal est celui d'une cause athéromateuse. La NOIAA peut être la seule manifestation clinique chez un patient ayant une ACG jusqu'alors asymptomatique. La NOIAA n'est pas spécifique de l'ACG, l'artériosclérose en est la cause la plus fréquente. Cela justifie de contrôler les paramètres inflammatoires (fibrinogène et CRP) en urgence devant une amaurose transitoire ou une NOIAA au-delà de 50 ans et de débuter un traitement par prednisone 1 mg/kg/j au moindre doute avant de confirmer ou non le diagnostic d'ACG.
- L'endocardite infectieuse notamment subaiguë est un diagnostic différentiel majeur, car elle est responsable de fièvre **(hyperthermie/fièvre)** et/ou d'un syndrome inflammatoire **(syndrome inflammatoire aigu ou chronique)** et de manifestations rhumatologiques (arthralgies **(douleurs articulaires), myalgies**), ainsi que parfois neurologiques (accident vasculaire cérébral).
- Devant des céphalées **(céphalée)**, les autres causes de céphalées doivent être envisagées, mais l'existence d'un syndrome inflammatoire chez un patient de plus de 50 ans doit toujours faire envisager le diagnostic d'ACG.

A 1.8. Principes de prise en charge

- La corticothérapie **(prescrire des corticoïdes par voie générale ou locale)** constitue la pierre angulaire du traitement de l'ACG. Elle doit être débutée dès la suspicion du diagnostic pour éviter la survenue de complications ischémiques, notamment visuelles.
- **Le traitement comporte 2 phases :**
  - **le traitement d'attaque :**
    - *objectif* : contrôler rapidement les symptômes et éviter la survenue de complications ischémiques ;
    - *dose* : 0,7 mg/kg/j en l'absence d'atteinte ophtalmologique ou de complication ischémique d'une atteinte macrovasculaire ; 1 mg/kg/j voire plus (possibilité de « bolus » intraveineux de méthylprednisolone pendant 1 à 3 jours) en cas d'atteinte ophtalmologique ou de complication ischémique d'une atteinte macrovasculaire.
  - **la phase de décroissance** (après disparition des symptômes et du syndrome inflammatoire). L'objectif est d'atteindre un sevrage autour de 18 mois.
- **Un suivi clinique et biologique régulier est recommandé** pendant au moins toute la durée du traitement.

- Ce suivi permet notamment :
  - de chercher des signes d'activité de la maladie (cliniques ou biologiques) ;
  - d'adapter la dose des corticoïdes ;
  - de dépister, prévenir ou prendre en charge les complications de la corticothérapie.
- Au cours de la décroissance de la corticothérapie, environ 50 % des patients rechutent. Chez ces patients cortico-dépendants, la durée de la corticothérapie est prolongée et peut nécessiter le recours à des traitements d'épargne en corticoïdes comme le méthotrexate (hors autorisation de mise sur le marché (AMM)) ou le tocilizumab (anti-corps monoclonal anti-récepteur de l'interleukine 6) (qui a une AMM dans cette indication).
- Au cours du suivi, la réapparition d'un syndrome inflammatoire en l'absence de signe évocateur de PPR doit toujours faire évoquer une complication infectieuse dont les signes peuvent être masqués par la corticothérapie.
- L'acide acétylsalicylique à dose anti-agrégante (75-250 mg/j) peut être prescrit. Il est toujours proposé en cas de complication ischémique.
- La corticothérapie doit être accompagnée des mesures associées habituelles, détaillées dans ***l'item 330 - Prescription et surveillance des classes de médicaments les plus courantes chez l'adulte et chez l'enfant : anti-inflammatoires non stéroïdiens et corticoïdes.***
- Il est souhaitable de réaliser une prévention de l'ostéoporose **(dépistage et prévention de l'ostéoporose)** :
  - exercice physique ;
  - évaluation des apports en calcium et vitamine D, et supplémenter si besoin ;
  - prise en charge médicamenteuse selon les recommandations.
- On y associe, au début du traitement (pour les doses élevées), des conseils pour contrôler l'apport en sucres à index glycémique élevé.
- Les autres mesures sont :
  - **prévention des maladies cardiovasculaires** : exercice physique régulier ;
  - **prévention du surpoids et de l'obésité** : informer le patient du caractère orexigène de la corticothérapie de façon à éviter les grignotages (risque de prise de poids) ;
  - surveillance de la pression artérielle, du poids, du ionogramme plasmatique, de la glycémie à jeun et du bilan lipidique ;
  - éviction des foyers infectieux ;
  - traitement anti-helmintique chez tout patient à risque d'anguillulose pour prévenir l'anguillulose maligne ;
  - dépistage d'une tuberculose latente ;
  - vaccination anti-grippale annuelle ;
  - vaccination anti-pneumococcique à proposer.

  NB : les vaccins vivants sont contre-indiqués en cas de traitement immunosuppresseur et/ou de corticothérapie à plus de 10 mg/j de prednisone.

A 1.9. Pronostic

- Le pronostic de l'ACG est globalement bon, avec une survie globale qui est identique à celle de la population générale.
- Le pronostic est donc dominé par :
  - le risque de séquelles visuelles ;
  - et surtout de séquelles liées aux effets indésirables de la corticothérapie prolongée (hypertension artérielle (HTA), diabète, ostéoporose fracturaire, cataracte, glaucome…) qui sont très fréquents ;
  - les complications de l'athérome.

2. Pseudo-polyarthrite rhizomélique

A 2.1. Définition de la pseudo-polyarthrite rhizomélique (PPR)

- Contrairement à l'ACG, la PPR n'est pas une vascularite. Il s'agit d'un *rhumatisme inflammatoire des ceintures,* scapulaire et pelvienne (« rhizomélique » signifie « de la racine des membres »). La PPR n'atteint pas d'autres appareils que l'appareil locomoteur.

B 2.2. Épidémiologie de la pseudo-polyarthrite rhizomélique

- La PPR peut exister seule ou associée à l'ACG. Environ 40 à 60 % des patients atteints d'ACG ont des symptômes de PPR. Environ 20 % des patients présentant une PPR ont une ACG. La PPR est environ 3 fois plus fréquente que l'ACG. Le sexe ratio est le même que pour l'ACG.

A 2.3. Diagnostic de la pseudo-polyarthrite rhizomélique

- La PPR est une affection du sujet de plus 50 ans caractérisée par :
  - des **douleurs articulaires rhizoméliques** (de la racine des membres) de rythme inflammatoire ;
  - durant plus de 1 mois ;
  - fréquemment associées à des signes généraux : **asthénie, anorexie, amaigrissement,** parfois fébricule ;
  - accompagnées d'un syndrome inflammatoire **(syndrome inflammatoire aigu ou chronique)** d'intensité variable.
- Il s'agit de **douleurs articulaires** et de **myalgies inflammatoires** de topographie rhizomélique, bilatérales et le plus souvent symétriques. Elles atteignent les épaules, le rachis cervical (= la ceinture scapulaire) **(douleur du rachis)**, les cuisses et/ou les fesses.
- Les douleurs sont responsables d'une impotence fonctionnelle avec une raideur s'accompagnant d'un dérouillage matinal plus ou moins long.
- Aucun signe clinique, biologique ou d'imagerie n'est véritablement spécifique de la PPR. Il s'agit donc souvent d'un diagnostic d'élimination.

B 2.4. Diagnostics différentiels de la pseudo-polyarthrite rhizomélique

- La présentation de la PPR est en général très caractéristique mais de nombreuses maladies peuvent mimer une PPR.
- En dehors des cas où elle s'associe à une ACG, la PPR n'atteint pas d'autre organe que l'appareil locomoteur. Ainsi, l'atteinte d'un autre organe évoque une association fortuite avec une autre maladie ou un diagnostic différentiel de la PPR.
- Il existe des situations où le diagnostic différentiel avec d'autres affections peut être difficile :
  - l'ACG qui doit être cherchée cliniquement devant toute PPR. En cas de symptôme ou signe clinique évocateur, il faut réaliser une BAT ;
  - la polyarthrite rhumatoïde à début rhizomélique (plus fréquente chez le sujet âgé) ;
  - les néoplasies (myélome multiple, métastases osseuses, syndrome douloureux paranéoplasique) ;
  - les rhumatismes microcristallins à forme rhizomélique (rhumatisme à hydroxyapathite, chondrocalcinose) ;
  - des toxicités musculaires médicamenteuses (exemple : statine) ;
  - d'autres vascularites ;
  - les myosites ;

- une endocardite ;
- si douleurs rhizoméliques sans syndrome inflammatoire : ostéomalacie, hyperthyroïdie.

- L'analyse des données cliniques et paracliniques doit donc être très attentive pour ne pas poser à tort le diagnostic de PPR.
- **Certaines données cliniques et biologiques sont plutôt contre le diagnostic le PPR :**
  - des signes généraux intenses ;
  - l'absence de syndrome inflammatoire ;
  - l'absence d'atteinte des épaules ;
  - la réponse incomplète à de faibles doses de corticoïdes car dans la PPR, la corticothérapie a un effet spectaculaire.

2.5. Principaux examens utiles au diagnostic de pseudo-polyarthrite rhizomélique

- Ils sont destinés à chercher un syndrome inflammatoire et à éliminer les diagnostics différentiels. Ils sont résumés dans le **Tableau 1**. Certains examens n'y figurent pas, ils sont guidés par l'orientation clinique.

Tableau 1. PRINCIPAUX EXAMENS UTILES POUR LE DIAGNOSTIC DE PSEUDO-POLYARTHRITE RHIZOMÉLIQUE (PPR)

Examens complémentaires	Objectif/Résultats
Hémogramme CRP, fibrinogène (ou VS) (**syndrome inflammatoire aigu ou chronique, élévation de la protéine C-réactive**) Electrophorèse des protéines sériques CK TSH	Dans la PPR, on s'attend à trouver • des anomalies en rapport avec le syndrome inflammatoire : – élévation VS, CRP, fibrinogène – anémie inflammatoire, thrombocytose – profil inflammatoire de l'électrophorèse • Des CK normales • Une TSH normale
FR, Anticorps anti-CCP	**Objectif :** éliminer une PR à début rhizomélique Attention, 30 % des sujets âgés ont un FR positif sans avoir de PR. Les anti-CCP sont en revanche beaucoup plus spécifiques de la PR.
Radiographies articulaires (épaules, bassin)	Normales au cours de la PPR

Ac anti-CCP : anticorps anti-peptide cyclique citrulliné ; ACG : artérite à cellules géantes ; CK : créatine kinase ; CRP : protéine C-réactive ; FR : facteur rhumatoïde ; PR : polyarthrite rhumatoïde ; TSH : thyroid-stimulating hormone ; VS : vitesse de sédimentation.

2.6. Principes de prise en charge de la pseudo-polyarthrite rhizomélique

- L'objectif du traitement est de soulager le patient.
- La **corticothérapie** **(prescrire des corticoïdes par voie générale ou locale)** a une efficacité constante et remarquable.
- Une dose initiale de prednisone de 20 mg/j (ou 0,2 à 0,3 mg/kg /j) est normalement suffisante pour contrôler les symptômes. Les symptômes disparaissent habituellement en 24 à 72h et le syndrome inflammatoire biologique en 2 à 4 semaines selon la cinétique des protéines. En l'absence de réponse au bout de quelques jours, il faut évoquer un autre diagnostic.
- La dose de corticoïdes est ensuite progressivement réduite selon des modalités proches de celles de l'ACG.
- Les mesures associées sont les mêmes qu'au cours de l'ACG et détaillées dans ***voir l'item 330 - Prescription et surveillance des classes de médicaments les plus courantes chez l'adulte et chez l'enfant : anti-inflammatoires non stéroïdiens et corticoïdes.***

B **2.7. Pronostic de la pseudo-polyarthrite rhizomélique**

- Le pronostic de la PPR est bon car il s'agit d'un rhumatisme inflammatoire non érosif qui n'atteint pas d'autre appareil que l'appareil locomoteur.
- Les rechutes (réapparition de douleurs et d'un syndrome inflammatoire) sont néanmoins fréquentes lors de décroissance de la corticothérapie. Chez ces patients, la durée de la corticothérapie est prolongée et peut aboutir à l'apparition d'effets indésirables cortico-induits (HTA, diabète, ostéoporose... ***(voir item 330 - Prescription et surveillance des classes de médicaments les plus courantes chez l'adulte et chez l'enfant, hors anti-infectieux (voir item 177). Connaître le bon usage des principales classes thérapeutiques.)***. Cela peut nécessiter l'utilisation de traitement d'épargne en corticoïdes comme au cours de l'ACG.

B

3. Artérite de Takayasu

3.1. Définition de l'artérite de Takayasu

- La maladie de Takayasu est très rare en France. Il s'agit d'une vascularite granulomateuse des vaisseaux de gros calibre qui touche de manière prédominante les femmes (9 femmes pour 1 homme).

B

3.2. Diagnostic de l'artérite de Takayasu

- **Les éléments suivants la distinguent de l'ACG :**
  - elle débute avant l'âge de 50 ans ;
  - elle débute généralement de façon insidieuse, si bien que le diagnostic est souvent fait tardivement, après plusieurs mois voire années d'évolution. Ainsi, le syndrome inflammatoire est souvent modeste ou absent au moment où le diagnostic est posé ;
  - à l'inverse, les lésions vasculaires (sténoses, anévrysmes) sont fréquentes au moment où le diagnostic est posé ;
  - elle touche souvent l'aorte et ses principales collatérales, les artères rénales, les artères à destination des membres et plus rarement les artères céphaliques. Les symptômes sont donc essentiellement en rapport avec la topographie de l'atteinte artérielle : **claudication des membres** **(claudication intermittente d'un membre)**, **souffles vasculaires** **(découverte d'un souffle vasculaire)**, abolition d'un pouls, HTA réno-vasculaire... C'est pour cette raison que l'artérite de Takayasu est parfois appelée « maladie des femmes sans pouls » ;
  - à l'atteinte vasculaire des gros vaisseaux peuvent s'associer des atteintes inflammatoires d'autres systèmes :
    - signes généraux : **fièvre (hyperthermie/fièvre), asthénie, amaigrissement, anorexie** ;
    - **douleurs articulaires** et **myalgies** ;
    - douleurs sur les trajets des gros vaisseaux, en particulier la carotidodynie.

B

3.3. Examens complémentaires

- L'imagerie vasculaire (écho-Doppler, angio-TDM, angio-IRM, TEP-scanner) joue un rôle majeur pour le diagnostic et le suivi de la maladie. Ils permettent d'évaluer le retentissement vasculaire de la maladie.
- Les **aspects histologiques** **(interprétation d'un compte rendu d'anatomopathologie)** de la maladie de Takayasu sont proches de ceux de l'ACG. On y trouve cependant davantage de fibrose et un infiltrat inflammatoire souvent moins intense (aspect scléro-inflammatoire média-adventitiel) **(réaction inflammatoire sur biopsie)**. Le plus souvent, on ne dispose pas d'un prélèvement biopsique artériel pour affirmer le diagnostic sauf lorsqu'une intervention chirurgicale a été nécessaire. La BAT ne doit pas être réalisée systématiquement.
- Le diagnostic est donc retenu devant le tableau clinique et des examens complémentaires (imagerie essentiellement) concordants.

Principales situations de départ en lien avec l'item N°195 :
« Artérite à cellules géantes. Pseudo-polyarthrite rhizomélique. Maladie de Takayasu »

Situation de départ	Descriptif
En lien avec le diagnostic	
17. Amaigrissement 21. Asthénie 44. Hyperthermie/fièvre	Les signes généraux sont très fréquents au cours de l'artérite à cellules géantes (ACG) et de la pseudo-polyarthrite rhizomélique (PPR). Ils sont généralement plus marqués au cours de l'ACG que de la PPR. Ils peuvent passer inaperçus au cours de l'artérite de Takayasu. La fièvre est généralement modérée, autour de 38-38,5°C et parfois associée à des sueurs nocturnes. Elle dépasse rarement 39°C et n'est généralement pas associée à des frissons.
19. Découverte d'un souffle vasculaire 69. Claudication intermittente d'un membre	L'ACG et l'artérite de Takayasu peuvent atteindre les vaisseaux de gros calibre des membres, en particulier les membres supérieurs (artères sous-clavières, axillaires). Cela peut provoquer l'apparition : • d'un souffle vasculaire (sous-clavier +++) ; • d'une asymétrie tensionnelle ; • d'une abolition ou d'une diminution d'un pouls périphérique ; • d'un phénomène de Raynaud unilatéral. Du fait du développement de la collatéralité, les troubles trophiques sont rares.
118. Céphalée	La céphalée représente le principal symptôme ischémique de l'ACG. Elle est souvent temporale ou fronto-temporale, uni ou bilatérale. Son intensité est très variable, de discrète à intense voire insomniante. Elle peut être déclenchée par le froid, le contact et s'associer à une hyperesthésie du cuir chevelu. Parfois, les céphalées sont occipitales, faciales, maxillaires, rétro-orbitaires. Habituellement, les céphalées ne sont pas ou peu soulagées par le paracétamol. La douleur est habituellement d'apparition récente (typiquement inférieure à trois semaines). Une céphalée sans date de début clairement identifiable ou évoluant depuis plusieurs années n'est donc pas évocatrice du diagnostic d'ACG.
67. Douleurs articulaires 72. Douleur du rachis 77. Myalgies	Au cours de la PPR, les douleurs prédominent au niveau du rachis cervical et des ceintures scapulaire et pelvienne. Il s'agit d'arthromyalgies d'horaire inflammatoire.
En lien avec une situation d'urgence	
121. Déficit neurologique sensitif et/ou moteur 138. Anomalie de la vision 141. Diplopie	Il existe au cours de l'ACG un risque de complication ischémique, notamment : • ophtalmologique : cécité (névrite optique ischémique antérieure aiguë (NOIAA), plus rarement occlusion de l'artère centrale de la rétine (OACR)). L'apparition d'une atteinte visuelle définitive est souvent annoncée par des signes transitoires qui constituent une urgence thérapeutique (amaurose, diplopie transitoire) • neurologique : l'ACG peut atteindre les vaisseaux à destinée céphalique, notamment les artères vertébrales et provoquer des accidents vasculaires cérébraux (AVC) ischémiques. Il s'agit généralement d'AVC atteignant le système vertébro-basilaire. Un AVC ischémique associé à des céphalées et un syndrome inflammatoire doivent faire évoquer le diagnostic d'ACG.

En lien avec la réalisation d'examens complémentaires	
179. Réaction inflammatoire sur biopsie **180.** Interprétation d'un compte rendu d'anatomopathologie	La biopsie d'artère temporale (BAT) est l'examen de référence pour confirmer le diagnostic d'ACG. Sa réalisation ne doit pas retarder l'instauration d'un traitement. Un BAT de bonne qualité doit mesurer plus de 0,5 à 1 cm de long après fixation dans le formol. L'examen anatomopathologique montre : • une inflammation de la paroi vasculaire (vascularite) dont la nature est granulomateuse (présence de lymphocytes T, macrophages, cellules géantes) sans nécrose fibrinoïde • un remodelage vasculaire : destruction de la limitante élastique interne, hyperplasie intimale conduisant à la sténose voire l'occlusion vasculaire
186. Syndrome inflammatoire aigu ou chronique **203.** Elévation de la protéine C-réactive (CRP)	Un syndrome inflammatoire est quasi-constant au cours de l'ACG et de la PPR. Il peut manquer au cours de l'artérite de Takayasu, surtout si le diagnostic est fait au stade de séquelle. Un syndrome inflammatoire est défini par : • une élévation de la VS et d'une protéine de l'inflammation ; • l'élévation de deux protéines de l'inflammation (exemple : CRP et fibrinogène).
En lien avec la prise en charge thérapeutique	
251. Prescrire des corticoïdes par voie générale ou locale **306.** Dépistage et prévention de l'ostéoporose **319.** Prévention du surpoids et de l'obésité **320.** Prévention des maladies cardiovasculaires	La corticothérapie est la pierre angulaire du traitement de l'ACG, de la PPR et de l'artérite de Takayasu. Les modalités de prescription et de surveillance sont rappelées dans ***l'item 330 - Prescription et surveillance des classes de médicaments les plus courantes chez l'adulte et chez l'enfant : anti-inflammatoires non stéroïdiens et corticoïdes.***

FICHE DE SYNTHÈSE

- L'artérite à cellules géantes (ACG) doit être discutée devant tout syndrome inflammatoire persistant chez un sujet de plus de 50 ans. Il s'agit d'une vascularite des gros vaisseaux. La pseudo-polyarthrite rhizomélique (PPR) est un tableau douloureux inflammatoires des racines des membres, qui s'associe fréquemment à l'ACG.
- Sont des arguments forts contre le diagnostic d'ACG (ou de pseudo-polyarthrite rhizomélique (PPR)) :
  - une organomégalie (adénopathies, splénomégalie, hépatomégalie) ;
  - des signes d'atteinte des petits vaisseaux (notamment purpura vasculaire, syndrome néphritique ou néphrotique, mononeuropathie multiple ou polynévrite) ;
  - l'absence de réponse clinique après quelques jours d'une corticothérapie.
- La corticothérapie est obligatoire en cas de diagnostic d'artérite à cellules géantes.
- La biopsie d'artère temporale (BAT) doit être systématique en cas de suspicion d'ACG : il s'agit d'un geste chirurgical simple qui s'effectue sous anesthésie locale et dont les contre-indications sont exceptionnelles et les complications très rares.
- Devant une suspicion clinique forte d'ACG, un traitement corticoïde doit être débuté rapidement.
- Une BAT normale n'élimine pas le diagnostic d'ACG.
- La durée de la corticothérapie dans l'ACG et la PPR est de 18 mois environ.

Chapitre 16

Biothérapies et thérapies ciblées

OBJECTIFS : N° 202. BIOTHÉRAPIES ET THÉRAPIES CIBLÉES

- Connaître les bases cellulaires et moléculaires des cellules souches embryonnaires et adultes, des cellules reprogrammées.
- Connaître les principes des thérapies cellulaires et géniques.
- Infection sous traitement de fond (DMARD) biologique ou ciblé.

Rang	Rubrique	Intitulé
A	Définition	Notion de thérapie ciblée
A	Définition	Traitements de fond : synthétiques, biologiques, ciblés
B	Éléments physiopathologiques	Connaître les mécanismes d'action des biomédicaments et traitements ciblés
A	Identifier une urgence	Infection sous traitement de fond biologique ou ciblé
B	Examens complémentaires	Surveillance d'un patient traité par traitement de fond biologique ou ciblé
B	Examens complémentaires	Bilan précédent l'initiation d'un traitement ciblé
B	Prise en charge	Savoir identifier les situations (chirurgie, voyage grossesse) nécessitant un ajustement des traitements de fond biologique ou ciblé
B	Éléments physiopathologiques	Principes généraux autogreffe de cellules souches hématopoïétiques (CSH)
B	Éléments physiopathologiques	Principes généraux allogreffe de CSH

Les situations de départ sont indiquées en violet et en gras dans le texte. Elles sont ensuite listées à la fin du chapitre.

A 1. Définition des thérapies ciblées

- Le terme de thérapie ciblée est utilisé pour des médicaments, synthétiques ou biologiques (voir ci-dessous), dont le mécanisme d'action passe par l'inhibition ou la stimulation d'une cible spécifique et identifiée.
- En oncologie, les thérapeutiques ciblées visent à freiner ou à bloquer la croissance de la cellule cancéreuse, en la privant de molécules indispensables à sa croissance, en provoquant sa destruction, en dirigeant le système immunitaire contre elle ou en l'incitant à redevenir normale, en fonction de leur cible.
- Au cours des maladies auto-immunes, les thérapies ciblées visent à freiner ou bloquer le fonctionnement du système immunitaire.

A 2. Définition des traitements de fond : synthétiques, biologiques, ciblés

- Les traitements de fond sont définis par opposition aux traitements dits symptomatiques, qui visent à soulager les symptômes (anti-inflammatoires stéroïdiens et non stéroïdiens, antalgiques).
- Les traitements de fond peuvent avoir pour objectif l'obtention d'une rémission (partielle ou complète) de la maladie, une épargne en corticoïdes, et/ou la prévention de la survenue de rechutes.
- La classification des traitements de fond est illustrée dans la **Figure 1.**

Figure 1. Classification des traitements de fond

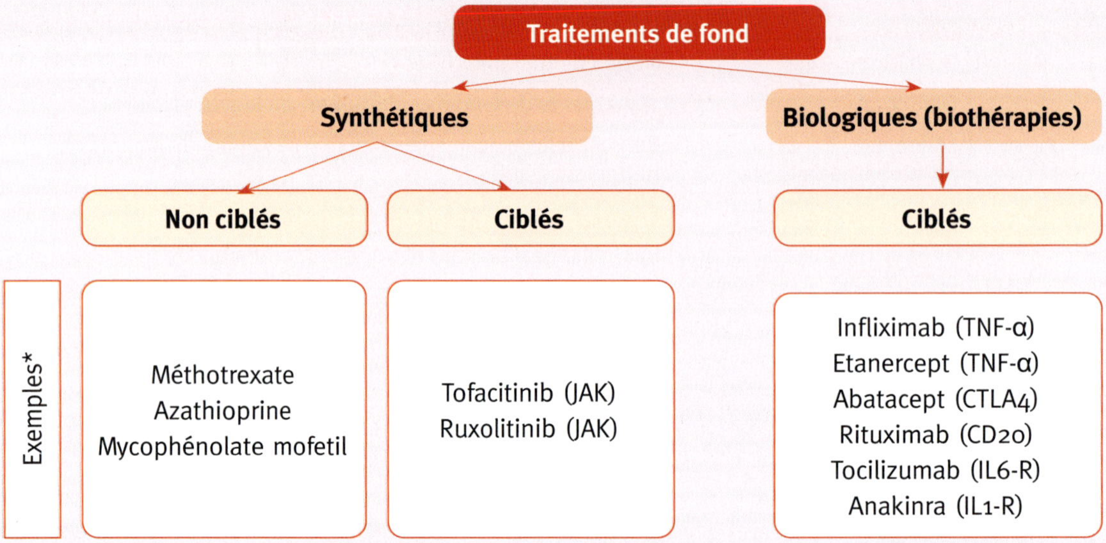

* Les exemples correspondent aux principales molécules utilisées en médecine interne.
Les cibles sont indiquées entre parenthèses. JAK : janus kinase ; TNF-α : tumor necrosis factor α ; CD : cluster de différenciation ; R : récepteur ; IL : interleukine ; CTLA4 : cytotoxic T-lymphocyte antigen-4.

- **On distingue deux types de traitements de fond : synthétiques** (conventionnels ou ciblés), ou **biologiques** (= biothérapies, qui sont toutes des thérapies ciblées). Les traitements ciblés sont une classe de médicaments qui ont en commun d'avoir un mécanisme d'action ciblé : ils peuvent être synthétiques (inhibiteurs de protéines kinases), ou biologiques (anticorps monoclonaux ou récepteurs solubles).
- **Les biothérapies** (ou « biologiques », traduction plus directe de l'anglais « biologics » ou « biologic therapies ») désignent des médicaments issus des biotechnologies. Ce sont des protéines thérapeutiques issues d'organismes génétiquement modifiés.
- Bien que ce terme ne soit pas directement défini dans le code de la santé publique, on désigne usuellement comme biothérapie des molécules issues des biotechnologies utilisées à des fins immunologiques ou anticancéreuses. Certaines affections se sont plus récemment ajoutées, comme l'ostéoporose.

- Les biothérapies doivent être distinguées des **biomédicaments**, que le code de la santé publique définit comme « tout médicament dont la substance active est produite à partir d'une source biologique ou en est extraite et dont la caractérisation et la détermination de la qualité nécessitent une combinaison d'essais physiques, chimiques et biologiques ainsi que la connaissance de son procédé de fabrication et de son contrôle ». Ainsi, bien qu'issues de biotechnologies, certaines classes de médicaments ne sont usuellement pas considérées comme des biothérapies. Par exemple, certains vaccins, hormones, protéines de l'hémostase, facteurs de croissance, enzymes, ne sont pas usuellement classés dans les biothérapies, mais appartiennent aux « médicaments biologiques », ou « biomédicaments ». Les biomédicaments comportent par ailleurs les thérapies cellulaires (cellules souches ou différenciées), les thérapies tissulaires (greffes de tissus vivants), et les thérapies géniques (transfert de gènes, intervention sur les gènes).
- Il faut ajouter la définition des médicaments dits « **biosimilaires** », correspondant à tout médicament biologique de même composition qualitative et quantitative en substance active et de même forme pharmaceutique qu'un médicament biologique de référence mais qui ne remplit pas les conditions prévues pour être regardé comme une spécialité générique. Les biosimilaires n'ont ainsi pas la définition de médicaments génériques, mais sont développés en alternative aux biothérapies dites « princeps », une fois le brevet tombé dans le domaine public, avec des coûts généralement inférieurs à celui du médicament princeps. Des études d'efficacité sont demandées pour les médicaments biosimilaires demandant une autorisation de mise sur le marché, ce qui n'est pas le cas des médicaments génériques.

B 3. Mécanismes d'action des biomédicaments et traitements ciblés

- Parmi les biomédicaments, on distingue ceux qui sont issus de l'ADN recombinant et ceux qui n'en sont pas issus. On distingue aussi selon leur mode d'action les biomédicaments dits « substitutifs » (qui corrigent une insuffisance génétique ou non génétique, par exemple le facteur VIII recombinant dans l'hémophilie), et ceux qui sont « correctifs » (ils vont modifier une voie de signalisation ou une protéine défaillante).
- Les thérapies non issues de l'ADN recombinant sont les thérapies cellulaires et tissulaires, certains vaccins, enzymes, hormones, et médicaments dérivés du sang, dont les mécanismes d'action sont divers, substitutifs ou correctifs. Ils ne seront pas abordés dans ce chapitre.
- Les biomédicaments issus de l'ADN recombinant sont les acides nucléiques modifiés (thérapies géniques, oligonucléotides comme les ARN interférents), et les protéines recombinantes. Parmi ces dernières, on trouve les biothérapies telles que définies ci-dessus, qui comportent un mécanisme d'action correctif basé sur l'inhibition ou la stimulation d'une protéine extra-cellulaire ou membranaire, modifiant ainsi une voie de signalisation.
- Ces biothérapies peuvent être :
  - un anticorps monoclonal (désignée par le suffixe « mab » pour « monoclonal antibody »). Il s'agit généralement d'une immunoglobuline (Ig)G composée de son fragment Fab qui reconnait la cible thérapeutique et de son fragment Fc qui permet à l'anticorps d'avoir un effet déplétant **(Figure 2)**.

    Comme toutes les immunoglobulines G (IgG), l'anticorps monoclonal est composé de 2 chaines légères et 2 chaines lourdes identiques deux à deux. Chaque chaine est composée d'une portion variable (rouge) et d'une portion constante (bleue) **(Figure 2)**. La région variable, constituée des parties variables de la chaine légère et de la chaine lourde, reconnait la cible (antigène). Elle est donc à l'origine du caractère ciblé du traitement et peut avoir un effet neutralisant (par exemple vis-à-vis d'une cytokine) ou antagoniste (par exemple vis-à-vis d'un récepteur). Le fragment constant (Fc), constitué des deux derniers domaines de la portion constante des deux chaines lourdes, est en plus responsable de certaines propriétés effectrices de l'anticorps monoclonal en se liant aux récepteurs Fc (qui sont notamment exprimés par les cellules phagocytaires) et au C1q (ce qui entraine l'activation de la cascade du complément).

Figure 2. **Structure d'un anticorps monoclonal de type immunoglobuline G (IgG)**

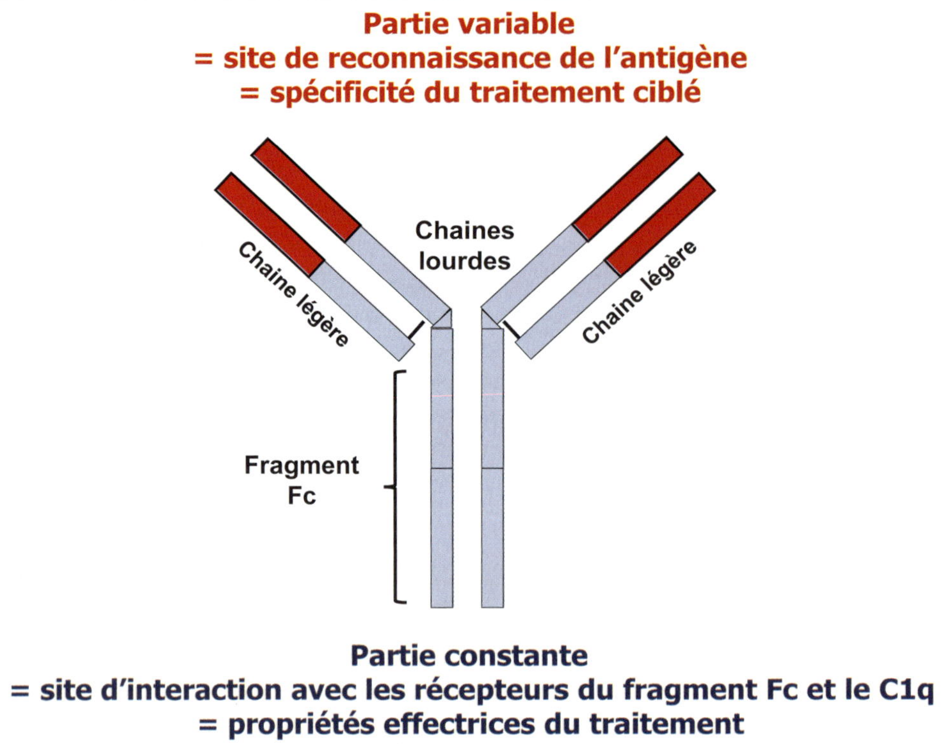

- une protéine de fusion qui correspond à la fusion entre une molécule d'intérêt (souvent un récepteur) et un fragment Fc d'Ig (en règle une IgG) qui permet notamment de stabiliser la molécule finale et d'en augmenter la demi-vie. Ces médicaments sont désignés par le suffixe « cept » pour réCEPTeur, même si ce ne sont pas toujours des récepteurs (comme l'abatacept) **(Figure 3)**.

- Certaines biothérapies ne répondent pas à cette nomenclature, comme l'anakinra qui est un antagoniste du récepteur de l'interleukine (IL)-1 à l'origine d'une inhibition compétitive de la liaison de l'IL-1β à son récepteur.
- Toutes ces biothérapies passent difficilement les barrières intestinale et hémato-méningée, et doivent donc être administrées par voie parentérale (sous-cutanée ou intraveineuse la plupart du temps).
- La syllabe juste avant le suffixe (radical B) désigne l'origine de l'anticorps monoclonal **(Figure 3)**, par exemple « XI » si l'anticorps est chimérique, « ZU » s'il est humanisé, ce qui correspond aux 2 situations les plus fréquentes. Cet élément est important car il conditionne l'immunogénicité des anticorps monoclonaux : très faible en cas d'anticorps humains ou humanisés, plus élevée pour les anticorps chimériques.
- La syllabe précédant l'origine de l'anticorps monoclonal (radical A) peut être « TU » si l'anticorps a été développé initialement dans les tumeurs, ou « LI » (parfois élidé en « I ») s'il a été développé dans les maladies auto-immunes. D'autres radicaux sont possibles : « CI » (parfois élidé en « C » pour les médicaments cardiovasculaires, « IBI » pour les inhibiteurs, « KIN » (parfois élidé en « K » pour les biothérapies ciblant des cytokines », « OS » pour les médicaments à visée osseuse).
- Enfin, le préfixe est spécifique à chaque médicament.
- **Les mécanismes d'action les plus fréquents des biothérapies utilisées à visée immunomodulatrice sont :**
  - les agents bloquant la voie du *tumor necrosis factor* (TNF)-α :
    - anticorps monoclonaux dirigés contre le TFN-α : infliximab, adalimumab, golimumab ;
    - récepteur soluble du TNF-α fusionné avec un fragment Fc d'IgG : étanercept.

– les agents anti-CD20 qui déplètent les lymphocytes B : rituximab, ocrelizumab ;
– les agents anti-récepteur de l'IL-6 : tocilizumab ;
– les agents bloquant la protéine Blys : belimumab.

- **De très nombreuses autres biothérapies existent.** On peut citer les biothérapies agissant comme une immunothérapie, c'est-à-dire en stimulant la réponse immunitaire anti-tumorale comme les anticorps *anti-programmed cell death ligand-1* (PD-1) par exemple. Ces molécules sont utilisées en oncologie principalement.
- On peut également citer le dénosumab (anticorps monoclonal anti-RANK ligand), qui est utilisé dans le traitement de l'ostéoporose.
- **Les thérapies ciblées non biothérapies ont des mécanismes d'action variés.** Il s'agit principalement d'inhibiteurs de tyrosine kinases. D'autres mécanismes sont possibles : DNA méthyltransférase, histone désacétylase, utilisées en hématologie. Contrairement aux biothérapies qui ont un poids moléculaire élevé et qui ont des cibles uniquement extra-cellulaires ou membranaires, les thérapies ciblées non biothérapies peuvent avoir des cibles extracellulaires, membranaires, intra-cytoplasmiques, ou même nucléaires. Ces traitements s'administrent le plus souvent par voie orale.

Figure 3. Principaux types de biothérapies : anticorps monoclonaux et récepteurs

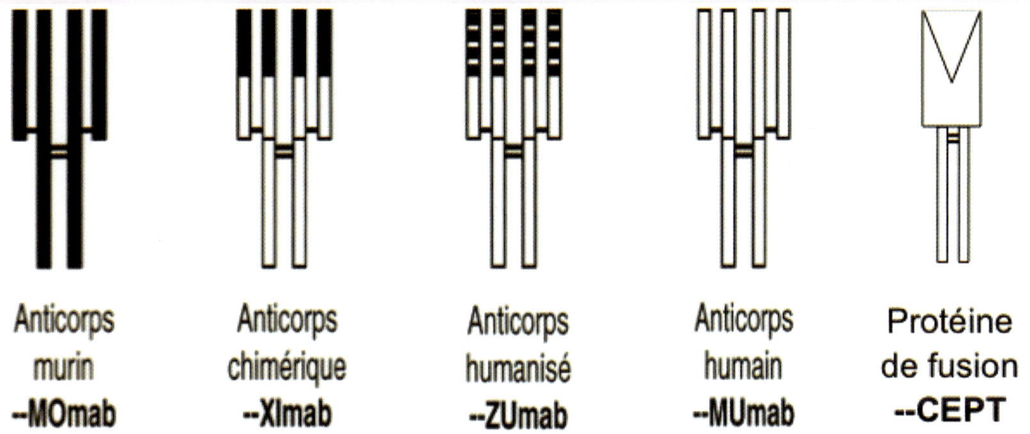

B 4. Bilan précédent l'initiation d'un traitement ciblé

- Lorsqu'une prescription de biothérapie est envisagée, un bilan pré-thérapeutique doit être réalisé pour en identifier les principales contre-indications :
  – **Examen clinique :**
    - antécédent d'allergie ;
    - présence de signes infectieux aigus ou chroniques, situations à risque d'infection (matériel étranger, ulcère cutané, sonde vésicale) ; identification et prise en charge des portes d'entrée infectieuses bucco-dentaires ;
    - absence de grossesse ;
    - affection néoplasique récente non contrôlée (sauf lorsque les biothérapies sont utilisées à visée anticancéreuse) ;
    - vérification et mise à jour éventuelle du carnet vaccinal, vaccination de l'entourage (par exemple pour la grippe) ;

- examen cutané éventuellement complété d'une consultation de dermatologie spécifique pour identifier des tumeurs cutanées, en cas de facteurs de risque de carcinome cutané ou de mélanome ;
- vérification du suivi gynécologique (notamment frottis cervico-utérin, dans les indications du dépistage).

– **Examens complémentaires :**
  - radiographie thoracique de face ;
  - hémogramme, transaminases, créatininémie, électrophorèse des protéines sériques ;
  - sérologies des hépatites virales B et C, sérologie du virus de l'immunodéficience humaine (VIH) ;
  - pour le dépistage de la tuberculose, un test de relargage de l'interféron (type Quantiferon ® ou équivalent) est recommandé uniquement avant les traitements anti-TNF-α. Il n'y a pas de consensus sur la prescription de ce type de test dans le bilan pré-thérapeutique des autres biothérapies. L'intradermo-réaction à la tuberculine a une valeur discutée, mais peut être proposée dans les autres situations, avant la mise en place du traitement. Il faut rappeler que les immunosuppresseurs (au sens large, biothérapie ou non), peuvent modifier le résultat de l'intradermo-réaction réaction à la tuberculine et des tests de relargage de l'interféron.

  Certaines biothérapies nécessitent des précautions spécifiques : l'infliximab est contre indiqué en cas de lupus systémique, d'insuffisance cardiaque congestive, ou de maladie neurologique démyélinisante.

  Une biothérapie non immunosuppressive utilisée dans l'ostéoporose, le dénosumab nécessite, avant le début du traitement, un examen odontologique à la recherche de foyers infectieux, accompagné des soins dentaires éventuellement nécessaires, en raison du risque d'ostéonécrose de la mâchoire.

  La prescription initiale d'une biothérapie doit obligatoirement être effectuée par un médecin spécialiste. Le médecin généraliste a un rôle important dans le suivi du patient, en particulier la surveillance de la bonne tolérance et la prise en charge d'éventuelles complications infectieuses. Une carte de surveillance doit être remise aux patients. Une éducation du patient sur les signes d'infection et les effets indésirables potentiels doit être proposée **(expliquer un traitement au patient (adulte/enfant/adolescent))**.

B 5. Surveillance d'un patient traité par traitement de fond biologique ou ciblé (examens complémentaires)

- Les patients recevant une thérapie immunosuppressive ciblée dans le cadre du traitement d'un cancer **(consultation du suivi en cancérologie)** ou d'une pathologie inflammatoire peuvent développer des effets indésirables de plusieurs types :
  – des effets indésirables lors de la perfusion : hyperthermie, fièvre, frissons, céphalées, prurit ;
  – une immunodépression induite **(suivi du patient immunodéprimé)**. Des infections sont donc possibles : virales (réactivation d'une hépatite B, zona), bactériennes (tuberculose, infections à germe banals ou opportunistes) ou à champignon (pneumocystose). Ces infections touchent souvent les voies aériennes supérieures et/ou inférieures, le tube digestif, et la peau ;
  – des atteintes hépatiques (perturbations du bilan hépatique) ;
  – des cytopénies, notamment des neutropénies **(anomalies des leucocytes)**.
- D'autres effets indésirables sont bien sûr possibles. Ils sont nombreux et variés et ne peuvent donc pas être tous abordés ici. Il est recommandé de se référer au résumé des caractéristiques du produit et/ou au VIDAL pour les effets indésirables spécifiques.
- Le suivi comporte donc, outre l'évaluation de l'activité de la maladie, l'identification de signes d'infection **(fièvre, élévation de la protéine C-réactive (CRP))** ou de situations à risque d'infection, ainsi qu'un suivi de l'hémogramme et du bilan hépatique.
- Certaines thérapies ciblées nécessitent en outre un suivi du bilan lipidique.
- Les biothérapies bloquant la signalisation de l'IL-6 rendent la CRP indétectable. Il faut donc être vigilant pour la détection des infections chez ces patients.

- Un risque accru de cancer cutané est démontré sous biothérapies immunosuppressives (cancers basocellulaires, spinocellulaires, mélanomes) : une surveillance dermatologique régulière doit être mise en place.
- Une immunisation peut survenir, en particulier avec les anticorps monoclonaux chimériques, ce qui conduit généralement à une perte d'efficacité de la biothérapie. Cette immunisation peut être prévenue par la prescription concomitante d'un immunosuppresseur, comme c'est le cas avec le méthotrexate dans la polyarthrite rhumatoïde.

A 6. Infection sous traitement de fond biologique ou ciblé (identifier une urgence)

- Les points d'appel suivants doivent être cherchés au cours du suivi d'un patient traité par thérapie immunosuppressive ciblée :
  - **hyperthermie, fièvre,** sueurs, frissons ;
  - asthénie inhabituelle ;
  - **toux, dyspnée ;**
  - syndrome grippal, myalgies ;
  - brûlures mictionnelles, douleurs lombaires ;
  - douleurs abdominales ;
  - éruption cutanée.
- Une infection peut aussi se révéler en l'absence de symptôme sur l'identification d'anomalies biologiques (**élévation de la protéine C-réactive (CRP)**, hyperleucocytose (**anomalies des leucocytes**), cytolyse hépatique).
- En cas de signes de gravité (état de choc, fièvre élevée, frissons, détresse respiratoire), le patient doit être hospitalisé en urgence. Idéalement, des prélèvements à visée bactériologique (hémocultures, examen cytobactériologique des urines et prélèvements ciblés selon la présentation clinique) doivent être réalisés avant la mise en route d'une antibiothérapie sans la différer. L'antibiothérapie sera choisie en fonction de la porte d'entrée suspectée.
- En cas d'infection grave, le traitement ciblé doit être interrompu.

B 7. Situations (chirurgie, voyage, grossesse) nécessitant un ajustement des traitements de fond biologiques ou ciblés

- La plupart des médicaments ciblés passe la barrière placentaire, en particulier ceux qui possèdent un fragment Fc d'IgG. Ce transfert placentaire augmente au cours de la grossesse et est maximal au 3e trimestre. Les traitements ciblés ou biothérapies doivent généralement être interrompus avant la grossesse, même si des exceptions sont possibles. Les centres régionaux de pharmacovigilance et le Centre de référence des agents tératogènes (CRAT, accessible sur www.lecrat.fr) sont des interlocuteurs privilégiés pour discuter de situations particulières. La grossesse doit être idéalement anticipée, et une consultation pré-conceptionnelle permet d'anticiper l'arrêt, avec un éventuel relais, du médicament ciblé, dans de bonnes conditions. Le VIDAL et le CRAT permettent d'obtenir des informations sur le passage dans le lait maternel et la possibilité de l'allaitement, qui est généralement contre-indiqué.
- Au cours des traitements immunosuppresseurs ciblés, les soins dentaires peuvent généralement être réalisés sans interruption de la biothérapie, sauf en cas de soin à risque infectieux important (extraction dentaire, abcès). Les interventions chirurgicales programmées nécessitent généralement l'interruption du traitement (**prévention des infections liées aux soins**). Dans tous les cas, le rapport bénéfice/risque doit être évalué, notamment le risque de survenue d'une rechute (potentiellement sévère) de la maladie, *versus* le risque infectieux et de retard de cicatrisation en post-opératoire et son caractère différable ou non. Une antibioprophylaxie est généralement administrée en cas d'intervention chirurgicale. En post-opératoire, le risque thrombo-embolique des inhibiteurs de janus Kinases (JAK) doit être pris en compte.

- Les vaccinations par des vaccins vivants atténués ne peuvent pas être réalisées chez les patients recevant des biothérapies immunosuppressives. Avant l'initiation de la thérapie ciblée, il est conseillé de mettre à jour le calendrier vaccinal, de réaliser la vaccination anti-grippale annuelle, et une vaccination anti-pneumococcique avec un vaccin 13-valent suivie 2 mois plus tard du vaccin 23-valent. Tous les vaccins inactivés peuvent être prescrits sans risque chez les patients recevant des biothérapies immunosuppressives. Toutefois, leur efficacité peut être réduite, raison pour laquelle il est souhaitable, lorsque cela est possible, de les réaliser avant l'initiation du traitement.
- Les patients recevant des biothérapies ou thérapies ciblées synthétiques peuvent voyager. Pour les thérapies ciblées par voie orale ou sous-cutanée, les conditions de stockage du médicament doivent être respectées, certains devant être conservés à +4°C par exemple. Voyager à l'étranger (notamment en milieu tropical) nécessite de respecter des mesures d'hygiène et de précaution (alimentation, insectes) et de prévoir une trousse à pharmacie. Il faut éviter les destinations à haut risque sanitaire. Le vaccin anti-amarile, qui est un vaccin vivant atténué, ne peut pas être réalisé chez les patients recevant un traitement par biothérapie immunosuppressive. En revanche, les vaccinations contre l'hépatite A ou la typhoïde peuvent être réalisées. La prophylaxie anti-paludéenne doit être appliquée, en prenant en compte d'éventuelles interactions médicamenteuses.

B 8. Principes généraux de l'autogreffe de cellules souches hématopoïétiques (CSH)

- L'autogreffe de cellules souches hématopoïétiques (CSH) est un traitement essentiellement utilisé pour le traitement des hémopathies malignes. Elle peut aussi être proposée dans certaines pathologies auto-immunes graves, comme les formes sévères de sclérodermie systémique.
- Le principe est d'effectuer une chimiothérapie intensive pour éradiquer toutes les cellules malignes, suivie de l'injection de CSH pour assurer la reconstitution hématologique. Le donneur est le receveur. Le greffon est obtenu par une mobilisation des CSH à partir du sang périphérique, après injection de facteurs de croissance des leucocytes. L'autogreffe est précédée d'un conditionnement myélo-ablatif entrainant une aplasie courte, nécessitant une hospitalisation en chambre seule avec filtration d'air. Il n'y a pas de traitement immunosuppresseur après la greffe. Il n'y a pas de risque de rejet puisque le greffon est celui du receveur.
- Le risque principal est lié à l'aplasie induite par le conditionnement.
- La mortalité globale avoisine les 5 %.

B 9. Principes généraux de l'allogreffe de CSH

- L'allogreffe de CSH consiste en un traitement par chimio-/radiothérapie dit de conditionnement (qui peut être myéloablatif ou non) suivi par l'injection au receveur d'un greffon de CSH prélevé chez un donneur sain HLA identique ou compatible.
- **L'allogreffe de CSH a plusieurs intérêts :**
  - une action anti-tumorale par la chimio-/radiothérapie de conditionnement ;
  - une reconstitution hématopoïétique à partir d'un greffon sain ;
  - et une reconstitution immunologique à partir d'un greffon sain qui contribue à détruire cellules malignes du receveur (réaction du greffon contre la leucémie : *graft versus leukemia*).
- Toutefois, l'allogreffe de CSH est grevée d'une morbi-mortalité associée d'une part au conditionnement, et d'autre part aux effets indésirables de la reconstitution immunologique qui sont liés à la maladie du greffon contre l'hôte (GVH : *graft versus host*) qui est la conséquence de la reconnaissance des antigènes du receveur par les cellules immunitaires du donneur.

- Il existe différentes techniques de prélèvement pour recueillir les CSH : moelle osseuse (ponctions multiples de la moelle, généralement sous anesthésie générale), CSH périphériques après mobilisation par facteurs de croissance et prélèvement par cytaphérèses, et sang de cordon. La greffe est précédée d'un traitement par chimio-/radiothérapie, qui vise surtout à permettre la prise du greffon.
- **Les complications des allogreffes sont liées :**
  - aux chimiothérapies et radiothérapie de conditionnement: myélotoxicité (aplasie), complications infectieuses, complications métaboliques et la toxicité sur les organes (pulmonaire, cardiaque, hépatique et gonadique) ;
  - à la reconstitution du système immunitaire qui n'est jamais optimale et induit un déficit immunitaire prolongé (risque infectieux et néoplasique) ;
  - à la maladie du greffon contre l'hôte qui nécessite généralement la prescription d'un traitement immunosuppresseur.
- La mortalité globale avoisine les 30 %.

Principales situations de départ en lien avec l'item N° 202 : « Biothérapies et thérapies ciblées »

Situation de départ	Descriptif
En lien avec un effet secondaire des biothérapies et thérapies ciblées	
44. Hyperthermie/fièvre 162. Dyspnée 167. Toux	Ces points d'appel doivent être cherchés pour dépister une infection chez un patient traité par thérapie immunosuppressive ciblée.
203. Elévation de la protéine C-réactive (CRP) 216. Anomalie des leucocytes	Un syndrome inflammatoire peut être détecté en cas d'infection sous biothérapie, sauf en cas de biothérapie bloquant la voie de l'interleukine-6. Des cytopénies, notamment des neutropénies peuvent survenir chez les patients traités par thérapie immunosuppressive ciblée.
En lien avec la prise en charge et le suivi des patients recevant des biothérapies et thérapies ciblées	
291. Suivi du patient immunodéprimé 311. Prévention des infections liées aux soins 297. Consultation du suivi en cancérologie	Les patients traités par thérapie immunosuppressive ciblée dans le cadre du traitement d'un cancer ou d'une pathologie inflammatoire sont immunodéprimés et nécessitent un suivi à la recherche de diverses complications parmi lesquelles les complications infectieuses figurent au premier plan.
352. Expliquer un traitement au patient (adulte/enfant/adolescent)	Une éducation thérapeutique du patient sur les signes d'infection et les effets indésirables potentiels doit être réalisée chez les patients traités par thérapie immunosuppressive ciblée.

FICHE DE SYNTHÈSE

- Les thérapies ciblées sont des médicaments, synthétiques ou biologiques, dont le mécanisme d'action passe par l'inhibition ou la stimulation d'une cible spécifique et identifiée.
- Les champs d'application des thérapies ciblées sont multiples, dans le domaine du cancer, des hémopathies malignes, des pathologies inflammatoires et/ou autoimmunes systémiques, ou de pathologies diverses comme l'ostéoporose.
- Les biothérapies s'administrent par voie parentérale (intraveineuse, sous-cutanée) tandis que les thérapies ciblées synthétiques s'administrent le plus souvent par voie orale.
- Les patients recevant une thérapie immunosuppressive ciblée dans le cadre du traitement d'un cancer ou d'une pathologie inflammatoire peuvent développer de multiples effets indésirables en particulier des infections et doivent faire l'objet d'un suivi spécifique.
- L'autogreffe de cellules souches hématopoïétiques (CSH), précédée d'un conditionnement chimiothérapique, est principalement utilisée dans le traitement des hémopathies malignes et grevée d'une mortalité de 5 %.
- L'allogreffe de CSH, principalement utilisée dans le traitement des leucémies aiguës, est grevée d'une morbi-mortalité importante associée d'une part au conditionnement et d'autre part à la maladie du greffon contre l'hôte.

Chapitre 17

Pneumopathie interstitielle diffuse

OBJECTIFS : N° 210. Pneumopathie interstitielle diffuse

→ Diagnostiquer une pneumopathie interstitielle diffuse (PID).

Rang	Rubrique	Intitulé
A	Définition	Définition des PID, connaître les grandes catégories de PID
B	Diagnostic positif	Pneumoconiose : savoir évoquer le diagnostic
B	Diagnostic positif	Pneumopathie d'hypersensibilité : savoir évoquer le diagnostic
B	Étiologie	Connaître les principales causes de PID secondaires
B	Examens complémentaires	Connaître l'indication des examens d'imagerie au cours d'une pneumopathie interstitielle diffuse
B	Contenu multimédia	TDM thoracique fibrose pulmonaire idiopathique (PIC)
B	Examens complémentaires	Connaître la stratégie diagnostique initiale devant une pneumopathie interstitielle diffuse
B	Examens complémentaires	Connaître l'intérêt des EFR pour le diagnostic et le suivi des PID
B	Examens complémentaires	Connaître les principaux examens biologiques dont les examens immunologiques à effectuer devant une PID

Les situations de départ sont indiquées en violet et en gras dans le texte. Elles sont ensuite listées à la fin du chapitre.

A 1. Définition et grandes catégories de PID

- Les pneumopathies interstitielles diffuses (PID) sont un ensemble hétérogène d'affections qui touchent l'interstitium pulmonaire **(Figure 1)**.
- Les PID partagent les caractéristiques suivantes :
  - une infiltration anormale de l'interstitium pulmonaire par des cellules inflammatoires ou de l'œdème, pouvant aboutir à une fibrose, responsable d'une désorganisation irréversible de l'architecture pulmonaire, causant une altération des fonctions de ventilation et d'échanges gazeux ;
  - la présence, à l'imagerie thoracique, de lésions radiologiques diffuses variables, habituellement bilatérales et symétriques ;
  - un retentissement fonctionnel respiratoire pouvant aboutir à une insuffisance respiratoire.
- On distingue les PID d'installation aiguë ou progressive, et les PID de cause connue ou non connue.

B

2. Principales causes de PID secondaires

- De très nombreuses affections peuvent engendrer une PID. Pour faciliter leur approche diagnostique, elles peuvent être réparties en deux catégories : les PID de cause connue (ou PID secondaires) et les PID de cause inconnue, ces dernières étant les plus fréquentes **(Tableau 1)**.
- Les médicaments, infections, et une insuffisance cardiaque gauche sont les causes les plus fréquentes de PID secondaires, et doivent être systématiquement envisagées devant toute présentation clinique ou radiologique de PID.

2.1. PID médicamenteuse

- Devant toute PID, la liste exhaustive de l'ensemble des prises de médicaments (y compris en collyres, gouttes nasales, compléments nutritifs, homéopathie, médecine traditionnelle…), même anciennes et interrompues, devra être dressée. En cas de doute sur la responsabilité éventuelle d'un médicament, le site Internet «Pneumotox» peut être consulté (www.pneumotox.com).

2.2. PID infectieuses

- Les infections pulmonaires (bactériennes, virales, fongiques, parasitaires) peuvent aussi engendrer une PID, et notamment la tuberculose et la pneumocystose.

2.3. Insuffisance cardiaque

- L'insuffisance cardiaque gauche est responsable d'œdème pulmonaire hémodynamique (verre dépoli, réticulations, syndrome alvéolaire). Des adénopathies médiastinales **(adénopathies uniques ou multiples)** peuvent être présentes par hyperpression veineuse et lymphatique.

2.4. PID associées aux maladies auto-immunes systémiques

- Les maladies auto-immunes systémiques les plus souvent responsables de PID sont la polyarthrite rhumatoïde, la sclérodermie systémique, les myosites/dermatomyosites, et le syndrome de Sjögren.
- Les signes extra-pulmonaires peuvent être discrets ou absents. Il faut chercher particulièrement un phénomène de Raynaud **(anomalies de couleur des extrémités)**, des **douleurs articulaires**, une **faiblesse musculaire**, des **myalgies**. La recherche d'auto-anticorps a une importance majeure *(voir infra)*, même si ces signes cliniques sont absents.
- Les PID doivent être dépistées, même en l'absence de symptômes respiratoires, lorsque la maladie auto-immune a été diagnostiquée.

Tableau 1. PRINCIPALES PNEUMOPATHIES INTERSTITIELLES DIFFUSES (PID) DE CAUSE CONNUE ET INCONNUE

Cause connue	Cause inconnue
Insuffisance cardiaque gauche **Infections** • tuberculose • virus (dont Sars-Cov-2) • parasites (Pneumocystis jiroveci) • champignons **Pneumopathies médicamenteuses** **PID au cours des maladies auto-immunes systémiques** • polyarthrite rhumatoïde • sclérodermie systémique • myosites auto-immunes • syndrome de Sjögren **Pneumonies d'hypersensibilité (PHS)** • poumon d'éleveur d'oiseaux • poumon de fermier **Pneumoconioses** • silicose • asbestose • bérylliose **Proliférations malignes** • lymphangite carcinomateuse • adénocarcinomes lépidiques • lymphome pulmonaire	**Sarcoïdose** **PID idiopathiques** • fibrose pulmonaire idiopathique (FPI), la plus fréquente des PID idiopathiques • pneumopathie interstitielle non spécifique (PINS) • pneumopathie organisée cryptogénique (POC) • autres **Autres entités** • histiocytose Langerhansienne • pneumopathie à éosinophiles

- La classification des PID idiopathiques fait l'objet de mises à jour régulières.

B 3. Diagnostic positif

- Une PID peut être diagnostiquée devant :
  - la survenue progressive de symptômes respiratoires ;
  - la survenue aiguë **(détresse respiratoire aiguë)** ou subaiguë de symptômes respiratoires, faisant plutôt suspecter une cause infectieuse ou un œdème pulmonaire de cause cardiaque. Le syndrome de détresse respiratoire aiguë **(détresse respiratoire aiguë)** (SDRA) est une PID aiguë qui est prise en charge essentiellement dans un milieu de réanimation, et n'est pas traitée ici ;
  - lors de la surveillance radiologique réalisée dans le cadre d'une exposition professionnelle ou d'une maladie auto-immune, en l'absence de symptômes.
- Les signes et symptômes de PID sont inconstants et comportent :
  - **dyspnée** d'effort ou de repos ;
  - **toux** sèche ;
  - râles crépitants secs des bases **(découverte d'anomalies à l'auscultation pulmonaire)**, souvent comparés au bruit d'un « Velcro » (différents des râles crépitants «humides» de l'œdème alvéolaire) ;
  - dans les PID chroniques, un hippocratisme digital peut être présent **(anomalies des ongles)**.
- Les autres signes et symptômes dépendent de la cause.
- La présentation clinico-radiologique des pneumoconioses et des pneumopathies d'hypersensibilité est détaillée plus loin.

B 4. Imagerie des PID

- L'imagerie thoracique permet le diagnostic de PID et oriente le diagnostic grâce à la définition de « profils » radiologiques **(Figures 2 à 5)**. Elle permet d'apprécier la sévérité de la maladie par la présence de signes de fibrose. Elle est réalisée au diagnostic, et répétée au cours du suivi, à une fréquence qui est variable. Lors de la répétition des examens, l'exposition répétée à des radiations doit être prise en compte. Pour l'analyse de l'atteinte parenchymateuse pulmonaire, l'injection de produits de contraste iodés n'est généralement pas requise. Des scanners à faible dose d'irradiation peuvent être utilisés pour le suivi.
  - **La radiographie thoracique** montre, chez la majorité des patients, des opacités parenchymateuses diffuses. Elle permet de détecter des signes de fibrose, essentiellement par une diminution de la taille des poumons, une ascension des coupoles diaphragmatiques **(Figures 2 et 3)**.
  - **La tomodensitométrie (TDM) thoracique (Figures 4 et 5)** représente l'examen de référence car plus précise que la radiographie thoracique. Elle permet d'identifier le type de lésions radiologiques (micronodules, nodules, masses, verre dépoli, rayon de miel, kystes), leur topographie, et de détecter la présence de signes radiologiques de fibrose. L'analyse de la TDM permet d'identifier les aspects radiologiques qui guident l'enquête étiologique. Sur une TDM thoracique normale, les septa ne sont pas visibles et en périphérie, les artères sont visualisées plus loin que les veines. La TDM thoracique doit être réalisée par une technique adaptée (coupes fines, haute résolution).
- **La TDM thoracique permet de préciser le type des lésions élémentaires, leur topographie et leur extension au niveau du parenchyme pulmonaire :**
  - micronodules (de diamètre < 3 mm) et nodules (de 3-30 mm de diamètre), de distribution lymphatique, hématogène, ou bronchiolaire ;
  - opacités linéaires (aussi appelées réticulations), inter-lobulaires (septales), ou intra-lobulaires ;
  - hyperdensités en verre dépoli (hyperdensité n'effaçant pas les structures sous-jacentes) ;
  - opacités alvéolaires et condensations ;
  - lésions kystiques isolées ;
  - rayon de miel ;
  - bronchectasies consécutives à la dilatation passive des bronches par les contraintes mécaniques résultant de la fibrose (on parle de «bronchectasies de traction») ;
  - adénopathies médiastinales ou hilaires **(adénopathies uniques ou multiples)** ;
  - anomalies pleurales associées.
- Même si ces divers aspects ne sont pas spécifiques d'une affection, certains signes sont discriminants car plus fréquemment décrits dans certaines pathologies, et notamment :
  - micronodules : sarcoïdose, lymphangite carcinomateuse, miliaire tuberculeuse ;
  - hyperdensités en verre dépoli : pneumopathies d'hypersensibilité **(Figure 6)**, PINS, maladies auto-immunes ;
  - réticulations : PINS, maladies auto-immunes ;
  - rayon de miel : FPI, pneumopathies d'hypersensibilité, maladies auto-immunes, asbestose ;
  - opacités d'allure alvéolaire : causes rares dont cancer bronchiolo-alvéolaire ;
  - adénopathies médiastinales **(adénopathies uniques ou multiples)** ou hilaires : sarcoïdose, tuberculose, silicose, lymphangite carcinomateuse ;
  - plaques pleurales calcifiées : asbestose.

Figure 1. Anatomie du lobule pulmonaire et localisation du processus pathologique au sein du lobule selon le processus physiopathologique impliqué

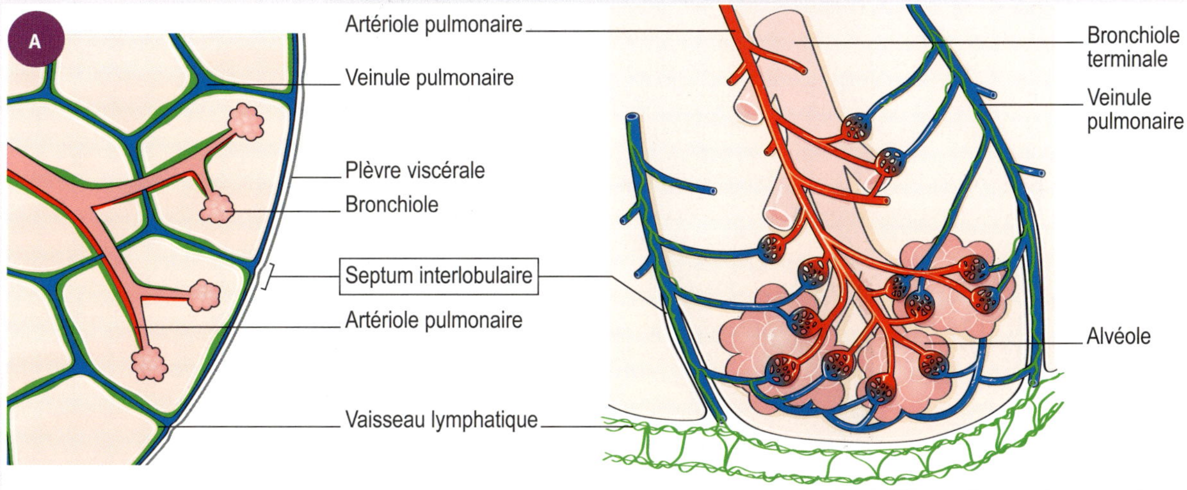

A. Une bonne compréhension de l'anatomie fonctionnelle du poumon est nécessaire afin de pouvoir comprendre les images de tomodensitométrie thoracique.
Le lobule pulmonaire est l'unité anatomique et fonctionnelle du poumon (il s'agit en fait du lobule secondaire de Miller). Il contient 3 à 5 acini, chaque acinus contient 30 à 60 alvéoles. Les caractéristiques du lobule pulmonaire sont les suivantes :

- forme polyédrique, à sommet hilaire et à base pleurale ;
- diamètre de 1 à 2,5 cm ;
- centré par une bronchiole terminale et une artériole ;
- délimité par les septa interlobulaires, où cheminent le réseau de drainage, veineux et lymphatique.

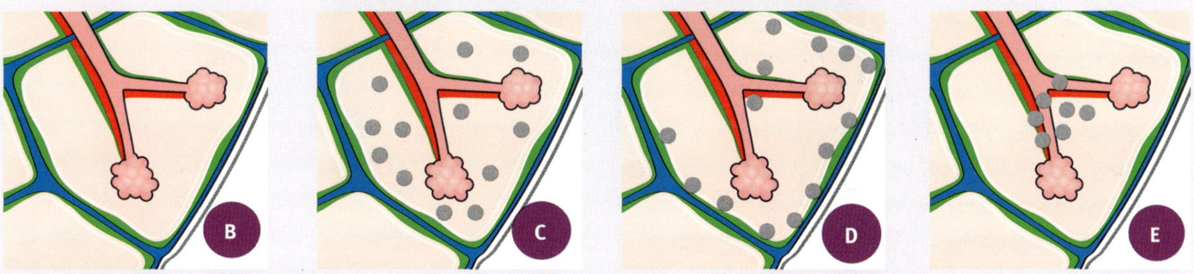

B. Lobule pulmonaire secondaire limité par la plèvre périphérique et les septa interlobulaires.

C. Atteinte interstitielle par dissémination hématogène : micronodules dispersés dans tous les territoires du lobule, sans prédominance topographique particulière.

D. Atteinte lymphatique ou péri-lymphatique : distribution dans l'interstitium péri-bronchovasculaire, péri-lobulaire et centro-lobulaire des micronodules.

E. Atteinte centro-lobulaire : dans l'interstice bronchiolaire et péri-bronchiolaire (micronodules, regroupés en amas autour des terminaisons des arborisations artérielles pulmonaires, parfois associés à des petites opacités linéaires ramifiées et/ou des bronchiolectasies).

Figure 2. Syndrome interstitiel de type réticulo-nodulaire débutant, limité aux deux bases (NB : présence d'un cathéter veineux central)

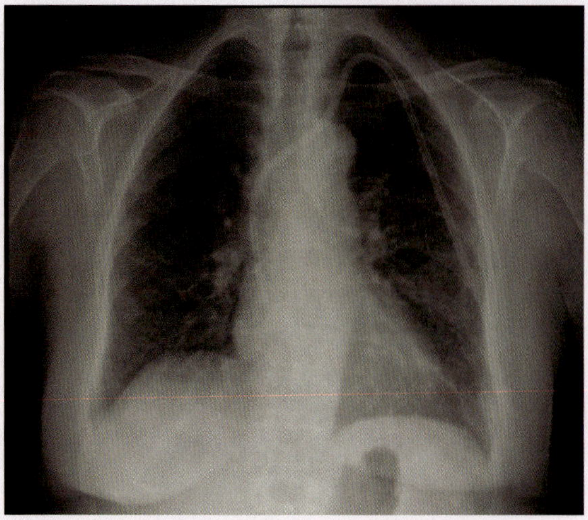

Figure 3. Syndrome interstitiel de type réticulo-nodulaire diffus (même patiente que sur la Figure 2, un an plus tard, après aggravation de la fibrose pulmonaire, évoluant dans le contexte d'une sclérodermie systémique)

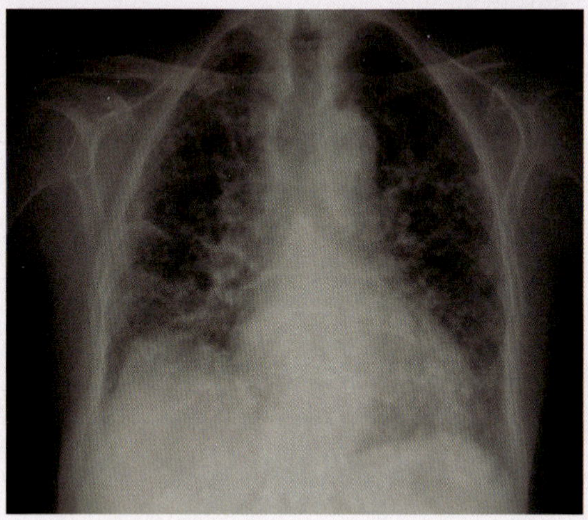

Figure 4. **(contenu multimédia)** Pneumopathie interstitielle : images en verre dépoli et réticulations intra-lobulaires des deux bases compatibles avec une pneumopathie interstitielle non spécifique (PINS)

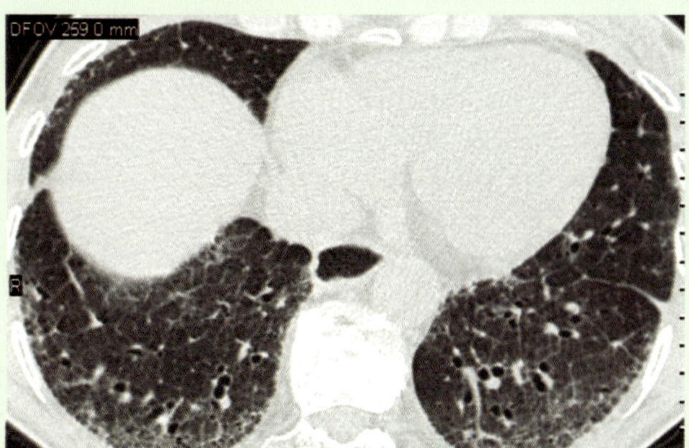

Figure 5. (contenu multimédia) **Fibrose pulmonaire évoluée compatible avec une fibrose pulmonaire idiopathique (FPI). Opacités en rayon de miel des deux bases. Il n'y a plus de parenchyme pulmonaire normal**

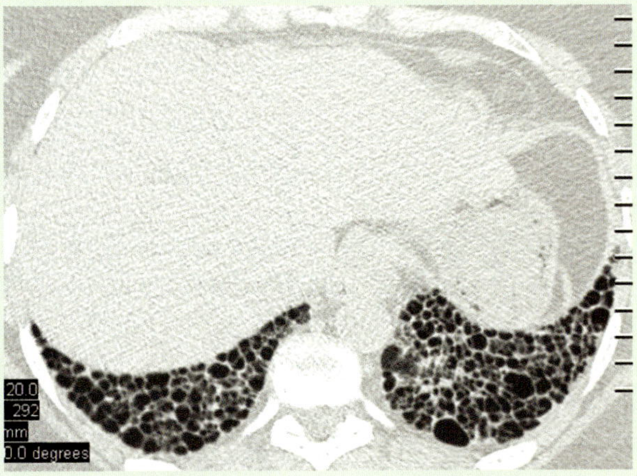

B 5. Intérêt des explorations fonctionnelles respiratoires (EFR) pour le diagnostic et le suivi des PID

- Les explorations fonctionnelles respiratoires (EFR) doivent comporter les mesures des volumes pulmonaires (capacité vitale, capacité pulmonaire totale, capacité résiduelle fonctionnelle, volume résiduel), des débits expiratoires et de la capacité de diffusion du monoxyde de carbone (DLCO). La gazométrie artérielle de repos fait habituellement partie de ce bilan fonctionnel. Le test de marche des 6 minutes doit être réalisé au diagnostic et pour le suivi.
- Les EFR montrent des anomalies inconstantes, principalement :
  - un trouble ventilatoire restrictif, avec diminution harmonieuse de tous les volumes pulmonaires (diminution de la capacité vitale et de la capacité pulmonaire totale à moins de 80 % de la valeur théorique) et conservation du rapport de Tiffeneau (volume expiratoire maximal par seconde/capacité vitale) qui permet d'évaluer le degré d'obstruction bronchique ;
  - un trouble de la diffusion qui se manifeste par un trouble du transfert alvéolo-capillaire du monoxyde de carbone (réduction de la DLCO de plus de 70 % de la valeur théorique). Ces troubles du transfert alvéolo-capillaire peuvent se traduire par une désaturation en oxygène au test de marche de 6 minutes ;
  - une gazométrie artérielle **(analyse d'un résultat de gaz du sang)** initialement normale au repos et anormale à l'effort (hypoxémie avec normo- ou hypocapnie).
- Les EFR permettent d'apprécier la sévérité de la PID et son évolutivité lors de la répétition de cet examen au cours du suivi.
- Le test de marche des 6 minutes permet d'évaluer le retentissement et est un élément fiable du suivi de la PID.

B 6. Examens biologiques utiles au cours des PID

6.1. Lavage broncho-alvéolaire

- Le lavage broncho-alvéolaire (LBA), effectué au cours d'une endoscopie bronchique **(demande et préparation aux examens endoscopiques)**, est pratiqué dans le territoire le plus approprié, suivant les données de la TDM thoracique. L'endoscopie peut également permettre la réalisation de **biopsies bronchiques étagées (interprétation d'un compte rendu d'anatomopathologie)** qui sont rentables en cas de sarcoïdose ou de lymphangite carcinomateuse.

- **L'analyse du produit de LBA (interprétation d'un compte rendu d'anatomopathologie)** porte sur :
  - la cellularité globale et le profil cytologique alvéolaire, dont la répartition normale est la suivante :
    - 80-90 % de macrophages alvéolaires ;
    - < 15-20 % de lymphocytes ;
    - < 5 % de polynucléaires neutrophiles ;
    - < 2 % de polynucléaires éosinophiles ;
  - les recherches microbiologiques sont toujours réalisées, et comportent des recherches virales, bactériennes (dont mycobactéries), parasitologiques et fongiques.
- Au cours des PID, le LBA montre fréquemment une alvéolite, définie par une élévation de la cellularité totale. L'étude de la répartition des différentes populations cellulaires de l'alvéolite permet d'orienter vers certaines affections :
  - prédominance de macrophages : FPI, pneumoconiose ;
  - augmentation des lymphocytes : sarcoïdose, pneumopathies d'hypersensibilité, médicaments, infections, tuberculose, maladies auto-immunes ;
  - augmentation des neutrophiles: infections, asbestose, FPI, médicaments ;
  - augmentation des éosinophiles : pneumopathie à éosinophiles, médicaments, maladies auto-immunes ;
  - LBA macroscopiquement hémorragique, ou présence de très nombreux sidéroblastes par la coloration de Perls : œdème pulmonaire, infections, maladies auto-immunes.
- L'immunophénotypage ($CD4^+$, $CD8^+$) peut être utile (prédominance $CD4^+$ dans la sarcoïdose, prédominance $CD8^+$ dans les pneumopathies d'hypersensibilité).

B 6.2. Examens sanguins biologiques

- Les examens biologiques n'ont pas d'intérêt pour le diagnostic positif de PID.
- Les examens biologiques réalisés pour le diagnostic étiologique d'une PID doivent être orientés en fonction de l'examen clinique (comportant l'interrogatoire qui est majeur pour les expositions environnementales, les antécédents, et les médicaments) et des caractéristiques radiologiques des PID.
- Les examens biologiques usuels peuvent comporter :
  - pour chercher une maladie auto-immune systémique: hémogramme, protéine C-réactive, créatininémie, protéinurie, créatine kinase (CK) ;
  - pour chercher une sarcoïdose : calcémie, calciurie, enzyme de conversion de l'angiotensine ;
  - électrophorèse des protéines sériques (hypergammaglobulinémie polyclonale) ;
  - une sérologie VIH (infection opportuniste responsable de PID).
- Les **examens biologiques immunologiques** peuvent comporter :
  - recherche de précipitines vis-à-vis d'antigènes susceptibles d'induire une pneumopathie d'hypersensibilité (sérodiagnostic du poumon de fermier ou du poumon des éleveurs d'oiseaux) ;
  - recherche d'auto-anticorps :
    - polyarthrite rhumatoïde : facteur rhumatoïde et anticorps anti-peptides cycliques citrullinés (CCP) ;
    - vascularites : anticorps anti-cytoplasme des polynucléaires neutrophiles (ANCA) ;
    - autres maladies auto-immunes : anticorps antinucléaires (et anticorps anti-antigènes nucléaires solubles permettant l'identification de leur(s) cible(s) : anticorps anti-SS-A, anti-Scl70, anti-synthétases).

B 7. Stratégie diagnostique initiale devant une PID

- La stratégie diagnostique devant une PID comporte :
  - un interrogatoire : expositions environnementales (dont professionnelles), antécédents, médicaments, contexte d'immunodépression, de cancer, de maladie auto-immune systémique, d'insuffisance cardiaque, tabagisme ;
  - un examen physique : chercher des signes **articulaires** **(douleurs articulaires)**, **musculaires** **(myalgies et/ou faiblesse musculaire)**, **vasculaires** **(anomalie de couleur des extrémités)**, en faveur d'une maladie auto-immune systémique non restreinte au poumon (polyarthrite rhumatoïde, sclérodermie systémique, sarcoïdose) ;
  - le mode d'installation de la PID (aigu versus progressif) ; en cas d'atteinte aiguë évoquer avant toute chose les infections et l'œdème pulmonaire de cause cardiaque ;
  - l'analyse de l'aspect radiologique ;
  - l'évaluation d'une part cardiaque principale ou ajoutée ;
  - l'analyse du LBA.
- Si à l'issue de cette démarche, aucun diagnostic n'a pu être porté avec un bon degré de certitude, le recours à des prélèvements histologiques pulmonaires peut être envisagé, par biopsies transbronchiques per-endoscopiques ou éventuellement par biopsies chirurgicales au cours d'une vidéo-thoracoscopie. La décision de ces prélèvements relève de réunions de concertations pluridisciplinaires **(interprétation d'un compte rendu d'anatomopathologie)**.

B 8. Pneumoconioses

- Les pneumoconioses sont secondaires à des dépôts pulmonaires de poussières inorganiques, minérales ou métalliques (silice, amiante, béryllium, fer, étain…). Leur diagnostic repose sur un antécédent d'exposition professionnelle (identifié par l'historique professionnel) et un aspect radiologique compatible **(prévention des risques professionnels)**.
- Pour établir un lien de causalité entre cette exposition professionnelle et la PID, plusieurs paramètres doivent être précisés : temps de latence, intensité et durée de l'exposition.
- **Les deux principales pneumoconioses sont l'asbestose et la silicose :**
  - **L'asbestose** est induite par l'exposition professionnelle aux poussières de fibres d'amiante (chrysolite, crocidolite…) utilisées dans de nombreuses activités (chantiers navals, industries du ciment, automobile, fabrication de matériel isolant…)
    C'est la plus fréquente des pneumoconioses.
    La radiographie et le scanner thoracique révèlent :
    - des lésions à type d'opacités réticulées, intra-lobulaires et/ou en rayon de miel, à prédominance basale et périphérique ;
    - dans 80 % des cas, des plaques et/ou des calcifications pleurales.

    Le lavage broncho-alvéolaire peut détecter la présence de fibres/corps asbestosiques. L'asbestose aboutit toujours à une insuffisance respiratoire chronique.
  - **La silicose** est causée par l'exposition professionnelle aux poussières de silice cristalline (travaux dans les mines, sablage, tailleurs de pierre/ardoise, fabrication du verre, de céramique ou de faïence…).
    La radiographie et le scanner thoracique montrent des anomalies évocatrices :
    - atteinte micronodulaire diffuse, à contours nets, prédominant dans les deux-tiers supérieurs des champs pulmonaires, avec parfois confluence des lésions pouvant réaliser un aspect pseudo-tumoral ;
    - adénopathies intra-thoraciques avec calcifications en « coquille d'œuf ».

Si un lavage broncho-alvéolaire est réalisé, il peut montrer une alvéolite macrophagique et surtout la présence de corps biréfringents.

L'étude histologique peut révéler la présence de nodules fibro-hyalins silicotiques.

B 9. Pneumopathies d'hypersensibilité

- Elles sont consécutives à une exposition antigénique dans un contexte environnemental particulier, par exemple :
  - exposition au foin moisi (antigènes d'actinomycètes thermophiles) pour le « poumon de fermier » ;
  - exposition aux protéines aviaires en cas de poumon des éleveurs d'oiseaux ;
  - exposition fongique des fabricants de fromage.
- Le diagnostic repose sur :
  - l'anamnèse : la symptomatologie clinique est classiquement **rythmée par l'exposition** ;
  - la radiographie et le scanner thoraciques : images micronodulaires ou réticulo-nodulaires, hyperdensités en verre dépoli, image en « mosaïque » avec trapping expiratoire, qui sont le reflet d'une atteinte bronchiolaire et interstitielle pulmonaire ;
  - la sérologie : la recherche de précipitines (IgG sériques) dirigées contre les antigènes suspects est positive ;
  - le lavage broncho-alvéolaire : une alvéolite très riche en lymphocytes (> 50 %, surtout de type $CD8^+$) est mise en évidence.

Figure 6. Pneumopathie d'hypersensibilité. Infiltrat micronodulaire confluent formant un aspect de type « verre dépoli »

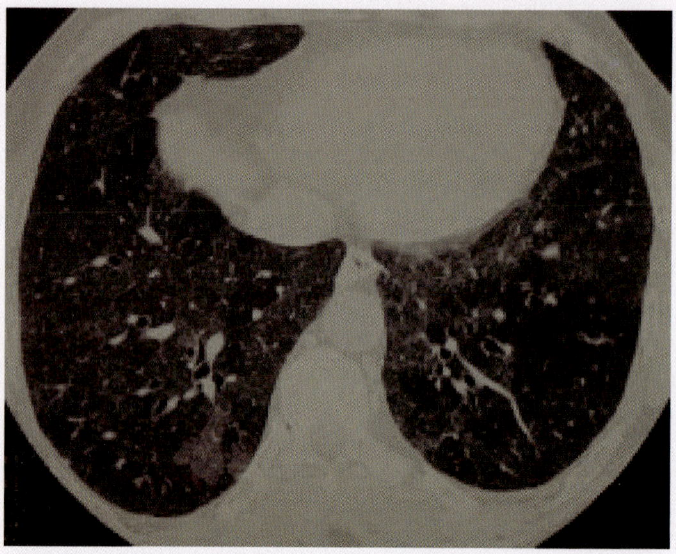

B 10. Fibrose pulmonaire idiopathique

- Elle représente la forme la plus fréquente et la plus caractéristique des PID de cause inconnue.
- Elle n'a, par définition, aucun facteur étiologique identifié.
- Son diagnostic est déterminé par :
  - l'absence d'autre cause identifiée de PID ;
  - l'âge de survenue (généralement vers l'âge de 60 ans) ;
  - une symptomatologie respiratoire marquée d'installation progressive, associant **dyspnée** d'effort, **toux** sèche ;
  - la présence de râles crépitants secs (« velcro ») **(découverte d'anomalies à l'auscultation pulmonaire)**, d'un hippocratisme digital **(anomalie des ongles)** à l'examen clinique ;
  - des signes évocateurs à la radiographie et à la TDM thoracique :
    - opacités réticulaires à prédominance bi-basale et sous-pleurale ;
    - réticulations (plus étendues que les plages de verre dépoli) ;
    - images en rayon de miel, avec ou sans bronchectasies de traction ;
  - une alvéolite neutrophilique et éosinophilique mise en évidence au lavage broncho-alvéolaire ;
  - une histologie pulmonaire de pneumopathie interstitielle commune (PIC) (cette preuve, qui nécessite une biopsie pulmonaire chirurgicale, peut faire défaut lorsque la présentation radio-clinique est suffisamment caractéristique et/ou en cas de terrain contre-indiquant un acte chirurgical) ;
  - une évolution vers l'insuffisance respiratoire terminale en quelques années malgré les tentatives de traitements.

PRINCIPALES SITUATIONS DE DÉPART EN LIEN AVEC L'ITEM 210 : « PNEUMOPATHIE INTERSTITIELLE DIFFUSE »

Situation de départ	Descriptif
En lien avec le diagnostic	
20. Découverte d'anomalies à l'auscultation pulmonaire	Dans les pneumopathies interstitielles diffuses (PID) on trouve typiquement des râles crépitants dits « velcro » à l'auscultation des bases pulmonaires.
81. Anomalie des ongles	Les PID s'accompagnent volontiers d'un hippocratisme digital.
162. Dyspnée	La dyspnée est un point d'appel devant faire chercher une PID.
167. Toux	La toux peut révéler une PID.
160. Détresse respiratoire aiguë	Le mode d'installation d'une PID est important. En cas d'installation aiguë une cause cardiaque ou infectieuse doit être privilégiée. Les PID chroniques peuvent par ailleurs se compliquer d'exacerbation aiguë.
En lien avec l'étiologie	
16. Adénopathies unique ou multiples	Certaines PID s'accompagnent d'adénopathies médiastinales ou hilaires.
15. Anomalies de couleur des extrémités 67. Douleurs articulaires 74. Faiblesse musculaire 77. Myalgies	Devant une PID, des signes évocateurs de maladies auto-immunes doivent être cherchés.
180. Interprétation d'un compte rendu d'anatomopathologie	Le lavage broncho-alvéolaire (LBA) et les biopsies bronchiques sont d'une aide précieuse dans l'analyse étiologique d'une PID.
315. Prévention des risques professionnels	Les pneumoconioses sont des maladies professionnelles.
En lien avec les examens complémentaires	
238. Demande et préparation aux examens endoscopiques (bronchiques, digestifs)	Devant une PID, le LBA donne des informations importantes.
192. Analyse d'un résultat de gaz du sang	Les gaz du sang, et plus largement les épreuves fonctionnelles respiratoires (EFR), sont des examens importants pour évaluer le retentissement, et l'évolution de la PID.

FICHE DE SYNTHÈSE

- Les **pneumopathies interstitielles diffuses** (PID) regroupent un ensemble hétérogène d'affections qui touchent l'interstitium pulmonaire, et se traduisent à l'imagerie thoracique par des lésions radiologiques variées, habituellement diffuses.
- La **tomodensitométrie (TDM) thoracique** est l'examen radiologique de choix pour le diagnostic positif et l'orientation étiologique des PID.
- La **TDM thoracique** permet de préciser le type des lésions élémentaires de PID : **micronodules, nodules, opacités linéaires (réticulations), hyperdensités en verre dépoli, «rayon de miel», kystes.**
- Le recueil systématique des éléments anamnestiques **(âge, sexe, tabagisme, cancer, connectivite/vascularite, immunodépression, prise de médicaments, exposition professionnelle ou environnementale)** est indispensable, car il permet d'orienter fortement le diagnostic étiologique de PID.
- La recherche d'auto-anticorps a une importance majeure dans la démarche diagnostique de PID.
- La **sarcoïdose**, la **fibrose pulmonaire** idiopathique, les **PID des maladies auto-immunes et/ou systémiques**, les **pneumoconioses**, les **pneumopathies d'hypersensibilité** et les **pneumopathies médicamenteuses** représentent plus de la moitié des cas de PID d'origine non infectieuse.

Chapitre 18

Sarcoïdose

OBJECTIFS : N° 211. Sarcoïdose

→ Connaître les critères du diagnostic d'une sarcoïdose.
→ Connaître les formes fréquentes de la sarcoïdose.

Rang	Rubrique	Intitulé
A	Définition	Connaître la définition de la sarcoïdose
B	Prévalence, épidémiologie	Connaître l'épidémiologie de la sarcoïdose (âge, sexe de survenue, et prévalence variable selon les ethnies)
B	Éléments physiopathologiques	Connaître les mécanismes de la réaction inflammatoire conduisant au granulome
A	Diagnostic positif	Connaître les critères du diagnostic d'une sarcoïdose
A	Diagnostic positif	Connaître les formes fréquentes de la sarcoïdose : atteintes respiratoires, le syndrome de Löfgren et l'érythème noueux
B	Diagnostic positif	Connaître les principales manifestations extra-respiratoires
B	Diagnostic positif	Connaître les éléments cliniques nécessitant de chercher des diagnostics différentiels
A	Contenu multimédia	Photographie d'un exemple typique d'érythème noueux
B	Étiologie	Connaître les principales causes de granulomatoses secondaires
B	Examens complémentaires	Connaître l'intérêt et les limites des principaux tests biologiques
B	Examens complémentaires	Connaître les indications des examens d'imagerie devant une sarcoïdose
B	Examens complémentaires	Connaître la place de l'anatomie pathologique pour le diagnostic et la stratégie des prélèvements
B	Examens complémentaires	Connaître les anomalies explorations fonctionnelles respiratoires typiques
B	Suivi et/ou pronostic	Connaître l'évolution souvent bénigne de la sarcoïdose, et la rémission dans 90 % des cas de syndrome de Löfgren

Les situations de départ sont indiquées en violet et en gras dans le texte. Elles sont ensuite listées à la fin du chapitre.

A 1. Définition de la sarcoïdose

- La sarcoïdose est une granulomatose (présence de granulomes épithélioïdes et giganto-cellulaires sans nécrose caséeuse) le plus souvent multi-systémique (c'est à dire qu'elle peut toucher plusieurs organes ou tissus), de cause non connue jusqu'à présent.

B

2. Épidémiologie de la sarcoïdose

- La sarcoïdose touche des individus de toutes origines et peut survenir à tout âge, bien qu'elle débute le plus souvent entre 20 et 50 ans. Elle est plus fréquente chez les afro-américains, chez qui elle est plus souvent chronique et plus grave. Il s'agit d'une maladie rare en France. Sa prévalence est variable selon les pays/régions.

B

3. Éléments physiopathologiques

- La sarcoïdose est une maladie caractérisée par une accumulation de granulomes épithélioïdes et giganto-cellulaires dans des organes variés, avec une forte prédilection pour les poumons et les ganglions lymphatiques **(adénopathies unique ou multiples)**, notamment intra-thoraciques.
- Les granulomes sont formés de cellules macrophagiques (cellules épithélioïdes et cellules géantes), d'un infiltrat lymphocytaire T avec prédominance de T $CD4^+$, et d'une fibrose non constante, mais qui entraîne une distorsion de l'architecture des tissus atteints et a donc une valeur pronostique. Contrairement à ce qui peut s'observer par exemple au cours de la tuberculose, les granulomes de la sarcoïdose ne comportent pas de nécrose (mais notez bien que des granulomes sans nécrose n'écartent pas une tuberculose !).
- La réaction immunitaire menant à l'accumulation des granulomes est médiée par les monocytes-macrophages et les lymphocytes. Elle se produit en réaction à un ou des antigènes environnementaux (mycobactéries ou autres bactéries, particules inertes) probablement sur un terrain génétique prédisposé. Elle est anormale par sa diffusion et sa persistance. La cause de l'accumulation de ces granulomes est non connue à ce jour.
- La présence de lymphocytes T $CD4^+$ dans les organes contraste avec la lymphopénie dans le sang, qui est responsable de l'anergie tuberculinique observée au cours de la sarcoïdose.

A

4. Diagnostic de sarcoïdose

A

4.1. Éléments du diagnostic de sarcoïdose

- Les éléments du diagnostic de sarcoïdose sont directement liés à la définition de celle-ci. Ils reposent sur un tryptique défini par un consortium d'experts mondiaux, et sont utilisables pour usage clinique. Ils comportent :
  1. un tableau clinique, biologique, et radiologique évocateur ou compatible avec une sarcoïdose ;
  2. une documentation histologique de granulomes épithélioïdes et giganto-cellulaires sans nécrose caséeuse (*voir infra*) ;
  3. et l'exclusion des diagnostics différentiels, c'est à dire d'autres affections qui peuvent donner les éléments 1 et 2 de ce tryptique.
- Les diagnostics différentiels sont très nombreux. Plus le tableau clinique, radiologique, biologique, et histologique est évocateur ou même typique, plus l'exclusion des diagnostics différentiels est aisée. Inversement, les atypies doivent faire mener une enquête étiologique plus approfondie, et discuter de nouveaux prélèvements, chercher des agents infectieux, des affections tumorales, des médicaments ou d'autres causes, avant de conclure à une sarcoïdose.
- Une seule situation peut être diagnostiquée comme sarcoïdose sans ces trois éléments : il s'agit du syndrome de « Löfgren ». Cette entité est suffisamment spécifique pour qu'il n'y ait pas besoin de documentation histologique.

B 4.2. Place de l'anatomie pathologique pour le diagnostic et stratégie des prélèvements

- En dehors du syndrome de Löfgren, une documentation histologique **(interprétation d'un compte rendu d'anatomopathologie)** des granulomes épithélioïdes, comportant fréquemment des cellules géantes (« giganto-cellulaire »), sans nécrose caséeuse, est donc requise pour le diagnostic de sarcoïdose.
- La stratégie de prélèvements des organes doit prendre en considération 2 éléments :
  - prélèvement d'un organe non « apparemment affecté », versus prélèvement d'un organe cliniquement, biologiquement, ou radiologiquement « atteint ». La rentabilité (= sensibilité) est plus importante lorsque l'organe est atteint (exemple : peau, bronches, ganglions), mais certains sites (glandes salivaires accessoires) peuvent être infiltrés sans qu'ils ne soient apparemment touchés, et constituent des cibles de biopsie aisées ;
  - prélèvement de sites non ou peu invasifs (glandes salivaires accessoires, peau, glandes lacrymales) versus des sites profonds ou plus invasifs (bronches, adénopathies intra-thoraciques, foie). Les sites non ou peu invasifs seront privilégiés en première intention.

B 4.3. Principales causes de granulomatoses secondaires

- Les granulomes de sarcoïdose sont formés de cellules macrophagiques (cellules épithélioïdes et cellules génates), de lymphocytes T $CD4^+$, et parfois de fibrose. Ils ne comportent pas d'agent pathogène. Il faut noter que de nombreuses affections peuvent causer des images histologiques identiques, qui ne sont donc pas suffisantes pour affirmer le diagnostic de sarcoïdose, notamment : infections, cancers (dont hémopathies, en particulier les lymphomes), déficits immunitaires (déficit immunitaire commun variable (DICV)), médicaments. La présence de nécrose caséeuse oriente vers une infection à mycobactérie, et n'est pas compatible avec le diagnostic de sarcoïdose.

A 5. Présentation clinique de la sarcoïdose

- Les éléments de présentation clinique évocateurs ou habituels de sarcoïdose sont importants à connaître de façon à pouvoir établir le point 1 des éléments diagnostiques présentés ci-dessus. On en déduit aussi les éléments atypiques, qui doivent renforcer la démarche pour identifier les diagnostics différentiels (point 3).
- La sarcoïdose peut atteindre tous les organes. L'atteinte pulmonaire et des ganglions intra-thoraciques **(adénopathies unique* ou multiples)** est la plus fréquente, présente chez 90 % des patients. Les signes généraux sont rares au cours de la sarcoïdose, en dehors du syndrome de Löfgren qui est une présentation inflammatoire de sarcoïdose.

> * Par définition, les adénopathies sont rarement uniques au cours de la sarcoïdose. Notamment les adénopathies intra-thoraciques sont typiquement hilaires, bilatérales, non compressives, et symétriques.

A 5.1. Syndrome de Löfgren

- Le syndrome de Löfgren est une forme aiguë et inflammatoire de sarcoïdose définie par l'association d'une fièvre, d'un érythème noueux, d'arthralgies **(douleurs articulaires)** ou arthrites (des chevilles notamment), et d'adénopathies hilaires bilatérales, avec une anergie tuberculinique. Comme indiqué au-dessus, la documentation d'une histologie de granulomes épithélioïdes n'est pas nécessaire en cas de présentation radiologique typique : adénopathies hilaires, bilatérales, symétriques et non compressives.
- Le pronostic est excellent (guérison 90 %).
- **L'érythème noueux (lésion cutanée)** est une hypodermite septale non spécifique, qui réalise sur le plan clinique des nodules érythémateux sous-cutanés, fermes, douloureux, siégeant le plus souvent en regard des crêtes tibiales près des genoux **(Figure 1)**. La biopsie des lésions d'érythème noueux, lorsqu'elles sont typiques, n'est pas nécessaire. Les lésions guérissent en quelques semaines sans laisser de cicatrice. La sarcoïdose constitue la première cause d'érythème noueux en France (le plus souvent dans le cadre d'un syndrome de Löfgren), avec les infections streptococciques.

Figure 1. (contenu multimédia) **Manifestations cutanées de la sarcoïdose (érythème noueux)**

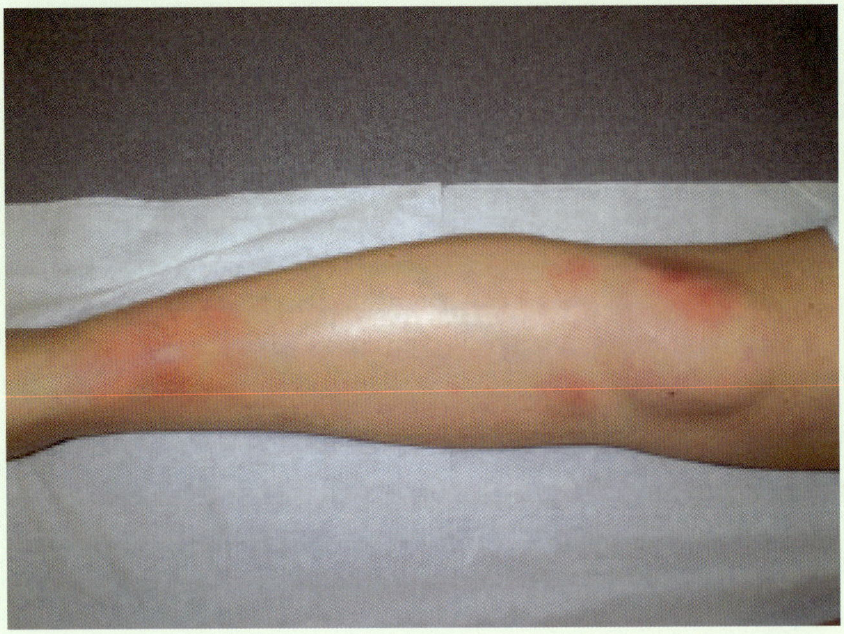

A

5.2. Manifestations pulmonaires et ganglions intra-thoraciques

- Ces atteintes sont présentes chez 90 % des patients avec une sarcoïdose, mais les symptômes sont inconstants. Elles peuvent être découvertes fortuitement (radiographie thoracique de face (debout) réalisée dans des circonstances variées). Lorsqu'elles sont symptomatiques, le signe le plus fréquent est une **toux sèche** qui peut s'associer à une **dyspnée** en cas d'atteinte du parenchyme pulmonaire. Les crépitants des bases et l'hippocratisme digital sont rares, même aux stades évolués. Les douleurs thoraciques sont possibles.

B

5.3. Principales manifestations extra-respiratoires

- Certains organes sont couramment touchés au cours de la sarcoïdose : peau, yeux, foie, rate, ganglions périphériques, atteinte ORL. Toutes les autres atteintes sont rares.
- **L'atteinte cutanée (lésion cutanée)** (en dehors de l'érythème noueux décrit au-dessus) porte le nom de sarcoïdes, qui correspondent à des lésions de taille variable, typiquement en relief. Elles touchent avec prédilection les zones traumatisées (cicatrice **(cicatrice anormale)**, tatouage), mais peuvent toucher n'importe quelle zone. Sur le visage et les extrémités, elles portent le nom de lupus pernio, terme impropre car sans lien avec le lupus systémique sauf le fait de toucher la face.
- **L'atteinte ophtalmologique** la plus fréquente est l'uvéite **(œil rouge et/ou douloureux)**, le plus souvent antérieure.
- **L'atteinte ORL** peut donner des signes cliniques frustes (obstruction nasale). Elle a une valeur pronostique péjorative.
- **L'atteinte hépato-splénique** est le plus souvent asymptomatique. Une **splénomégalie** ou une **hépatomégalie** peuvent être identifiées. La biologie peut montrer une **cholestase**.
- **Les ganglions périphériques (adénopathies unique ou multiples)** peuvent être touchés dans n'importe quel territoire, dont épitrochléen, et peuvent constituer un site de biopsie. Les adénopathies épitrochléennes ont une valeur sémiologique forte car peu de causes sont responsables d'adénopathies de ce site (infections de la main, sarcoïdose, syphilis, lymphome).

- **Toutes les autres atteintes sont rares :**
  - l'**atteinte du système nerveux central et périphérique** est possible, avec ou sans méningite (classiquement lymphocytaire et pouvant être hypoglycorachique). La **paralysie faciale** périphérique est l'atteinte la plus fréquente des nerfs crâniens ;
  - **l'atteinte cardiaque** est responsable de troubles conductifs ou rythmiques, et justifie la réalisation au diagnostic et au cours du suivi au minimum d'un électrocardiogramme **(réalisation et interprétation d'un électrocardiogramme (ECG))**. Des **douleurs articulaires** ou une polyarthrite sont possibles ;
  - l'atteinte rénale se manifeste par une néphropathie interstitielle **(élévation de la créatinine)**.

B 6. Examens complémentaires

B 6.1. Imagerie

- Tout patient suspect de sarcoïdose doit avoir une **imagerie thoracique** (radiographie thoracique et/ou tomodensitométrie (TDM) thoracique) **(demande/prescription raisonnée et choix d'un examen diagnostique)**. Ces examens sont réalisés au diagnostic, et répétés lors du suivi. Les autres examens d'imagerie ne sont réalisés qu'en fonction des signes cliniques. La tomographie par émission de positons (TEP) au ^{18}F-fluorodeoxyglucose (TEP-TDM) a des indications limitées et ne doit pas être réalisée chez tous les patients.
- La radiographie thoracique de face debout est anormale dans 90 % des cas, montrant des adénopathies principalement hilaires **(Figure 2)**, un syndrome interstitiel prédominant dans les lobes supérieurs, et parfois une fibrose. L'atteinte pulmonaire est classée en **4 stades** à partir de l'analyse de la radiographie thoracique de face debout **(Tableau 1)**. Cette classification est importante car elle a une valeur pronostique.

Figure 2. Radiographie thoracique de face (Photo : Pr Laurent, Bordeaux). **Adénopathies médiastinales associées à un infiltrat réticulo-nodulaire du parenchyme pulmonaire (Stade II). D droite**

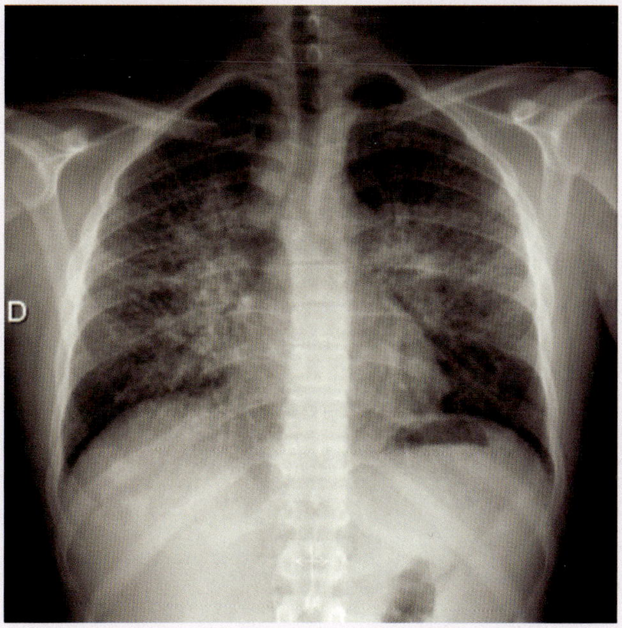

Tableau 1. CLASSIFICATION RADIOLOGIQUE DE LA SARCOÏDOSE

- **Stade 0 :** Radiographie thoracique normale
- **Stade I :** Adénopathies hilaires ou médiastinales isolées
- **Stade II :** Adénopathies médiastinales et atteinte interstitielle
- **Stade III :** Atteinte interstitielle sans adénopathie médiastinale
- **Stade IV :** Signes radiologiques de fibrose pulmonaire

- L'atteinte ganglionnaire et pulmonaire interstitielle est également visible sur la **TDM thoracique (Figure 3)**. Les adénopathies sont classiquement hilaires, symétriques, et non compressives. L'atteinte interstitielle se présente sous forme de **micronodules de distribution lymphatique**, prédominant dans les lobes supérieurs. Une fibrose pulmonaire peut être présente, prédominant également dans les lobes supérieurs.

Figure 3. Tomodensitométrie thoracique. Coupe parenchymateuse. Micronodules péri-broncho-vasculaires
(Photo : Pr Laurent, Bordeaux)

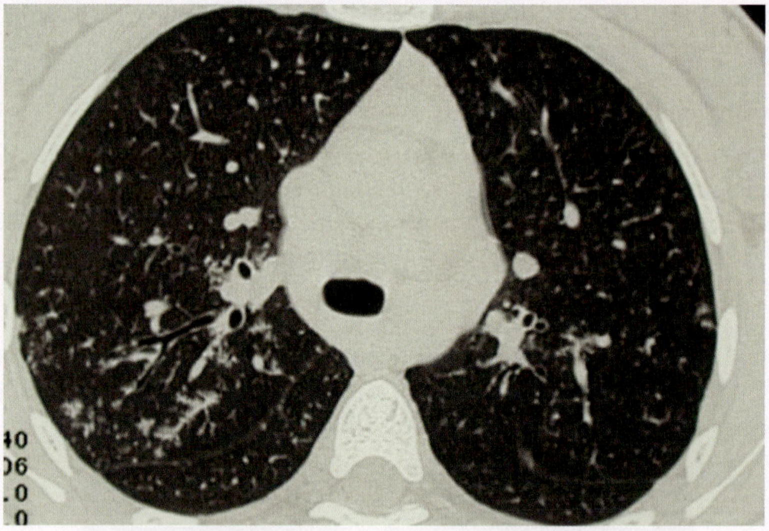

B 6.2. Endoscopie bronchique

- Une endoscopie bronchique avec lavage broncho-alvéolaire est généralement réalisée (sauf dans les syndromes de Löfgren), qui montre une **alvéolite lymphocytaire**, prédominant sur les lymphocytes **T CD4$^+$**. Le lavage broncho-alvéolaire permet également de chercher des agents pathogènes (diagnostic différentiel), et est important pour différencier l'atteinte interstitielle de sarcoïdose d'autres pneumopathies interstitielles. Au cours de l'endoscopie bronchique, des biopsies doivent être réalisées, même si la muqueuse apparaît saine, car il est possible de trouver des granulomes épithélioïdes. En cas d'échec de documentation histologique, si des adénopathies hilaires ou médiastinales sont présentes, la cytoponction échoguidée des adénopathies médiastinales peut permettre de sursoir à la médiastinoscopie.

B 6.3. Épreuves fonctionnelles respiratoires

- Les épreuves fonctionnelles respiratoires peuvent être normales, montrer un trouble de la diffusion **(abaissement de capacité de la diffusion du monoxyde de carbone (DLCO))**, **et/ou** un **trouble ventilatoire restrictif.**

B 6.4. Examens biologiques utiles au diagnostic et au suivi de la sarcoïdose

- Les examens biologiques sont réalisés au diagnostic pour vérifier l'absence d'atypie, et lors du suivi pour certains. Les signes biologiques de la sarcoïdose sont inconstants :
  - lymphopénie **(anomalie des leucocytes)** (sans augmentation du risque d'infection) ;
  - hypergammaglobulinémie polyclonale **(analyse de l'électrophorèse des protéines sériques)** ;
  - **élévation de l'enzyme de conversion de l'angiotensine** (ECA) sérique, proportionnelle à la masse des granulomes qui la synthétisent. Attention aux deux points suivants :
    - cette élévation n'est ni constante ni spécifique (elle peut s'observer dans toutes les maladies granulomateuses, par exemple lors d'une tuberculose) ;
    - un traitement par inhibiteurs de l'enzyme de conversion de l'angiotensine abaisse le taux d'ECA.
  - **hypercalcémie (dyscalcémie) et une hypercalciurie**, conséquence de la synthèse de 1-alpha hydroxylase par les granulomes. Pour cette raison, en cas d'instauration d'une corticothérapie, la supplémentation en calcium et vitamine D est déconseillée au cours de la sarcoïdose ;
  - **cholestase** en cas d'atteinte hépatique ;
  - augmentation de la créatinine en cas d'atteinte rénale.
- On réalise en plus au diagnostic des sérologies des hépatites B, C, VIH, qui sont des causes de granulomes, et à visée pré-thérapeutique.

B 7. Éléments nécessitant de chercher des diagnostics différentiels (drapeaux rouges)

- Chercher des diagnostics différentiels est un élément majeur du diagnostic de sarcoïdose et doit donc être systématiquement réalisé. En cas d'atypie (clinique, biologique, radiologique, histologique), cette démarche doit être menée de façon encore plus approfondie, et répétée dans le temps. Quelques exemples d'atypies sont listés ci-dessous :
  - âges de début inférieur à 20 ans ou supérieur à 50 ans ;
  - présence de signes généraux (sauf syndrome de Löfgren) ;
  - présence de râles crépitants (l'auscultation pulmonaire est classiquement pauvre lors d'une sarcoïdose) ou d'un hippocratisme digital ;
  - micronodules de distribution non lymphatique sur le scanner pulmonaire ;
  - caractère compressif ou asymétrique des adénopathies médiastinales ;
  - radiographie thoracique normale ;
  - intradermo-réaction à la tuberculine positive ;
  - hypogammaglobulinémie au diagnostic.

B 8. Pronostic de la sarcoïdose

- La sarcoïdose est une maladie souvent bénigne, évoluant spontanément vers la guérison. De ce fait, une surveillance simple, sans traitement, est souvent suffisante.
- Le syndrome de Löfgren a une évolution spontanément favorable dans plus de 90 % des cas.
- Certains patients ont des évolutions prolongées, et la maladie peut ainsi être chronique.
- La gravité de la sarcoïdose peut venir de la fibrose pulmonaire, des atteintes cardiaques, des atteintes d'organes sévères (système nerveux central), ou des complications des traitements. Les formes chroniques ou graves peuvent être prises en charge à 100 % dans le cadre d'une affection de longue durée (ALD) hors liste.

PRINCIPALES SITUATIONS DE DÉPART EN LIEN AVEC L'ITEM 211 :

« SARCOÏDOSE »

Situation de départ	Descriptif
En lien avec le diagnostic	
6. Hépatomégalie 58. Splénomégalie	Une hépatomégalie homogène ou nodulaire peut être mise en évidence en cas d'atteinte hépatique liée à la sarcoïdose. Une splénomégalie homogène ou nodulaire peut être présente également.
16. Adénopathies unique ou multiples	Les adénopathies intra-thoraciques sont identifiées chez 90 % des patients ayant une sarcoïdose ; des adénopathies profondes d'autres territoires ou superficielles peuvent également être détectées. Les adénopathies sont de taille variable au cours de la sarcoïdose, mais sont typiquement non compressives. Les adénopathies hilaires sont généralement symétriques. Les adénopathies peuvent être biopsiées pour obtenir une documentation histologique.
67. Douleurs articulaires	Des douleurs articulaires des chevilles, ou une bi-arthrite de cheville, sont présentes dans le syndrome de Löfgren, isolément ou en association avec un érythème noueux.
83. Cicatrice anormale 84. Lésion cutanée	L'atteinte cutanée a une prédilection pour les zones traumatisées, en particulier les cicatrices. Une modification d'une cicatrice doit faire évoquer le diagnostic de sarcoïdose. Les atteintes cutanées sont possibles en dehors des cicatrices. Elles sont typiquement en relief.
127. Paralysie faciale	Les atteintes neurologiques sont rares au cours de la sarcoïdose. Une paralysie faciale peut être révélatrice de la maladie.
152. Oeil rouge et/ou douloureux	Parmi les atteintes ophtalmologiques de la sarcoïdose, l'uvéite (surtout antérieure) est la plus fréquente.
162. Dyspnée 167. Toux	L'atteinte pulmonaire peut être responsable d'une dyspnée et/ou d'une toux.
178. Demande/prescription raisonnée et choix d'un examen diagnostique	Les examens d'imagerie thoracique (radiographie et tomodensitométrie (TDM)) doivent être réalisés au diagnostic et au cours du suivi. Les autres examens radiologiques ne sont réalisés qu'en fonction des symptômes et signes. La tomographie à émission de positons (TEP)- TDM a des indications limitées et ne doit pas être faite chez tous les patients.
180. Interprétation d'un compte rendu d'anatomopathologie	Le diagnostic de sarcoïdose requiert une documentation histologique de granulomes épithélioïdes et giganto-cellulaires, qui ne sont toutefois pas spécifiques. La seule exception est le syndrome de Löfgren, qui est suffisamment typique pour ne pas requérir d'histologie.
185. Réalisation et interprétation d'un électrocardiogramme (ECG)	Un ECG est indispensable au diagnostic et au cours du suivi pour dépister les troubles conductifs et rythmiques possibles au cours d'une atteinte cardiaque.
193. Analyse de l'électrophorèse des protéines sériques	L'électrophorèse des protéines sériques montre typiquement une hypergammaglobulinémie polyclonale au diagnostic. Une hypogammaglobulinémie est une atypie pour le diagnostic de sarcoïdose, et doit faire évoquer un diagnostic différentiel (déficit immunitaire commun variable (DICV), hémopathie maligne).
198. Cholestase	L'atteinte hépatique peut être responsable d'une cholestase.
200. Dyscalcémie	Une hypercalcémie avec hypercalciurie par sécrétion de 1-alpha hydroxylase par les granulomes doit être dépistée au diagnostic et lors du suivi.
216. Anomalie des leucocytes	Une lymphopénie, sans augmentation du risque d'infection, est habituelle au cours de la sarcoïdose.

FICHE DE SYNTHÈSE

- La sarcoïdose est une maladie systémique chronique d'étiologie inconnue. Les lésions sont caractérisées par des **granulomes épithélioïdes sans nécrose caséeuse**, et une accumulation de lymphocytes T $CD4^+$, responsables d'une infiltration des tissus atteints, évoluant parfois vers la fibrose
- Il s'agit d'une maladie rare, qui touche toutes les ethnies, le plus souvent entre 20 et 50 ans.
- **Tous les organes peuvent être atteints.** Les principaux organes sont le poumon et les ganglions intra-thoraciques (90 %) ; suivis par l'œil, la peau, le foie, et la rate.
- La **fibrose pulmonaire**, les atteintes **myocardiques** et du **système nerveux central** peuvent mettre en jeu le pronostic vital.
- Le diagnostic repose sur **l'histologie** de sites simples, guidée par la clinique (peau, conjonctive, ganglions périphériques, glandes salivaires accessoires) jusqu'à des prélèvements de plus en plus invasifs (bronchique, adénopathies médiastinales...).
- La **cytoponction échoguidée des adénopathies médiastinales** peut permettre de sursoir à la médiastinoscopie en cas de présentation clinico-radiologique évocatrice.
- Le **syndrome de Löfgren** est une forme aiguë de la sarcoïdose. Il ne nécessite pas de preuve histologique. Le pronostic est excellent et le traitement symptomatique.
- La sarcoïdose est une maladie aiguë (évolution < 2 ans) chez 2/3 des patients, et qui ne nécessite le plus souvent pas de traitement systémique.
- Les stades de classification de la sarcoïdose reposent sur la radiographie thoracique de face.

CHAPITRE 19

Anémie chez l'adulte et l'enfant

OBJECTIFS : N° 213. ANÉMIE CHEZ L'ADULTE ET L'ENFANT*

- ➔ Connaitre les principales hypothèses diagnostiques et les examens complémentaires pertinents.
- ➔ Apprécier la gravité d'une anémie.
- ➔ Connaitre les urgences liées à l'anémie et les signes de gravité (terrain, rapidité d'installation et profondeur).

***Dans ce chapitre seule la partie adulte sera traitée.**

Rang	Rubrique	Intitulé
A	Définition	Définition anémie
A	Prévalence	Connaître la première cause d'anémie
B	Éléments physiopathologiques	Principes de l'érythropoïèse
A	Diagnostic positif	Diagnostiquer une anémie
A	Diagnostic positif	Apprécier la gravité d'une anémie
A	Identifier une urgence	Connaître les deux urgences liées à l'anémie et les signes de gravité (terrain, rapidité d'installation et profondeur)
A	Identifier une urgence	Connaître les mesures d'urgence d'une anémie
A	Diagnostic positif	Connaître la démarche étiologique clinique et biologique (arbre décisionnel) devant une anémie
A	Étiologie	Connaître les différents types d'anémie
A	Examens complémentaires	Conduire l'enquête étiologique d'une anémie chez l'enfant*

Les situations de départ sont indiquées en violet et en gras dans le texte. Elles sont ensuite listées à la fin du chapitre.

A 1. Définition

- L'anémie est un état pathologique résultant de la **diminution de la masse totale d'hémoglobine** (Hb) intra-érythrocytaire à l'origine d'un défaut du transport normal en oxygène aux différents tissus.
- La définition d'une anémie repose uniquement sur le **dosage de l'Hb (baisse de l'hémoglobine, interprétation de l'hémogramme)**. Elle se définit chez l'adulte par un dosage d'Hb < **12 g/dL chez la femme** ou < **13 g/dL chez l'homme**. Le nombre d'hématies et l'hématocrite n'entrent pas dans la définition d'une anémie **(anomalie des indices érythrocytaires (taux hémoglobine, hématocrite...))**.
- Chez la femme enceinte, du fait d'une hémodilution, l'anémie se définit par un dosage d'Hb < 11 g/dL (10,5 g/dL à partir du 2e trimestre).
- En cas de splénomégalie volumineuse ou de gammapathie monoclonale, une fausse anémie secondaire à une hémodilution peut s'observer.

A

2. Épidémiologie

- L'anémie est une situation très fréquente en pratique médicale. La **carence en fer** en est la cause la plus fréquente.

B

3. Physiologie du globule rouge et de l'érythropoïèse

- Le **globule rouge** (GR), ou hématie, est une cellule anucléée en forme de disque biconcave de 7 µm de diamètre lui conférant de grandes propriétés de déformabilité. Sa durée de vie est de **120 jours** au bout desquels les GR sont détruits soit par un mécanisme de phagocytose intracellulaire (macrophages de la rate, du foie et de la moelle osseuse, 85 % des GR) soit dans les vaisseaux (hémolyse physiologique intravasculaire, 15 % des GR).
- Il dérive de l'érythroblaste qui, au terme du processus de différenciation et de maturation médullaire de la lignée érythroblastique, donne le réticulocyte, dernier stade avant le GR.
- L'érythropoïèse est sous la dépendance de nombreux facteurs et en particulier de l'**érythropoïétine** (EPO) synthétisée essentiellement par les cellules tubulaires rénales.
- L'Hb, pigment constitué de molécules d'hème qui lient les molécules de fer et de 4 chaînes de globine (2 chaînes α et 2 chaînes β chez l'adulte), est le principal constituant du GR. Elle joue un rôle capital en tant que transporteur d'O_2 des poumons vers les tissus cibles.

A

4. Signes cliniques d'une anémie

- L'ensemble des signes ou symptômes pouvant révéler une anémie constituent le « **syndrome anémique** » (inconstant et non spécifique) : pâleur cutanéo-muqueuse **(Figures 1 et 2)**, **asthénie** inhabituelle, céphalées, palpitations, **tachycardie**, souffle cardiaque fonctionnel **(découverte d'anomalies à l'auscultation cardiaque)**, et/ou **dyspnée** d'effort d'intensité variable. L'anémie peut aussi être révélée par des signes en lien avec **l'hypoxie tissulaire** (exemple : angor **(douleur thoracique)**, lipothymie **(malaise/perte de connaissance)**, syndrome confusionnel **(confusion mentale/désorientation)**).

Figures 1 et 2. **Pâleur cutanée chez une patiente avec anémie à 8 g/dL (visage, main)**

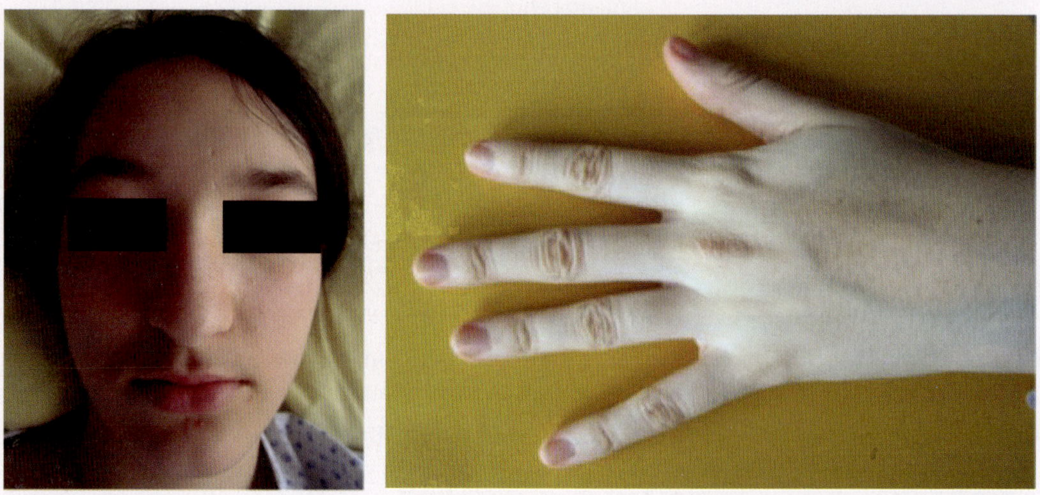

- Lorsque l'anémie est secondaire à une hémolyse, peut exister un **ictère** d'intensité variable (**Figure 3**). En cas d'hémolyse **intravasculaire** massive, on observe des urines foncées voire « rouge porto », un syndrome « pseudo-grippal » et/ou des lombalgies. En cas d'hémolyse **intra-tissulaire persistante**, une **splénomégalie** est fréquemment observée.

Figure 3. Ictère conjonctival chez une patiente avec anémie hémolytique

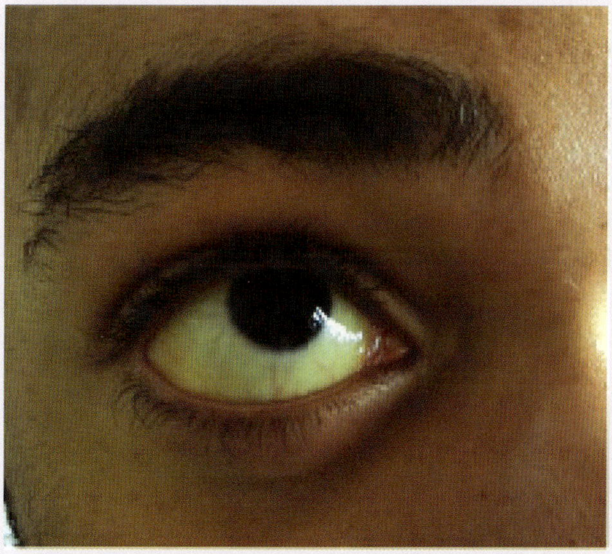

A

5. Identifier et prendre en charge une urgence dans un contexte d'anémie

5.1. Apprécier la gravité d'une anémie

- Au-delà de la seule valeur d'Hb (**profondeur** de l'anémie), la gravité et le degré d'urgence de la prise en charge d'une anémie sont liés :
  - **au terrain du patient** (âge, existence ou non de comorbidités…) et à **sa tolérance** de l'anémie sur le plan général et cardiovasculaire : signes d'insuffisance coronarienne (cliniques avec angor **(douleur thoracique)** ou électrocardiographiques : sus- ou sous-décalage du segment ST dans un territoire coronarien, onde Q **(réalisation et interprétation d'un électrocardiogramme (ECG))**, **dyspnée** au moindre effort, **tachycardie** mal supportée, hypotension **(découverte d'une hypotension artérielle)**, lipothymie **(malaise/perte de connaissance)**, confusion **(confusion mentale/désorientation)**, signes déficitaires neuro-vasculaires ;
  - au **mécanisme** de l'anémie, conditionnant la **rapidité d'installation** de celle-ci et donc influant sur sa tolérance et son délai de prise en charge. On distingue deux urgences :
    - **l'hémorragie aiguë** : il peut s'agir d'un **saignement aigu** **(hémorragie aiguë)** abondant extériorisé (**hémorragie digestive** **(méléna/rectorragie, émission de sang par la bouche)**, **gynécologique** **(saignement génital anormal (hors grossesse connue), saignement génital anormal en post-partum, saignement génital durant la grossesse)**) ou non (hématome profond, contexte post-opératoire…) ;
    - **l'hémolyse aiguë intravasculaire** se traduisant par : hyperthermie avec frissons, malaise intense, nausées, douleurs abdominales, douleurs lombaires, **ictère** et urines foncées, pâleur intense et signes d'anémie aiguë, état de choc pouvant précéder le coma.

5.2. Prise en charge en urgence d'une anémie grave

- Elle se base sur :
  - la **transfusion sanguine** (prescrire et réaliser une transfusion sanguine) **de GR en urgence** en cas de :
    - instabilité hémodynamique ;
    - déglobulisation importante et rapide (**hémorragie aiguë**) ;
    - signes de mauvaise tolérance, en particulier angor ou signes électriques d'ischémie myocardique, lipothymie ;
    - Hb < 8 g/dL chez un malade à risque (pathologies cardio-vasculaires).
  - des **mesures symptomatiques** associées :
    - repos au lit ;
    - oxygénothérapie nasale ;
    - pose d'une voie veineuse périphérique ;
    - surveillance : vigilance, pouls, pression artérielle, fréquence respiratoire, SpO_2, électrocardiogramme ECG.
- Dans tous les cas, et parallèlement aux mesures ci-dessus, le traitement de la cause de l'anémie sera entrepris en urgence lorsqu'un traitement spécifique est possible (geste d'hémostase endoscopique, radiologique interventionnel ou chirurgical, et **arrêt des traitements anti-agrégants ou anticoagulants (prescription et suivi d'un traitement par anticoagulant et/ou anti-agrégant)** en cas de saignement, prise en charge de la cause d'une hémolyse aiguë…).

5.3. Autres situations

- Le seuil transfusionnel dépend de la cinétique d'installation de l'anémie et de la tolérance clinique de celle-ci (Haute Autorité de Santé). En l'absence de signe de mauvaise tolérance justifiant d'une transfusion en urgence, on détermine l'indication d'une transfusion selon l'état physiologique et la valeur d'Hb.
- La recherche du mécanisme doit avoir pour but essentiel de contrôler la cause de l'anémie, dans l'hypothèse où celle-ci serait accessible à un traitement spécifique. Ainsi, même en cas d'urgence, les examens biologiques nécessaires pour identifier la cause de l'anémie doivent si possible être prélevés avant transfusion, celle-ci rendant certains d'entre eux ininterprétables.

A

6. Démarche étiologique

- Une fois l'anémie authentifiée sur **l'hémogramme (interprétation de l'hémogramme)** et en l'absence de contexte évident (hémorragie aiguë extériorisée), la première étape de la démarche diagnostique repose avant tout sur l'analyse du **volume globulaire moyen (VGM)** et du **chiffre de réticulocytes (anomalie des indices érythrocytaires (taux hémoglobine, hématocrite...)**. On distingue alors :
  - selon le **VGM (Figure 4)**, les anémies :
    - microcytaires (VGM < 80 fl) ;
    - normocytaires (VGM entre 80 et 98 fl) ;
    - macrocytaires (VGM > 98 fl).
  - selon le **nombre de réticulocytes** les anémies :
    - arégénératives (< 120 Giga/l (G/L) soit 120 000/mm^3) ;
    - régénératives (≥ 120 G/L).

- La **concentration corpusculaire moyenne en Hb** (CCMH) permet de définir le caractère **normochrome** (CCMH entre 32 et 36 g/dL) ou **hypochrome** (CCMH < 32 g/dL) d'une anémie **(anomalie des indices érythrocytaires (taux hémoglobine, hématocrite...)**).

Figure 4. Principales causes/mécanismes d'anémie en fonction de la valeur du volume globulaire moyen (VGM)

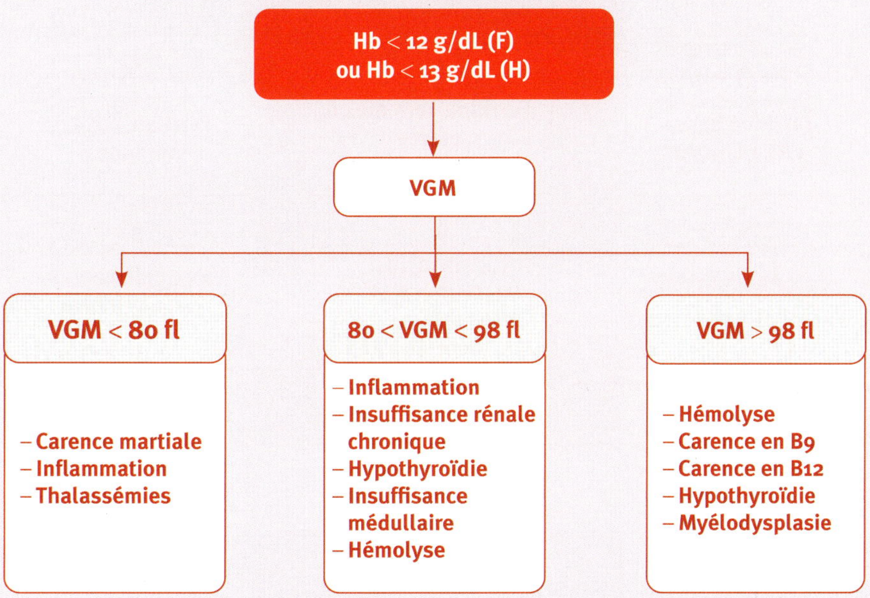

F : femme ; fl : femtolitres ; H : homme ; Hb : hémoglobine ; VGM : volume globulaire moyen.

6.1. Anémies microcytaires

- L'anémie microcytaire (VGM < 80 fl) est une situation très fréquente dont les principales causes **(Figure 5)** sont :
  - en premier lieu, la **carence martiale**. L'origine est le plus souvent gynécologique chez la femme en période d'activité génitale et digestive chez l'homme ou la femme ménopausée ;
  - la deuxième cause par ordre de fréquence est l'anémie secondaire à un **syndrome inflammatoire** prolongé entraînant une séquestration du réservoir ferrique ;
  - les thalassémies représentent la 3e cause d'anémie microcytaire. Néanmoins, les thalassémies mineures ou traits thalassémiques (α ou β) ne donnent habituellement qu'une microcytose sans anémie.
- Les examens à réaliser devant une anémie microcytaire sont :
  - **dosage de la ferritine (ferritine : baisse ou augmentation)**. La ferritine est abaissée en cas de carence martiale et augmentée en cas de syndrome inflammatoire **(Figure 5)**.
  - **identification d'un syndrome inflammatoire :** dosage **de la protéine C-réactive** (CRP) **(élévation de la protéine C-réactive (CRP)** ;
  - électrophorèse de l'Hb (en 2e intention et en cas de contexte évocateur de thalassémie).

Figure 5. Démarche diagnostique devant une anémie microcytaire

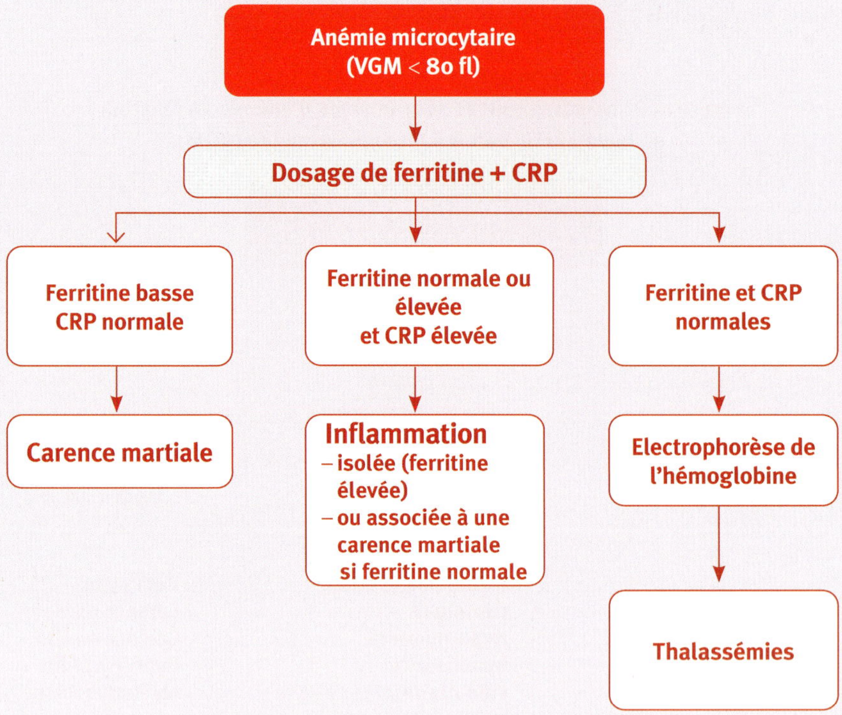

CRP : protéine C-réactive ; fl : femtolitres ; VGM : volume globulaire moyen.

6.2. Anémies normocytaires arégénératives

- Une anémie normocytaire arégénérative (VGM entre 80 et 98 fl et réticulocytes < 120 G/L) est la conséquence d'une **insuffisance de production médullaire** de GR, dont différents mécanismes sont possibles **(Figure 6)** :
  - **maladie de la moelle osseuse** : érythroblastopénie, envahissement médullaire par des cellules tumorales, myélodysplasie ;
  - **insuffisance rénale chronique** par défaut de synthèse en **érythropoïétine** **(suivi d'un patient en insuffisance rénale chronique)** ;
  - **hypothyroïdie** entraînant une diminution du métabolisme de base ;
  - **syndrome inflammatoire** (au cours du syndrome inflammatoire, l'anémie est d'abord normocytaire puis, si ce dernier se prolonge, devient microcytaire) **(élévation de la protéine C-réactive (CRP).**
- Les examens à réaliser devant une anémie normocytaire arégénérative sont :
  - **dosage sanguin de la créatinine, TSH ultra-sensible (TSHus), CRP CRP (élévation de la protéine C-réactive (CRP);**
  - en l'absence de cause évidente identifiée, en cas de réticulocytes < 10 G/L, ou si atteinte de plusieurs lignées (leucopénie, thrombopénie…) : **myélogramme** **(interprétation d'un myélogramme)** ± caryotype.

Figure 6. **Démarche diagnostique devant une anémie normocytaire**

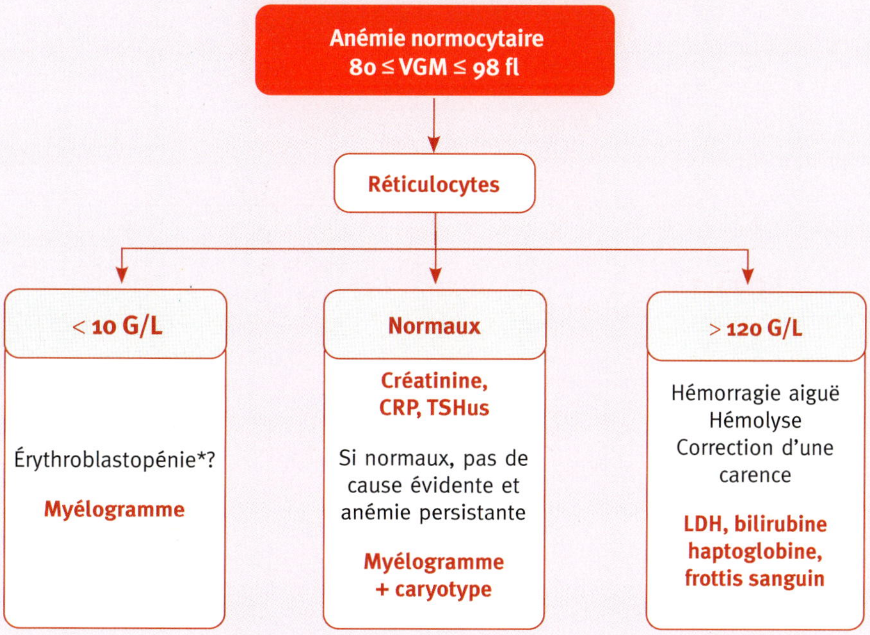

*Définie par un pourcentage d'érythroblastes < 5 % sur le myélogramme.

CRP : protéine C-réactive ; fl : femtolitre ; LDH : lacticodehydrogénase ; TSHus : thyroid stimulating hormone ultrasensible ; VGM : volume globulaire moyen.

6.3. Anémies macrocytaires arégénératives

- Une anémie macrocytaire arégénérative (VGM > 98 fl et réticulocytes < 120 G/L) **(Figure 7)** peut être liée à une :
  - **carence en vitamine B9 (folates) ou vitamine B12** entraînant un défaut de synthèse de l'ADN (d'autres cytopénies sont donc fréquemment associées) et des érythroblastes de grandes tailles appelés mégaloblastes d'où le terme d'anémie mégaloblastique ;
  - **hypothyroïdie** entraînant une diminution du métabolisme de base ;
  - **myélodysplasie** entraînant des anomalies qualitatives de la lignée érythroblastique (et fréquemment d'autres lignées).
- Les examens à réaliser devant une anémie macrocytaire arégénérative sont :
  - dosage des **vitamines B9, B12** et de la **TSHus ;**
  - si normaux : **myélogramme** **(interprétation d'un myélogramme)** avec caryotype.

Figure 7. Démarche diagnostique devant une anémie macrocytaire

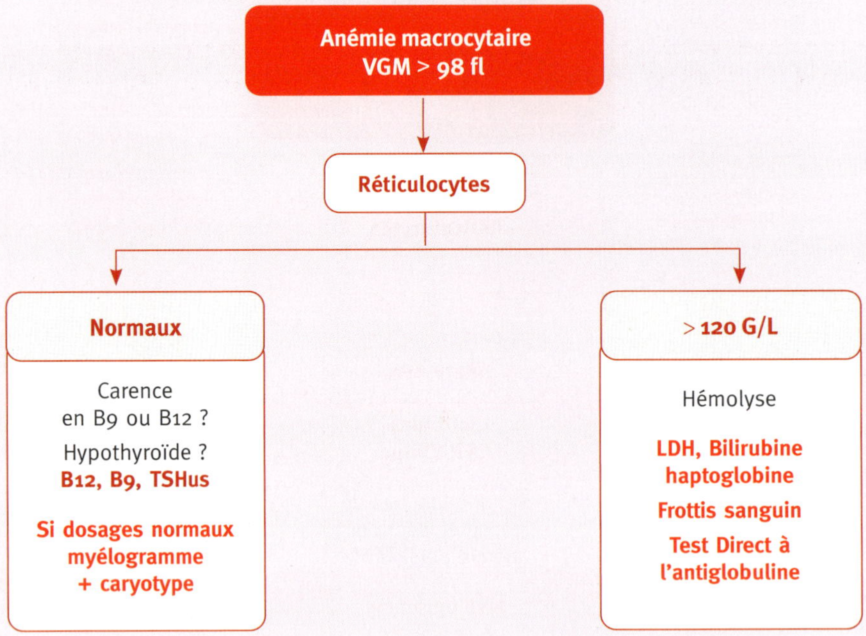

fl : femtolitre ; LDH : lacticodehydrogénase ; TSHus : thyroid stimulating hormone ultrasensible ; VGM : volume globulaire moyen.

6.4. Anémies normo- ou macrocytaires régénératives

- Une anémie normo- ou macrocytaire régénérative (VGM > 80 fl et réticulocytes ≥ 120 G/L) **(Figures 6 et 7)** peut être la conséquence d'une :
  - **hémorragie aiguë** (mais la réticulocytose et donc le caractère régénératif n'apparaît habituellement qu'après 48 h) ;
  - **hémolyse** qui peut être :
    - corpusculaire (maladies de l'Hb, enzymopathies ou maladies de la membrane du GR) ;
    - extra-corpusculaire : destruction des GR par un processus toxique (exemple : intoxication au plomb (saturnisme)), infectieux (exemple : paludisme), mécanique (anémie hémolytique mécanique ; exemple : microangiopathie thrombotique) ou immunologique (anémie hémolytique auto-immune (AHAI)).
  - **correction de la cause d'une anémie non régénérative**, le plus souvent carentielle (exemple : après supplémentation en acide folique dans le cadre d'une anémie par carence en folates).
- Les examens à réaliser devant une anémie normo- ou macrocytaire régénérative sont :
  - recherche des **signes d'hémolyse** :
    - LDH (augmentée) ;
    - bilirubine libre (augmentée) ;
    - **haptoglobine** (diminuée, souvent indosable), examen le plus sensible pour diagnostiquer une hémolyse.
  - Si l'anémie hémolytique est avérée :
    - **frottis sanguin (prescription et analyse du frottis sanguin)** à la recherche d'anomalies morphologiques du GR :
      - schizocytes (fragments de GR) en faveur d'une cause mécanique ;
      - recherche de parasites (paludisme) en cas de voyage en pays d'endémie ;
    - **test direct à l'anti-globuline** (anciennement appelé test de Coombs direct) dont la positivité est en faveur d'une AHAI.

Principales situations de départ en lien avec l'item 213 : « Anémie chez l'adulte et l'enfant »*

Situation de départ	Descriptif
En lien avec la définition	
214. Anomalie des indices érythrocytaires (taux hémoglobine (Hb), hématocrite...)	Une anémie est définie par une **Hb < 12 g/dL chez la femme** ou **< 13 g/dL chez l'homme**. L'analyse du VGM et du nombre de réticulocytes permet de la caractériser.
217. Baisse de l'hémoglobine	
223. Interprétation de l'hémogramme	
En lien avec le diagnostic	
18. Découverte d'anomalies à l'auscultation cardiaque	La présence d'un de ces éléments doit faire chercher une anémie. Une douleur thoracique, une dyspnée au moindre effort ou une tachycardie mal tolérée sont des signes de **mauvaise tolérance** qui doivent faire envisager une transfusion en urgence ou semi-urgence, ou des mesures de correction rapide de l'anémie selon la cause. Un ictère oriente vers une **anémie hémolytique.**
21. Asthénie	
47. Ictère	
50. Malaise/perte de connaissance	
119. Confusion mentale/désorientation	
161. Douleur thoracique	
162. Dyspnée	
166. Tachycardie	
En lien avec la prise en charge d'une urgence	
10. Méléna/rectorragie	Une hémorragie aiguë est une **urgence** imposant la réalisation d'un hémogramme. Elle peut être d'origine **digestive** (méléna/rectorragie/hématémèse), **gynécologique** (en dehors, pendant ou après une grossesse) ou autre. Les saignements digestifs et gynécologiques chroniques sont responsables **d'anémie par carence martiale.** Ce sont les principales causes à chercher devant ce type d'anémie. Une hypotension artérielle est un signe de gravité devant une anémie.
14. Émission de sang par la bouche	
43. Découverte d'une hypotension artérielle	
60. Hémorragie aiguë	
110. Saignement génital anormal en post-partum	
111. Saignement génital durant la grossesse	
112. Saignement génital anormal (hors grossesse connue)	
147. Épistaxis	
248. Prescription et suivi d'un traitement par anticoagulant et/ou antiagrégant	En cas d'hémorragie aiguë le traitement par anticoagulant et/ou antiagrégant doit si possible être arrêté. La prise d'anticoagulant ou d'antiagrégant est une situation favorisant les hémorragies aiguës et chroniques.
272. Prescrire et réaliser une transfusion	La transfusion sanguine est un moyen rapide de correction d'une anémie, qui doit s'envisager selon la cause et la tolérance de celle-ci. D'autres mesures symptomatiques doivent être associées. Même si la transfusion sanguine est peu efficace dans les anémies hémolytiques extra-corpusculaires, elle est parfois nécessaire. En tout cas, le traitement de la cause doit toujours être envisagé.
185. Réalisation et interprétation d'un électrocardiogramme (ECG)	La présence d'anomalie de l'ECG au cours d'une anémie constitue une urgence (insuffisance coronarienne fonctionnelle).

En lien avec la démarche étiologique	
58. Splénomégalie	Devant une anémie, une splénomégalie est en faveur d'une hémolyse chronique.
207. Ferritine : baisse ou augmentation	La **carence en fer** est la cause la plus fréquente d'anémie dans le monde. Le diagnostic d'une carence en fer repose sur le dosage de la ferritine. En cas de syndrome inflammatoire associé, la ferritine peut être anormalement normale ou élevée.
203. Elévation de la protéine C-réactive (CRP)	En cas d'anémie microcytaire ou normocytaire non régénérative, un syndrome inflammatoire doit être cherché.
201. Interprétation d'un myélogramme	Devant une anémie normo- ou macrocytaire arégénérative et en l'absence de cause identifiée, la réalisation d'un myélogramme est indiquée à la recherche d'anomalies de la lignée érythroblastique.
222. Prescription et analyse du frottis sanguin	La réalisation d'un frottis sanguin peut donner des signes d'orientation précieux en cas d'anémie régénérative. Le frottis sanguin peut montrer une microcytose, une macrocytose, des sphérocytes (sphérocytose héréditaire et anémies hémolytiques auto-immunes), des dacryocytes (myélofibrose), des schizocytes (hémolyse mécanique), ou des inclusions au sein des globules rouges tels que les corps de Jolly (asplénie ou splénectomie), corps de Heinz (déficit en G6PD).
290. Suivi d'un patient en insuffisance rénale chronique	L'insuffisance rénale chronique est une cause d'anémie normocytaire arégénérative par défaut de synthèse de l' érythropoïétine. L'Hb est donc un paramètre de suivi dans cette pathologie.

* Les situations de départ reliées aux connaissances permettant de « Conduire l'enquête étiologique d'une anémie chez l'enfant » ne sont pas prises en compte dans ce tableau.

FICHE DE SYNTHÈSE

- La définition d'une anémie repose uniquement sur la concentration d'hémoglobine.
- La carence martiale est de loin la cause la plus fréquente d'anémie.
- Le volume globulaire moyen (VGM) est le paramètre à analyser en priorité pour la démarche diagnostique devant une anémie.
- Les 3 causes principales d'anémie microcytaire (VGM < 80 fl) sont la carence martiale, l'inflammation et en cas de microcytose profonde (VGM < 65 fl), les thalassémies.
- La ferritinémie est le paramètre qui reflète au mieux les stocks en fer disponibles de l'organisme.
- Devant une anémie par carence martiale sans cause évidente, l'indication de la coloscopie en 1ère intention doit prendre en compte l'âge du patient.
- L'inflammation et l'insuffisance rénale sont les causes principales d'anémie normocytaire normochrome arégénérative en milieu hospitalier
- En cas d'anémie normocytaire ou surtout macrocytaire (VGM > 98fl) le nombre de réticulocytes et l'analyse du frottis sanguin sont des éléments essentiels à la démarche diagnostique.
- Une anémie régénérative (réticulocytes > 120 G/L) reflète soit une régénération après saignement récent ou une carence martiale substituée (« crise réticulocytaire » à J8-J10) soit une hémolyse sous-jacente.

Chapitre 20

Thrombopénie chez l'adulte et l'enfant

OBJECTIFS : N° 214. Thrombopénie chez l'adulte et l'enfant*

→ Argumenter les principales hypothèses diagnostiques et justifier les examens complémentaires pertinents.

*** Dans ce chapitre seule la partie adulte sera traitée.**

Rang	Rubrique	Intitulé
A	Définition	Connaître la définition d'une thrombopénie
B	Éléments physiopathologiques	Connaître les principaux mécanismes de thrombopénie
A	Diagnostic positif	Connaître les manifestations cliniques associées aux thrombopénies
A	Diagnostic positif	Connaître les caractéristiques cliniques d'un purpura thrombopénique
B	Contenu multimédia	Photo d'un purpura thrombopénique
A	Contenu multimédia	Photo d'une bulle intrabuccale
A	Identifier une urgence	Connaître les signes de gravité et les urgences vitales devant une thrombopénie
A	Diagnostic positif	Savoir reconnaître une fausse thrombopénie
A	Étiologie	Connaître les principales causes de thrombopénie chez l'enfant* et l'adulte
A	Etiologie	Connaître la démarche diagnostique étiologique devant une thrombopénie de l'enfant* et de l'adulte
B	Examens complémentaires	Connaître les indications du myélogramme devant une thrombopénie
A	Examens complémentaires	Examens à prescrire devant une thrombopénie de l'enfant* et de l'adulte
B	Contenu multimédia	Fond d'œil

Les situations de départ sont indiquées en violet et en gras dans le texte. Elles sont ensuite listées à la fin du chapitre.

A

1. Définition d'une thrombopénie

- Une thrombopénie est définie par un nombre de plaquettes dans le sang inférieur à 150 G/L (ou 150 000/mm^3 ou 150 x10^9/L selon les unités utilisées) **(anomalie des plaquettes)**. Elle repose donc sur **l'interprétation de l'hémogramme.**

B

2. Physiopathologie

- **Il existe 3 principaux mécanismes de thrombopénie :**

1. un **défaut de production** des plaquettes par la moelle osseuse (= causes de thrombopénies dites « centrales »), en rapport avec une insuffisance médullaire quantitative, qualitative, ou liée à un envahissement médullaire par des cellules anormales ou de la fibrose ;
2. une **destruction ou une consommation des plaquettes en périphérie** (= causes de thrombopénies dites « périphériques »). Dans ces situations, la moelle osseuse produit des plaquettes mais celles-ci sont consommées (coagulation intra-vasculaire disséminée (CIVD), microangiopathies thrombotiques) ou détruites (mécanismes immunologiques ou immuno-allergiques) dans le sang périphérique ;
3. une **séquestration des plaquettes dans la rate** (on parle d'hypersplénisme), possible au cours de toutes les causes de splénomégalie, et d'autant plus marquée que la rate est volumineuse.

A

3. Manifestations cliniques

- Une thrombopénie peut être **découverte de manière fortuite**, chez un **sujet asymptomatique** à l'occasion d'un bilan de santé ou d'un bilan biologique pré-opératoire par exemple, ou chez un patient exploré pour un autre problème de santé.
- Lorsqu'elle est symptomatique (le plus souvent dans les situations de thrombopénies sévères, avec numération plaquettaire < 20 G/L), la thrombopénie est responsable de saignements **cutanéo-muqueux (tendance au saignement)**, de sites et de gravité variés, pouvant aller d'un simple purpura pétéchial localisé à de rares hémorragies viscérales graves pouvant mettre en jeu le pronostic vital.
- **Les principales manifestations hémorragiques associées aux thrombopénies sont :**
  - **des saignements cutanés (purpura/ecchymose/hématome)** :
    - **purpura**, défini cliniquement par des taches hémorragiques pourpres qui ne s'effacent pas à la pression (contrairement aux érythèmes, angiomes ou télangiectasies), et correspondant à l'extravasation spontanée des hématies hors des vaisseaux sanguin au niveau du tissu sous-cutané ***(voir item 215 - Purpura chez l'adulte et l'enfant)***. Le purpura au cours des thrombopénies sévères peut être pétéchial (macule punctiforme, rouge sombre) (**Figure 1**) et/ou ecchymotique (**Figure 2**), localisé ou diffus. Contrairement aux purpuras dits « vasculaires » (lésions des parois des vaisseaux cutanés) (***voir item 193 – Connaître les principaux types de vascularite systémique, les organes cibles, les outils diagnostiques et les moyens thérapeutiques***), le purpura associé aux thrombopénies est non infiltré à la palpation, et non nécrotique. Son association à des saignements muqueux *(voir ci-dessous)* est également un élément d'orientation en faveur d'un purpura associé à une thrombopénie ;
    - ecchymoses.

- **des saignements muqueux (anomalie des muqueuses) :**
  - muqueuse nasale : **épistaxis**, unilatérale ou bilatérale ;
  - muqueuse gingivale : gingivorragies, provoquées (brossage de dents) ou spontanées ;
  - muqueuse buccale : purpura du voile du palais ou de la face interne des joues, **bulles hémorragiques intra-buccales (Figure 3)** ;
  - muqueuse digestive : **méléna/rectorragie**, plus rarement hématémèse **(émission de sang par la bouche)** (surtout si lésion sous-jacente associée) ;
  - muqueuse génitale : ménorragies, métrorragies **(saignement génital anormal (hors grossesse connue)**) ;
  - muqueuse vésicale : **hématurie**.
- des hémorragies au fond d'œil : elles ont la même signification que les hémorragies muqueuses **(Figure 4)**. Le fond d'œil ne sera pratiqué qu'en cas de symptômes visuels.
- **plus rarement des saignements viscéraux :**
  - hémorragies cérébro-méningées **(céphalée)**.

- La **survenue de manifestations cliniques hémorragiques et leur gravité dépendent de plusieurs facteurs :**
  - la profondeur de la thrombopénie (saignements spontanés exceptionnels au-dessus de 50 G/L, en l'absence de thrombopathie ou de traitement interférant avec l'hémostase associés) ;
  - le terrain : l'âge avancé et l'existence de comorbidités sont associés à un risque accru de manifestations hémorragiques sévères et de mauvaise tolérance en cas d'**hémorragie aiguë** ;
  - l'existence d'éventuelles lésions sous-jacentes susceptibles de saigner (site opératoire, ulcère gastro-duodénal, lésion tumorale…) ;
  - la prise de traitements interagissant avec l'hémostase : anticoagulants, antiagrégants plaquettaires, anti-inflammatoires non stéroïdiens (AINS) ;
  - le mécanisme de la thrombopénie : à chiffre de plaquettes équivalent, le risque d'hémorragie grave parait supérieur en cas de thrombopénie centrale qu'en cas de thrombopénie périphérique. De plus, certaines causes de thrombopénies sont associées non pas à un risque hémorragique mais à un risque thrombotique (thrombopénie induite à l'héparine (TIH), microangiopathies thrombotiques, syndrome des anti-phospholipides).

B

Figure 1. (contenu multimédia) Purpura pétéchial des membres inférieurs chez un patient atteint d'une thrombopénie immunologique primitive (PTI) avec thrombopénie < 10 G/L

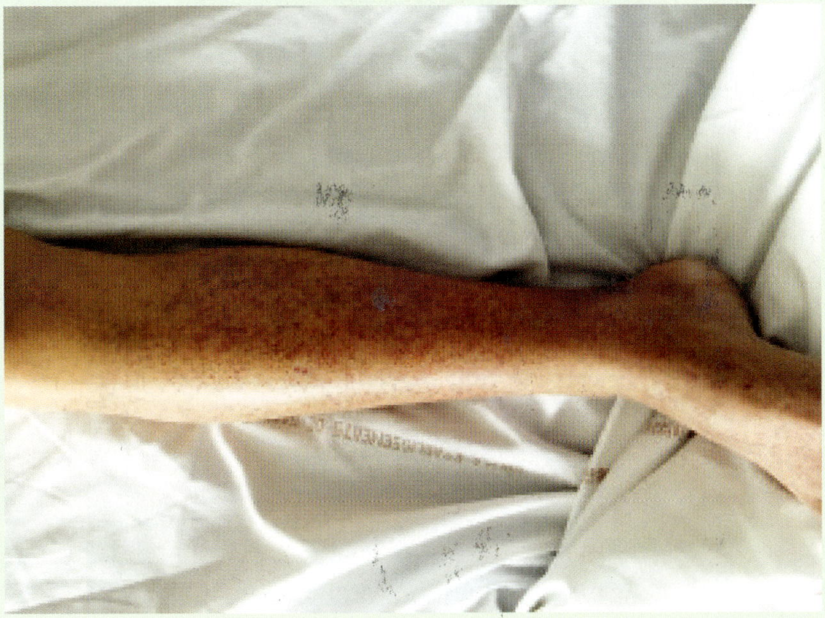

B

Figure 2. **Purpura ecchymotique des membres inférieurs chez une patiente de 77 ans avec aplasie médullaire responsable d'une thrombopénie à 2 G/L**

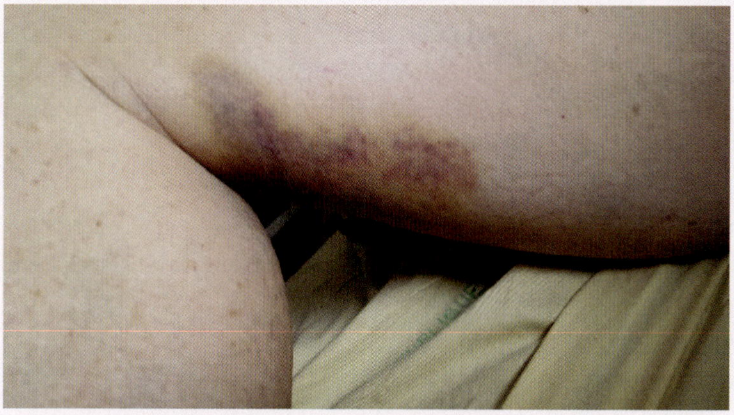

A

Figure 3. **Bulles hémorragiques intra-buccales (flèches blanches) chez un patient atteint d'une thrombopénie immunologique primitive (PTI) avec thrombopénie < 10 G/L**

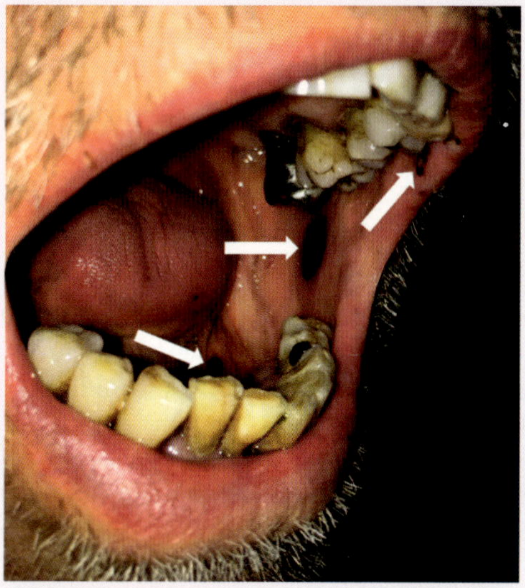

Figure 4. **(contenu multimédia) Hémorragies au fond d'œil dans un contexte de thrombopénie.**
Photo : Drs Sara Touhami et Delphine Lam, Service d'Ophtalmologie, Centre hospitalier Pitié-Salpêtrière, Paris.

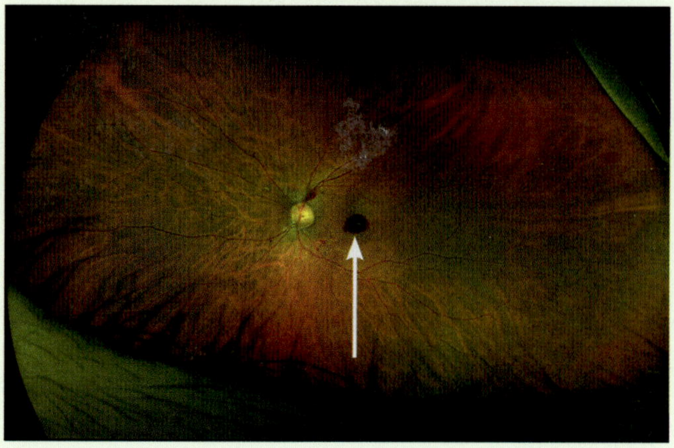

A 4. Identifier une urgence devant une thrombopénie

- Les accidents hémorragiques viscéraux sont rares mais ils font toute la gravité des thrombopénies et peuvent mettre en jeu le pronostic vital ou fonctionnel :
  - selon la localisation du saignement : par exemple hémorragies cérébro-méningées (la présence de céphalées **(céphalée)**, même si elles sont isolées, et à fortiori si elles sont associées à des nausées/vomissements, à des troubles de la vigilance **(coma et trouble de la conscience)**, ou à un **déficit neurologique sensitif et/ou moteur**, doit faire réaliser une imagerie cérébrale en urgence) ;
  - selon son retentissement en cas de déglobulisation **(hémorragie aiguë)**, voire d'état de choc hémorragique : par exemple hémorragie digestive **(émission de sang par la bouche, méléna/rectorragie)**, urinaires **(hématurie)** ou génitales **(saignement génital anormal (hors grossesse connue))**.
- Ils surviennent le plus souvent lorsque le chiffre de plaquettes est < 10 G/L, mais peuvent survenir à des chiffres de plaquettes plus élevés en cas de facteurs « aggravants » sus-cités (âge avancé, hypertension artérielle mal contrôlée, lésion sous-jacente à risque de saignement, traitement interagissant avec l'hémostase/la coagulation, en particulier traitement anti-coagulant).
- Dans la très grande majorité des cas, un syndrome hémorragique cutanéo-muqueux marqué précède les accidents hémorragiques graves. Ces « signes d'alarme » constituant des éléments d'alerte sont listés dans le **Tableau 1**.

Tableau 1. MANIFESTATIONS HÉMORRAGIQUES À CONSIDÉRER COMME DES SIGNES D'ALERTE DEVANT FAIRE CRAINDRE LA SURVENUE D'UNE HÉMORRAGIE VISCÉRALE GRAVE

Manifestations cliniques d'alerte vers un risque d'hémorragie grave
Bulles hémorragiques intrabuccales
Gingivorragies importantes spontanées
Epistaxis, surtout bilatérale
Métrorragies
Purpura ecchymotique extensif voire disséminé, surtout s'il est associé à des hémorragies muqueuses importantes
Céphalées qui même si elles sont isolées doivent faire rechercher un accident hémorragique cérébro-méningé et faire réaliser une imagerie cérébrale en urgence.

- Des hématomes non provoqués et confluents, autres que ceux des membres inférieurs, des hémorragies viscérales ou des hémorragies continues aux points de ponction doivent faire évoquer une anomalie de la coagulation associée à la thrombopénie (CIVD notamment).

A 5. Savoir reconnaître une fausse thrombopénie

- Devant une thrombopénie chez un patient ne présentant aucun signe hémorragique cutanéo-muqueux, il faut s'assurer de l'absence d'agrégats plaquettaires par agglutination en présence d'acide éthylène diamine tétra-acétique (EDTA) (anticoagulant utilisé en routine dans les tubes de numération formule sanguine (NFS)), qui conduirait à une sous-évaluation de la numération plaquettaire, qualifiée de « fausse thrombopénie ».
- Dans cette situation, il faut vérifier la numération sur lame au microscope (recherche d'agrégats plaquettaires au frottis sanguin) **(prescription et analyse du frottis sanguin)** et faire un contrôle sur tube citraté, qui montrera un nombre de plaquettes normal.
- Dans cette situation (artéfact de laboratoire), les signes hémorragiques sont bien entendu absents et aucune exploration complémentaire n'est nécessaire.

A

6. Principales causes de thrombopénie chez l'adulte

A

6.1. Thrombopénies d'origine centrale

- Les thrombopénies d'origine centrale sont la conséquence d'un défaut de production des plaquettes au niveau de la moëlle osseuse. Elles sont habituellement associées à d'autres cytopénies (anémie, leuco-neutropénie).
- **Elles peuvent être en rapport avec :**
  - un envahissement médullaire par des cellules anormales : leucémies aigües (envahissement par des blastes), lymphomes (envahissement par des cellules lymphomateuses), myélomes (envahissement par des plasmocytes monoclonaux), métastases osseuses de cancers solides (envahissement par des cellules tumorales non hématopoïétiques) ; ou en envahissement médullaire par de la fibrose : myélofibrose ;
  - une insuffisance médullaire qualitative : myélodysplasies ; ou quantitative : aplasie médullaire (idiopathique ou d'origine toxique/médicamenteuse) ;
  - une carence vitaminique nécessaire à la synthèse de l'ADN/à l'hématopoïèse : carence en folates (= vitamine B9) ou carence en vitamine B12.

A

6.2. Thrombopénies périphériques

- Au cours des thrombopénies d'origine périphérique, les plaquettes sont normalement produites dans la moelle osseuse, mais sont détruites dans le sang périphérique. Dans ces situations, la thrombopénie est le plus souvent isolée (absence d'anémie ou de leucopénie associée).
- **Elles peuvent être en rapport avec :**
  - une **consommation** des plaquettes :
    - par CIVD, elle-même secondaire à différentes situations pathologiques graves (sepsis sévères, hémopathies et cancers, polytraumatisés, complications obstétricales graves). L'ensemble des facteurs de la coagulation sont également consommés dans cette situation (**diminution du TP, allongement du TCA**, baisse du fibrinogène) ;
    - par micro-angiopathie thrombotique (MAT) : les plaquettes sont consommées au sein de micro-thrombi, et la thrombopénie est associée à une anémie hémolytique mécanique (présence de schizocytes) **(prescription et analyse du frottis sanguin)**. Des défaillances d'organes (neurologique ou myocardique au cours du purpura thrombotique thrombocytopénique ; insuffisance rénale au cours du syndrome hémolytique et urémique) sont associées à ces tableaux de MAT, qui constituent des urgences vitales ;
  - un mécanisme immuno-allergique :
    - causes médicamenteuses essentiellement, dont la thrombopénie induite à l'héparine (TIH) ;
  - un mécanisme immunologique :
    - thrombopénie immunologique. Une thrombopénie immunologique peut être primitive (purpura thrombopénique immunologique (PTI)), en rapport avec des auto-anticorps anti-plaquettes, et dont le diagnostic n'est retenu devant une thrombopénie isolée qu'en l'absence de toute autre cause de thrombopénie ; ou secondaire, en particulier secondaire à une maladie auto-immune (lupus systémique), à une hémopathie (leucémie lymphoïde chronique), à un déficit immunitaire (déficit immunitaire commun variable, DICV), ou à une infection virale (virus de l'immunodéficience humaine (VIH), virus de l'hépatite B (VHB), virus de l'hépatite C (VHC), Epstein Barr virus (EBV), Cytomégalovirus (CMV)...).
- Ces différents mécanismes (consommation, immunologique) peuvent être associés lors de thrombopénies associées à certaines situations infectieuses : paludisme, dengue, sepsis.

A 6.3. Thrombopénies par séquestration splénique

- Toute cause de **splénomégalie** peut s'associer à une thrombopénie par séquestration splénique. On parle alors d'hypersplénisme, et la thrombopénie est volontiers associée à une anémie et à une leuco-neutropénie modérées.
- Par argument de fréquence, ce sont les hépatopathies avec hypertension portale (en particulier les cirrhoses hépatiques, quelle qu'en soit la cause) qui représentent les principales causes d'hypersplénisme, suivies par les affections hématologiques associées à une **splénomégalie** (syndromes myéloprolifératifs ou lymphoprolifératifs).

A 6.4. Cas particulier des thrombopénies de la grossesse

- La survenue d'une thrombopénie au cours de la grossesse peut être sans rapport avec la grossesse (ensemble des causes déjà citées) ou en rapport avec la grossesse.
- **Parmi les causes spécifiques à la grossesse**, on trouve :
  - **la thrombopénie gestationnelle** : cause la plus fréquente de thrombopénie pendant la grossesse, thrombopénie modérée (> 70 G/L), apparaissant habituellement au 2e trimestre, maximale au 3e trimestre, d'évolution spontanément favorable en post-partum et sans risque de thrombopénie fœtale ou néonatale ;
  - **la pré-éclampsie et le syndrome HELLP** (« *Hemolysis, Elevated Liver enzyme, Low Platelets* ») : thrombopénie au 2e ou 3e trimestre, associée à une hypertension et une protéinurie, ainsi qu'à une hémolyse et une élévation des enzymes hépatiques en cas de syndrome HELLP. Il s'agit d'urgences obstétricales pouvant mettre en jeu le pronostic maternel et fœtal.

A 7. Démarche diagnostique étiologique et examens complémentaires

- **Chez un patient adulte thrombopénique, la démarche diagnostique repose sur :**
  - **l'interrogatoire** visant à préciser :
    - l'ancienneté de la thrombopénie en récupérant des numérations antérieures ;
    - les antécédents familiaux : notion de thrombopénie familiale ?
    - les antécédents personnels : hépatopathie ? hémopathie ? cancer ? maladie auto-immune ? déficit immunitaire/infections à répétition ?
    - la consommation de toxiques, en particulier d'alcool ;
    - la prise de médicaments, en particulier d'introduction récente dans les semaines ayant précédé l'apparition de la thrombopénie ;
    - l'existence de conduites à risque et d'exposition au VHC ou du VIH ;
    - l'existence d'une grossesse évolutive ;
    - la notion de voyage : exposition au paludisme ? à la dengue ?
    - la survenue d'un épisode récent d'infection virale ou bactérienne : notion de fièvre ? de syndrome pseudo-grippal ?
  - **L'examen physique** qui, en plus d'évaluer la présence et la gravité de l'éventuel syndrome hémorragique, recherchera des éléments cliniques d'orientation étiologique :
    - adénopathies périphériques **(adénopathies unique ou multiples)** (hémopathies lymphoïdes, infections virales, lupus systémique…) ;
    - **splénomégalie** (cirrhose et autres causes d'hypertension portale, hémopathies lymphoïdes, syndromes myéloprolifératifs, infections virales, lupus systémique….) ;
    - **hépatomégalie** (hépatopathies, lymphomes…), et signes d'hypertension portale ;
    - **fièvre** (infection évolutive, lymphome, cancer ou lupus systémique en poussée…) ;
    - tout autre élément d'orientation clinique (rash cutané et angine dans le cadre d'une infection virale, éruption cutanée caractéristique et arthralgies dans le cadre d'un lupus systémique…).

- la réalisation **d'examens complémentaires :**
  - **hémogramme (interprétation d'un hémogramme)** : avec analyse des autres lignées (une thrombopénie isolée orientant vers une cause périphérique ; l'association à une anémie **(baisse de l'hémoglobine)** et/ou une leuco-neutropénie **(anomalie des leucocytes)** orientant vers une cause centrale ou un hypersplénisme). L'analyse de la formule leucocytaire **(anomalie des leucocytes)** constitue également un élément d'orientation (hyperleucocytose à neutrophiles dans un contexte de sepsis bactérien ; lymphocytose au cours d'infections virales ou au cours de la leucémie lymphoïde chronique ; lymphopénie au cours d'une infection par le VIH ou au cours du lupus systémique…). L'analyse du volume globulaire moyen (VGM) peut également constituer un élément d'orientation (macrocytose avec VGM > 100 fl au cours des syndromes myélodysplasiques ou des carences vitaminiques).
  - **frottis sanguin (prescription et analyse du frottis sanguin)**. L'analyse du frottis sanguin par le médecin biologiste est indispensable, en particulier à la recherche :
    - d'une fausse thrombopénie (agglutination plaquettaire en présence d'EDTA) ;
    - de cellules anormales circulantes (blastes au cours d'une leucémie aigüe, lymphocytes hyperbasophiles dans le cadre d'un syndrome mononucléosique au cours d'une primo-infection virale à EBV, CMV ou VIH) ;
    - de schizocytes (au cours des micro-angiopathies thrombotiques).
  - **bilan d'hémostase :** TP/TCA/fibrinogène : anormaux **(allongement du TCA, diminution du TP)** dans le cadre d'une CIVD.
  - **bilan hépatique :** ASAT/ALAT/gGT/phosphatases alcalines/bilirubine (perturbations du bilan hépatique en cas d'hépatopathie chronique, d'hépatite aigüe au cours de certaines hépatites virales…) et **échographie abdominale** (hépatopathie ? **hépatomégalie** ? **splénomégalie** ?).
  - **sérologies du VIH, du VHB, du VHC :** devant toute thrombopénie isolée non expliquée, à la recherche d'une infection virale chronique. D'autres sérologies virales (EBV, CMV…) ne seront réalisées qu'en cas de point d'appel clinique ou biologique évocateur.
  - **électrophorèse des protéines sériques (analyse de l'électrophorèse des protéines sériques)** : à la recherche d'un éventuel pic monoclonal (myélomes, lymphomes), d'une hypergammaglobulinémie polyclonale (infections virales chroniques, lupus systémique) ou d'une hypogammaglobulinémie (DICV).
  - **anticorps anti-nucléaires :** dépistage d'un éventuel lupus systémique associé à une thrombopénie immunologique, la présence d'anticorps anti-nucléaires positifs isolés ne signant pas à elle seule l'existence d'un lupus systémique.

B

- Un **myélogramme (interprétation d'un myélogramme)** doit être réalisé devant une thrombopénie non expliquée par une pathologie identifiée (hypersplénisme dans le cadre d'une hépatopathie connue, carence vitaminique ou cause virale évidente par exemple), un myélogramme devra systématiquement être réalisé devant la présence d'au moins un des éléments suivants :
  - **âge supérieur à 60 ans** (afin de ne pas méconnaitre une myélodysplasie) ;
  - **syndrome tumoral clinique :** adénopathie(s), **hépatomégalie** et/ou **splénomégalie** ;
  - **anomalie d'une autre lignée sur l'hémogramme** (anémie, macrocytose, neutropénie, ou monocytose par exemple) **ou anomalie du frottis sanguin** (cellules anormales circulantes).
  - Dans les autres situations (thrombopénie isolée, chez un patient de moins de 60 ans, sans anomalie de l'examen clinique en dehors de l'éventuel syndrome hémorragique, et sans autre anomalie de l'hémogramme ni du frottis sanguin), la réalisation systématique d'un myélogramme n'est pas recommandée.
- La **Figure 5** résume la démarche diagnostique devant une thrombopénie de l'adulte en fonction de l'analyse de ces différents éléments cliniques et paracliniques.
- C'est seulement si l'ensemble du bilan clinique (en dehors du syndrome hémorragique éventuel) et paraclinique est négatif que le diagnostic de PTI peut être retenu.

Figure 5. **Démarche diagnostique devant une thrombopénie de l'adulte**

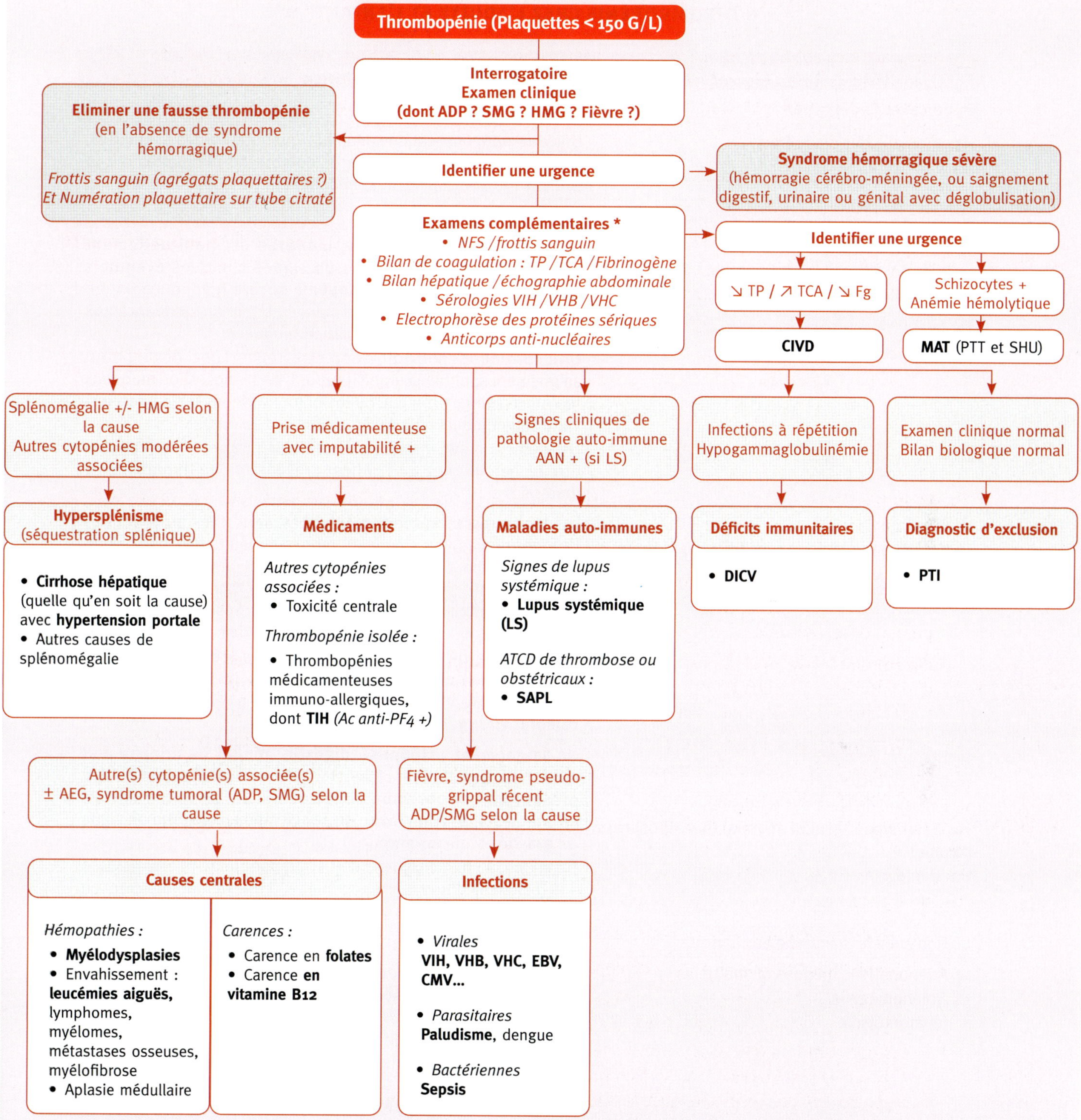

- * En présence d'un des éléments suivants, un **myélogramme** sera également réalisé : patient de plus de 60 ans/syndrome tumoral clinique (adénopathies, hépato ou splénomégalie)/anomalie d'une autre lignée sur l'hémogramme ou anomalie du frottis sanguin.
- AAN : anticorps anti-nucléaires ; ADP : adénopathies ; AEG : altération de l'état général ; CIVD : coagulation intra-vasculaire disséminée ; CMV : cytomégalovirus ; DICV : déficits immunitaires communs variables ; EBV : Epstein-Barr virus ; Fg : fibrinogène ; HMG : hépatomégalie ; LS : lupus systémique ; MAT : microangiopathie thrombotique ; NFS : numération formule sanguine ; PTI : thrombopénie immunologique primitive ; PTT : purpura thrombotique thrombocytopénique ; SAPL : syndrome des anti-phospholipides ; SHU : syndrome hémolytique et urémique ; SMG : splénomégalie ; TCA : temps de céphaline activée ; TIH : thrombopénie induite à l'héparine ; TP : temps de prothrombine ; VHB : virus de l'hépatite B ; VHC : virus de l'hépatite C ; VIH : virus de l'immunodéficience humaine

Principales situations de départ en lien avec l'item 214 : « Thrombopénie chez l'adulte et l'enfant* »

Situation de départ	Descriptif
En lien avec la définition	
215. Anomalie des plaquettes 223. Interprétation de l'hémogramme	Une thrombopénie est une anomalie quantitative des plaquettes, définie sur l'hémogramme par un **nombre de plaquettes < 150 G/L** (ou 150 000/mm³), indépendamment de l'âge ou du sexe.
En lien avec les manifestations cliniques et les urgences	
59. Tendance au saignement 89. Purpura/ecchymose/hématome 91. Anomalie des muqueuses 147. Epistaxis	Alors qu'une **thrombopénie modérée** est **habituellement asymptomatique** (en dehors de signes cliniques éventuels liés à sa cause), une **thrombopénie sévère** (généralement en dessous de 20-30 G/L) peut se manifester par une **tendance aux saignements**, en particulier **cutanéo-muqueux**. Une thrombopénie doit donc être recherchée devant tout saignement spontané cutané (purpura, ecchymoses) ou muqueux (épistaxis, gingivorragies, bulles hémorragiques intra-buccales, voire saignements plus sévères cités ci-dessous). De même, un syndrome hémorragique cutanéo-muqueux doit être recherché chez tout patient présentant une thrombopénie marquée.
118. Céphalée 121. Déficit neurologique sensitif et/ou moteur 28. Coma et trouble de la conscience	Les **hémorragies cérébro-méningées** sont rares au cours des thrombopénies, mais peuvent mettre en jeu le **pronostic vital**. Elles concernent le plus souvent des patients présentant une **thrombopénie sévère (< 10 G/L)** ou des facteurs aggravants associés (**traitement anticoagulant**, hypertension artérielle mal contrôlée, lésion sous-jacente susceptible de saigner). La survenue de troubles neurologiques (céphalées, même isolées, déficit neurologique, troubles de la conscience) chez un patient thrombopénique doit conduire à réaliser un **scanner cérébral en urgence.**
60. Hémorragie aiguë 10. Méléna/rectorragie 14. Emission de sang par la bouche 112. Saignement génital anormal (hors grossesse connue) 102. Hématurie	Un **saignement extériorisé digestif, génital** ou **urinaire** doit systématiquement être recherché à l'interrogatoire d'un patient présentant une thrombopénie sévère. La survenue de tels saignements, à fortiori **avec déglobulisation**, constitue un **signe de gravité** et une **urgence**. De même, un hémogramme doit systématiquement être réalisée à la recherche d'une thrombopénie (et d'une déglobulisation) en cas de saignement aigu digestif, génital ou urinaire.
En lien avec la démarche étiologique	
16. Adénopathies uniques ou multiples 58. Splénomégalie 6. Hépatomégalie	La recherche d'un « **syndrome tumoral** » (adénopathies et/ou organomégalie) est une étape clé dans la démarche diagnostique d'une thrombopénie. Des adénopathies et une splénomégalie peuvent être retrouvées au cours d'**hémopathies** (lymphomes, leucémies aigües ou lymphoïde chronique), de **cancers solides**, d'**infections virales** ou encore du **lupus systémique**. Une hépatomégalie associée à une splénomégalie, à fortiori si elle est associée à d'autres signes d'hypertension portale, orienteront vers une **hépatopathie** (**cirrhose** en particulier).
216. Anomalie des leucocytes 217. Baisse de l'hémoglobine	L'**analyse des autres lignées** sur l'hémogramme est un **élément d'orientation étiologique** majeur dans l'exploration d'une thrombopénie. L'association à une anémie et/ou à une leuco-neutropénie doit orienter vers une **cause centrale**, et faire pratiquer un **myélogramme.**

222. Prescription et analyse du frottis sanguin	La réalisation d'un **frottis sanguin** est **systématique** dans l'exploration d'une thrombopénie inexpliquée, à la recherche d'**amas plaquettaire** (fausse thrombopénie à l'EDTA), de **cellules anormales** circulantes (blastes, lymphocytes hyperbasophiles), ou de **schizocytes** (microangiopathies thrombotiques).
213. Allongement du TCA 218. Diminution du TP	Un bilan de coagulation (TP/TCA/fibrinogène) est systématique dans le bilan d'une thrombopénie, afin d'éliminer une éventuelle **coagulopathie de consommation (coagulation intra-vasculaire disséminée (CIVD)).**
221. Interprétation d'un myélogramme	Un myélogramme sera réalisé chez un patient thrombopénique afin d'**éliminer une cause centrale (myélodysplasie, envahissement** par des cellules tumorales...). Il est systématique chez les patients de plus de 60 ans et/ou avec anomalies des autres lignées ou du frottis et/ou présentant un syndrome tumoral clinique (adénopathies, organomégalie).
193. Analyse de l'électrophorèse des protéines sériques	Chez un patient thrombopénique, on recherchera à l'électrophorèse des protéines sériques un **pic monoclonal** (myélome, certains lymphomes), une **hypergammaglobulinémie polyclonale** (infections virales chroniques, lupus systémique) ou une **hypogammaglobulinémie** déficit immunitaire commun variable (DICV).

* Les situations de départ reliées aux connaissances permettant de « Conduire l'enquête étiologique d'une thrombopénie chez l'enfant » ne sont pas prises en compte dans ce tableau.

FICHE DE SYNTHÈSE

- Une thrombopénie est définie par un chiffre de plaquettes dans le sang inférieur à 150 G/L.
- Le seul diagnostic différentiel est la « fausse » thrombopénie, liée à l'agglutination des plaquettes en présence de l'EDTA du tube de prélèvement. Ce n'est pas une situation pathologique.
- Les manifestations cliniques dues aux thrombopénies apparaissent généralement au-dessous de 50 G/L. Le plus souvent elles s'expriment sous forme d'un purpura.
- Lorsque le chiffre de plaquettes est < 20 G/L, le risque d'hémorragies muqueuses, de ménorragies, d'hémorragies rétiniennes et viscérales est important, une hémorragie cérébro-méningée ou viscérale peut engager le pronostic vital.
- En l'absence de diagnostic étiologique évident, l'hémogramme et l'analyse du frottis sanguin représentent la pierre angulaire du diagnostic étiologique. L'hémogramme permet de distinguer les thrombopénies isolées des pancytopénies.
- L'enquête médicamenteuse est essentielle, à la recherche d'un traitement débuté 1 à 2 semaines avant la survenue de la thrombopénie.
- Le purpura thrombopénique immunologique (PTI) est un diagnostic d'élimination qui repose sur un faisceau d'arguments cliniques et biologiques.

Chapitre 21

Purpura chez l'adulte et l'enfant

OBJECTIFS : N° 215. PURPURA CHEZ L'ADULTE ET L'ENFANT*

→ Argumenter les principales hypothèses diagnostiques et justifier les examens complémentaires pertinents.

*** Dans ce chapitre seule la partie adulte sera traitée.**

Rang	Rubrique	Intitulé
A	Définition	Savoir définir et reconnaitre un purpura
A	Diagnostic positif	Savoir différencier un purpura vasculaire d'un purpura thrombopénique
A	Identifier une urgence	Apprécier la gravité d'un purpura
A	Identifier une urgence	Savoir évoquer le diagnostic de purpura fulminans
A	Diagnostic positif	Savoir effectuer un examen clinique chez un patient porteur d'un purpura
A	Diagnostic positif	Savoir prescrire les examens biologiques à effectuer en urgence devant un purpura
B	Diagnostic positif	Savoir prescrire les examens biologiques de première intention selon l'orientation diagnostique du purpura
A	Étiologie	Connaitre les principales étiologies de purpura dont les causes infectieuses
A	Prise en charge	Connaître les mesures d'urgence devant un purpura

Les situations de départ sont indiquées en violet et en gras dans le texte. Elles sont ensuite listées à la fin du chapitre.

A 1. Définition

- Le purpura (**purpura/ecchymoses/hématome**) correspond à des lésions cutanées rouges ou violacées, séparées par un intervalle de peau saine. Elles ne s'effacent pas à la vitro-pression. Elles sont liées à l'extravasation de sang dans le derme.
- L'aspect de ces lésions peut être variable : punctiforme, en « tête d'épingle » (purpura pétéchial, **Figure 1**), sous forme de trainées linéaires (vibices) ou de lésions de plus grande taille (purpura ecchymotique, **Figure 2**).

Figure 1. **Femme de 19 ans. Purpura pétéchial des membres inférieurs**

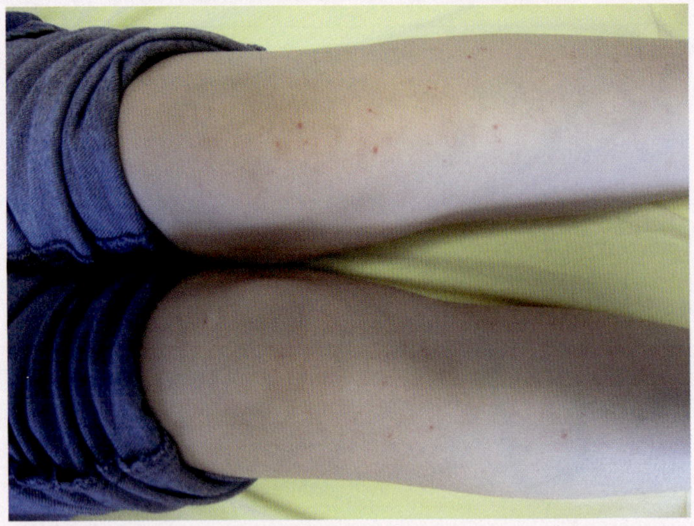

Figure 2. **Purpura ecchymotique des membres inférieurs chez une patiente affectée d'une thrombopénie auto-immune** (Photo : Pr Bertrand Godeau, Créteil)

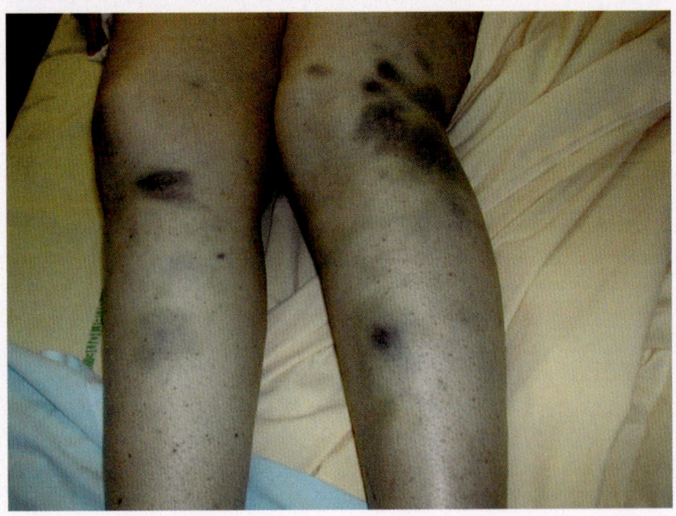

A 2. Diagnostic clinique de purpura

- Le purpura résulte de deux mécanismes principaux :
  - **pathologie de la paroi vasculaire** dans le cas du **purpura dit « vasculaire »** secondaire à :
    - une inflammation de la paroi (vascularite) **(Figure 3)** ;
    - une fragilité de la paroi vasculaire capillaire.
  - **trouble de l'hémostase primaire** (surtout thrombopénie (**anomalie des plaquettes**), éventuellement thrombopathie) dans le cas du purpura dit « **thrombopénique** ».

Figure 3. Purpura vasculaire du dos de la main et du poignet chez une femme de 20 ans au diagnostic de granulomatose avec polyangéite

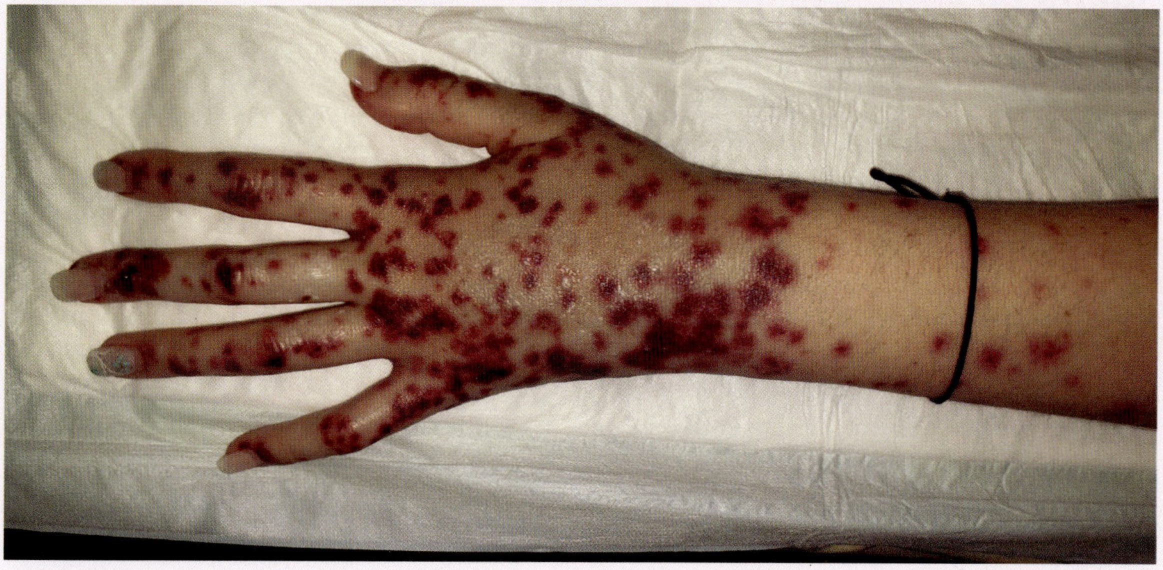

- L'aspect clinique peut aider à différencier un purpura vasculaire d'un purpura thrombopénique, élément essentiel dans l'identification de la cause et des urgences (**Tableau 1**) :
  - un purpura thrombopénique n'est pas en relief (= il est non infiltré) et en général n'est pas confluent ;
  - un purpura vasculaire secondaire à une vascularite est le plus souvent infiltré.

Tableau 1. CARACTÉRISTIQUES DES PURPURAS THROMBOPÉNIQUES ET VASCULAIRES

	Purpura vasculaire des vascularites	Purpura vasculaire par fragilité capillaire*	Purpura thrombopénique
Mécanisme	Inflammation de la paroi vasculaire	Fragilité de la paroi vasculaire	Thrombopénie **(anomalie des plaquettes)** (plus rarement thrombopathie)
Aspect clinique habituel	Infiltré, parfois nécrotique	Non infiltré, non nécrotique	Non infiltré, non nécrotique
Distribution	Déclive, prédomine aux membres inférieurs Aggravé par l'orthostatisme Pas d'atteinte muqueuse	Non déclive, zones de frottement (périfolliculaire dans le scorbut) Atteinte muqueuse possible (gingivorragies)	Peut toucher toutes les zones mais prédomine dans les zones déclives Atteinte muqueuse possible
Autres sites hémorragiques	Non	Oui (gingivorragies possibles dans le scorbut)	Oui (hématomes, ecchymoses, épistaxis, gingivorragies, bulles hémorragiques intra-buccales ou hémorragies viscérales)

* Purpura vasculaire par fragilité capillaire non vascularitique (hypercorticisme, scorbut, purpura de Bateman ...)

A

3. Identifier et prendre en charge une urgence dans un contexte de purpura

- Le diagnostic de purpura étant établi, il faut en premier lieu identifier une urgence.
- Deux situations cliniques constituent des urgences et doivent être toujours envisagées car elles justifient une prise en charge avec hospitalisation en urgence.

A

3.1. Urgence infectieuse : le purpura *fulminans*

- Le purpura *fulminans* est défini par l'extension rapide (quelques minutes ou heures) en taille et en nombre d'un purpura vasculaire, avec au moins un élément nécrotique ou ecchymotique de plus de 3 mm de diamètre, associé à un sepsis ou choc septique. Il est le plus souvent secondaire à une infection bactériémique à méningocoque, voire à pneumocoque, qui peut s'intégrer (mais pas toujours) dans le cadre d'une méningite infectieuse.
- **Les signes cliniques à chercher en faveur de cette cause sont :**
  - **fièvre** **(hyperthermie/fièvre)** ;
  - signes de défaillance hémodynamique (hypotension, marbrures, polypnée, collapsus, oligoanurie…) ;
  - signes neurologiques (obnubilation, coma, syndrome méningé). Attention, le syndrome méningé peut être absent ;
  - purpura nécrotique et/ou ecchymotique et/ou extensif (examen physique à réaliser chez un patient en sous-vêtements).
- **Le pronostic vital est en jeu** (décès dans 20 % des cas sous traitement) et la **prise en charge est urgente et hospitalière.** Elle consiste en :
  - en urgence, et avant tout examen : injection intra-musculaire (IM) ou intra-veineuse (IV) d'antibiotiques (de préférence céphalosporine de 3e génération : cefotaxime ou ceftriaxone) ;
  - réalisation d'hémocultures (si possible et sans retarder l'injection de la première dose d'antibiotique) ;
  - réaliser un bilan biologique (détaillé ci-dessous) ;
  - la mise en place de précautions de type gouttelettes (masque chirurgical) pendant la prise en charge.
- La ponction lombaire est contre-indiquée jusqu'à correction du trouble de la coagulation.

A

3.2. Urgence hémorragique : la thrombopénie profonde

- La thrombopénie profonde est définie par un nombre de plaquettes circulantes inférieur à 20 000 plaquettes/mm^3 et expose à un risque hémorragique important et grave (**hémorragie aiguë**).
- Les signes de gravité à chercher sont :
  - purpura des muqueuses : bulles hémorragiques des muqueuses (endo-buccales), gingivorragies reflétant un risque hémorragique élevé ;
  - **épistaxis**, hématurie macroscopique ;
  - méno-métrorragies (**saignement génital anormal (hors grossesse connue)**) ;
  - hémorragie digestive (**méléna/rectorragie**, hématémèse **(émission de sang par la bouche)**) ;
  - signes faisant suspecter un saignement intracrânien (céphalées, confusion, coma, déficit focal, crise convulsive).
- La prise en charge est conditionnée par la cause et le degré d'urgence.

A 4. Diagnostic étiologique

- **La démarche diagnostique est résumée dans la Figure 4.**

Figure 4. Démarche diagnostique devant un purpura

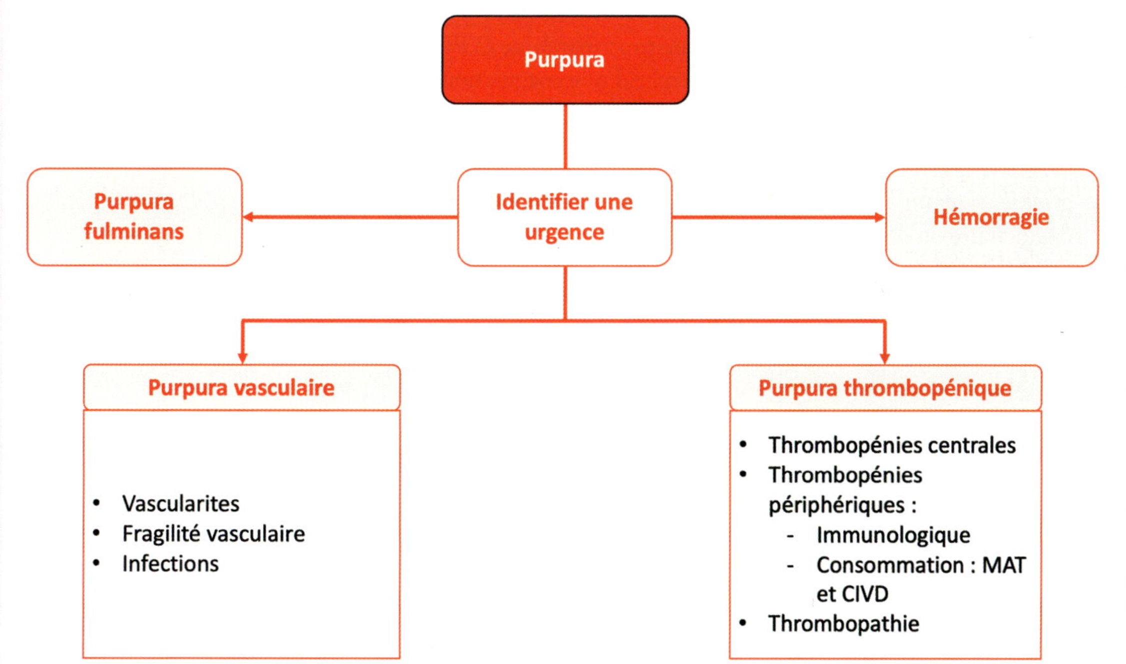

MAT : microangiopathie thrombotique ; CIVD : coagulation intra-vasculaire disséminée

A 4.1. Examen clinique

- Une fois le diagnostic de purpura posé et les urgences éliminées on s'attachera à rechercher **la cause** du purpura. Le type de purpura (vasculaire ou thrombopénique) constitue un élément majeur d'orientation (*voir paragraphe 2)* et **Tableau 1**). L'examen doit donc être orienté en fonction du type de purpura :
  - En cas de **purpura vasculaire**, on cherchera :
    - des éléments orientant vers une **vascularite** : **fièvre (hyperthermie/fièvre)**, signes ORL, neuropathie périphérique, **protéinurie** sur la bandelette urinaire, hémoptysie ;
    - des éléments orientant vers une **endocardite** : **fièvre (hyperthermie/fièvre)**, souffle cardiaque **(découverte d'anomalies à l'auscultation cardiaque)** ;
    - des éléments orientant vers un **scorbut** : signes de dénutrition.
  - En cas de **purpura thrombopénique** on cherchera :
    - une prise de médicaments ;
    - un syndrome tumoral (hépatosplénomégalie, adénopathies), dont la présence impose la réalisation du myélogramme **(interprétation d'un myélogramme)**.

B

4.2. Examens biologiques

- **La prescription d'analyses biologiques est orientée par les données cliniques.** On réalise ainsi :
  - **Dans tous les cas :**
    - **hémogramme** (**interprétation de l'hémogramme**) (en cas de purpura, le contrôle d'une thrombopénie (**anomalie des plaquettes**) sur tube citraté est inutile puisqu'il existe des signes cliniques en lien avec la thrombopénie) ;
    - recherche d'une **diminution du taux de prothrombine (TP)**, ou d'un **allongement du temps de céphaline activée (TCA)**, fibrinogène (à la recherche d'une coagulation intravasculaire disséminée (CIVD)) ;
    - **frottis sanguin** **(prescription et analyse du frottis sanguin)** ;
    - bilan hépatique ;
    - groupe sanguin, recherche d'agglutinines irrégulières (qui permettront de réaliser une transfusion plaquettaire ou de globule rouge en cas de nécessité).
  - En cas de **fièvre** **(hyperthermie/fièvre)** **et/ou de souffle cardiaque nouveau** **(découverte d'anomalies à l'auscultation cardiaque)** : **hémocultures** **(hémoculture positive)**.
  - En cas **de purpura vasculaire :**
    - **protéine C-réactive (CRP)** **(élévation de la protéine C-réactive (CRP))** ;
    - ionogramme sanguin, créatinine ;
    - **protéinurie ;**
    - anticorps anti-cytoplasme des polynucléaires neutrophiles (ANCA) ;
    - cryoglobulinémie.

A

4.3. Étiologie des purpura

4.3.1. *Principales causes des purpura vasculaires*

- **Les principales causes sont :**
  - **Infectieuses :**
    - purpura *fulminans* ;
    - endocardite infectieuse.
  - **Vascularites.** Les vascularites intéressant les vaisseaux de gros calibre ne donnent pas de purpura. En revanche, toutes les vascularites des vaisseaux de petit et de moyen calibre peuvent causer un purpura vasculaire ***(voir item 193 - Vascularites systémiques)*. On peut identifier des lésions de purpura dans :**
    - **les vascularites des vaisseaux petit calibre :**
      - vascularites associés aux ANCA (granulomatose avec polyangéite, granulomatose éosinophilique avec polyangéite, polyangéite microscopique) ;
      - vascularite à dépôt de complexes immuns (vascularite de cryoglobulinémie, vascularite à IgA (anciennement purpura rhumatoïde), vascularites post-infectieuses) ;
      - vascularites cutanées (souvent médicamenteuses).
    - **les vascularites des vaisseaux de moyen calibre :** périartérite noueuse.

Il n'y a jamais de purpura dans les vascularites des gros vaisseaux.

  - **Fragilité capillaire :**
    - purpura sénile de Bateman (purpura secondaire à la fragilité capillaire du sujet âgé) ;
    - hypercorticisme endogène ou iatrogène ;
    - scorbut (carence en vitamine C) **(dénutrition/malnutrition)**.

A

4.3.2. *Principales causes des purpuras thrombopéniques*

- **Les principales causes sont :**
  - **défaut de production** des plaquettes dans la moelle osseuse : **thrombopénie centrale** ;
  - **immunologique : purpura thrombopénique immunologique** (PTI) ***(voir item 214 - Thrombopénie chez l'adulte et l'enfant)*** ;
  - **consommation des plaquettes** : trouble de l'hémostase associé (CIVD) ou microangiopathie thrombotique (syndrome hémolytique et urémique, purpura thrombotique thrombocytopénique). Ces 2 causes constituent une **urgence** ;
  - **dysfonction plaquettaire (thrombopathie)** sans thrombopénie (exemple : secondaire à la prise de médicament antiagrégant plaquettaire).

A

5. Prise en charge

- En dehors des 2 situations d'urgence décrites dans ce chapitre, la prise en charge d'un purpura dépend principalement de celle de sa cause.
- La transfusion de plaquettes **(prescrire et réaliser une transfusion sanguine)** peut être indiquée dans le cadre d'une thrombopénie centrale en cas d'hémorragie et/ou de thrombopénie profonde.

Principales situations de départ en lien avec l'item 215 : « Purpura chez l'adulte et l'enfant* »

Situation de départ	Descriptif
En lien avec la définition	
89. Purpura/ecchymose/hématome	Le purpura correspond à des lésions cutanées rouges ou violacées, séparées par un intervalle de peau saine.
En lien avec l'identification et prise en charge d'une urgence	
10. Méléna/rectorragie 14. Émission de sang par la bouche 59. Tendance au saignement 60. Hémorragie aiguë 112. Saignement génital anormal (hors grossesse connue) 147. Épistaxis 44. Hyperthermie/fièvre	Il existe différents types d'urgences : • si le purpura révèle une thrombopénie, l'urgence est au risque hémorragique ; • si le purpura est un purpura fulminans, l'urgence est infectieuse, avec nécessité d'une injection d'antibiotiques sans délai.
En lien avec l'étiologie	
213. Allongement du temps de céphaline activée (TCA) 215. Anomalie des plaquettes 218. Diminution du taux de prothrombine (TP) 222. Prescription et analyse du frottis sanguin 223. Interprétation de l'hémogramm	Le purpura thrombopénique s'identifie par l'analyse de l'hémogramme. La cause de la thrombopénie peut être cherchée à l'aide du frottis sanguin (micro-angiopathie thrombotique), de l'analyse du TCA et du TP (CIVD).
18. Découverte d'anomalies à l'auscultation cardiaque 30. Dénutrition/malnutrition 190. Hémoculture positive 212. Protéinurie	Le purpura vasculaire peut être en lien avec une cause infectieuse (purpura fulminans, endocardite) ; une vascularite (protéinurie à chercher), ou une dénutrition (scorbut).

* Les situations de départ reliées aux connaissances permettant de « Conduire l'enquête étiologique d'un purpura chez l'enfant » ne sont pas prises en compte dans ce tableau.

Fiche de synthèse

- Le diagnostic de purpura est clinique : il s'agit d'une lésion cutanée qui ne s'efface pas à la vitropression.
- Il existe 2 mécanismes principaux expliquant un purpura : atteinte de la paroi vasculaire (par fragilité ou inflammation), ou thrombopénie (plus rarement thrombopathie).
- Le purpura est une situation pouvant révéler une urgence infectieuse ou hémorragique. La coagulation intravasculaire disséminée, et les vascularites systémiques, constituent d'autres urgences à envisager rapidement dans l'arbre diagnostique.

Chapitre 22

Syndrome mononucléosique

OBJECTIFS : N° 217. Syndrome mononucléosique

→ Connaître les principales étiologies infectieuses d'un syndrome mononucléosique et leurs moyens diagnostiques (EBV, CMV, VIH, toxoplasmose).

Rang	Rubrique	Intitulé
A	Définition	Définition du syndrome mononucléosique
B	Diagnostic positif	Connaître les caractéristiques du frottis sanguin
B	Contenu multimédia	Photo de frottis
A	Diagnostic positif	Conduire un interrogatoire chez un patient présentant un syndrome mononucléosique
A	Étiologie	Connaître les principales étiologies infectieuses d'un syndrome mononucléosique et leurs moyens diagnostiques (EBV, CMV, VIH, toxoplasmose)
B	Étiologie	Connaître les principales étiologies non infectieuses de syndrome mononucléosique

Les situations de départ sont indiquées en violet et en gras dans le texte. Elles sont ensuite listées à la fin du chapitre.

A 1. Définition du syndrome mononucléosique

- La définition du syndrome mononucléosique est biologique (hématologique et cytologique) et repose sur l'**interprétation de l'hémogramme** et du frottis sanguin **(prescription et analyse du frottis sanguin)**.
- Il se définit par l'association de :
  - la présence **de plus de 50 % d'éléments mononucléés** (lymphocytes et monocytes) **parmi les leucocytes** sur la numération formule sanguine, du fait d'une **hyperlymphocytose (anomalie des leucocytes)** (> 4 x 10^9/L chez l'enfant de > 12 ans et chez l'adulte) ;
  - **et de ≥ 10 % de lymphocytes activés sur le frottis sanguin (prescription et analyse du frottis sanguin)**.

NB : la présence de quelques lymphocytes activés (< 5-10 %), témoin d'une réponse anti-infectieuse ou immune, est fréquemment observée. Même si un tel résultat ne permet pas de définir le syndrome mononucléosique, il pourrait avoir en pratique la même signification.

B

2. Caractéristiques du frottis sanguin

- Le frottis sanguin montre des **cellules mononucléées activées,** caractérisées par **une grande taille et un cytoplasme hyperbasophile. Ces cellules activées sont polymorphes (Figure 1).** Elles peuvent être décrites comme « atypiques ». Ces cellules correspondent essentiellement à des lymphocytes T activés suite à une stimulation antigénique.
- Par ailleurs, le frottis ne montre pas de cellules blastiques et les autres lignées hématopoïétiques sont normales.

Figure 1. (contenu multimédia) **Frottis sanguin d'un syndrome mononucléosique. Présence de lymphocytes activés (lymphocytes hyperbasophiles). Il s'agit de cellules plus grandes que les lymphocytes non stimulés, avec un noyau de forme variable et un cytoplasme plus ou moins nettement bleu (basophile)**

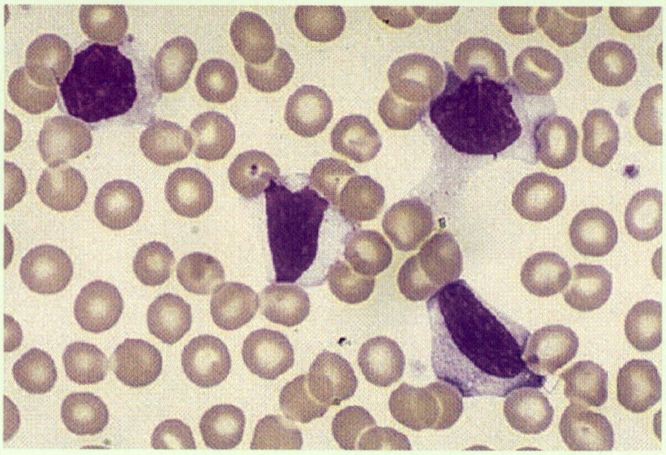

A

3. Diagnostic positif : interrogatoire du patient avec un syndrome mononucléosique

- **L'interrogatoire cherche à préciser :**
  - l'âge du patient (les syndromes mononucléosiques surviennent majoritairement chez l'enfant et le jeune adulte) ;
  - un contact avec de jeunes enfants (*Cytomégalovirus* (CMV)) ou une nouvelle relation amoureuse (*Cytomégalovirus* (CMV), *Epstein Barr virus* (EBV)) ;
  - la notion de rapports sexuels à risque, ou d'une toxicomanie intraveineuse (Virus de l'Immunodéficience humaine (VIH)) ;
  - un contact avec un chat ou la consommation d'aliments souillés par un chat, ou la consommation de viande crue (toxoplasmose) ;
  - l'introduction récente de nouveaux médicaments, de prises médicamenteuses dans les semaines précédentes, dans l'hypothèse d'une toxidermie **(suspicion d'un effet indésirable des médicaments ou d'un soin)** ;
  - la présence de signes généraux : **fièvre (hyperthermie/fièvre), asthénie,** qui peuvent accompagner le syndrome mononucléosique, quelle que soit sa cause ;
  - l'existence d'une **odynophagie/dysphagie** et d'une **douleur pharyngée** (angine ou pharyngite dans le cadre d'une primo-infection à EBV ou au VIH ; l'angine est rarc au cours de la primo-infection à CMV ;
  - l'existence de **douleurs articulaires**, de **myalgies** (VIH, CMV) ;
  - l'existence de **douleurs abdominales** (colite à CMV) ;

- la présence, même fugace et transitoire, d'une éruption cutanée **(érythème)** (faux rash à l'ampicilline lors de la primo-infection à EBV, VIH) ou d'ulcérations muco-génitales (VIH) ;
- la présence d'adénopathies **(adénopathies unique ou multiples)** cervicales ou diffuses notées par le patient ;
- en cas de primo-infection à CMV, la recherche d'une femme enceinte dans l'entourage est importante, sachant le risque d'infection materno-fœtale grave en cas de contagion.

A

4. Principales causes infectieuses d'un syndrome mononucléosique et leurs moyens diagnostiques

- La majorité des syndromes mononucléosiques sont secondaires à une **primo-infection à EBV.**
- Les autres causes fréquentes sont l'infection par le **CMV**, le **VIH** et ***Toxoplasma gondii***, l'agent de la toxoplasmose. Les autres causes infectieuses, plus rares, principalement virales, ne seront pas abordées ici.
- Aucun élément de l'examen clinique ne permet de diagnostiquer avec certitude l'origine du syndrome mononucléosique, et le bilan étiologique doit être systématique chez l'adulte.

A

4.1. Primo-infection à EBV

- La primo-infection à EBV est à l'origine de 80 % des syndromes mononucléosiques. Il s'agit de l'agent infectieux responsable de la **mononucléose infectieuse**. La primo-infection à EBV est le plus souvent asymptomatique. Lorsqu'elle est symptomatique, elle associe un ou plusieurs des signes suivants :
  - signes généraux : **hyperthermie/fièvre** élevée, persistante, **asthénie** ;
  - angine ou pharyngite érythémateuse, érythémato-pultacée, ou pseudo-membraneuse avec amygdalite ;
  - poly-adénopathies **(adénopathies unique ou multiples)** : cervicales, possiblement diffuses ;
  - autres signes : **splénomégalie** fréquente ; céphalées ; éruption maculo-papuleuse (survenant le plus souvent après l'administration d'ampicilline) ; **myalgies** ; troubles digestifs.
- Les anomalies biologiques non spécifiques observées lors d'une primo-infection à EBV sont :
  - un syndrome **mononucléosique** avec hyperlymphocytose importante ;
  - des cytopénies possibles (**thrombopénie** **(anomalies des plaquettes)**, anémie hémolytique) ;
  - **cytolyse hépatique** modérée fréquente **(élévation des transaminases sans cholestase associée).**
- Le diagnostic de certitude est apporté par le **MNI test** ± les **sérologies EBV** (voir **Tableau 1**) **(interprétation d'un résultat de sérologie)**.
- Les complications sont exceptionnelles. La survenue d'une éruption morbilliforme a été associée à la primo-infection EBV après l'utilisation d'amoxicilline. Elle ne constitue pas une allergie à la pénicilline.
- L'évolution est favorable chez l'immunocompétent.
- Comme toutes les infections par un herpès virus, l'EBV persiste à l'état latent après la primo-infection.

Tableau 1. DIAGNOSTIC SÉROLOGIQUE DE LA PRIMO-INFECTION À EBV				
	Valeur diagnostique	**Non immunisé**	**Primo-infection EBV**	**Infection ancienne**
MNI test	Test diagnostique de la primo-infection Sensibilité imparfaite chez l'enfant	-	+	-
Sérologie EBV :				
– IgM anti-VCA	Présence constante lors de la primo-infection puis disparition	-	+	-
– IgG anti-VCA	Apparition lors de la primo-infection puis persistance	-	+	+
– IgG anti-EBNA	Apparition tardive, au cours de l'infection latente	-	-	+
Le diagnostic repose sur la **positivité du MNI test. En cas de négativité de celui-ci,** le bilan consistera en la **réalisation des sérologies EBV,** qui retrouveront la **présence d'IgM ± IgG anti-VCA, en l'absence d'IgG anti-EBNA lors de la primo infection.** MNI : mononucléose infectieuse. VCA : *Virus Capsid Antigen*, EBNA : *Epstein Barr nuclear antigen*.				

- **NB :** La PCR EBV n'a pas d'indication chez le sujet immunocompétent en l'absence de difficulté diagnostique.

A 4.2. Primo-infection à CMV

- La primo-infection à CMV est responsable d'environ 10 % des syndromes mononucléosiques. Elle survient principalement chez l'enfant et l'adulte jeune. Elle est le plus souvent asymptomatique. Lorsqu'elle est symptomatique, elle se présente avec un ou plusieurs des signes suivants :
  - signes généraux : **hyperthermie/fièvre** élevée persistante, frissons, **asthénie** ;
  - douleurs articulaires **(douleur articulaire), myalgies** ;
  - autres signes : **splénomégalie** fréquente, céphalées ;
  - polyadénopathie, hépatomégalie et angine sont rares.
- Les anomalies biologiques non spécifiques observées lors d'une primo-infection à CMV sont les suivantes :
  - **syndrome mononucléosique (prescription et analyse du frottis sanguin)** ;
  - **cytolyse hépatique** fréquente.
- Le diagnostic de certitude s'obtient grâce à la **sérologie CMV**, où les **IgM** sont **positives et** associées à **une augmentation du taux des IgG 2 semaines plus tard (interprétation d'un résultat de sérologie).**
- L'évolution est favorable chez l'immunocompétent. Le CMV persiste à l'état latent.

A 4.3. Toxoplasmose

- La primo-infection par le parasite protozoaire *Toxoplasma gondii* est très fréquente et le plus souvent asymptomatique. Lorsqu'elle est symptomatique, elle peut être à l'origine des symptômes suivants :
  - signes généraux **(hyperthermie/fièvre, asthénie)** ;
  - **polyadénopathie** généralisée **(adénopathies unique ou multiples).**
- Biologiquement, on peut donc noter un syndrome mononucléosique **(prescription et analyse du frottis sanguin).**

- Le diagnostic de certitude est apporté par la **sérologie toxoplasmose** **(interprétation d'un résultat de sérologie) :** positivité des IgM anti-toxoplasmose, en l'absence d'IgG ou en présence d'IgG dont le titre augmente sur 2 prélèvements à 2 semaines d'intervalle.
- L'évolution est bénigne chez l'immunocompétent.
- Il existe un risque de réactivation chez les patients immunodéprimés (transplantation, infection par le VIH, déficits immunitaires primitifs ou secondaires) à distance de la primo-infection, et d'infection congénitale et/ou postnatale grave si elle survient chez la femme enceinte.

A 4.4. Primo-infection à VIH

- Le VIH infecte les cellules immunitaires ayant à leur surface le récepteur CD4 (lymphocytes T $CD4^+$, monocytes et autres cellules immunitaires) et dissémine dans l'organisme avec la constitution progressive d'un déficit en lymphocytes T $CD4^+$.
- **La primo-infection est souvent symptomatique :** un peu plus de la moitié des personnes présente un tableau fébrile, polymorphe, non spécifique, constitué de :
  - signes généraux : **hyperthermie/fièvre** élevée, **asthénie** ;
  - **douleurs articulaires** **(douleur articulaire)** et **myalgies** ;
  - polyadénopathies généralisée **(adénopathies unique ou multiples)** ;
  - angine et/ou ulcérations muqueuses buccales et génitales ;
  - éruption maculo-papuleuse **(érythème)** ;
  - symptômes neurologiques : méningite lymphocytaire, encéphalite, mononeuropathie ;
  - autres signes : **splénomégalie** fréquente.
- **Les anomalies biologiques** qui peuvent être présentes sont :
  - syndrome mononucléosique **(prescription et analyse du frottis sanguin)** ;
  - thrombopénie **(anomalies des plaquettes)** ;
  - cytolyse hépatique **(élévation des transaminases sans cholestase associée)** ;
  - autres anomalies : hypergammaglobulinémie polyclonale **(analyse de l'électrophorèse des protéines sériques)**, méningite lymphocytaire (ponction lombaire).
- **Le diagnostic de certitude** repose sur la réalisation en première intention d'une PCR VIH, associée à une sérologie VIH avec une détection combinée de l'antigène p24 **(interprétation d'un résultat de sérologie)** : la présence d'une *polymerase chain reaction* (PCR) VIH et/ou d'un antigène p24 positif avec une sérologie négative ou moins de 5 bandes au western blot définit la primo-infection.

En pratique on réalisera donc devant tout syndrome mononucléosique de l'adulte : MNI test ± sérologie EBV, sérologie CMV, sérologie VIH avec détection de l'antigène p24 et PCR VIH, et sérologie toxoplasmose.

B 5. Principales causes non infectieuses de syndrome mononucléosique

- Des causes non infectieuses peuvent être à l'origine d'un syndrome mononucléosique.

B 5.1. Réaction allergique médicamenteuse (suspicion d'un effet indésirable des médicaments ou d'un soin)

- C'est principalement le syndrome **DRESS** *(Drug Rash with hyperEosinophilia and Systemic Symptoms)* qui peut entrainer un syndrome mononucléosique.

- **L'interrogatoire doit systématiquement chercher les prises médicamenteuses lors des 6 semaines précédentes.**
- **Son diagnostic repose sur :**
  - la recherche de **prises médicamenteuses** antérieures à l'apparition d'un syndrome mononucléosique, dans un **délai de 2 à 6 semaines** ;
  - la présence d'une **éruption cutanée évocatrice** : **érythème** maculaire avec possible érythrodermie, œdème de la face ;
  - la présence de **polyadénopathies (adénopathies unique ou multiples)** ;
  - la présence de signes généraux : **hyperthermie/fièvre** ;
  - des anomalies biologiques associées :
    - **hyperéosinophilie** associée au syndrome mononucléosique ;
    - **cytolyse hépatique (élévation des transaminases sans cholestase associée)**, altération de la fonction rénale, selon les atteintes d'organe potentiellement graves.
- Les médicaments incriminés sont essentiellement les **antibiotiques** (sulfamides et béta-lactamines), les **anti-convulsivants** et **l'allopurinol**.

B

5.2. Les maladies auto-immunes

- Certaines maladies auto-immunes (lupus systémique, polyarthrite rhumatoïde…) sont parfois associées à un syndrome mononucléosique modéré.

Attention, la présence d'un syndrome mononucléosique au cours d'une maladie auto-immune ne dispense pas de rechercher les autres causes, infectieuses et médicamenteuses, de syndrome mononucléosique.

Principales situations de départ en lien avec l'item 217 : « Syndrome mononucléosique »

Situation de départ	Descriptif
En lien avec la définition	
220. Hyperlymphocytose 222. Prescription et analyse du frottis sanguin 223. Interprétation de l'hémogramme	Une hyperlymphocytose doit amener à réaliser un frottis sanguin pour préciser les caractéristiques cytologiques des lymphocytes. La présence de grands lymphocytes hyperbasophiles polymorphes est en faveur d'un syndrome mononucléosique.
En lien avec le diagnostic	
4. Douleur abdominales 21. Asthénie 44. Hyperthermie/fièvre 52. Odynophagie/dysphagie 67. Douleur articulaire 77. Myalgies 145. Douleur pharyngée	L'interrogatoire cherche des éléments d'orientation en faveur d'un syndrome viral : • Signes généraux : fièvre, asthénie (epstein-barr virus (EBV), cytomegalovirus (CMV), virus de l'immunodéficience humaine (VIH), toxoplasmose) • Douleur articulaires et myalgies (CMV, VIH, toxoplasmose). On recherchera également une angine (plutôt en faveur de l'EBV ou du VIH). Le CMV peut parfois être responsable de colites infectieuses, essentiellement chez les patients immunodéprimés.
85. Erythème	Une éruption cutanée peut se rencontrer : • En cas de rash à l'amoxicilline lors de la primo-infection à EBV ; • Lors de la primo-infection à VIH ; • Lors d'une toxidermie de type DRESS.
348. Suspicion d'un effet indésirable des médicaments ou d'un soin	Un syndrome mononucléosique impose de rechercher les prises médicamenteuses dans les 6 semaines précédentes, pour ne pas méconnaitre un syndrome *Drug rash with hypereosinophilia and systemic symptoms* (DRESS).
En lien avec les étiologies	
16. Adénopathies unique ou multiples 58. Splénomégalie	La primo-infection à EBV, à CMV, à VIH et la toxoplasmose peuvent s'accompagner d'adénopathies : • Plutôt diffuses en cas de primo-infection à VIH ou toxoplasmose, ainsi qu'au cours du DRESS ; • Plutôt localisées (cervicales) en cas de mononucléose infectieuse (primo-infection à EBV). La splénomégalie se rencontre dans les primo-infections à EBV, à CMV et à VIH.
193. Analyse de l'électrophorèse des protéines sériques 206. Elévation des transaminases sans cholestase associée 215. Anomalie des plaquettes	Certaines causes de syndrome mononucléosique s'accompagnent d'une hypergammaglobulinémie polyclonale (infection à CMV, EBV, et VIH par exemple). Les causes virales de syndrome mononucléosique sont souvent pourvoyeuses d'une thrombopénie et/ou d'une cytolyse.
236. Interprétation d'un résultat de sérologie	• Le diagnostic de la mononucléose repose sur un MNI test positif ou une sérologie EBV en faveur d'une infection récente (IgM et/ou IgG anti-VCA, sans IgG anti-EBNA) • Les diagnostics de primo-infection à CMV et de la toxoplasmose reposent sur la sérologie (présence d'IgM), mais nécessitent souvent un second prélèvement (évolution du taux d'IgG). • La sérologie VIH peut être encore négative lors de la primoinfection à VIH, justifiant la réalisation systématique d'une *polymerase chain reaction* (PCR) VIH et de l'antigénémie p24 dans ce contexte.
219. Hyperéosinophilie 348. Suspicion d'un effet indésirable des médicaments ou d'un soin	Le DRESS constitue l'une des principales causes non infectieuses de syndrome mononucléosique.. Il faut y penser en cas d'introduction récente de médicament inducteur et de l'association à une hyperéosinophilie.

FICHE DE SYNTHÈSE

- Le syndrome mononucléosique est l'expression, le plus souvent fébrile, d'une primo-infection, avec quatre causes infectieuses principales (EBV, CMV, VIH, toxoplasmose), largement dominées par la mononucléose infectieuse (EBV).
- Son diagnostic est évoqué sur l'existence d'une hyperlymphocytose constituée de cellules activées sur la numération formule sanguine avec examen du frottis sanguin.
- C'est un syndrome bénin, de régression spontanée, ne nécessitant aucun traitement spécifique sauf dans le cas du VIH ou de situations particulières (grossesse, immunodépression sous-jacente).

Chapitre 23

Eosinophilie

OBJECTIFS : N° 218. EOSINOPHILIE

→ Connaître les principales hypothèses diagnostiques devant une hyperéosinophilie et les premiers examens complémentaires les plus pertinents.

→ Savoir identifier un syndrome d'hypersensibilité médicamenteuse sévère.

Rang	Rubrique	Intitulé
A	Définition	Connaître la définition de l'éosinophilie
B	Éléments physiopathologiques	Connaître le rôle délétère de l'excès d'éosinophiles
A	Diagnostic positif	Savoir que parmi les parasitoses ce sont essentiellement les helminthoses* qui en sont responsables
A	Diagnostic positif	Connaître et savoir identifier les causes classiques d'éosinophilie (atopie, parasitoses, iatrogènes, cancer)
B	Diagnostic positif	Savoir évoquer le diagnostic d'éosinophilie clonale
B	Diagnostic positif	Connaître les pathologies à évoquer face à une éosinophilie dans un contexte d'asthme
B	Diagnostic positif	Savoir identifier un syndrome hyperéosinophilique
B	Diagnostic positif	Connaître les principaux retentissements viscéraux d'une éosinophilie chronique
A	Identifier une urgence	Identifier les situations d'urgence en présence d'une éosinophilie
A	Identifier une urgence	Savoir identifier un syndrome d'hypersensibilité médicamenteuse sévère
B	Étiologie	Connaître les principales étiologies parasitaires des éosinophilies chez un patient n'ayant pas séjourné hors France métropolitaine
B	Étiologie	Connaître les principales étiologies parasitaires des éosinophilies chez un patient ayant séjourné en zone tropicale/hors France métropolitaine
B	Étiologie	Connaître les principales causes non parasitaires d'une éosinophilie
B	Étiologie	Connaître les autres étiologies parasitaires des éosinophilies chez un patient n'ayant pas séjourné hors France métropolitaine
B	Examens complémentaires	Connaître les examens paracliniques de première intention à demander en cas d'éosinophilie

* Les termes helminthoses ou helminthiases peuvent être indifféremment utilisés.

Les situations de départ sont indiquées en violet et en gras dans le texte. Elles sont ensuite listées à la fin du chapitre.

A

1. Définition d'une éosinophilie

- Une éosinophilie sanguine est définie par une **anomalie des leucocytes (interprétation de l'hémogramme)** correspondant à un nombre de polynucléaires éosinophiles (PNE) circulants > 500/mm³, et constatée sur plusieurs hémogrammes successifs (caractère persistant).
- Entre 500/mm³ et 1 500/mm³, on parle d'éosinophilie « modérée », et d'**hyperéosinophilie** au-delà de 1 500/mm³.
- Le pourcentage de PNE, souvent mentionné dans les formules leucocytaires, n'est d'aucune utilité dans le diagnostic ou le suivi d'une éosinophilie.

B

2. Éléments physiopathologiques : rôle délétère de l'excès d'éosinophiles

- Le rôle délétère que les PNE sont susceptibles de jouer, dans certaines situations pathologiques au cours desquelles ils sont en excès, est lié à leur capacité à libérer, au sein de différents tissus, plusieurs types de médiateurs inflammatoires : protéines cationiques du PNE mais aussi cytokines, médiateurs lipidiques et radicaux oxygénés.
- Ces médiateurs peuvent altérer ou détruire de nombreuses cibles dont les larves de parasites, des virus ou encore des cellules tumorales (rôles physiologiques).
- Cependant, ces médiateurs sont plus largement cytotoxiques, prothrombotiques, et sont aussi capables, dans certaines situations, de léser la plupart des tissus infiltrés par les PNE, causant alors des dégâts tissulaires potentiellement graves (par exemple atteintes cardiaques, ou encore thromboses vasculaires artérielles et/ou veineuses).

A

3. Causes et démarche diagnostique devant une éosinophilie

A

3.1. Causes classiques d'éosinophilie (atopie, parasitoses, iatrogènes, cancer)

- Une éosinophilie peut se rencontrer dans de très nombreuses affections **(Figure 1).** Schématiquement, on évoquera prioritairement, par argument de fréquence et/ou de gravité :
  - une parasitose ;
  - une atopie ;
  - un syndrome d'hypersensibilité médicamenteuse ;
  - un cancer (cancer solide ou hémopathie maligne).

A

3.2. Causes infectieuses

- Parmi les parasitoses, ce sont essentiellement les helminthoses qui s'accompagnent d'une éosinophilie. On rappellera que c'est surtout la phase de migration tissulaire du parasite qui est responsable d'une hyperéosinophilie marquée, par opposition aux parasites purement intra-luminaux, comme l'oxyure, qui ne franchissent jamais les barrières muqueuses, et n'entrainent pas habituellement d'éosinophilie *(voir paragraphe 6.1).*
- Une origine virale est également envisagée systématiquement devant une éosinophilie, qui nécessite de chercher une infection par le virus de l'immunodéficience humaine (VIH).

A

3.3. Démarche diagnostique devant une éosinophilie

- Une éosinophilie peut être découverte soit fortuitement : hémogramme réalisé lors d'un bilan de santé **(interprétation de l'hémogramme)**, en médecine du travail, ou à la suite de manifestations cliniques diverses (signes cutanés, ORL, respiratoires, digestifs, neurologiques...).
- **Devant toute éosinophilie, on cherchera :**
  - l'ancienneté de l'éosinophilie (certaines éosinophilies très anciennes permettent d'exclure une cause néoplasique) ;
  - les antécédents personnels et familiaux (atopie, cancers) ;
  - le mode et l'hygiène de vie (exposition éventuelle à des toxiques ou des allergènes en milieu professionnel, habitudes alimentaires, contacts avec des animaux...) ;
  - le contexte ethno-géographique et la notion de voyages et de séjours en zones tropicales d'endémie parasitaire (même anciens) ;
  - la notion de prises médicamenteuses (y compris en automédication) et leurs antériorités par rapport à l'apparition de l'éosinophilie ;
  - les signes fonctionnels associés, même fugaces ;
  - à l'examen physique : état général, signes cutanés, ORL, respiratoires, cardio-vasculaires, digestifs, hépato-biliaires et neurologiques.

B

3.4. Pathologies à évoquer face à une éosinophilie dans un contexte d'asthme

- Devant une éosinophilie dans un contexte d'asthme, **il faut évoquer certaines pathologies :**
  - **un syndrome (ou triade) de Fernand Widal :** polypose naso-sinusienne avec asthme en relation avec la prise d'aspirine ou d'anti-inflammatoires non stéroïdiens (AINS) ;
  - **la granulomatose éosinophilique avec polyangéite** (GEPA, anciennement angéite de Churg-Strauss), dont les manifestations initiales sont principalement un asthme, généralement sévère et survenant à un âge tardif, l'hyperéosinophilie, la présence d'infiltrats pulmonaires à la tomodensitométrie (TDM) et une atteinte naso-sinusienne, avant que ne surviennent les manifestations systémiques de vascularite ;
  - **l'aspergillose broncho-pulmonaire allergique** (ABPA), qui survient dans un contexte d'asthme ancien avec la notion de toux et d'expectoration de « moules bronchiques » (émission de bouchons mycéliens). Il s'agit d'une hypersensibilité de type I (IgE médiée) à une colonisation par *Aspergillus fumigatus*. Il existe donc souvent une élévation très marquée des IgE sériques totales, une hyperéosinophilie massive et des images radiologiques pulmonaires variées. La présence d'IgE spécifiques anti-Aspergillus constitue un critère majeur du diagnostic.
  - **le syndrome de Löffler** se présente également par un tableau respiratoire, avec signes cliniques généralement modestes et fugaces (**toux**, **dyspnée**, fébricule), et peut être d'origine parasitaire (migration de larves à travers le parenchyme pulmonaire à l'origine d'infiltrats radiologiques labiles, souvent périphériques, parfois multiples et bilatéraux).

B

4. Principaux retentissements viscéraux d'une éosinophilie chronique

- La possibilité de lésions viscérales liées aux PNE, quels que soient les mécanismes sous-jacents et la maladie causale, est une notion importante.
- La fibrose endomyocardique (complication cardiaque grave des hyperéosinophilies chroniques) peut ainsi compliquer l'hyperéosinophilie des helminthoses, des hémopathies lymphoïdes ou myéloïdes, comme des hyperéosinophilies médicamenteuses.

- Parmi les autres retentissements viscéraux d'une éosinophilie chronique, on citera les atteintes pulmonaires, digestives, cutanées ou encore neurologiques, centrales ou périphériques.
- Il faut souligner ici l'absence de corrélation entre l'importance de l'éosinophilie circulante et la présence de manifestations viscérales : des hyperéosinophilies > 100 000/mm^3 peuvent être asymptomatiques, tandis que des éosinophilies < 5 000/mm^3 peuvent menacer le pronostic vital en étant à l'origine d'une atteinte cardiaque.
- En pratique, toute éosinophilie persistante, quel que soit le chiffre, doit donc faire l'objet d'une prise en charge dont l'objectif sera double : déterminer la cause, et identifier un éventuel retentissement viscéral.

A 5. Identifier les situations d'urgence en présence d'une éosinophilie

A 5.1. Identifier les situations d'urgence devant une éosinophilie

- Devant toute éosinophilie, il faudra identifier une éventuelle situation d'urgence, en rapport avec le retentissement viscéral de l'hyperéosinophilie elle-même (en cas d'hyperéosinophilie persistante) ou en rapport avec la cause de celle-ci, qui peut être grave et nécessiter une prise en charge urgente en hospitalisation.
- Parmi les lésions viscérales graves pouvant être la conséquence d'une hyperéosinophilie, on cherchera ainsi une défaillance respiratoire **(détresse respiratoire aiguë)**, neurologique (parfois d'origine thrombotique artérielle) ou cardiaque, cette dernière pouvant engager le pronostic vital (fibrose endomyocardique).
- Parmi les causes d'éosinophilie pouvant s'associer à des situations d'urgence, on citera certaines parasitoses (syndrome d'invasion larvaire et syndrome d'hyperinfestation à *Strongyloïdes* ou anguillulose maligne, par auto-réinfestation digestive chez un patient immunodéprimé, en particulier sous corticoïdes), l'atteinte myocardique au cours de la GEPA, ou encore le syndrome d'hypersensibilité médicamenteuse sévère (ou DRESS, pour « *Drug Reaction with Eosinophilia and Systemic Symptoms* »).

A 5.2. Identifier un syndrome d'hypersensibilité médicamenteuse sévère

- En effet, alors que les éosinophilies médicamenteuses **(suspicion d'un effet indésirable des médicaments)** sont le plus souvent asymptomatiques ou associées à une simple éruption cutanée, elles peuvent parfois s'accompagner de manifestations cliniques sévères, comme dans le syndrome d'hypersensibilité médicamenteuse sévère, ou DRESS, défini par l'association d'une éruption cutanée **(érythème)**, d'une hyperéosinophilie > 1 500/mm^3, de signes généraux (fièvre **(hyperthermie/fièvre)**, adénopathies **(adénopathies unique ou multiples)**) et d'une atteinte viscérale. Le pronostic vital peut être engagé par une hépatite fulminante ou une insuffisance rénale aiguë liée à une néphropathie interstitielle immuno-allergique.
- Le délai d'apparition après introduction du médicament en cause est classiquement de 2 à 8 semaines. Dans de rares cas, les manifestions cliniques et hématologiques peuvent durer plusieurs mois après l'arrêt du médicament incriminé.
- Toute éosinophilie médicamenteuse nécessite donc la surveillance de la créatininémie et du bilan hépatique (transaminases et taux de prothrombine) jusqu'à disparition de l'éosinophilie, même si la présentation clinique est parfois faussement rassurante (simple éruption cutanée).

B
6. Principales causes d'éosinophilie

- Les principales causes d'éosinophilie sont illustrées dans la **Figure 1**.

6.1. Causes parasitaires

- Outre le niveau et l'évolution de l'éosinophilie, les principaux éléments d'orientation sont fournis par l'anamnèse et surtout la notion ou non de séjour à l'étranger.

B
6.1.1. Principales causes parasitaires des éosinophilies chez un patient n'ayant pas séjourné hors France métropolitaine

- **En cas d'hyperéosinophilie > 1 500/mm^3 (phase invasive), on cherchera :**
  - une toxocarose (*Toxocara canis* ou cati, ingestion d'aliments souillés par des déjections de chien ou de chat, bacs à sable), qui peut être totalement asymptomatique, ou se manifester par un **prurit**, des signes digestifs, respiratoires, ou un syndrome de *larva migrans* viscérale (tous les organes peuvent être touchés, impasse parasitaire). Les localisations oculaires peuvent être sévères ;
  - une distomatose hépatique *(Fasciola hepatica*, ingestion de cresson), se manifestant habituellement par un tableau d'angiocholite avec ictère et **fièvre (hyperthermie/fièvre)** ;
  - une trichinose ou trichinellose (*Trichinella spiralis*, ingestion de viande de porc, sanglier ou cheval insuffisamment cuite), à l'origine d'une **fièvre (hyperthermie/fièvre)**, d'œdèmes et de myalgies.
- Le diagnostic de ces 3 helminthoses repose sur la réalisation de sérologies (voire d'une biopsie musculaire pour la trichinellose).
- **Lorsque l'éosinophilie est plus modérée (< 1 500/mm^3, parasitoses sans cycle tissulaire), on cherchera :**
  - une oxyurose (*Enterobius vermicularis*), se manifestant par un **prurit** anal, en particulier chez l'enfant. Le diagnostic repose sur la réalisation d'un *scotch-test* ;
  - un taeniasis (*Taenia saginata*, ingestion de viande de bœuf crue ou mal cuite), se manifestant par des signes digestifs (dyspepsie) ;
  - une anisakiase ou anisakidose (*Anisakis*, ingestion de poissons crus), se manifestant également par des signes digestifs ;
  - une hydatidose (*Echinococcus granulosus*, ingestion d'aliments ou d'eau souillés par des déjections canines), à l'origine de kystes hydatiques hépatiques ou d'autres organes. La rupture/fissuration d'un kyste hydatique peut aussi s'accompagner d'une hyperéosinophilie > 1 500/mm^3 ;
  - une échinococcose alvéolaire (*Echinococcus multilocularis*, dans l'Est de la France).
- Le diagnostic de ces helminthoses repose sur la réalisation d'examens parasitologiques des selles (taeniasis) ou de sérologies (anisakiase, hydatidose et echinococcoses).

B
6.1.2. Principales causes parasitaires des éosinophilies chez un patient ayant séjourné en zone tropicale/hors France métropolitaine

- **Les parasitoses principales suivantes doivent être évoquées :**
  - les bilharzioses ou schistosomoses, à l'origine d'une **diarrhée** et d'une hépato-**splénomégalie** dans le cas d'une bilharziose digestive (*Schistosoma mansoni*), et d'hématurie et d'atteinte de l'arbre urinaire dans le cas d'une bilharziose urinaire (*Schistosoma haematobium*) (à noter quelques cas de bilharziose uro-génitale rapportés en Corse du Sud) ;
  - la strongyloïdose (ou anguillulose) (*Strongyloides stercolaris*), responsable d'un syndrome de *larva currens* cutanée, d'une hyperéosinophilie oscillante, cyclique, et de troubles digestifs. Une forme d'anguillulose disséminée (ou anguillulose maligne) peut survenir sous corticoïdes, et nécessite un traitement antiparasitaire systématique chez des patients ayant séjourné en zone tropicale, avant introduction d'une corticothérapie ;
  - les filarioses, responsables d'œdèmes, de nodules sous-cutanés et de cécité ;

– les distomatoses, associant un tableau d'angiocholite (**fièvre** **(hyperthermie/fièvre)**, ictère) et d'hyperéosinophilie très évocatrice ;

– une ascaridiose (devenue exceptionnelle en région tempérée) (*Ascaris lumbricoides*), à l'origine d'un syndrome de Löffler et de signes digestifs.

- Le diagnostic des helminthoses repose sur la réalisation d'examens parasitologiques des selles (bilharziose digestive, anguillulose, distomatose, ascaridiose), des urines (bilharziose urinaire) et de sérologies (bilharzioses, anguillulose et filarioses, pour lesquelles la recherche de microfilaires peut également être réalisée dans le sang/le derme).
- Parmi les mauvaises pratiques à éviter, il faut proscrire la réalisation de sérologies parasitaires tropicales multiples (bilharzioses et filarioses notamment), coûteuses, et surtout inutiles chez des patients n'ayant jamais quitté la métropole.
- Une enquête parasitologique négative ne permet pas toujours d'éliminer une cause parasitaire (sérologie trop précoce pour documenter une séroconversion, positivité tardive après infestation de l'examen parasitologique des selles, en rapport avec le délai nécessaire à la maturation parasitaire…). C'est pourquoi un traitement antihelminthique d'épreuve, réalisé sous surveillance (suivi de l'éosinophilie), peut être proposé.

B 6.2. Principales causes non parasitaires d'une éosinophilie

6.2.1. Atopie

- L'éosinophilie satellite des états atopiques est souvent modérée (< 1 000/mm³) et associée à une élévation du taux sérique des IgE totales.
- Ce sont surtout les données de l'anamnèse (antécédents d'atopie) et le contexte clinique (asthme, rhinite spasmodique, dermatite atopique, urticaire) qui orientent vers une allergie.
- Le bilan allergologique confirme le diagnostic et oriente la conduite à tenir. L'interrogatoire guide les choix pour la réalisation des tests cutanés vis-à-vis des différents allergènes (pollens, acariens, moisissures, phanères d'animaux…). Les tests cutanés (pricktests) demeurent l'examen clé pour démontrer une sensibilisation IgE médiée à un ou plusieurs allergènes. Le dosage des IgE totales n'est d'aucune utilité pour orienter vers une cause allergique, car les IgE totales peuvent être élevées dans la plupart des causes d'éosinophilie et au contraire être normales en cas d'allergie.

En pratique, il ne faut pas se contenter d'un diagnostic d'atopie devant une hyperéosinophilie > 1 500/mm³, au risque de retarder le diagnostic de pathologies potentiellement graves.

B 6.2.2. Causes médicamenteuses

- Une cause médicamenteuse **(suspicion d'un effet indésirable des médicaments)** doit être évoquée devant toute éosinophilie sanguine. L'ancienneté de l'éosinophilie et le lien temporel entre son apparition et l'introduction d'un médicament sont des éléments essentiels du diagnostic.
- Potentiellement tous les médicaments peuvent être incriminés. Par argument de fréquence, on citera : bétalactamines, sulfamides, AINS, héparines, produits de contraste iodés, antiépileptiques, allopurinol, antirétroviraux et neuroleptiques.
- Les éosinophilies médicamenteuses, parfois massives, peuvent être de découverte fortuite et être asymptomatiques. Dans d'autres situations, elles s'accompagnent d'un simple rash cutané **(érythème)** sans gravité, mais parfois de manifestations cliniques sévères, comme dans le syndrome d'hypersensibilité médicamenteuse sévère, ou DRESS (« *Drug Reaction with Eosinophilia and Systemic Symptoms* ») *(voir paragraphe 5)*.
- Le médicament en cause est parfois rapidement identifié (prise récente de β-lactamines ou d'anti-épileptiques comme la carbamazepine). Dans d'autres cas, l'imputabilité d'un médicament dans l'apparition de l'éosinophilie est difficile à établir et la preuve n'est parfois apportée que par la disparition progressive et parfois lente de l'éosinophilie après éviction du médicament incriminé.

B

6.2.3. *Hémopathies et cancers*

- Toute éosinophilie doit faire éliminer un cancer solide ou une hémopathie.
- Le diagnostic de néoplasie est rapidement évoqué si l'éosinophilie s'associe à une profonde altération de l'état général (asthénie, amaigrissement), à un **syndrome inflammatoire** **(syndrome inflammatoire aigu ou chronique)** et à des signes d'appel clinico-biologiques focalisés (douleurs, anomalies fonctionnelles, masse palpable, adénopathies **(adénopathies unique ou multiples)**...).
- On peut insister sur la maladie de Hodgkin, qui peut se présenter chez le sujet jeune par une éosinophilie, parfois associée à un **prurit**. La recherche **d'adénopathies** **(adénopathies unique ou multiples)** périphériques, éventuellement complétée par une TDM thoraco-abdomino-pelvienne, doit être systématique.
- Il faut également évoquer les lymphomes T cutanés (le syndrome de Sézary est une forme agressive de lymphome T cutané caractérisé par la triade érythrodermie, lymphadénopathie et présence de lymphocytes atypiques circulants appelées cellules de Sézary), ou systémiques, mais aussi les éosinophilies satellites de cancers solides (digestifs et pulmonaires notamment, mais aussi rénaux, thyroïdiens...).
- En pratique, en plus de l'examen clinique, la recherche d'une hypercalcémie, une radiographie de thorax et une échographie abdomino-pelvienne, éventuellement complétés par une TDM thoraco-abdomino-pelvienne peuvent permettre de dépister une tumeur solide. Des explorations médullaires (myélogramme, biopsie ostéo-médullaire), une biopsie ganglionnaire ou ciblée sur les anomalies cliniques ou radiologiques peuvent contribuer à identifier une hémopathie maligne sous-jacente.

B

6.2.4. *Maladies systémiques*

- Une éosinophilie s'intègre parfois dans le cadre d'une maladie systémique. Différentes manifestations clinico-biologiques apparaissent alors souvent au premier plan (**syndrome inflammatoire aigu ou chronique/élévation de la protéine C-réactive,** signes d'atteinte viscérale).
- Parmi ces situations, on évoquera certaines vascularites, et en particulier la GEPA dont il est déjà fait mention au-dessus. Le tableau clinique évocateur associe de façon variable une altération de l'état général (asthénie, amaigrissement), de la fièvre **(hyperthermie/fièvre)**, l'apparition à un âge tardif d'un asthme habituellement sévère, d'une sinusite ou d'une polypose naso-sinusienne, une atteinte neurologique périphérique à type de mononeuropathie unique ou multiple, une atteinte cardiaque (myocardite et/ou péricardite), un syndrome inflammatoire, la présence non systématique d'anticorps anti-cytoplasme des polynucléaires neutrophiles (ANCA) de spécificité anti-myéloperoxydase (MPO) et d'infiltrats pulmonaires sur la TDM thoracique.
- Il est également possible d'observer une éosinophilie au cours de certaines dermatoses bulleuses (pemphigoïde bulleuse, touchant les sujets âgés, qui se manifestant parfois initialement par un **prurit** intense isolé, avant l'apparition des lésions bulleuses).
- Une éosinophilie peut enfin être observée au cours de certaines connectivites (dont la polyarthrite rhumatoïde), ainsi qu'au cours de l'insuffisance surrénale.

B

6.2.5. *Diagnostic d'éosinophilie clonale, syndrome hyperéosinophilique (SHE)*

- Un **syndrome hyperéosinophique (SHE)** est un diagnostic d'exclusion qui ne peut être évoqué qu'après avoir écarté toutes les causes d'hyperéosinophilie, après une enquête étiologique rigoureuse et répétée, demeurée négative.
- Il se caractérise par une **hyperéosinophilie** (> 1 500/mm^3) d'origine inconnue, évoluant depuis au moins 6 mois, après exclusion des causes connues d'éosinophilie.
- Certaines formes sont pauci-symptomatiques et se résument une hyperéosinophilie sanguine isolée, tandis que d'autres sont associées à des lésions viscérales variées (cardiaques, neurologiques centrales ou périphériques, pulmonaires, digestives, cutanées), dont certaines peuvent engager le pronostic vital, en particulier la cardiopathie (fibrose endomyocardique).

- Certains de ces SHE sont dits « **clonaux** » (ou myéloprolifératifs), car liés à une anomalie clonale affectant directement la lignée éosinophile au niveau de la moelle osseuse. Certaines caractéristiques cliniques (splénomégalie, en l'absence d'autre cause), biologiques (augmentation de la vitamine B12 et/ou de la tryptase sérique) et thérapeutiques (cortico-résistance) sont évocatrices de ces éosinophilies dites clonales (ou SHE myéloprolifératifs).
- **Il existe deux types de SHE :**
  - le SHE myéloïde qui correspond à un syndrome myéloprolifératif lié à une anomalie clonale affectant la lignée éosinophile. Certaines caractéristiques cliniques (**splénomégalie**, en l'absence d'autre cause), biologiques (augmentation de la vitamine B12 et/ou de la tryptase sérique) et thérapeutiques (cortico-résistance) sont évocatrices de SHE myéloïde ;
  - le SHE lymphoïde qui est lié à la présence de clones lymphocytaires T produisant des cytokines (IL-5 notamment) induisant une hyperéosinophilie. Certaines caractéristiques biologiques (élévation des IgE totales) et thérapeutiques (bonne réponse à la corticothérapie) sont évocatrices de SHE lymphoïde.

Figure 1. Démarche diagnostique devant une éosinophilie

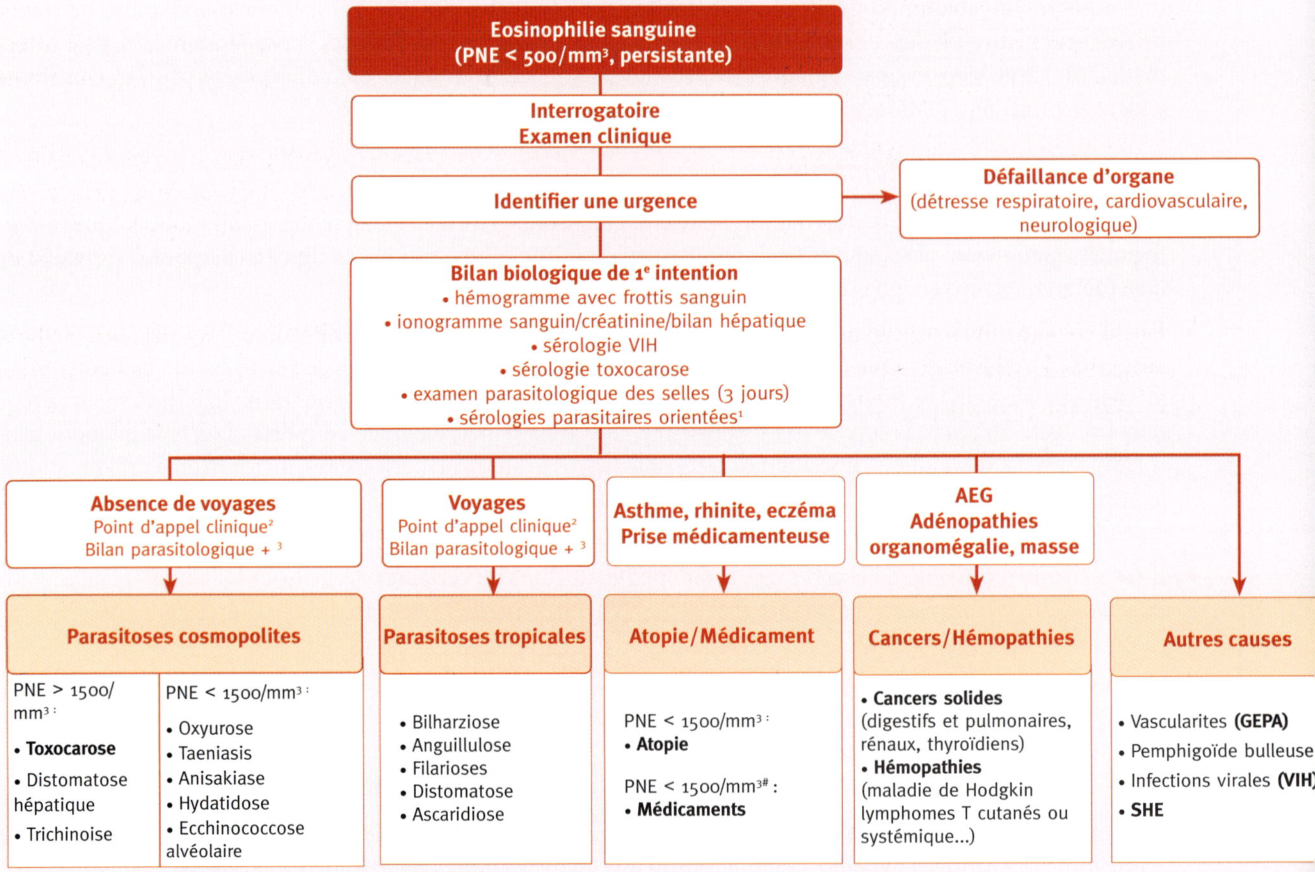

AEG : altération de l'état général ; GEPA : granulomatose avec éosinophilie et polyangéite ; PNE : polynucléaires éosinophiles ; SHE : syndrome hyperéosinophilique ; VIH : virus de l'immunodéficience humaine.

¹ Les sérologies parasitaires seront orientées par la clinique et les voyages/séjours en zone tropicales.

² Certaines parasitoses, comme la toxocarose, peuvent être parfaitement asymptomatiques.

³ Même en cas d'enquête parasitologique négative, un traitement antiparasitaire d'épreuve peut être proposé.

Toute cause d'hyperéosinophilie > 1 500/mm³ peut également être responsable d'une éosinophilie modérée entre 500 et 1 500/mm³.

B

7. Quels examens paracliniques réaliser devant une éosinophilie ?

- En cas d'éosinophilie, les examens paracliniques de première intention à demander sont illustrés dans la **Figure 1** et comportent :
  - hémogramme (**interprétation de l'hémogramme**) avec frottis sanguin (recherche de blastes, myélémie ou cellules de Sézary pouvant orienter vers une hémopathie) ;
  - ionogramme sanguin/créatininémie ;
  - bilan hépatique et tests de coagulation ;
  - créatine kinase (CK) ;
  - sérologie VIH ;
  - **examens parasitologiques des selles** (**prescription et interprétation d'un examen microbiologique des selles**) (3 espacés de quelques jours) ; examen parasitologique des urines si séjour en Afrique sub-Saharienne ;
  - sérologies parasitaires orientées par la clinique et les voyages ;
  - en cas de voyage en zone tropicale : recherche de microfilaire, dosage des IgE totales, sérologies au moins filariose, bilharziose, strongyloïdose, et **examen parasitologique des selles (prescription et interprétation d'un examen microbiologique des selles) ;**
  - sérologie toxocarose et distomatose, même en l'absence de signes cliniques et de voyages en zone tropicale.
- D'autres explorations ne seront envisagées qu'en cas de point d'appel clinique (ANCA en cas de signe de vascularite/de GEPA ; radiographie de thorax, échographie abdominale ou TDM thoraco-abdomino-pelvienne en cas d'atteinte pulmonaire, d'adénopathies, ou d'autres signes évocateurs de cancer ou d'hémopathie), et après un éventuel traitement anti-parasitaire d'épreuve.
- Un électrocardiogramme et une échocardiographie feront également partie du bilan du retentissement d'une éosinophilie persistante.
- Une éosinophilie persistante, malgré des explorations de première intention négatives, doit être prise en charge en milieu spécialisé pour chercher des causes rares et réaliser un bilan du retentissement viscéral.

Principales situations de départ en lien avec l'item 218 : « Eosinophilie »

Situation de départ	Descriptif Descriptif
En lien avec la définition	
216. Anomalie des leucocytes 219. Hyperéosinophilie 223. Interprétation de l'hémogramme	Une éosinophilie est définie par un nombre de **polynucléaires éosinophiles (PNE) circulants > 500/mm³.** Elle doit être constatée **sur plusieurs hémogrammes successifs** pour confirmer son caractère persistant. **Entre 500/mm³ et 1500/mm³**, on parle d'éosinophilie « **modérée** », et d'**hyperéosinophilie au-delà de 1500/mm³**.
En lien avec la prise en charge d'une urgence	
160. Détresse respiratoire aiguë	Devant toute éosinophilie, il faudra rechercher des **signes de gravité** pouvant nécessiter une prise en charge hospitalière en urgence. Parmi ces signes de gravité, la survenue d'une détresse respiratoire aiguë est possible en cas d'**atteinte pulmonaire ou cardiaque** spécifique (myocardite, fibrose endomyocardique).
85. Erythème 348. Suspicion d'un effet indésirable des médicaments ou d'un soin	Parmi les autres urgences, le **syndrome d'hypersensibilité médicamenteux (DRESS,** pour « *Drug Reaction with Eosinophilia and Systemic Symptoms* ») est défini par l'association d'une **éruption cutanée**, d'une **hyperéosinophilie** > 1 500/mm³, de **signes généraux** (fièvre, adénopathies) et d'une atteinte viscérale, dont hépatique et/ou rénale, pouvant mettre en jeu le pronostic vital.
En lien avec la démarche étiologique	
2. Diarrhée 4. Douleur abdominale	De nombreuses causes d'éosinophilie peuvent s'accompagner de **signes digestifs**, dont une diarrhée et des douleurs abdominales, qui doivent être **systématiquement cherchées à l'interrogatoire.** Parmi ces causes, on citera : en premier lieu certaines **parasitoses** (cosmopolites : toxocarose, taeniasis, anisakiase ; ou tropicales : bilharziose digestive, anguillulose, ascaridiose), mais aussi un éventuel cancer digestif (colique en particulier) ou une **vascularite** (avec atteinte digestive). A noter qu'en cas d'éosinophilie persistante (syndromes hyperéosinophiliques (SHE) par exemple), une **atteinte digestive spécifique liée à l'hyperéosinophilie** elle-même est également possible.
16. Adénopathies unique ou multiples 58. Splénomégalie	Devant l'association **d'adénopathies** et d'une **hyperéosinophilie**, il faut savoir évoquer un **cancer solide** (adénopathies loco-régionales) ou une hémopathie maligne (maladie de Hodgkin, lymphome T), *a fortiori* dans un contexte de signes généraux/d'altération de l'état général. L'existence d'une **splénomégalie** peut également orienter vers une **hémopathie** dans ce contexte, mais peut également être présente au cours de certaines parasitoses (**bilharziose digestive** par exemple) ainsi qu'au cours des **éosinophilies** dites **« clonales » (SHE myéloprolifératifs).**

44. Hyperthermie/fièvre	La notion d'une fièvre, même fugace, sera **systématiquement recherchée à l'interrogatoire** et à l'**examen physique** d'un patient avec éosinophilie, et peut survenir dans un contexte de **parasitose** (en **phase d'invasion** tissulaire en particulier, comme au cours du syndrome de Löffler), d'hypersensibilité médicamenteuse sévère **(DRESS)**, de **cancer** ou d'**hémopathie**, ou encore de **vascularite** (dont granulomatose avec éosinophilie et polyangéite (GEPA)).
77. Myalgies	Certaines **parasitoses** peuvent s'accompagner de **myalgies**, associées à des œdèmes segmentaires dans un contexte fébrile bruyant au cours de la **trichinose**.
88. Prurit	L'existence d'un prurit sera **systématiquement recherchée à l'interrogatoire** d'un patient avec éosinophilie, et peut être retrouvée : au cours de certaines **parasitoses** (**toxocarose**, prurit anal dans le cas de **l'oxyurose**, autres dermatites parasitaires), de réactions d'**hypersensibilité** (dermatite atopique, urticaire, réaction médicamenteuse), mais aussi au cours de certaines hémopathies (**maladie de Hodgkin** chez le sujet jeune) ou de la **pemphigoïde** bulleuse (y compris à un stade pré-bulleux) chez le sujet âgé.
162. Dyspnée 167. Toux	De nombreuses causes d'éosinophilie peuvent s'accompagner **de signes respiratoires**, dont une dyspnée et une toux, qui doivent être **systématiquement recherchées à l'interrogatoire.** Parmi ces causes, on citera : certaines parasitoses lors de la migration larvaire à travers le parenchyme pulmonaire (**syndrome de Löffler**, avec toux, dyspnée et fébricule fugaces), ainsi que des pathologies associées à un authentique tableau d'**asthme (syndrome de Widal, GEPA, aspergillose broncho-pulmonaire allergique).** A noter qu'indépendamment de la cause, une hyperéosinophilie persistante et chronique peut s'accompagner d'un retentissement viscéral pulmonaire et de signes fonctionnels respiratoires.
186. Syndrome inflammatoire aigu ou chronique 203. Elévation de la protéine C-réactive (CRP)	Devant une **éosinophilie associée à un syndrome inflammatoire**, et en dehors d'un contexte évocateur d'une parasitose en phase d'invasion (trichinose, filariose ou bilharziose par exemple), il faut savoir évoquer un cancer solide ou une **hémopathie** (examen clinique minutieux, tomodensitométrie thoraco-abdominopelvienne), ou une **vascularite** (en particulier **GEPA**, dans un contexte d'asthme, de manifestations ORL, et de manifestations évocatrices de vascularite, neurologiques périphériques ou myocardiques par exemple).
191. Prescription et interprétation d'un examen microbiologique des selles	La prescription des examens utiles à l'exploration d'une éosinophilie doit être **justifiée** (caractère **persistant** de l'éosinophilie), **graduée** (en fonction du caractère modéré ou majeur de l'éosinophilie) et **orientée** (en fonction des antécédents, de la clinique, des voyages/séjours en zone tropicale, et des résultats des examens de 1ère intention). Les **examens parasitologiques des selles** seront prescrits **sur 3 jours**, espacés de quelques jours. **Leur négativité n'exclut pas une cause parasitaire** (helminthoses non intestinales, ou délai nécessaire à la maturation parasitaire pour les helminthoses intestinales).

FICHE DE SYNTHÈSE

- Toute hyperéosinophilie doit faire l'objet d'une enquête étiologique minutieuse.
- Une atopie simple doit être évoquée devant une éosinophilie modérée associée à un asthme ou un eczéma ; elle n'explique pas une hyperéosinophilie > 1 500/mm^3 et des explorations plus poussées doivent alors être menées.
- Les causes les plus fréquentes d'hyperéosinophilie > 1 500/mm^3 en France métropolitaine sont iatrogènes et parasitaires.
- Il faut éviter les recherches de parasitoses tropicales si le patient n'a pas quitté la France métropolitaine (notamment les sérologies).
- Une hyperéosinophilie peut révéler des pathologies graves qu'il ne faut pas méconnaître : infections virales chroniques (VIH), cancers et hémopathies, vascularites systémiques.
- Une hyperéosinophilie persistante malgré des explorations de première intention négatives doit être prise en charge en milieu spécialisé pour rechercher des causes rares et réaliser un bilan du retentissement viscéral.
- Les diagnostics à ne pas manquer :
  - maladie de Hodgkin chez le sujet jeune avec éosinophilie, prurit et/ou adénopathie ;
  - granulomatose éosinophilique avec polyangéite devant un asthme tardif et rebelle, avec éosinophilie et signes systémiques ;
  - cancer devant une éosinophilie avec altération majeure de l'état général.
- Une éosinophilie apparue en cours d'hospitalisation est iatrogène jusqu'à preuve du contraire : produits de contraste, héparine de bas poids moléculaire, anti-vitamine K, antibiotiques...
- Le dosage systématique des IgE totales a peu d'intérêt en 1e ligne.
- Le traitement antiparasitaire d'épreuve est souvent proposé, même en l'absence de parasitose identifiable.
- Les polynucléaires éosinophiles (PNE) peuvent être directement responsables de thrombose artérielle ou veineuse.
- Les organes les plus fréquemment infiltrés par les PNE, quel que soit la maladie causale, sont le cœur, la peau, les poumons, le tube digestif et le système nerveux

Chapitre 24

Pathologies du fer

OBJECTIFS : N° 219. PATHOLOGIE DU FER CHEZ L'ADULTE ET L'ENFANT*

- ➔ Diagnostiquer une carence ou une surcharge en fer.
- ➔ Connaître les principes du traitement de la carence martiale chez l'adulte et l'enfant*.
- ➔ Connaître les principes du traitement d'une surcharge en fer.

*** Dans ce chapitre seule la partie adulte sera traitée.**

Rang	Rubrique	Intitulé
A	Définition	Définition de la carence martiale
A	Définition	Définition d'une surcharge en fer
B	Éléments physiopathologiques	Principes généraux du métabolisme du fer
B	Éléments physiopathologiques	Connaître les 2 principaux sites anatomiques en cause dans une carence d'absorption du fer (estomac, grêle proximal)
A	Diagnostic positif	Connaître les signes cliniques de la carence martiale
B	Diagnostic positif	Connaître les signes cliniques d'une surcharge en fer
A	Diagnostic positif	Connaître les situations devant faire évoquer une carence martiale chez l'enfant*
B	Contenu multimédia	Photographies d'anomalies des ongles liées à la carence en fer
B	Contenu multimédia	Photographies d'un exemple typique de mélanodermie
A	Diagnostic positif	Connaître les paramètres biologiques permettant d'affirmer une carence martiale
A	Diagnostic positif	Connaître les paramètres biologiques permettant d'affirmer une surcharge en fer
B	Diagnostic positif	Connaître les diagnostics différentiels d'une anémie par carence martiale
A	Étiologie	Connaître les causes principales d'une carence martiale chez l'adulte et chez l'enfant*
B	Étiologie	Connaître les causes principales d'une surcharge en fer chez l'adulte et chez l'enfant*
A	Examens complémentaires	Connaître le bilan de première intention d'une carence martiale
B	Examens complémentaires	Connaître le bilan de première intention d'une surcharge en fer et les indications de la biopsie hépatique et d'IRM hépatique
A	Examens complémentaires	Connaître les examens à réaliser en première intention devant une carence martiale chez l'enfant*
A	Prise en charge	Connaître les principes du traitement de la carence martiale chez l'adulte et l'enfant*
B	Prise en charge	Connaître les principes du traitement de la surcharge en fer

Les situations de départ sont indiquées en violet et en gras dans le texte. Elles sont ensuite listées à la fin du chapitre.

B 1. Principes généraux du métabolisme du fer et principaux sites d'absorption

- **Le fer a un triple rôle :**
  - de transport de l'oxygène par l'hémoglobine ;
  - de participation à la réaction d'oxydo-réduction de la chaîne respiratoire mitochondriale ;
  - de protection contre le stress oxydatif.
- **Trois protéines** jouent un rôle central dans le transport et le stockage du fer dans l'organisme :
  - la **transferrine (ou sidérophiline)** transporte le fer dans le plasma et les liquides extracellulaires. Elle est synthétisée par le foie et inversement proportionnelle à la quantité de fer sérique. Lorsque les réserves en fer sont basses la synthèse de la transferrine augmente et sa saturation en fer diminue. C'est l'inverse lorsque les réserves en fer sont élevées.
  - le **récepteur de la transferrine** est présent sur la membrane des cellules dont le métabolisme nécessite du fer. Il fixe la transferrine circulante et l'internalise dans la cellule.
  - la **ferritine** est la protéine de stockage du fer dans les tissus sous une forme disponible pour la cellule. La concentration sérique de ferritine est donc le meilleur indicateur des réserves de fer de l'organisme.
- L'absorption intestinale **(duodénale)** du fer joue un rôle clef dans la régulation du métabolisme du fer. Il existe deux mécanismes de pénétration du fer au niveau du pôle apical de la cellule duodénale. Le fer contenu dans une molécule d'hème (fer héminique), issu des viandes et des poissons, est incorporé par un mécanisme non complètement élucidé avec une biodisponibilité de 25 %. Le fer non héminique (issu des végétaux, du lait, des œufs et la partie non héminique de la viande) est absorbé par la cellule duodénale par l'intermédiaire d'une protéine non spécifique appelée *Divalent Metal Transporter 1* (DMT1) avec une biodisponibilité de 1 à 5 %.
- Les apports de fer non héminique sont quantitativement plus importants et représentent la majorité du fer absorbé (environ 60 %). Une fois dans la cellule duodénale, le fer traverse le cytoplasme pour être exporté dans la circulation par une protéine spécifique, la **ferroportine**, régulée par **l'hepcidine**. L'hepcidine est un peptide hormonal synthétisé par le foie et les cellules inflammatoires comme les macrophages et les polynucléaires neutrophiles, qui internalise et dégrade la ferroportine **(Figure 1)**. La ferroportine permet la sortie du fer de la cellule duodénale et du macrophage. L'hepcidine joue un rôle central dans l'homéostasie du fer. Son rôle essentiel est sa fixation à la ferroportine et son blocage de l'exportation du fer des cellules intestinales ou des macrophages vers la circulation. Les taux circulants d'hepcidine sont régulés par les stocks de fer de l'organisme et varient selon la demande en fer. Un taux d'hepcidine élevé (syndrome inflammatoire par exemple) bloque l'absorption du fer, un taux d'hepcidine bas (carence en fer par exemple) augmente l'absorption du fer.
- Les deux principaux sites anatomiques en cause dans une carence d'absorption du fer sont l'estomac et le grêle proximal.

Figure 1. **Rôle central de l'hepcidine dans le contrôle du métabolisme du Fer, *via* l'action sur la ferroportine**

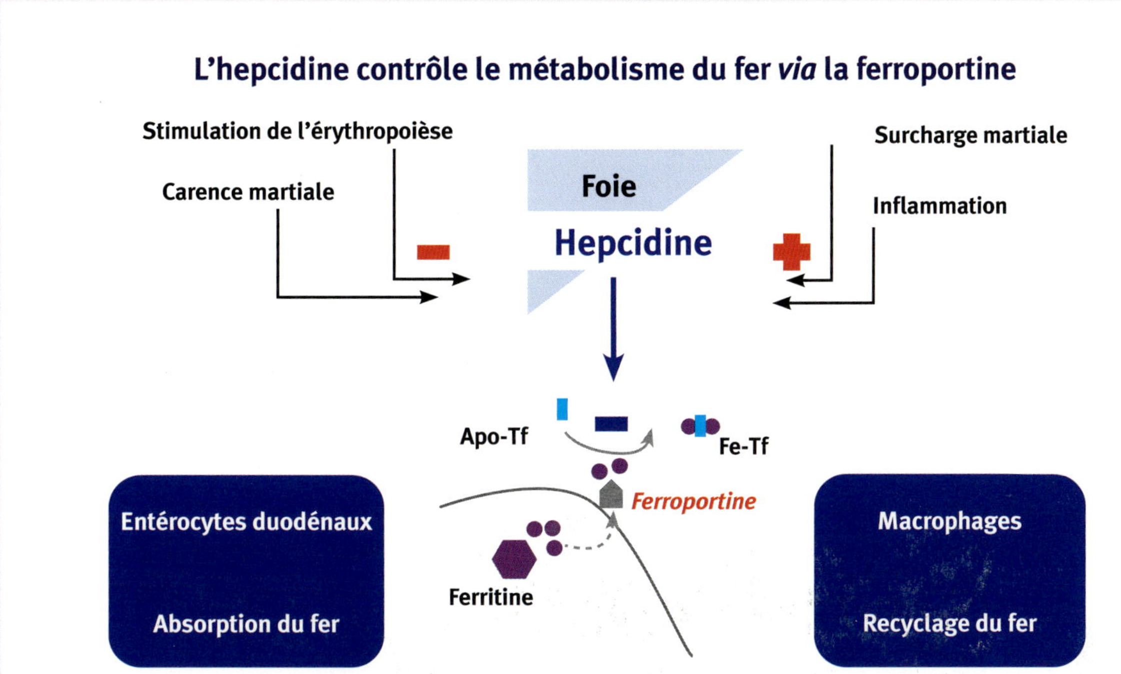

Apo-Tf: transferrine plasmatique; Fe-Tf: fer ferreux fixé par la transferrine.

A 2. Carence en fer

A 2.1. Définition de la carence en fer (carence martiale)

- La carence en fer est la principale cause d'anémie dans le monde. Il faut distinguer carence martiale absolue et fonctionnelle.
- Une carence martiale est **absolue** lorsque les **stocks en fer** tissulaire sont insuffisants. Le dosage de la **ferritine** sérique **(ferritine : baisse ou augmentation)** est le marqueur de référence. Un dosage de ferritine abaissé (< 30 µg/L) permet à lui seul d'affirmer la carence martiale absolue. Un saignement chronique est l'étiologie principale d'une carence martiale absolue. Le dosage d'hémoglobine dans le sang peut être normal au début mais ensuite s'installe une anémie **(baisse de l'hémoglobine)**.
- Une carence fonctionnelle est observée lorsque les réserves en fer sont suffisantes (taux de ferritine normal) mais que la mobilisation du fer depuis les réserves tissulaires vers le pool circulant est défaillante. L'apport de fer aux cellules de la lignée érythropoïétique est insuffisant (coefficient de saturation de la transferrine (CST) < 20 %). Les états inflammatoires chroniques sont la cause principale d'une carence martiale fonctionnelle.

A 2.2. Signes cliniques de la carence martiale

- **L'asthénie** est l'un des signes les plus classiques de la carence martiale, même s'il n'y a pas d'anémie associée (état défini par un taux de ferritine bas et un taux d'hémoglobine normal). Il existe des corrélations significatives entre certains paramètres de qualité de vie et les valeurs de la ferritine sérique. Des signes cliniques variés sont imputés à la carence martiale, tels que la diminution des performances intellectuelles ou une fatigabilité musculaire. Des études contrôlées ont prouvé l'efficacité de la supplémentation martiale en l'absence d'anémie concernant ces symptômes.

- **Ensuite, il faut distinguer :**
  - ***Les signes liés à l'anémie :*** pâleur, mauvaise tolérance à l'exercice physique, **dyspnée** d'effort, **palpitations**.
  - ***Les signes rattachés à la carence en fer en elle-même :***
    - **anomalies unguéales (anomalie des ongles)** de type **koïlonychie** avec des ongles fins et striés dont la courbure est inversée et devient concave **(Figure 2)** dans les cas de carence martiale très ancienne ;
    - ulcérations des commissures labiales **(rhagades ou perlèche)** ;
    - **glossites** ;
    - **dysphagie** (par atrophie de la muqueuse œsophagienne à l'origine d'anneaux de striction) ;
    - **alopécie** non cicatricielle (sans perte du follicule pileux). Il existe de nombreuses enzymes dans les cellules du follicule pileux dont l'activité est dépendante du fer ;
    - un lien entre la carence en fer et le syndrome des jambes sans repos est suggéré.

Figure 2. (contenu multimédia) **Photographies d'anomalies des ongles liées à la carence en fer : aspect de koïlonychie chez une femme jeune ayant une carence en fer**

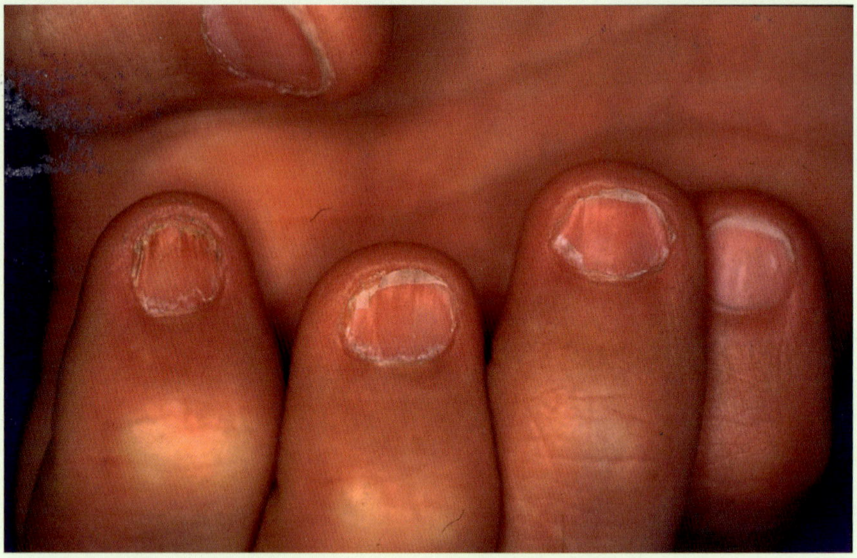

A 2.3. Signes biologiques de la carence martiale

- La carence en fer est définie par la baisse de la concentration sérique de ferritine. La carence en fer est un long processus qui évolue par phases **(Tableau 1)**. Dans un premier temps on assiste à une déplétion progressive du fer de réserve sans retentissement sur l'érythropoïèse. Une fois les stocks épuisés on est en présence d'une érythropoïèse sidéroprive marquée par un déficit de synthèse de l'hémoglobine par les érythroblastes ce qui entraîne des mitoses additionnelles et donc une microcytose. Étant donné la durée de vie longue des hématies cette microcytose n'est visible sur la numération sanguine qu'après plusieurs mois. Si cette phase se prolonge l'anémie microcytaire devient alors apparente.
- L'anémie ferriprive est classiquement **microcytaire** (volume globulaire moyen (VGM) < 80 fl), **hypochrome** (concentration corpusculaire moyenne en hémoglobine (CCMH) < 32 g/dL) et **arégénérative (interprétation de l'hémogramme, anomalies des indices érythrocytaires (taux hémoglobine, hématocrite...))**. Une thrombocytose est souvent observée en cas de carence martiale alors que le nombre de leucocytes et la formule leucocytaire sont normaux.

Tableau 1. ÉVOLUTION DES CRITÈRES BIOLOGIQUES PRINCIPAUX RENCONTRÉS LORS DES ÉTAPES D'UNE CARENCE EN FER				
Tests biologiques usuels	**Valeurs normales chez l'adulte**	**Déficit en fer sans anémie**	**Déficit en fer avec anémie**	**Déficit en fer avec anémie inflammatoire**
Fer sérique (mmol/L)	10 - 30	N/↓	↓	↓
CST (%)	> 20 < 40	15 à 20	< 15	N/↓
Transferrine (g/L)	1,74 – 3,82	↑*	↑	↓
Ferritinémie (µg/L)	20 – 200 (F) 40 – 300 (H)	< 30	< 12	N[£]
Hb (g/dL)	≥ 12 (F) ≥ 13 (H)	N	↓	↓
VGM (fl)	80 – 95	N	< 80	↓

CST : cœfficient de saturation de la transferrine ; F : femme ; fl : femtolitres ; H : homme ; Hb : Hémoglobine ; N : normal ; VGM : volume globulaire moyen.

* Une carence en fer avec une transferrine très basse peut se voir en cas de syndrome néphrotique associé, la transferrine étant éliminée dans les urines avec les autres protéines.

£ La ferritine est normale (alors qu'elle est habituellement haute en cas d'inflammation).

B

2.4. Diagnostics différentiels d'une anémie par carence martiale

- L'**anémie inflammatoire** est le diagnostic différentiel principal. Habituellement, la microcytose reste plus discrète (VGM rarement < 70 femtolitres), la transferrine sérique diminue, la ferritine augmente. Le problème est plus difficile lorsque coexistent carence en fer et syndrome inflammatoire. Dans ces situations, la ferritine est normale du fait de l'inflammation **(Tableau 1)**.
- **La bêta thalassémie mineure** (ou « trait thalassémique »), fréquente chez les personnes originaires du pourtour méditerranéen, peut donner une anémie modérée avec une microcytose parfois très marquée (entre 60 et 70 fl), parfois associée à une pseudo-polyglobulie. La ferritine est alors normale voire augmentée, la transferrinémie est normale, les réticulocytes sont élevés. Le diagnostic est confirmé par une électrophorèse de l'hémoglobine.
- Enfin, très rarement le **saturnisme** (intoxication au plomb) peut donner une anémie microcytaire.

A

2.5. Causes principales d'une carence martiale chez l'adulte

- Le bilan étiologique doit avant tout tenir compte du **contexte clinique** : femme en période d'activité génitale **(méno-métrorragies (saignement génital anormal (hors grossesse connue), troubles du cycle menstruel))**, homme âgé avec troubles digestifs (hémorragie digestive) **(méléna/rectorragie)**…
- L'interrogatoire doit être très précis car les carences martiales peuvent résulter de causes méconnues et être multifactorielles **(Tableau 2)**.
- Le plus souvent, elles sont dues à des pertes de **sang de petits volumes, répétées** et généralement occultes, qui peuvent ne pas être objectivées par les patients.
- Il faut également rechercher par l'interrogatoire les facteurs favorisants la carence martiale : dons de sang répétés, troubles de l'hémostase (maladie de Willebrand), consommation de thé en excès, régime végétarien, prise de substances altérant l'absorption du fer, notamment la *pica*.

- La *pica* est véritable trouble du comportement alimentaire caractérisé par l'ingestion durable de substances telles que terre (géophagie), cheveux (trichophagie), sable, papier, glaçons (pagophagie)... (*pica*, en latin, signifie « pie », ici en référence à la voracité de cet oiseau).
- Chez la femme, le saignement est le plus souvent gynécologique, alors que chez l'homme, un saignement digestif est le plus fréquent.

Tableau 2. CAUSES PRINCIPALES DES CARENCES MARTIALES	
Causes physiologiques	Situations physiologiques d'augmentation de demande en fer : adolescence, 2e et 3e trimestres de grossesse.
Insuffisance d'apport	Régime végétarien, véganisme, **malnutrition** **(dénutrition/malnutrition)**.
Perte chronique sanguine (le plus fréquent)	***Par le tube digestif*** : toute tumeur bénigne ou maligne, ulcère gastroduodénal, hémorroïdes, maladie inflammatoire chronique de l'intestin (Maladie de Crohn et rectocolite hémorragique), gastrite médicamenteuse (anti-inflammatoires non stéroïdiens (AINS), acide acétylsalicylique, corticoïdes), diverticule de Meckel, ampullome vatérien, ankylostomiase. ***Par le système génital*** : métrorragies **(saignement génital anormal (hors grossesse connue), troubles du cycle menstruel)**, fibrome utérin, cancer vaginal/utérin, dispositif intra-utérin. ***Donneur de sang régulier.*** ***Syndrome de Lasthénie de Ferjol*** (affection psychiatrique) : trouble factice ou pathomimie, fréquent chez des individus proches du corps médical, et consistant à provoquer une anémie par scarifications, dons de sang répétés ou injection intraveineuse d'eau du robinet etc.).
Diminution de l'absorption du fer	Gastrectomie, chirurgie bariatrique, by-pass duodénal Gastrite atrophique Infection à *Helicobacter pylori* Médicaments (inhibiteurs de la pompe à protons par exemple) Maladie cœliaque et autres syndromes de malabsorption du grêle

A 2.6. Examens à réaliser en première intention devant une carence martiale

- L'interrogatoire et le contexte clinique doivent guider les investigations sachant que la fréquence des causes varie selon **l'âge et le sexe.** De même, le contexte social et psychologique doit être pris en compte. Ainsi, certaines situations psychiatriques peuvent faire évoquer d'emblée une carence d'apport : anorexie mentale, ou patients ayant des régimes d'exclusion obsessionnelle (régime lacté exclusif par exemple).
- **Chez une femme non ménopausée,** la carence est largement expliquée par les règles et les grossesses. La grossesse est une situation où l'organisme augmente physiologiquement ses besoins en fer. En dehors de la grossesse, l'interrogatoire s'attachera à évaluer la périodicité et l'importance des règles (présence de caillots, nombre de changes). Un dispositif intra-utérin a tendance à augmenter les ménorragies. Des facteurs additionnels peuvent avoir dans ce contexte un impact supplémentaire : dons de sang, régime alimentaire, consommation importante de thé (diminution de l'absorption du fer). **Un examen gynécologique** approfondi doit être réalisé dans tous les cas. En cas de métrorragies, ou d'anomalie lors de l'examen gynécologique, des examens d'imagerie seront proposés.
- **Chez l'homme ou la femme ménopausée,** on évoquera plutôt un **saignement digestif** (méléna, rectorragies). On l'évoquera aussi chez la femme non ménopausée si la carence récidive ou persiste malgré sa correction, s'il existe des troubles digestifs, ou si la piste gynécologique est d'évidence peu probable après l'interrogatoire et l'examen clinique. La recherche de sang occulte dans les selles (Haemocult®) n'est pas un bon examen en cas d'anémie ferriprive, car même négative, elle n'exclut pas un saignement intermittent et ne dispense pas de réaliser les endoscopies digestives. On réalisera donc une **fibroscopie œsogastroduodénale et une coloscopie** jusqu'à la valvule iléo-caecale. Ce sont surtout les lésions malignes ulcérées qui sont à l'origine d'un saignement distillant.

- Les saignements hémorroïdaires peuvent être à l'origine d'une carence martiale mais le piège est de les incriminer trop facilement.
- Si la carence martiale reste inexpliquée, il faut interroger le patient à la recherche d'une **pica**, ou évoquer une **maladie cœliaque** (atrophie villositaire par intolérance au gluten) dont la carence martiale peut être l'unique manifestation chez l'adulte jeune. On cherchera alors la présence d'IgA anti-transglutaminase tissulaire.

A 2.7. Principes de la prise en charge thérapeutique de la carence martiale chez l'adulte

- Le traitement de la cause est essentiel.
- Le traitement de première intention de la carence martiale repose sur une **supplémentation par voie orale** sous forme de sulfate de fer, à une posologie entre 100 et 200 mg par jour. Ce traitement, pourtant pratique et économique, est souvent limité par deux phénomènes : l'absorption intestinale du fer et la tolérance gastro-intestinale. Seulement 10 % du fer ingéré est absorbé, ce qui impose des durées prolongées de traitement (trois mois minimum) pour aboutir à une correction complète de la carence. Par ailleurs, la tolérance digestive du fer oral est médiocre, induisant nausées, épigastralgies, vomissements, constipation, diarrhée ou douleurs abdominales chez 25 % des patients, ce qui conduit souvent à une interruption prématurée du traitement.
- Les « compléments alimentaires » riches en fer n'apportent que des quantités infimes par rapport aux besoins et ne sont donc pas adaptés pour corriger une carence martiale.
- **La supplémentation par voie intraveineuse** ou intramusculaire présente des avantages non négligeables en cas d'intolérance digestive ou d'inefficacité du traitement oral, en cas de malabsorption, ou en cas de carence martiale profonde.
- L'efficacité du traitement est évaluée sur la régression des signes cliniques et sur la normalisation des paramètres biologiques : d'abord l'anémie puis la microcytose, l'hypochromie et enfin la ferritinémie. Il faudra donc contrôler l'hémogramme après un mois de traitement et à la fin de la supplémentation et contrôler la ferritinémie en fin de traitement.
- **La transfusion sanguine** (prescrire et réaliser une transfusion sanguine) ne doit être envisagée qu'en cas d'anémie sévère sur un terrain cardiovasculaire ou pulmonaire avec une mauvaise tolérance.
- Un traitement préventif peut être envisagé en cas de situation à risque (grossesse).

A 3. Surcharge en fer

A 3.1. Définition d'une surcharge en fer

- Une surcharge en fer est une **augmentation du stock de fer** dans l'organisme et se caractérise par un dosage de **ferritine** (ferritine : baisse ou augmentation) supérieur à 300 µg/L pour l'homme et 200 µg/L pour la femme. On distingue les surcharges en fer d'origine génétique (**hémochromatoses**) des surcharges **acquises** en fer.

B 3.2. Signes cliniques de la surcharge en fer

- Plusieurs signes cliniques sont observés :
  - **une** asthénie : intermittente au début de la maladie ou permanente à un stade plus tardif. Elle peut être intense, conduisant le patient à interrompre son activité professionnelle ;
  - **une mélanodermie** : hyperpigmentation gris-verdâtre (**Figure 3**) qui est présente chez 90 % des patients ayant une surcharge en fer ;
  - **des déformations unguéales** (anomalies des ongles) et une diminution de la pilosité ;
  - **des manifestations articulaires** (douleurs articulaires). Il peut exister des lésions ostéo-articulaires graves chez 2/3 des patients atteints d'hémochromatose.

B

Figure 3. (contenu multimédia) **Mélanodermie, aspect glabre et hépatomégalie prédominant sur le foie gauche chez un patient avec hémochromatose.**
Photo : Pr Yves Deugnier, Clinique des maladies du foie et Centre national de Référence de l'hémochromatose, CHU de Rennes

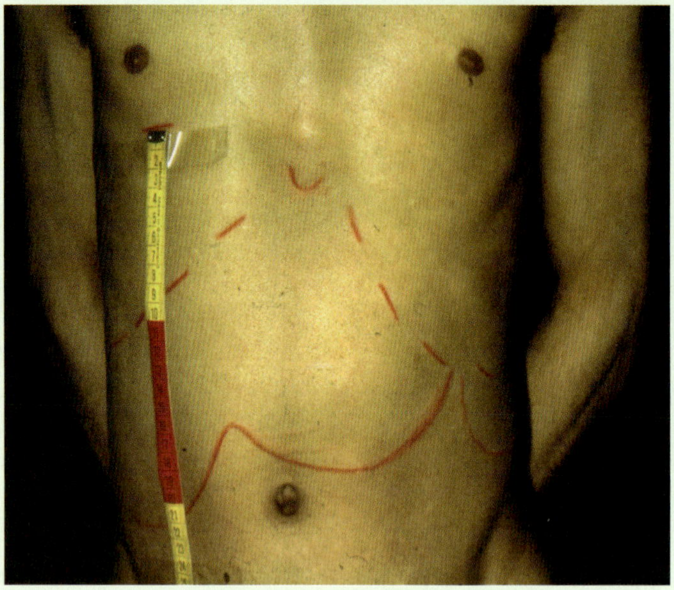

On distingue :

- les arthropathies chroniques plutôt de type mécanique (qui peuvent à terme évoluer vers une tuméfaction chronique ou une déformation) et qui atteignent surtout des 2e et 3e rayons (signe de la « poignée de main douloureuse ») ;
- la chondrocalcinose articulaire secondaire qui concerne le plus souvent les genoux.

- un **diabète** (hyperglycémie), qui survient chez 40 à 60 % des patients atteints d'hémochromatose. Il est souvent insulino-requérant ;
- **des troubles sexuels** (troubles sexuels et troubles de l'érection) : aménorrhée, ménopause précoce, baisse de la libido, troubles de l'érection, atrophie testiculaire. Ils sont secondaires aux désordres endocriniens par accumulation de fer dans l'anté-hypophyse, responsable d'hypogonadisme ;
- **une atteinte cardiaque** (myocardiopathie) qui est plus tardive et plus rare et peut être responsable d'insuffisance cardiaque et/ou de troubles du rythme.

A

3.3. Signes biologiques de la surcharge en fer

- Pour détecter une surcharge en fer, on demande 2 tests biologiques :
  - **le coefficient de saturation de la transferrine** (CST). En général, son taux est supérieur 50 % chez la femme et 60 % chez l'homme lors d'une surcharge en fer (il peut même atteindre 100 %). Un taux normal de CST < 45 % exclut généralement une surcharge en fer sous réserve qu'il n'y ait pas de syndrome inflammatoire associé.
  - la **ferritinémie** (ferritine : baisse ou augmentation). En général elle est très élevée, sauf chez la femme en période d'activité génitale ou chez les donneurs de sang réguliers. Toutefois, une hyperferritinémie, quel que soit le chiffre, **n'est pas obligatoirement** synonyme d'excès de fer car d'autres facteurs peuvent l'augmenter (lyse cellulaire telle que cytolyse hépatique, hémolyse ou rhabdomyolyse ; syndrome inflammatoire ; éthylisme chronique ; syndrome métabolique).
- D'autres manifestations biologiques sont des conséquences de la surcharge en fer des organes atteints : **cytolyse hépatique** (élévation des transaminases sans cholestase) **ou** hyperglycémie.

B 3.4. Causes principales d'une surcharge en fer chez l'adulte

- L'hémochromatose est la forme génétique de surcharge en fer. La plus fréquente est l'hémochromatose de type 1 (prévalence 1/300 en France) qui est due à une mutation du gène HFE (de l'anglais *High* et du symbole de l'élément fer Fe), qui est situé sur le chromosome 6. La mutation la plus fréquente est la C282Y. D'autres sont plus rares (H63D, S65C). Les mutations génétiques sont responsables de la disparition de l'hepcidine qui régule l'absorption du fer au niveau du tube digestif ce qui entraîne une absorption duodénale excessive du fer conduisant à une accumulation progressive de fer dans l'organisme. Non traitée cette affection évolue insidieusement et risque de provoquer des atteintes organiques sévères, dont la cirrhose hépatique.
- Il existe d'autres hémochromatoses génétiques (types II à IV) qui sont très rares.
- **Les autres causes de surcharge en fer sont acquises :**
  - **maladies hépatiques chroniques :**
    - ➢ ***la consommation chronique d'alcool*** est responsable d'une surcharge en fer dont le mécanisme est pluriel. Les boissons alcoolisées, surtout le vin, contiennent du fer ; l'alcool est responsable d'une toxicité médullaire et la destruction excessive des hématies liée à la toxicité de l'alcool entraine une libération de fer. L'alcool est hépatotoxique et interfère avec la production de la transferrine produite au niveau hépatique. Il existe donc une toxicité cumulée de l'alcool à laquelle s'ajoute l'action toxique du fer. Le diagnostic différentiel avec l'hémochromatose héréditaire est souvent difficile car la ferritinémie peut-être très élevée, mais la recherche génétique des mutations de l'hémochromatose est toujours négative.
    - ➢ ***toutes les causes de cirrhose*** peuvent être responsables de surcharge en fer. La gravité de ces pathologies est liée à l'atteinte hépatique. Il est rare que la déplétion en fer améliore la pathologie ; il faut traiter la cause de l'hépatopathie (virus de l'hépatite C par exemple).
  - **surcharges en fer d'origine hématologique :**
    - ➢ Pour les hémopathies (par exemple les syndromes myélodysplasiques, les aplasies médullaires, certaines maladies génétiques du globule rouge comme la thalassémie, etc...) la surcharge est liée à une hyper-absorption intestinale du fer et à un apport excessif par les transfusions itératives effectuées dans le cadre d'une anémie sévère.
    - ➢ Dans ces situations, l'atteinte cardiaque liée à la surcharge ferrique domine le pronostic vital, causant 2/3 des décès par insuffisance cardiaque congestive, troubles du rythme, cardiomyopathie avec altération de la fraction d'éjection et dilatation ventriculaire, ou mort subite.
  - **syndrome métabolique :**
    - ➢ C'est une des causes principales d'élévation de la ferritinémie qui peut atteindre 800 à 1500 µg/L mais habituellement le CST est normal. Il faut rechercher une obésité abdominale (périmètre abdominal > 102 cm chez l'homme ou > 88 cm chez la femme) et identifier les facteurs métaboliques souvent associés : triglycérides ≥ 1,7 mmol/l, baisse du HDL (< 1,03 mmol/l chez l'homme, < 1,29 mmol/l chez la femme), hypertension artérielle (HTA), diabète de type 2. La présence de 3 de ces 5 facteurs définit le syndrome métabolique.

B 3.5. Examens à réaliser en première intention devant une surcharge en fer

- **En cas d'élévation de la ferritine, la démarche étiologique s'appuie sur la valeur du CST :**
  - **Si le CST > 45 %** on recherche la mutation C282Y sur le gène HFE (seuls les homozygotes sont susceptibles de développer la maladie.) En cas de négativité (rare si le CST > 65 %), on cherchera une dysérythropoïèse chronique compensée (anémie macrocytaire du sujet âgé par exemple) ou une cirrhose hépatique évoluée dans laquelle l'élévation du CST est principalement liée à l'abaissement de la transferrinémie par insuffisance hépatocellulaire. Ces deux dernières causes seront évidemment recherchées en premier si le contexte est très évocateur (signes cliniques évidents de cirrhose par exemple).

- **Si le CST est < 45 %,** on demandera en priorité les marqueurs inflammatoires (CRP, fibrinogène), un dosage des transaminases et des γGT et une numération formule sanguine. On évoquera selon le contexte :
  - un syndrome inflammatoire ;
  - un syndrome métabolique ;
  - une cytolyse hépatique, une rhabdomyolyse ou une hémolyse ;
  - un éthylisme chronique.

- Devant une hyperferritinémie inexpliquée ou lorsqu'il existe des facteurs confondants d'augmentation de la ferritine, il est utile de déterminer le niveau de surcharge en fer au niveau du foie qui est le principal lieu de stockage du fer de l'organisme (70 à 80 %).
  L'imagerie par résonnance magnétique (IRM) hépatique est l'examen le plus fiable pour déterminer la charge hépatique en fer. En cas d'hémochromatose, elle permet aussi de dépister la survenue de complications (hépatocarcinome).
  Sauf situation exceptionnelle, on ne réalise plus de biopsie hépatique pour explorer une hyperferritinémie.

B 3.6. Principes du traitement de la surcharge en fer

- **Hémochromatose génétique** : le traitement repose sur des soustractions sanguines régulières (saignées). L'objectif est d'obtenir une ferritine < 50 µg/L. En cas de cirrhose, il est indispensable de dépister systématiquement un carcinome hépatocellulaire avec une échographie hépatique et un dosage d'α-fœtoprotéine tous les semestres.
- **Consommation d'alcool chronique** : le seul traitement est le sevrage définitif. Les saignées sont contre-indiquées en raison de l'anémie et de la thrombopénie (en lien avec l'hypersplénisme).
- **Maladies hématologiques :** les saignées ne peuvent être utilisées en raison de l'anémie. Un traitement chélateur du fer (il existe désormais des chélateurs du fer en prise orale) permet de prévenir les complications cardiaques, hépatiques et endocriniennes.
- **Syndrome métabolique :** le traitement consiste à corriger les troubles métaboliques (hypercholestérolémie, diabète…). La perte de poids améliore ces perturbations et en particulier diminue l'hyperferritinémie.

Principales situations de départ en lien avec l'item 219 : « Pathologies du fer »

Situation de départ	Descriptif Descriptif
En lien avec le métabolisme du fer	
207. Ferritine : baisse ou augmentation	La **ferritine** est l'examen sanguin clé pour évaluer le stock martial. Une ferritine basse traduit une carence en fer. Une augmentation de la ferritine n'est cependant pas synonyme d'excès de fer puisque de nombreux facteurs autres que la surcharge sont susceptibles d'entrainer son augmentation.
En lien avec la carence en fer	
10. Méléna, rectorragies 59. Tendance au saignement 94. Troubles du cycle menstruel 112. Saignement génital anormal	Tout **saignement chronique** est à l'origine d'une carence en fer s'il n'est pas compensé par une augmentation des apports.
21. Asthénie 80. Alopécie et chute de cheveux 81. Anomalie des ongles 52. Odynophagie/dysphagie	La présence d'un ou plusieurs de ces symptômes doit faire chercher une carence martiale.
30. Dénutrition/malnutrition	Peut être à l'origine d'une carence en fer.
162. Dyspnée 165. Palpitations	Signes cliniques évocateurs d'anémie qui peut être causée par une carence en fer.
214. Anomalie des indices érythrocytaires (taux hémoglobine, hématocrite...) 217. Baisse de l'hémoglobine 223. Interprétation de l'hémogramme	Une anémie **microcytaire arégénérative** est évocatrice d'anémie par carence martiale.
272. Prescrire et réaliser une transfusion sanguine	Il est très rare de devoir transfuser un patient ayant une carence martiale. La supplémentation suffit généralement, avec une crise réticulocytaire observée au 10e jour.
En lien avec une surcharge en fer	
21. Asthénie 63. Troubles sexuels et troubles de l'érection 67. Douleurs articulaires 94. Troubles du cycle menstruel 206. Élévation des transaminases sans cholestase 208. Hyperglycémie	Signes cliniques et anomalies biologiques qui doivent faire évoquer une **hémochromatose** et conduire à demander un dosage de la **ferritine**.

FICHE DE SYNTHÈSE

- La carence martiale peut être :
  - absolue (stock martial bas : la ferritinémie est basse) ;
  - fonctionnelle (stock martial normal voire élevé : la ferritinémie n'est pas abaissée), mais l'utilisation du fer est impossible.
- La moitié des anémies est liée à une carence martiale.
- Les maladies chroniques, telles que l'insuffisance rénale, l'insuffisance cardiaque, les cancers et les maladies inflammatoires chroniques sont fréquemment à l'origine d'une carence martiale fonctionnelle.
- Les marqueurs de la carence martiale les plus performants sont la ferritinémie et le coefficient de saturation de la transferrine.
- Devant une carence martiale, une supplémentation orale est recommandée en première ligne ; une supplémentation intra-veineuse s'impose en cas d'échec de la voie orale ou en cas de carence fonctionnelle.
- L'hémochromatose de type 1 est la plus fréquente des causes génétiques de surcharge en fer.
- L'IRM hépatique est le meilleur examen d'imagerie pour mesurer la surcharge en fer.
- Les saignées sont le traitement de référence de la surcharge en fer.
- La ferritine est une protéine « positive » de la réaction inflammatoire. Elle augmente en cas de syndrome inflammatoire.
- La transferrine est une protéine « négative » de la réaction inflammatoire. Elle est abaissée en cas de syndrome inflammatoire (comme l'albumine).
- Devant une anémie microcytaire, avant de conclure immédiatement à une carence martiale (même si c'est le plus souvent le cas), il faut s'assurer qu'il ne s'agit pas d'une bêta-thalassémie hétérozygote (ferritinémie non abaissée, caractère régénératif de l'anémie).
- Devant une anémie microcytaire, avant de demander une électrophorèse de l'hémoglobine pour recherche de bêta-thalassémie, vérifiez la ferritinémie. Une carence martiale peut s'accompagner d'une élévation de la proportion d'hémoglobine A2 (comme la bêta-thalassémie), il faut la corriger avant de réaliser l'électrophorèse.
- Devant une carence martiale isolée inexpliquée, n'oubliez pas d'interroger le patient à la recherche d'une pica, et sachez évoquer une maladie cœliaque (dont la carence martiale peut être l'unique manifestation).
- Ne pas oublier de prévenir le patient à qui on prescrit un traitement martial des conséquences digestives de ce traitement, en particulier de la coloration des selles en noir.

Chapitre 25

Adénopathie superficielle de l'enfant et de l'adulte

OBJECTIFS : N°220. ADÉNOPATHIE SUPERFICIELLE DE L'ENFANT ET DE L'ADULTE*

→ Devant une ou des adénopathies superficielles, argumenter les principales hypothèses diagnostiques et justifier les examens complémentaires pertinents.

*** Dans ce chapitre seule la partie adulte sera traitée.**

Rang	Rubrique	Intitulé
A	Diagnostic positif	Adénopathie superficielle de l'adulte et de l'enfant : circonstances de découverte*
A	Diagnostic positif	Adénopathie superficielle de l'adulte et de l'enfant : orientation diagnostique*
A	Diagnostic positif	Examen des autres organes lymphoïdes (faire un schéma daté)
A	Diagnostic positif	Interrogatoire : orientation étiologique (âge, voyage, inoculation, médicament, habitus, signes généraux, prurit)
B	Diagnostic positif	Connaitre l'orientation diagnostique en fonction du contexte et des manifestations associées à une adénopathie de l'adulte et de l'enfant*
A	Etiologie	Connaître les principaux diagnostiques différentiels des adénopathies localisées de l'enfant* et de l'adulte
A	Étiologie	Adénopathie superficielle de l'enfant* : étiologies fréquentes
A	Examens complémentaires	Connaître l'indication d'une cytoponction, d'une biopsie, d'une exérèse devant une adénopathie
B	Examens complémentaires	Connaitre les examens biologiques à réaliser en première intention dans le cadre d'une adénopathie
B	Examens complémentaires	Connaître les examens d'imagerie (radiologique et de médecine nucléaire) à pratiquer devant une adénopathie, en fonction du contexte clinique et des examens de première intention
B	Examens complémentaires	Adénopathie superficielle de l'enfant* : connaitre les examens complémentaires de première intention

Les situations de départ sont indiquées en violet et en gras dans le texte. Elles sont ensuite listées à la fin du chapitre.

A # 1. Définitions et diagnostics différentiels des adénopathies superficielles

A ## 1.1. Diagnostic des adénopathies superficielles de l'adulte

- Une adénopathie superficielle est un ganglion lymphatique hypertrophié, c'est à dire de taille supérieure au centimètre (sauf en inguinal, où une taille supérieure à 2 centimètres est requise), et/ou de consistance pathologique. Les adénopathies superficielles peuvent être localisées en cervical (notamment jugulo-carotidien, sous-mandibulaire, occipital, pré-tragien, voir **Figure 1**), sus-claviculaire, axillaire, épitrochléen, inguinal et/ou poplité.
- Le diagnostic d'adénopathie superficielle est clinique. La taille n'est jamais en elle-même un critère de bénignité ou de malignité.
- Souvent, l'adénopathie est découverte par le patient lui-même. Elle peut aussi être découverte lors d'un examen médical systématique ou orienté (par exemple par une douleur locale).

A ## 1.2. Diagnostics différentiels d'une adénopathie superficielle de l'adulte

- Toutes les **tuméfactions** (masse/tuméfaction pariétale, tuméfaction cervico-faciale) superficielles palpables ne sont pas des adénopathies, d'autres structures anatomiques pouvant être en cause (**Tableau 1**).

Tableau 1. PRINCIPAUX DIAGNOSTICS DIFFÉRENTIELS D'UNE ADÉNOPATHIE SUPERFICIELLE
• lipome (tuméfaction souple ou molle, d'origine graisseuse, située sous la peau)
• tumeur parotidienne (au-dessus et en arrière de l'angle de la mandibule)
• tumeur sous-maxillaire (dans la région sous-mandibulaire, en avant de l'angle et au-dessous du rebord inférieur de la mandibule)
• tumeur de la thyroïde (mobile avec la déglutition) **(goitre ou nodule thyroïdien)**
• kystes congénitaux du cou
• hidrosadénite en zone sudoripare, en particulier axillaire (sensible, superficielle et adhérente à la peau)
• masse pariétale vasculaire artérielle (pulsatile)
• hernie inguinale (impulsive à la toux)

A # 2. Examen clinique devant une adénopathie superficielle

- **L'examen clinique devant une adénopathie superficielle comporte 3 temps :**
  1. identifier s'il s'agit d'une adénopathie unique ou d'une polyadénopathie ;
  2. si les adénopathies sont localisées, il faut évaluer les organes dans le territoire de drainage ;
  3. il faut évaluer le terrain du patient, chercher des signes généraux, et examiner les autres organes lymphoïdes en l'absence d'anomalie cliniquement décelable dans le territoire de drainage.

A 2.1. Examen clinique des adénopathies

- **Les adénopathies peuvent être :**
  - **unique ou multiples ;**
  - **localisée(s)** dans le territoire de drainage d'une lésion cutanée **(lésion cutanée/«grain de beauté»)** ou d'une atteinte d'organe (infectieuse, tumorale, autre), ou **diffuses**.
- Un diamètre supérieur à 1 centimètre (2 centimètres en inguinal) est généralement pathologique. Toutefois, cette limite n'est pas absolue : une adénopathie inguinale non indurée non douloureuse de 2 cm peut être physiologique.
- **La consistance d'une adénopathie peut être :**
  - molle, fluctuante (en faveur d'une suppuration) ;
  - dure, ligneuse, rocailleuse (en faveur d'un cancer) ;
  - ferme, élastique (possible dans des causes bénignes comme malignes).
- Sa consistance est fondamentale car, même de taille normale, une adénopathie très dure est suspecte de malignité.
- L'adénopathie peut être adhérente éventuellement aux plans superficiels et profonds.
- Une cause tumorale maligne doit être recherchée si le ganglion est dur, immobile par rapport aux plans adjacents, et comprime les structures voisines (veines et nerfs) (hémopathies, cancers solides).
- Le caractère inflammatoire (rougeur, douleur, chaleur) oriente vers une cause infectieuse :
  - l'adénopathie peut être douloureuse, spontanément ou à la palpation ;
  - la peau en regard peut être normale, rouge, inflammatoire **(Figure 2)** voire ulcérée ou fistulisée ;
  - l'identification d'une porte d'entrée est alors indispensable : parfois évidente **(plaie, morsures et piqures)** ou tumeur (mélanome) **(lésion cutanée/« grain de beauté »)**.
- Il faut préciser la **date** et le **mode de début** **(brutal ou progressif).**
- Ces caractères seront utiles au diagnostic étiologique, mais il faut insister sur le fait qu'il n'existe aucun signe sémiologique formel de bénignité d'une adénopathie.
- Il faut représenter la localisation et la taille des ganglions objectivés à l'examen physique sur un **schéma daté**.
- L'examen clinique doit analyser l'ensemble des localisations détaillées ci-dessus afin de déterminer si l'adénopathie est unique ou si elles sont multiples, localisée(s) ou diffuses.

Figure 1. Localisations potentielles des adénopathies cervicales

1. Ganglions sous mentaux (ou sous-mentonniers)
2. Ganglions sous mandibulaires
3. Ganglions sous digastriques
4. Ganglions mastoïdiens
5. Ganglions parotidiens (prétragiens)
3, 7 et 8. Chaine jugulo-carotidienne antérieure
6. Chaine postérieure spinale
9. Chaine inférieure sus claviculaire
10. Ganglion occipital
11. Ganglion thyroïdien

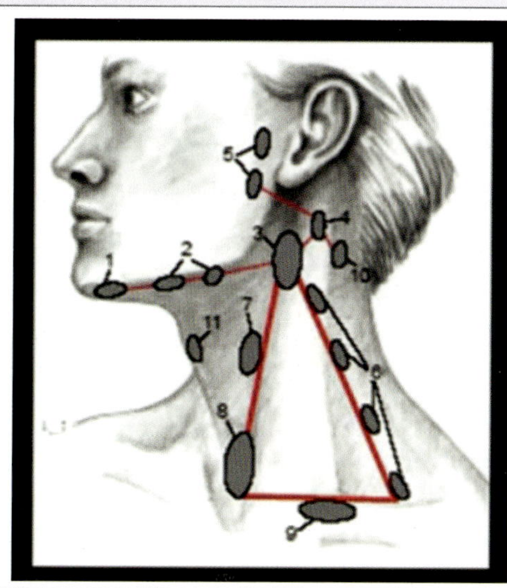

Figure 2. **Adénopathie inguinale droite inflammatoire**

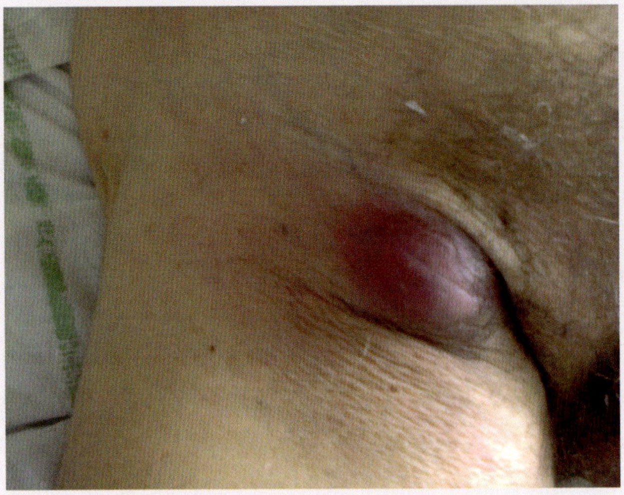

A 2.2. Territoires de drainage

- Devant toute adénopathie superficielle isolée, le clinicien doit rechercher une lésion cutanée infectée (**plaie, morsures et piqures, griffure**) ou tumorale (cancer, mélanome) **(lésion cutanée/« grain de beauté »)** dans le territoire de drainage des ganglions concernés **(Tableau 2)**.
- Une cause maligne doit être suspectée en présence d'une adénopathie sus-claviculaire gauche (ganglion de Troisier).
- Une adénopathie inguinale doit faire chercher une infection sexuellement transmissible (syphilis, chancre mou, maladie de Nicolas Favre).

Tableau 2. TERRITOIRES DE DRAINAGE GANGLIONNAIRE

Adénopathie	Territoire de drainage
Cervicale	Peau de la face et du cuir chevelu
	Cavité buccale
	Sphère ORL
	Thyroïde
Sus-claviculaire droite	Poumons, médiastin
Sus-claviculaire gauche : ganglion de Troisier	Ganglion de drainage du canal thoracique. Peut témoigner d'un envahissement ganglionnaire par un cancer sous-diaphragmatique : abdomen et/ou pelvis en particulier tube digestif, reins, prostate, testicules, et lymphomes sous-diaphragmatiques.
Axillaire	Membres supérieurs
	Paroi thoracique
	Glandes mammaires
Inguinale et rétro-crurale	Membres inférieurs
	Organes génitaux externes (hors testicule)
	Marge anale, rectum
Quel que soit le territoire de drainage	Mélanome, hémopathies lymphoïdes

A

2.3. Examen physique général devant une adénopathie superficielle de l'adulte

- **S'agit-il d'une adénopathie unique ou d'une polyadénopathie ?**

  D'autres adénopathies doivent être cherchées, et représentées sur un **schéma daté** (localisations, tailles).
  Les adénopathies épitrochléennes, en dehors de lésions dans le territoire de drainage (main), doivent faire évoquer une sarcoïdose, une syphilis, une bartonellose (maladie des griffes du chat), ou un lymphome.
- **Exste-t-il une atteinte lymphoïde extra-ganglionnaire ?**

  Il faut chercher une **hépatomégalie**, une **splénomégalie**, une hypertrophie amygdalienne et une hypoesthésie de la houppe du menton (la neuropathie mentonnière est très évocatrice d'une atteinte méningée dans le contexte d'une hémopathie maligne).
- **Des signes généraux sont-ils présents ?**

  En cas de **fièvre** **(hyperthermie/fièvre),** il faut évoquer en premier lieu une cause infectieuse (**Tableau 3**).
  En l'absence de fièvre, une infection reste possible et l'infection par le virus de l'immunodéficience humaine (VIH) doit être systématiquement suspectée.
  Outre la fièvre, l'interrogatoire recherche une **asthénie**, **une anorexie avec un** **amaigrissement**, des sueurs nocturnes, ou encore un **prurit** **généralisé**.
  Ces symptômes doivent orienter vers une hémopathie lymphoïde (lymphome).
- **Quel est le terrain du patient ?**
  - **Âge :** une polyadénopathie cervicale haute persistante de petite taille est relativement banale chez l'adolescent ou l'adulte jeune. Les sujets jeunes sont plus facilement confrontés aux infections par Epstein Barr virus (EBV), Cytomégalovirus (CMV), le virus de l'immunodéficience humaine (VIH) ***(voir item 217 - Syndrome mononucléosique)***, alors que les sujets plus âgés sont plus à risque de développer un cancer.
  - **Consommation de toxiques :** alcool, tabac, drogues, en particulier en injection intraveineuse (héroïne).
  - **Rapports sexuels à risque :** il faudra évoquer une infection sexuellement transmissible.
  - Contacts avec des animaux : une adénopathie épitrochléenne et/ou axillaire doit motiver la recherche d'un contact (morsure **(morsures et piqûres)**, griffure) même ancien avec un chat (maladie des griffes du chat).
  - **Séjours en zone d'endémie parasitaire :** une polyadénopathie fébrile au retour d'un voyage en zone tropicale doit faire évoquer le diagnostic de leishmaniose viscérale.
  - **Activités professionnelles ou de loisirs :** une adénopathie cervicale chez un chasseur ou un taxidermiste doit faire suspecter une tularémie.
  - **Antécédent** de maladies infectieuses, de cancer ou de lymphome.
  - **Statut vaccinal.**
  - **Traitements médicamenteux** en cours et récemment instaurés.

B

3. Orientation diagnostique en fonction du contexte et des manifestations associées à une adénopathie de l'adulte

- **Trois grands types de causes prédominent :** les infections, les lymphomes, et les cancers (**Tableau 3**). Ces causes sont fréquentes et donc à évoquer avant les maladies auto-immunes et inflammatoires systémiques.
- Une infection sera d'autant plus suspectée qu'il existe une porte d'entrée, de la fièvre **(hyperthermie/fièvre)** et un caractère inflammatoire de l'adénopathie.
- Un cancer doit être cherché dans le territoire de drainage, avec l'examen clinique et éventuellement des examens complémentaires *(voir plus bas)*. Des signes généraux (**asthénie**, anorexie, **amaigrissement**) peuvent être présents et constituer un élément d'orientation.

- Les lymphomes donnent des adénopathies volontiers diffuses et chroniques (plus de 3 semaines). Une altération de l'état général (**amaigrissement**, sueurs ou **hyperthermie/fièvre**) peut être présente mais n'est pas systématique et l'hémogramme (**interprétation de l'hémogramme**) peut être normal, montrer des signes indirects inflammatoires ou des cytopénies (en cas d'envahissement médullaire associé). L'examen essentiel est la biopsie ganglionnaire.

B 4. Examens complémentaires : stratégie diagnostique devant une adénopathie superficielle

B 4.1. Examens biologiques à réaliser en première intention dans le cadre d'une adénopathie

- En l'absence de cause locale évidente, et avant de pratiquer une biopsie ganglionnaire, les examens complémentaires suivants, de première intention, sont proposés **(demande/prescription raisonnée et choix d'un examen diagnostique)** :
  - Hémogramme et frottis sanguin **(prescription et analyse du frottis sanguin)** à la recherche de signes en faveur d'une infection (polynucléose neutrophile dans le cadre d'une infection bactérienne, lymphocytose et/ou syndrome mononucléosique dans le cadre d'une infection virale) ou d'une hémopathie (cellules lymphomateuses circulantes au cours de certains lymphomes, cellules blastiques au cours d'une leucémie aiguë) ;
  - Protéine C-réactive (CRP) (élevée en cas d'inflammation, quelle qu'en soit la cause) **(syndrome inflammatoire aigu ou chronique)** ;
  - Electrophorèse des protéines sériques (pic monoclonal au cours de certaines hémopathies lymphoïdes, hypergammaglobulinémie polyclonale au cours de certaines infections virales ou parasitaires) ;
  - Lacticodéshydrogénases (LDH) (dont le taux augmente au cours des lymphomes de forte masse tumorale, élévation cependant non spécifique) ;
  - Bilan hépatique ;
  - Sérologies VIH, EBV, CMV, toxoplasmose ;
  - Échographie ganglionnaire (pour le diagnostic différentiel d'autres causes de tuméfactions) ;
  - Tomodensitométrie (TDM) thoraco-abdomino-pelvienne ;
  - Mammographie et une échographie du sein en présence d'adénopathie axillaire.
- En fonction des éléments d'orientation clinique, des examens spécifiques (hémocultures, sérologies, examens immunologiques…) seront demandées à la recherche des causes évoquées dans le **Tableau 3** **(demande/prescription raisonnée et choix d'un examen diagnostique).**

A 4.2. Indication de la cytoponction, d'une biopsie, d'une exérèse devant une adénopathie

- **La cytoponction ganglionnaire** est un examen à visée microbiologique et cytologique (adénogramme) qui peut être utile pour :
  - dépister le micro-organisme en cause dans des adénopathies d'origine infectieuse ;
  - orienter vers le caractère néoplasique d'une adénopathie quand le cancer primitif ou le lymphome n'est pas connu (attention, il s'agit d'un examen uniquement cytologique, et non histologique, qui ne suffit pas au diagnostic de cancer ou de lymphome et devra donc être confirmé par un examen histologique). Elle peut donner des éléments d'orientation intéressants, en identifiant des cellules tumorales d'un cancer solide (cellules non hématopoïétiques) ou d'un lymphome (par exemple la présence de cellules de Reed-Sternberg au cours du lymphome de Hodgkin).

- **Les avantages de la cytoponction sont :**
  - sa faisabilité (en consultation) ;
  - sa rapidité d'interprétation (dans la journée) ;
  - sa rentabilité en cas de métastases d'un cancer épithélial, de cellules de Sternberg (lymphome de Hodgkin) ou d'adénopathie purulente avec la possibilité de mise en culture et d'analyse en biologie moléculaire (*Polymerase Chain reaction* (PCR)) à visée d'identification microbiologique dans le cadre d'une adénopathie d'origine infectieuse.
- **Les limites de la cytoponction sont :**
  - l'absence d'étude de l'architecture du tissu ganglionnaire (uniquement fournie par un prélèvement histologique) ;
  - la difficulté de l'analyse cytologique en microscopie optique ;
  - la fréquente négativité, même en cas de pathologie maligne (une cytoponction négative n'élimine pas une cause tumorale en cas de suspicion clinique, elle n'a de valeur que si elle est positive).
- Malgré l'aide des immunomarquages, de l'hybridation *in situ* ou des analyses en biologie moléculaire par PCR pour optimiser sa rentabilité diagnostique, **la cytoponction, même positive, doit être complétée par une biopsie ganglionnaire.**
- En effet, toute adénopathie inexpliquée et persistante doit faire l'objet d'une biopsie à visée diagnostique (**demande/prescription raisonnée et choix d'un examen diagnostique**). En cas de forte suspicion d'un processus tumoral sans autre explication dans le territoire de drainage, cette biopsie doit être réalisée d'emblée (**tumeurs malignes sur pièce opératoire/biopsie**).
- A l'inverse, il faut savoir proposer une simple surveillance de quelques semaines à un sujet jeune qui présente une polyadénopathie récente d'allure bénigne, susceptible de régresser spontanément.
- **Il existe 2 types de techniques pour biopsier une adénopathie :** biopsie à l'aiguille (sous contrôle échographique le plus souvent dans le cadre d'une adénopathie superficielle), qui permet d'obtenir une analyse histologique d'un échantillon du ganglion, et biopsie/exérèse chirurgicale (il s'agit alors de l'exérèse complète du ganglion).
- La biopsie à l'aiguille se pratique sous anesthésie locale. L'exérèse chirurgicale se pratique sous anesthésie locale ou générale, au bloc opératoire.
- On évite si possible l'exérèse d'un ganglion inguinal, en raison de la rentabilité faible de la biopsie dans cette zone et du risque de lymphœdème définitif. La biopsie à l'aiguille reste possible.
- **En ce qui concerne l'étude en anatomo-pathologie**, il est indispensable de mentionner au chirurgien que le prélèvement doit être acheminé rapidement, à l'état frais et sans délai, dans une compresse stérile imbibée de sérum physiologique au laboratoire d'anatomie pathologique.
- **En cas d'exérèse,** le ganglion doit être coupé dans son plus grand axe pour donner lieu à une apposition sur lame de la tranche de section (empreinte). Il faut prévoir également la congélation rapide d'une partie du ganglion pour effectuer des études complémentaires différées si nécessaire.
  Le ganglion est destiné, selon une demande explicite du médecin, aux laboratoires d'anatomie pathologique et de bactériologie, principalement pour mise en culture. Le ganglion pourra faire l'objet d'une étude cytologique, histologique, mais aussi immuno-histochimique, si besoin.

B 4.3. Examens d'imagerie (radiologique et de médecine nucléaire) à pratiquer devant une adénopathie, en fonction du contexte clinique et des examens de première intention

- **Les examens radiologiques seront orientés par le tableau clinique, par exemple :**
  - échographie abdomino-pelvienne devant un ganglion de Troisier (**découverte d'une anomalie pelvienne à l'examen d'imagerie médicale**) ;
  - TDM thoraco-abdomino-pelvienne injectée devant des polyadénopathies superficielles, des signes généraux, un syndrome inflammatoire biologique, ou des anomalies de l'hémogramme ou du frottis sanguin ;

– endoscopies digestives devant un ganglion sus-claviculaire gauche ;
– mammographie et échographie mammaire chez la femme en cas d'adénopathies axillaires.

- Pour chercher des adénopathies profondes, une TDM thoraco-abdomino-pelvienne injectée permettra de repérer des adénopathies sus et sous-diaphragmatiques et de les mesurer.
- La réalisation d'une tomographie par émissions de positons (TEP) -TDM au 18 fluoro-deoxyglucose (^{18}FDG) peut mettre en évidence des adénopathies hypermétaboliques (lymphome, cancer ou infection) et orienter le prélèvement anatomo-pathologique au niveau d'une adénopathie hypermétabolique accessible ou d'une tumeur solide.

Tableau 3. PRINCIPALES CAUSES D'ADÉNOPATHIES (chacune de ces causes nécessite des investigations complémentaires propres)

A - AGENT INFECTIEUX		
Maladies bactériennes		
Adénites à pyogènes	Streptocoque A, *Staphylococcus aureus*	Présence d'une plaie ou d'une infection cutanée
Maladie des griffes du chat	*Bartonella henselae*	Lymphoréticulose bénigne d'inoculation avec une adénopathie parfois volumineuse et possible fistulisation
Tularémie	*Francisella tularensis*	La transmission à l'homme se fait par l'intermédiaire d'un lièvre dans la grande majorité des cas, principalement par contact direct avec du gibier
Mycobactéries	*Mycobacterium tuberculosis* (ou apparentée) et mycobactéries atypiques	Souvent adénopathie « froide » sans signe inflammatoire et évoluant vers la fistulisation (« écrouelle »). Granulomes tuberculoïdes avec nécrose caséeuse à l'histologie, coloration de Ziehl positive, et cultures en milieux spéciaux positives
Syphilis	*Treponema pallidum*	Maladie sexuellement transmissible
Chancre mou	*Hemophilus ducreyi*	Maladie sexuellement transmissible
Lymphogranulomatose vénérienne (maladie de Nicolas Fabre)	*Chlamydia trachomatis*	Maladie sexuellement transmissible
Pasteurellose	*Pasteurella multocida*	Maladie d'inoculation : maladie infectieuse. Il s'agit d'une inoculation par morsure ou griffure de chien ou de chat
Viroses		
Mononucléose infectieuse	Virus Epstein-Barr	Syndrome mononucléosique
Infection à cytomégalovirus	Cytomégalovirus	Syndrome mononucléosique
Infection VIH	Virus de l'immunodéficience humaine	Syndrome mononucléosique
Parasitoses		
Toxoplasmose	*Toxoplasma gondii*	Syndrome mononucléosique, adénopathies occipitales, parfois diffuses
Leishmaniose viscérale (kala-azar)	*Leishmania donovani* et *L. infantum*	Fièvre, dite « folle », irrégulière dans la journée et d'un jour à l'autre, anémie, splénomégalie, adénopathies

B - HÉMOPATHIES		
Lymphome non Hodgkinien et maladie de Hodgkin		Hémopathies les plus fréquentes : l'atteinte de l'état général (**amaigrissement**, sueurs ou **hyperthermie/fièvre**) n'est pas systématique et l'hémogramme sera souvent normal, ou montrera des signes indirects inflammatoires ou des cytopénies (**interprétation de l'hémogramme**)
Maladie de Waldenström (macroglobulinémie de Waldenström, lymphome lympho-plasmocytaire)		Maladie caractérisée par des lymphoplasmocytes (stade intermédiaire entre lymphocyte B et plasmocyte) proliférant au niveau de la moelle osseuse et synthétisant une immunoglobuline monoclonale IgM
Leucémie lymphoïde chronique		Lymphocytose sur la **numération formule sanguine**, possibles signes généraux **(asthénie), adénopathies (adénopathies unique ou multiples), hépatomégalie, splénomégalie.** L'immunophénotypage des lymphocytes B circulants permet le diagnostic
Leucémie aiguë (surtout lymphoblastique, plus rare dans les leucémies aiguës myéloblastiques)		Présence des blastes circulants (formes jeunes) ou médullaires (myélogramme indispensable au diagnostic)
C - MÉTASTASES DE CANCER SOLIDES		La métastase est formée à partir de cellules cancéreuses qui se sont détachées d'une première tumeur (tumeur primitive) et qui ont migré par les vaisseaux lymphatiques (adénopathie) ou les vaisseaux sanguins dans un autre organe.
D - MALADIES AUTO-IMMUNES ET INFLAMMATOIRES SYSTEMIQUES		
Lupus systémique		Adénopathies possibles lors d'une poussée de lupus systémique.
Polyarthrite rhumatoïde		Rhumatisme inflammatoire fréquent. Des adénopathies superficielles sont présentes dans 30 % des cas. Histologiquement, elles correspondent à des adénopathies réactionnelles (**réaction inflammatoire sur pièce opératoire/biopsie**) sans signe de malignité
Syndrome de Sjögren		Adénopathies possibles. Lorsque les adénopathies persistent, ou sont d'aspect inhabituel, une biopsie chirurgicale est justifiée du fait d'un risque augmenté de développer un lymphome non hodgkinien.
Sarcoïdose (granulomatose)		Adénopathies superficielles possibles dans toutes les localisations, en particulier épitrochléennes. Présence de granulomes épithélioïdes sans nécrose caséeuse à l'histologie (**réaction inflammatoire sur pièce opératoire /biopsie**)
E - MÉDICAMENTS	Anticonvulsivants, Antibiotiques, Allopurinol....	Le syndrome d'hypersensibilité médicamenteuse (Drug Rash with Eosinophilia and Systemic Symptoms (DRESS)) (fièvre, rash cutané, myalgies, syndrome inflammatoire biologique, hyperéosinophilie, lymphocytes activés) peut aussi être responsable d'une polyadénopathie fébrile.
VIH : virus de l'immunodéficience humaine.		

Principales situations de départ en lien avec l'item 220 : « Adénopathie superficielle de l'enfant et de l'adulte* »

Situation de départ	Descriptif Descriptif
En lien avec le diagnostic	
9. Masse/tuméfaction pariétale 16. Adénopathies unique ou multiples 158. Tuméfaction cervico-faciale	Une adénopathie superficielle est définie par **une hypertrophie d'un ganglion (> 1 cm) qui devient palpable, dans l'un des territoires ganglionnaires superficiels.** Toute masse palpable n'est pas une adénopathie.
En lien avec la démarche étiologique	
6. Hépatomégalie 17. Amaigrissement 21. Asthénie 44. Hyperthermie/fièvre 58. Splénomégalie 84. Lésion cutanée/"grain de beauté" 88. Prurit 148. Goitre ou nodule thyroïdien 169. Morsures et piqures 170. Plaie 178. Demande/prescription raisonnée et choix d'un examen diagnostique 179. Réaction inflammatoire sur pièce opératoire/biopsie 181. Tumeurs malignes sur pièce opératoire/biopsie 186. Syndrome inflammatoire aigu ou chronique 222. Prescription et analyse du frottis sanguin 223. Interprétation de l'hémogramme 224. Découverte d'une anomalie abdominale à l'examen d'imagerie médicale 225. Découverte d'une anomalie cervico-faciale à l'examen d'imagerie médicale 229. Découverte d'une anomalie pelvienne à l'examen d'imagerie médicale	L'(es) adénopathie(s) est (sont) unique, ou multiples, touchant un ou plusieurs territoires ganglionnaires. L'examen clinique doit être local (description de la ou des adénopathies), régional (analyse des territoires qui se drainent anatomiquement dans le territoire de la/des adénopathies), et général. Les examens de première intention doivent rester simples, non invasifs et orientés en fonction du contexte. Une échographie abdominale, voire une tomodensitométrie thoraco-abdominale, recherchent des adénomégalies profondeset/ou une hépato-splénomégalie, qui peuvent orienter vers un lymphome ou une tumeur solide primitive et guider une biopsie.

* Les situations de départ reliées aux connaissances permettant de « Conduire l'enquête étiologique d'une adénopathie superficielle chez l'enfant » ne sont pas prises en compte dans ce tableau.

FICHE DE SYNTHÈSE

- Les adénopathies superficielles peuvent être :
  - unique ou multiples ;
  - transitoires chez un sujet jeune ;
  - localisées dans le territoire de drainage d'une lésion évidente ou moins évidente ;
  - le mode d'entrée d'une affection généralisée, bénigne ou maligne, du système lymphatique.
- L'enjeu est d'identifier l'adénopathie révélatrice d'un cancer ou d'un lymphome.
- La rentabilité diagnostique maximale de l'exérèse du ganglion est conditionnée par la bonne interaction du médecin, du chirurgien, du microbiologiste et de l'anatomopathologiste.

CHAPITRE 26

Hypertension artérielle de l'adulte

OBJECTIFS : N° 224. HYPERTENSION ARTÉRIELLE DE L'ADULTE ET DE L'ENFANT*

- Expliquer l'épidémiologie, les principales causes et l'histoire naturelle de l'hypertension artérielle de l'adulte.
- Réaliser le bilan initial d'une hypertension artérielle de l'adulte.
- Reconnaître une urgence hypertensive et une HTA maligne.
- Connaître la stratégie du traitement médicamenteux de l'HTA (voir item 330).

*** Dans ce chapitre, seule la partie adulte sera traitée.**

Rang	Rubrique	Intitulé
A	Définition	Définition de l'HTA
A	Prévalence, épidémiologie	Epidémiologie de l'HTA, HTA facteur de risque cardio-vasculaire majeur
B	Éléments physiopathologiques	Physiopathologie de l'HTA
A	Diagnostic positif	Mesure de la pression artérielle
A	Diagnostic positif	Evaluation initiale d'un patient hypertendu
A	Examens complémentaires	Examens complémentaires de première intention
A	Suivi et/ou pronostic	Complications de l'HTA, retentissement sur les organes cibles
A	Diagnostic positif	Connaître les signes d'orientation en faveur d'une HTA secondaire
A	Étiologie	Connaître les principales causes d'HTA secondaire
B	Diagnostic positif	Connaître la démarche diagnostique en cas de suspicion d' HTA secondaire
A	Identifier une urgence	Reconnaître une urgence hypertensive et une HTA maligne
B	Définition	Définition d'une HTA résistante
A	Prise en charge	Connaître les objectifs de la consultation d'annonce
A	Prise en charge	Connaître la stratégie du traitement médicamenteux de l'HTA
A	Prise en charge	Connaître les principaux effets indésirables et contre-indications des traitements anti-hypertenseurs
B	Prise en charge	Connaître les situations cliniques particulières pouvant orienter le choix du traitement anti-hypertenseur
A	Prise en charge	Connaître les particularités du traitement anti-hypertenseur du sujet âgé de plus de 80 ans
B	Prise en charge	Prise en charge d'une urgence hypertensive
B	Suivi et/ou pronostic	Plan de soins à long terme et modalités de suivi d'un patient hypertendu
B	Prise en charge	Principes de prise en charge d'une HTA secondaire
A	Définition	connaître la définition de l'HTA chez l'enfant et l'existence de normes pédiatriques*
A	Diagnostic positif	Mesure de la pression artérielle chez l'enfant *
B	Étiologie	connaître les principales causes d'HTA chez l'enfant *

Les situations de départ sont indiquées en violet et en gras dans le texte. Elles sont ensuite listées à la fin du chapitre.

- L'**hypertension artérielle** (HTA) est la première maladie chronique dans le monde. Elle augmente le risque d'accident vasculaire cérébral (AVC), de maladie coronarienne, d'insuffisance cardiaque, d'insuffisance rénale et de troubles cognitifs. Elle est à l'origine de plusieurs millions de décès par an dans le Monde. Le traitement antihypertenseur réduit les complications cardiovasculaires. En France, on estime que l'HTA touche 1/3 des adultes.

A

1. Définition de l'HTA

- L'HTA est définie par :
  - une élévation de la **pression artérielle (PA) systolique ≥ 140 millimètres de mercure (mmHg) ou de la PA diastolique ≥ 90 mmHg** **(hypertension artérielle)** ;
  - **mesurée dans des conditions strictes** de repos physique et psychique c'est à dire un patient en position de relâchement musculaire, assis ou couché depuis 3-5 minutes, sans parler, avec un appareil de mesure validé, vérifié, de préférence électronique, et un brassard adapté à la circonférence du bras ;
  - **persistante dans le temps.**
- Ces mesures de PA élevées doivent ainsi être constatées à plusieurs reprises lors de 3 consultations successives sur une période plus ou moins longue en fonction de la sévérité des chiffres constatés et du contexte clinique.
- Lors de la mesure initiale, il est recommandé de mesurer la PA aux deux bras, et de chercher une hypotension orthostatique **(découverte d'une hypotension artérielle)** après 1 et 3 minutes au moins en position debout.
- **L'hypotension orthostatique** est définie par une diminution de la PA systolique ≥ 20 mmHg ou de la PA diastolique ≥ 10 mmHg survenant dans les 3 minutes après le passage à la position debout.
- La méthode la plus classique pour mesurer la PA est la mesure clinique ou de consultation. La variabilité de la PA d'une part, et l'existence d'autre part de réactions d'alarme justifient de plus en plus l'utilisation de techniques de mesure ambulatoire de la PA (automesure tensionnelle au bras, mesure ambulatoire de la PA des 24 heures (MAPA)) pour évaluer la réalité du niveau tensionnel, tant à la phase diagnostique initiale qu'au cours du suivi.
- Avec ces méthodes, le seuil pour le diagnostic d'HTA **est de 135/85 mmHg** pour la moyenne des valeurs diurnes de MAPA et de l'automesure à domicile.

B

2. Physiopathologie de l'hypertension artérielle essentielle

- Dans la grande majorité des cas, l'HTA est dite essentielle, résultant d'un cumul de facteurs génétiques et environnementaux.
- Les facteurs environnementaux qui vont favoriser la survenue d'une HTA sont :
  - un excès de poids ;
  - une alimentation riche en sel, et pauvre en fruits et légumes ;
  - une consommation excessive d'alcool ;
  - une activité physique insuffisante ;
  - le tabac ;
  - la contrainte psychologique (stress) ;
  - l'âge : le risque d'HTA augmente avec l'âge.
- La PA est un des facteurs du risque cardiovasculaire les plus aisément modifiables. De nombreux essais contrôlés ont démontré que le sur-risque lié à l'HTA était en grande partie corrigé grâce à la baisse tensionnelle induite par le traitement.

A 3. Prévalence et épidémiologie de l'HTA et facteurs de risque associés

- L'HTA est la première maladie chronique dans le monde.
- En France, la prévalence de l'HTA est de 30 %. L'incidence en France est d'environ 1 million de nouveaux patients traités par année. La prévalence de l'HTA est plus élevée chez les hommes que chez les femmes et augmente avec l'âge. Parmi les hypertendus traités, seuls 50 % atteignent les objectifs de PA contrôlée.
- Les principaux facteurs de risque (FDR modifiables) qui peuvent être associés à l'HTA sont l'hypercholestérolémie, le diabète de type 2, le surpoids, le tabagisme, et la sédentarité. Il est recommandé de chercher systématiquement ces facteurs chez un hypertendu récemment diagnostiqué car leur prise en charge spécifique participera à la correction du sur-risque cardiovasculaire de l'individu *(voir paragraphe 4).*

A 4. Diagnostic de l'HTA : mesure de la pression artérielle et évaluation initiale d'un patient hypertendu

- Lors du diagnostic d'une HTA et avant la mise en place d'un traitement, il est recommandé de mesurer la PA aux deux bras puis en position couchée et debout pour chercher une anisotension et une hypotension orthostatique. Différents grades d'HTA sont définis **(Tableau 1)**.

Tableau 1. GRADES D'HYPERTENSION ARTÉRIELLE (HTA)

	PA systolique ≥		PA* diastolique ≥
HTA grade 1 (légère)	140-159	et/ou	90-99
HTA grade 2 (modérée)	160-179	et/ou	100-109
HTA grade 3 (sévère)	180	et/ou	110
HTA systolique isolée	≥ 140	et	< 90

*PA : pression artérielle.

- L'examen clinique permet d'identifier des signes fonctionnels traduisant le retentissement de l'HTA sur le cerveau (accident ischémique transitoire (AIT), AVC) **(vertiges, sensations vertigineuses, céphalée, déficit neurologique sensitif et/ou moteur)**, les yeux (phosphènes, troubles de la vision) **(anomalie de la vision)**, le cœur (angor, dyspnée d'effort, œdèmes des membres inférieurs) **(découverte d'anomalies à l'auscultation cardiaque, dyspnée, détresse respiratoire aiguë, douleur thoracique)**, et le système vasculaire en général (**épistaxis**, claudication intermittente, palpation des pouls, recherche de souffles vasculaires) **(découverte d'un souffle vasculaire)**. Des éléments en faveur d'un syndrome d'apnées obstructives du sommeil doivent être identifiés **(ronflements)**.
- Il est recommandé de mesurer la PA en dehors du cabinet médical pour confirmer l'HTA, avant le début du traitement antihypertenseur médicamenteux (automesure ou MAPA), sauf en cas d'HTA sévère (PA supérieure ou égale à 180/110 mmHg). L'auto-mesure tensionnelle est plus adaptée en soins primaires, mais la MAPA peut apporter des informations complémentaires.
- La mise en évidence d'une HTA en consultation associée à une PA normale en automesure ou MAPA est appelée « HTA blouse blanche », et ne requiert usuellement pas de recours à un traitement antihypertenseur.
- La prise en charge initiale d'un patient hypertendu comporte donc :
  - l'identification d'un retentissement sur les organes cibles *(voir paragraphe 5)* ;
  - l'identification des FDR cardio-vasculaires associés ;
  - et l'identification d'une HTA secondaire ou de facteurs aggravants *(voir paragraphe 10).*
- Chez le sujet de 75 ans ou plus, il est recommandé en plus de dépister les troubles cognitifs (en utilisant le mini mental state examination (MMSE), car ceux-ci peuvent impacter l'adhésion thérapeutique.

Les facteurs pouvant aggraver une HTA sont :

- la prise de médicaments ou toxiques : la consommation d'alcool, de réglisse, la prise de certains médicaments (corticoïdes, anti-inflammatoires non stéroïdiens), utilisation prolongée de vasoconstricteurs nasaux, contraception œstrogénique, consommation de toxiques (cannabis, cocaïne) ;
- un syndrome d'apnées obstructives du sommeil **(ronflements)** ;
- une consommation de sel élevée ;
- un surpoids, une obésité **(obésité et surpoids)**.

A 5. Complications de l'HTA, retentissement sur les organes cibles

- L'HTA est un facteur majeur du risque cardio-vasculaire. L'élévation chronique de la PA entraîne des modifications de la structure et de la fonction du système artériel qui vont favoriser la survenue de complications cardio-vasculaires. Celles-ci sont multiples et incluent :
  - des complications neurologiques : AVC ischémiques et hémorragiques, et démences (vasculaires et Alzheimer) **(troubles de la mémoire/déclin cognitif)** ;
  - des complications cardiaques : insuffisance coronaire, infarctus du myocarde, insuffisance cardiaque. L'HTA favorise également la survenue de fibrillation atriale ;
  - des complications rénales : l'insuffisance rénale chronique ;
  - des complications vasculaires : dissection aortique et anévrysme de l'aorte ;
  - des complications liées à l'athérome, dont l'HTA est un FDR.

A 6. Examens complémentaires de première intention

- Il est recommandé de réaliser des examens complémentaires de première intention comportant systématiquement :
  - des analyses biologiques comportant ionogramme sanguin (natrémie et kaliémie sans garrot) **(dyskaliémie)**, créatininémie avec débit de filtration glomérulaire estimé **(créatinine augmentée)**, glycémie à jeun **(hyperglycémie)**, bilan lipidique **(analyse du bilan lipidique)** et recherche d'une protéinurie quelle que soit la méthode **(analyse de la bandelette urinaire, protéinurie)**. La recherche de la microalbuminurie n'est recommandée que chez le diabétique ;
  - un électrocardiogramme (ECG) de repos **(réalisation et interprétation d'un électrocardiogramme (ECG))**.
- Une hypokaliémie **(dyskaliémie)**, une insuffisance rénale **(créatinine augmentée)**, une **protéinurie** doivent faire suspecter une HTA secondaire.
- À ce stade, et en l'absence de signe clinique ou paraclinique d'orientation, il n'y a pas lieu de pratiquer systématiquement une échographie cardiaque ou des examens d'imagerie rénale ou artérielle.
- Le fond d'œil (FO) ne doit être prescrit qu'en cas d'HTA sévère à la recherche d'arguments pour une HTA maligne (FO stade III-IV) ou en cas de diabète associé **(hyperglycémie)**.

7. Urgence hypertensive et HTA maligne

A 7.1. Identifier une urgence hypertensive et une HTA maligne

- L'HTA sévère (ou de grade 3) est définie par une PA systolique ≥ 180 mmHg ou une PA diastolique ≥ 110 mmHg.
- La présence d'une HTA sévère nécessite de chercher des signes de souffrance viscérale :
  - souffrance neurologique : encéphalopathie, déficit neurologique aigu **(déficit neurologique sensitif et/ou moteur)** ;
  - souffrance cardiaque : insuffisance cardiaque congestive, ischémie coronaire, œdème pulmonaire **(détresse respiratoire aiguë, douleur thoracique)** ;
  - rétinopathie de stade 3 ou 4 **(anomalie de la vision)** ;
  - signes de micro-angiopathie thrombotique : anémie hémolytique **(baisse de l'hémoglobine)**, thrombopénie **(anomalie des plaquettes)**, insuffisance rénale aiguë **(créatinine augmentée)** ;
  - dissection aortique **(douleur thoracique).**
- La présence de signes de souffrance viscérale définit l'urgence hypertensive.
- Une HTA maligne est définie par une HTA sévère accompagnée d'encéphalopathie, de rétinopathie de stade 3 ou 4, d'une hémolyse intravasculaire et d'une thrombopénie par micro-angiopathie mécanique, et d'une insuffisance rénale aiguë. L'HTA maligne s'accompagne toujours d'une hypovolémie et d'un hyperaldostéronisme secondaire avec hypokaliémie. Les diurétiques sont contre indiqués mais les inhibiteurs de l'enzyme de conversion (IEC) et les antagonistes des récepteurs de l'angiotensine 2 (ARA2) sont d'une grande efficacité.

Les principales urgences hypertensives sont :

- accident vasculaire d'origine ischémique (80 %) ou hémorragique (20 %). L'HTA sévère ne doit pas être traitée avant la réalisation du bilan d'imagerie cérébrale ;
- insuffisance ventriculaire gauche (œdème pulmonaire cardiogénique) secondaire à une poussée d'HTA qui impose une baisse rapide de la PA ;
- dissection aortique qui impose une baisse de la PA rapide ;
- encéphalopathie hypertensive (syndrome d'encéphalopathie réversible postérieure, ou PRES) qui impose une baisse rapide de la PA
- insuffisance cardiaque aiguë (Tako-Tsubo) du phéochromocytome qui impose une assistance circulaire en urgence ;
- éclampsie qui impose l'extraction fœtale en urgence ;
- HTA maligne avec insuffisance rénale aiguë et micro-angiopathie thrombotique.

B 7.2. Prise en charge d'une urgence hypertensive

- Une HTA sévère sans signes de souffrance viscérale peut être prise en charge à domicile, si une surveillance tensionnelle peut être réalisée (automesure, médecin généraliste, infirmière). Le repos est indiqué, et suffit souvent à une baisse de la PA. Si la PA reste élevée, les recommandations usuelles de prise en charge de l'HTA s'appliquent.
- En cas de signes de souffrance viscérale, l'urgence hypertensive impose une hospitalisation car le pronostic vital à court terme est mis en jeu. Le patient doit être hospitalisé dans une unité de soins intensifs adaptée (neurologique, cardiologique, néphrologique). Un abord veineux doit être mis en place. La surveillance de l'ECG **(réalisation et interprétation d'un électrocardiogramme (ECG))** et du FO, de la PA, des examens biologiques (hémogramme, ionogramme sanguin, créatinine, troponine, recherche de protéines **(protéinurie)** et de sang dans les urines), et des examens biologiques ou d'imagerie adaptés au type de souffrance viscérale identifié doivent être réalisés.

- En cas de déficit neurologique aigu, il est recommandé de ne pas faire baisser la PA (ou peu, < 15 %) lors de la prise en charge initiale. Les hypotenseurs ne sont indiqués en urgence que si l'imagerie a révélé un AVC hémorragique.
- En cas de défaillance cardiaque, l'injection intraveineuse de dérivés nitrés est recommandée, en association à un diurétique de l'anse ou un antihypertenseur injectable.
- Une dissection aiguë nécessite une prise en charge chirurgicale, avec, dans l'attente, une diminution de la PA et de la fréquence cardiaque par un antihypertenseur injectable (bétabloquants en l'absence de contre-indication).
- En cas d'HTA maligne, une diminution rapide de la PA doit être obtenue.
- Parallèlement à la prise en charge immédiate, la cause de l'urgence hypertensive doit être déterminée (défaut d'auto-observance, arrêt brutal du traitement, HTA secondaire, utilisation de toxiques ou de drogues) *(voir paragraphe 9)*.

A 8. Objectifs de la consultation d'annonce

- Il est recommandé de réaliser une consultation dédiée d'information et d'annonce de l'HTA **(annonce d'une maladie chronique)**.
- Cette consultation nécessite un temps éducatif et une écoute dédiée pour :
  - informer sur les risques liés à l'HTA ;
  - expliquer les bénéfices démontrés du traitement antihypertenseur ;
  - fixer les objectifs du traitement ;
  - établir un plan de soin à court et à long terme ;
  - échanger sur les raisons personnelles (avantages et inconvénients) de suivre ou de ne pas suivre le plan de soin personnalisé (balance décisionnelle).
- La décision médicale partagée entre le médecin et le patient favorise l'auto-observance du patient ***(voir item 1 - La relation médecin-malade. La personnalisation de la prise en charge médicale)*** **(évaluation de l'observance thérapeutique)**.

A 9. Prise en charge du patient hypertendu

- Il est recommandé de mettre en place les mesures hygiéno-diététiques (et leur suivi) :
  - réduire une consommation excessive de sel, avec un objectif de 6-8 grammes de sel au maximum, soit une natriurèse de 100-150 mmol par jour. À noter que l'organisation mondiale de la santé recommande une consommation maximale de 5 grammes de sel par jour ;
  - pratiquer une activité physique régulière et adaptée aux possibilités du patient (idéalement au moins 30 minutes 3 fois par semaine en aérobie) ;
  - réduire le poids en cas de surcharge pondérale **(obésité et surpoids)** ;
  - réduire une consommation excessive d'alcool ;
  - privilégier la consommation de fruits et de légumes et d'aliments peu riches en graisses ;
  - interrompre une intoxication tabagique, ce qui n'a pas pour effet de réduire directement la PA, mais contribue à la réduction du risque cardio-vasculaire global.

A 9.1. Stratégie du traitement médicamenteux de l'HTA

- Il n'existe pas de consensus réel concernant la durée raisonnable avant l'instauration d'un traitement pharmacologique chez un hypertendu léger à modéré. En revanche, en cas d'HTA sévère, le traitement pharmacologique doit suivre immédiatement la confirmation diagnostique *(voir paragraphe 7)*. Les recommandations françaises reconnaissent les limites et la latence d'efficacité de la mise en place des règles hygiéno-diététiques et préconisent d'associer immédiatement un traitement médicamenteux à celles-ci chez tous les patients hypertendus confirmés **(prescription médicamenteuse, consultation de suivi et éducation d'un patient hypertendu)**.

- Il existe en France plus de 120 spécialités pharmaceutiques, réparties en 8 classes principales, destinées au traitement de l'HTA. Dans l'ordre d'apparition sur le marché, ce sont les diurétiques, les antihypertenseurs centraux, les bétabloquants, les alpha-bloquants, les inhibiteurs des canaux calciques et les antagonistes du système rénine-angiotensine (SRA), eux-mêmes répartis en IEC, ARA2 et plus récemment inhibiteurs de la rénine. Ces produits sont mis sur le marché à des doses choisies pour entraîner une baisse similaire de la PA. Ils sont donc équipotents sur le plan tensionnel dans la population générale des hypertendus. **Il est actuellement démontré que la réduction du risque cardiovasculaire est avant tout dépendante de la baisse de la PA**, quelle que soit la classe d'antihypertenseurs utilisée parmi les 5 classes principales que sont les diurétiques, les bétabloquants, les inhibiteurs des canaux calciques, les IEC et les ARA2.
- Dans l'HTA essentielle non compliquée, les essais cliniques avec ces 5 classes d'antihypertenseurs (diurétiques, les bétabloquants, les inhibiteurs des canaux calciques, les IEC et les ARA2) ont montré un bénéfice sur la morbi-mortalité cardiovasculaire ; elles doivent être privilégiées au cours des phases initiales de la titration. Il est souhaitable de privilégier ces cinq classes d'antihypertenseurs qui ont démontré une prévention des complications cardiovasculaires chez les hypertendus, et les médicaments dont la durée d'action permet une prise par jour :
  - par ordre d'ancienneté, il s'agit des diurétiques thiazidiques, des bétabloquants, des antagonistes calciques, des IEC et des ARA2 ;
  - les bétabloquants apparaissent moins efficaces que les autres classes pour la prévention des AVC.
- Une monothérapie doit être instaurée en première intention.
- Des stratégies ont été établies afin d'aider la stratégie de traitement :
  - panier 1 : bétabloquant, IEC, ARA2 ;
  - panier 2 : diurétiques **(prescrire des diurétiques)**, inhibiteurs calciques.
- Dans le panier 1, les IEC et ARA2 doivent être utilisés en premier, sauf situation particulière justifiant la prescription d'un bétabloquant *(voir paragraphe 9.3)*.
- Les traitements en **mono-prise** doivent être privilégiés.
- **La dénomination commune internationale (DCI)** doit être préférentiellement utilisée sur l'ordonnance, comme tous les prescriptions. Les antihypertenseurs génériques ont une efficacité comparable aux produits princeps. Toutefois, comme avec tous les médicaments, il est souhaitable de ne pas changer de marque en cours de traitement, ce qui évite les erreurs de prise.
- Parmi les diurétiques, **les diurétiques de l'anse** peuvent être prescrits en cas d'insuffisance rénale sévère (débit de filtration glomérulaire (DFG) < 30 ml/min/1,73 m^2), de syndrome néphrotique, ou d'insuffisance cardiaque **(prescrire des diurétiques)**.
- En cas d'échec de la monothérapie (en pratique généralement à 1 mois), il est conseillé de passer à une **bithérapie** *(voir ci-dessous)*, en associant un antihypertenseur du panier 1 avec un antihypertenseur du panier 2. Il n'est pas recommandé sauf situation particulière (mauvaise tolérance) de changer de monothérapie. Il n'est pas recommandé non plus d'augmenter la dose de la monothérapie.
- **Il est recommandé d'associer deux principes actifs :**
  - préférentiellement en un seul comprimé (bithérapie fixe), si la monothérapie ne permet pas le contrôle de la PA après un mois de traitement ;
  - en cas d'objectif tensionnel non atteint, plusieurs combinaisons (en termes de dose et de composition) peuvent être essayées avant le passage à une trithérapie antihypertensive ;
  - l'association d'antagonistes du système rénine-angiotensine (IEC, ARA2, inhibiteur de la rénine) n'est pas recommandée.

- Si l'objectif tensionnel n'est toujours pas atteint, il est possible de prescrire une trithérapie, qui doit associer idéalement un principe actif du panier 1 (de préférence IEC ou ARA2), et deux du panier 2 (diurétique thiazidique et inhibiteur calcique), sauf situation particulière nécessitant la prescription d'un bétabloquant (cardiopathie ischémique, dysfonction ventriculaire gauche, contrôle de la fréquence cardiaque en cas de fibrillation atriale *(voir paragraphe 9.3.)*). L'addition de spironolactone est le traitement de choix en cas d'HTA résistante.
- Les autres classes de médicaments antihypertenseurs ne doivent être utilisés qu'uniquement si cette stratégie de traitement ne permet pas de contrôler la PA (autres diurétiques, alpha-bloquants, antihypertenseurs centraux). Les techniques interventionnelles comme la dénervation rénale ne sont pas indiquées en dehors d'essais cliniques.

A 9.2. Principaux effets indésirables et contre-indications des traitements antihypertenseurs

- Il est recommandé de s'assurer de la bonne tolérance du traitement antihypertenseur. Les médicaments antihypertenseurs peuvent parfois s'accompagne d'effets indésirables. Ces effets indésirables sont réversibles à l'arrêt du traitement, et un autre antihypertenseur doit être prescrit. Il faut en particulier s'assurer de l'absence d'hypotension orthostatique **(découverte d'une hypotension)**, en particulier chez le sujet âgé, le patient insuffisant rénal ou diabétique.
- Les principaux effets indésirables et contre-indications des traitements antihypertenseurs sont résumés dans le **Tableau 2**.
- Après chaque introduction ou adaptation posologique des antagonistes du SRA et/ou des diurétiques, ou après un événement intercurrent, il est recommandé de réaliser un ionogramme sanguin avec créatininémie et débit de filtration glomérulaire estimé.
- Les diurétiques, IEC, ARA2 et inhibiteurs de la rénine doivent être arrêtés transitoirement en cas de situation **de déshydratation**.
- L'utilisation des IEC et ARA2 nécessite de contrôler le ionogramme sanguin et le dosage de la créatininémie 1 à 4 semaines après l'instauration du traitement, ou en cas de modification de dose.
- Tous les antihypertenseurs sont contre indiqués sauf situation particulière en cas d'hypotension artérielle grave, d'état de choc.

Tableau 2. PRINCIPALES CONTRE-INDICATIONS ET EFFETS INDÉSIRALES DES 5 CLASSES THÉRAPEUTIQUES ANTI-HYPERTENSIVES LES PLUS COURANTES

Classe thérapeutique	Stratégie d'utilisation	Principales contre-indications	Principaux effets indésirables
Diurétiques	Privilégier diurétiques thiazidiques (diurétiques de l'anse dans certaines situations : syndrome néphrotique, insuffisance cardiaque, insuffisance rénale avec DFG < 30 ml : mi, :1,73 m²)	Insuffisance rénale par obstruction urinaire Allergie aux sulfamides Grossesse (déconseillés)	Thiazidiques : photosensibilité, carcinomes baso-cellulaires, hypokaliémie, hyponatrémie, déshydratation, élévation de l'uricémie et de la glycémie, dyslipidémie (à forte dose) Diurétiques de l'anse : perturbations hydro-électrolytiques, augmentation de l'uricémie, augmentation de la glycémie Anti-aldostérone : gynécomastie, hyperkaliémie
Inhibiteurs calciques		Rétrécissement aortique Troubles de la conduction (pour certains) Insuffisance cardiaque non contrôlée	Céphalées Vertiges Oedèmes des membres inférieurs Tachycardie, palpitations Hypertrophie gingivale

Bétabloquants	Pas en première intention (moins protecteurs vis-à-vis du risque d'AVC) sauf situation particulière	Bradycardie < 50/minute bloc auriculo-ventriculaire du 2e ou 3e degré Asthme et bronchite chronique obstructive Phénomène de Raynaud	Asthénie Phénomène de Raynaud Troubles de l'érection Bradycardie Troubles du sommeil (cauchemars) Troubles digestifs (gastralgies, nausées, vomissements)
IEC		Grossesse à partir du 4e mois Œdème angioneurotique Sténose des artères rénales	Toux sèche Angioedème Insuffisance rénale Hyperkaliémie Troubles digestifs (douleurs, nausées, vomissements) Éruption cutanée, prurit
ARA2	Ne pas utiliser l'olmesartan (déremboursé en raison d'une réévaluation à la baisse du rapport bénéfice-risque)	Grossesse à partir du 4e mois	Hyperkaliémie Angioedème et toux rares Insuffisance rénale Troubles digestifs

ARA2 : antagonistes des récepteurs de l'angiotensine 2 ; AVC : accident vasculaire cérébral ; DFG : débit de filtration glomérulaire ; IEC : inhibiteur de l'enzyme de conversion de l'angiotensine.

B

9.3. Situations cliniques particulières pouvant orienter le choix du traitement antihypertenseur

- Il est recommandé d'individualiser le choix du premier traitement antihypertenseur
- L'initiation du traitement antihypertenseur par un ARA2 ou un IEC est associée à une auto-meilleure observance et persistance (le traitement est pris pendant une durée plus longue) que les diurétiques ou les bétabloquants, pour des raisons à la fois d'efficacité et de tolérance ; les antagonistes calciques étant en position intermédiaire.
- Chez le patient diabétique à partir du stade de micro-albuminurie et l'hypertendu avec protéinurie, débuter au choix par un IEC ou un ARA2.
- D'autres situations peuvent guider le choix du traitement **(Tableau 3)**.

Tableau 3. SITUATIONS PARTICULIÈRES GUIDANT LA STRATÉGIE INITIALE THÉRAPEUTIQUE EN CAS D'HYPERTENSION ARTÉRIELLE

Terrain	Choix préférentiel
Diabète/micro-albuminurie ou insuffisance rénale	IEC ou ARA2
Insuffisance rénale ou protéinurie	IEC ou ARA2
Insuffisance cardiaque	IEC ou ARA2, bétabloquant ayant une autorisation de mise sur le marché dans cette indication, diurétiques
Insuffisance coronaire	IEC, bétabloquants
Accident vasculaire cérébral	Diurétiques thiazidiques, IEC ou ARA2, inhibiteurs calciques

ARA2 : antagonistes des récepteurs de l'angiotensine 2 ; IEC : inhibiteur de l'enzyme de conversion de l'angiotensine.

A 9.4. Particularités du traitement antihypertenseur du sujet âgé de plus de 80 ans

- Après 80 ans, il est recommandé :
  - de fixer un objectif de **PA systolique < 150 mmHg, sans hypotension orthostatique** ;
  - de ne pas dépasser la prescription de plus de trois antihypertenseurs ;
  - d'évaluer les fonctions cognitives (au moyen du mini-mental test examination (MMSE)).
- Une attention particulière à la iatrogénie doit être portée dans cette population. Il est ainsi recommandé de ne pas dépasser sauf exception 3 molécules antihypertensives dans cette population.

A 9.5. Suivi initial d'un patient hypertendu

- Le traitement médicamenteux initial s'intègre plus globalement dans le plan de soins des 6 premiers mois. L'objectif est d'obtenir un contrôle de la PA dans les 6 premiers mois **(prescription médicamenteuse, consultation de suivi et éducation d'un patient hypertendu)**.
- Les visites au cabinet médical doivent être mensuelles, jusqu'à l'obtention de l'objectif tensionnel.
- L'objectif tensionnel, y compris chez les diabétiques et les patients avec maladies rénales, est d'obtenir une **PA systolique comprise entre 130 et 139 mmHg et une PA diastolique inférieure à 90 mmHg**, confirmées par une mesure de la PA en dehors du cabinet médical.
- Des objectifs plus ambitieux peuvent être proposés chez certains patients, après avis spécialisé.
- Au terme de ces 6 mois, la PA doit être équilibrée avec un traitement toléré chez une majorité de patients. Le rythme des visites pourra alors s'espacer ainsi que celui de la surveillance biologique. Chez les patients non contrôlés sous trithérapie, un bilan à la recherche d'une cause de résistance devra être effectué *(voir paragraphe 10)*.
- Après une complication cardiovasculaire, essentiellement coronaire, les traitements de la prévention secondaire prennent le pas sur les traitements antérieurs de l'hypertendu. Pour autant, le contrôle tensionnel restera une priorité chez cet individu. Ainsi, chez ces patients, il sera fréquemment prescrit une association bétabloquant – antagoniste du SRA (indication en post-infarctus du myocarde, ou pour l'insuffisance cardiaque) qu'il conviendra si nécessaire de titrer en cas de PA non contrôlée par l'adjonction d'un inhibiteur calcique ou d'un diurétique selon les cas. Le recours aux autres classes thérapeutiques sera parfois nécessaire en cas de résistance ou d'intolérance aux classes thérapeutiques précédemment prescrites.

B 9.6. Plan de soins à long terme et modalités de suivi d'un patient hypertendu

- Une consultation de suivi par le médecin généraliste doit être proposée tous les 3 à 6 mois. Au cours de cette consultation de suivi, le médecin généraliste :
  - cherche des symptômes évocateurs d'un retentissement vasculaire, cardiaque, rénal, neurologique ;
  - évaluer l'auto-observance des traitements et des mesures hygiéno-diététiques ainsi que la tolérance du traitement **(évaluation de l'observance thérapeutique)** ;
  - analyse la PA mesurée en consultation et les auto-mesures tensionnelles récentes : l'objectif tensionnel reste identique à celui des 6 premiers mois (PA systolique entre 130 et 139 mmHg et PA diastolique < 90 mmHg en consultation), mais les objectifs de PA optimales au-delà des 6 premiers mois ne sont pas connus avec certitude.
  - cherche une hypotension orthostatique **(découverte d'une hypotension artérielle)**, surtout chez les patients diabétiques, âgés, et parkinsoniens ;
  - évalue et prend en charge les autres FDR cardiovaculaires **(prévention des maladies cardiovasculaires)**.

- Un contrôle biologique (natrémie, kaliémie, créatininémie, recherche de protéinurie quelle que soit la méthode) est souhaitable tous les 1 à 2 ans, ou plus fréquemment en cas de diabète **(hyperglycémie)**, d'insuffisance rénale, de protéinurie, d'HTA mal contrôlée, de décompensation cardiaque ou d'autres événements intercurrents (pouvant par exemple entraîner une hypovolémie). Cette surveillance doit être plus fréquente chez le sujet âgé **(consultation de suivi du patient polymédiqué)**.
- En l'absence de diabète ou de dyslipidémie, un contrôle biologique de la glycémie à jeun **(hyperglycémie)** et du bilan lipidique **(analyse du bilan lipidique)** est souhaitable tous les 3 ans.
- Un ECG **(réalisation et interprétation d'un électrocardiogramme (ECG))** est justifié tous les 3 à 5 ans, ou plus fréquemment en cas de symptômes cardiaques ou de cardiopathie sous-jacente.
- Les traitements antihypertenseurs peuvent être allégés ou arrêtés en cas d'hypotension orthostatique persistante, de perte de poids par dénutrition, ou chez certains patients fragiles.

10. HTA secondaires

B 10.1. Définition d'une HTA résistante

- Une HTA résistante se définit comme une HTA non contrôlée lors des mesures effectuées en consultation (PA ≥ 140/90 mmHg chez un sujet de moins de 80 ans, ou PA systolique ≥ 150 mmHg chez un sujet de plus de 80 ans) et confirmée par une mesure en dehors du cabinet médical (automesure ou MAPA), malgré une stratégie thérapeutique comprenant des règles hygiéno-diététiques adaptées et une trithérapie anti-hypertensive, depuis au moins 4 semaines, à dose optimale, incluant un diurétique.

A 10.2. Signes d'orientation et principales causes d'HTA secondaires

- La majorité des patients hypertendus a une HTA essentielle. Une cause, essentiellement hormonale, est trouvée chez seulement 5 à 10 % des patients présentant une HTA. Ces causes étant le plus souvent traitables, il est recommandé de les évoquer d'emblée, dès le diagnostic, en cas de contexte évocateur, soit plus systématiquement en cas de résistance de l'HTA au traitement antihypertenseur.
- Une **HTA secondaire** doit ainsi être cherchée en cas de :
  - point d'appel clinique ou paraclinique (biologique, radiologique) : syndrome de Cushing, souffle des artères rénales **(découverte d'un souffle vasculaire)** ;
  - HTA sévère (PA systolique ≥180 mmHg ou PA diastolique ≥ 110 mmHg) ;
  - âge inférieur à 30 ans ;
  - hypokaliémie **(dyskaliémie)** ;
  - élévation de la créatininémie ;
  - HTA résistante.
- Il est alors recommandé de demander un **avis spécialisé** pour la réalisation de dosages hormonaux, écho-doppler des artères rénales, angio-tomodensitométrie (TDM) abdominale *(voir paragraphe 10.3)*.
- **Les principales causes d'HTA secondaires sont :**
  - les toxiques et médicaments : alcool, réglisse, corticoÏdes, antidépresseurs, anti-inflammatoires non stéroïdiens, anti-vascular endothelial growth factor (VEGF), vasoconstricteurs locaux, estrogènes, cannabis, cocaïne ;
  - les maladies rénales ;
  - les hyperaldostéronisme primaire (adénome ou hyperplasie bilatérale des surrénales) ;
  - le phéochromocytome (isolé ou s'intégrant dans une néoplasie endocrinienne);
  - les sténoses (ou occlusions) de l'artère rénale ;
  - le syndrome de Cushing d'origine hypophysaire ou surrénale ;

- l'acromégalie et l'hyperthyroïdie sont également parfois citées comme cause d'HTA secondaire, mais elles s'accompagnent de signes cliniques évocateurs à ce stade ;
- le syndrome d'apnées obstructives du sommeil est plus un facteur d'HTA résistante qu'une réelle cause d'HTA secondaire.

A 10.3. Démarche diagnostique en cas de suspicion d'HTA secondaire

- En cas de suspicion d'HTA résistante, la démarche diagnostique doit comporter :
  - confirmer la réalité de la résistance par une mesure ambulatoire de la PA (MAPA ou automesure). La résistance sera confirmée si les valeurs de la PA ambulatoire dépassent les seuils suivants : automesure tensionnelle : PA ≥ 135/85 mmHg et/ou MAPA ≥ 130/80 mmHg sur 24 h ; ≥ 135/85 mmHg en période diurne, ≥ 120/70 mmHg en période nocturne ;
  - dépister les difficultés d'auto-observance. Il existe des questionnaires validés (Morisky) qui peuvent aider le clinicien à dépister des sujets à risque d'inobservance. La réalisation de dosages urinaires et plasmatiques des molécules prescrites est exceptionnelle mais techniquement réalisable ;
  - chercher un facteur favorisant l'inefficacité des traitements pharmacologiques comme l'excès de sel, l'alcool, les anti-inflammatoires non stéroïdiens ou certains inducteurs enzymatiques (carbamazépine…) ;
  - chercher l'existence d'une coprescription de médicaments ou de substances vasopressives :
    - *anti-vascular endothelial growth factor* (VEGF) ;
    - ciclosporine, tacrolimus ;
    - corticoïdes ;
    - érythropoiétine ;
    - estrogènes de synthèse (contraception orale) ;
    - sympathomimétiques ;
    - inhibiteurs mixtes de la recapture de la sérotonine et de la noradrénaline ;
    - cocaïne, amphétamines ;
    - herbes (ephedra ou ma huang) ;
    - réglisse (acide glycyrrhizique).

B 10.4. Principes de prise en charge d'une HTA secondaire

- Si l'HTA résistante est confirmée, il est recommandé de demander l'avis d'un spécialiste de l'HTA pour :
  - chercher une atteinte d'organe cible ;
  - chercher une HTA secondaire ;
  - établir la stratégie thérapeutique ultérieure.
- Les examens suggérés pour chercher la cause d'une HTA secondaire doivent être réalisés en fonction du contexte clinique mais comprennent le plus souvent :
  - ionogramme sanguin, créatininémie, protéinurie et natriurèse des 24 h : pour chercher une cause ou une conséquence rénale à l'HTA, d'une hypokaliémie évocatrice d'un hyperaldostéronisme ou d'un hypercorticisme et d'une consommation excessive de sel ;
  - une angio-TDM des artères rénales et des glandes surrénales, pour chercher une anomalie morphologique des artères rénales (sténoses, occlusions) ou des glandes surrénales (nodule, masse). Cet examen permet de dépister une éventuelle anomalie morphologique des reins (atrophie, séquelles de pyélonéphrites…) et de l'aorte abdominale (anévrysme) ;
  - une échographie-Doppler des artères rénales, pour chercher une sténose artérielle et son retentissement fonctionnel. Une mesure de la taille des reins doit être systématiquement associée afin de dépister une asymétrie ;

- un dosage de la rénine et de l'aldostérone plasmatiques pour calcul du rapport aldostérone/rénine. Ce dosage permet de dépister un hyperaldostéronisme primaire ;
- un dosage des méta- et normétanéphrines urinaires ou plasmatique des 24 h. Ce dosage, impérativement rapporté à la créatininurie des 24 h, est élevé en cas de phéochromocytome ;
- un dosage du cortisol libre urinaire des 24 h, test de freinage rapide par la déxaméthasone 1 mg, à la recherche d'un hypercorticisme ;
- une oxymétrie nocturne, polygraphie de ventilation ou enregistrement polysomnographique pour dépister un syndrome d'apnées du sommeil.

PRINCIPALES SITUATIONS DE DÉPART EN LIEN AVEC L'ITEM N° 224 : HYPERTENSION ARTÉRIELLE DE L'ADULTE ET DE L'ENFANT*

Situation de départ	Descriptif
En lien avec le diagnostic	
42. Hypertension artérielle 64. Vertiges, sensations vertigineuses 118. Céphalée 147. Epistaxis 162. Dyspnée	Lors de l'évaluation initiale du patient hypertendu, des signes d'atteinte vasculaire, cardiaque, cérébrale, ou rénale doivent être cherchés.
En lien avec les examens complémentaires	
182. Analyse de la bandelette urinaire 185. Réalisation et interprétation d'un électrocardiogramme (ECG) 195. Analyse du bilan lipidique 199. Créatinine augmentée 201. Dyskaliémie 208. Hyperglycémie 212. Protéinurie	Le bilan initial d'un patient hypertendu comporte : • la réalisation d'un ECG ; • la prescription d'analyses biologiques : natrémie, kaliémie, créatinine, glycémie a jeûn, bilan lipidique, protéinurie.
En lien avec le suivi/pronostic	
18. Découverte d'anomalies à l'auscultation cardiaque 19. Découverte d'un souffle vasculaire 51. Obésité et surpoids 131. Troubles de la mémoire/déclin cognitif 156. Ronflements 266. Consultation de suivi du patient polymédiqué	Le suivi d'un patient hypertendu nécessite le dépistage des complications cardio-vasculaires et la prise en charge des autres facteurs de risque. Notamment, la présence de ronflements oriente vers un syndrome d'apnées obstructives du sommeil, qu'il faut prendre en charge en plus de la prise en charge de l'hypertension artérielle, au même titre que les autres facteurs de risques cardio-vasculaires.
En lien avec l'identification et la prise en charge d'une urgence	
121. Déficit neurologique sensitif et/ou moteur 138. Anomalie de la vision 160. Détresse respiratoire aiguë 161. Douleur thoracique 185. Réalisation et interprétation d'un électrocardiogramme (ECG) 199. Créatinine augmentée 212. Protéinurie 215. Anomalie des plaquettes 217. Baisse de l'hémoglobine	Ces signes cliniques ou biologiques orientent vers une souffrance viscérale et définissent l'urgence hypertensive, lorsqu'ils sont associés avec une HTA qui est généralement sévère. La souffrance viscérale peut être neurologique, cardiologique, vasculaire, rétinienne, ou rénale. En cas de souffrance viscérale, le patient doit être hospitalisé.
En lien avec la prise en charge	
43. Découverte d'une hypotension artérielle 253. Prescrire des diurétiques 282. Prescription médicamenteuse, consultation de suivi et éducation d'un patient hypertendu 328. Annonce d'une maladie chronique 320. Prévention des maladies cardiovasculaires 354. Évaluation de l'observance thérapeutique	L'auto-observance médicamenteuse doit être évaluée. Il est indispensable d'évaluer la tolérance des traitements, et notamment de chercher une hypotension orthostatique. L'HTA doit faire l'objet d'une consultation d'annonce dédiée. La stratégie thérapeutique repose sur une monothérapie en première intention. La prise en charge des autres facteurs de risque cardio-vasculaires doit être réalisée.

* Les situations de départ reliées aux connaissances permettant de « Conduire l'enquête étiologique d'une hypertension artérielle chez l'enfant » ne sont pas prises en compte dans ce tableau.

FICHE DE SYNTHÈSE

- Pour le diagnostic de l'hypertension artérielle (HTA), une attention particulière sera portée, hors rare contexte d'urgence, à la confirmation de la réalité du caractère permanent de l'élévation de la pression artérielle (PA), par la réalisation de mesures ambulatoires de la PA (automesure, mesure ambulatoire de la PA (MAPA))
- L'objectif thérapeutique est commun à la quasi-totalité des patients, sauf plus de 80 ans : une PA systolique entre 130-139 mmHg et une PA diastolique < 90 mmHg en mesure clinique.
- Si le contrôle tensionnel n'est pas obtenu au bout de 6 mois malgré une trithérapie composée d'un bloqueur du système-rénine-angiotensine (inhibiteur de l'enzyme de conversion (IEC) ou sartan), d'un diurétique thiazidique et d'un inhibiteur calcique, une HTA résistante est suspectée. Sa confirmation repose sur le dépistage de l'inobservance et la confirmation du niveau de PA par des mesures ambulatoires. Les erreurs diététiques (sel, alcool) et les médicaments doivent être évoqués. Un avis spécialisé pour évaluation et identification d'une cause d'HTA secondaire est nécessaire si la résistance au traitement est confirmée.

CHAPITRE 27

Thrombose veineuse et embolie pulmonaire

OBJECTIFS : N° 226. THROMBOSE VEINEUSE PROFONDE ET EMBOLIE PULMONAIRE (VOIR ITEM 330 PRESCRIPTION ET SURVEILLANCE DES CLASSES DE MÉDICAMENTS LES PLUS COURANTES CHEZ L'ADULTE ET CHEZ L'ENFANT. CONNAÎTRE LE BON USAGE DES PRINCIPALES CLASSES THÉRAPEUTIQUES)

- Diagnostiquer une thrombose veineuse profonde et/ou une embolie pulmonaire.
- Identifier les situations d'urgence et planifier leur prise en charge.
- Connaître les principes de la prise en charge thérapeutique.
- Connaître les indications et les limites d'un bilan de thrombophilie.

Rang	Rubrique	Intitulé
A	Définition	Définition thrombose veineuse profonde (TVP), TVP proximale, TVP distale, embolie pulmonaire (EP), EP à haut risque
A	Etiologie	Connaître les situations qui favorisent la maladie thrombo-embolique veineuse (MTEV) (circonstances de survenue, facteurs favorisants temporaires et persistants)
B	Éléments physiopathologiques	Connaître la physiopathologie de la MTEV y compris les formes familiales
A	Diagnostic positif	Savoir diagnostiquer une MTEV (TVP, EP) : signes cliniques, stratégie diagnostique incluant les scores, signes paracliniques, principaux diagnostics différentiels
A	Identifier une urgence	Savoir identifier et connaître la démarche diagnostique en cas d'EP à haut risque
A	Diagnostic positif	Connaitre les indications de dosage des D dimères (TVP, EP) et la notion de seuil d'ajustement à l'âge dans l'EP
A	Examens complémentaires	Connaître la place et les limites de l'écho-Doppler veineux (TVP, EP)
A	Examens complémentaires	Connaître la place et les limites des examens d'imagerie dans l'EP : Angioscanner thoracique, scintigraphie de ventilation-perfusion, échographie cardiaque trans-thoracique
A	Prise en charge	Connaître les signes de gravité d'une EP et savoir reconnaître les patients pouvant être pris en charge en ambulatoire en cas d'EP
A	Prise en charge	Connaitre les principes de traitement d'une TVP/EP non grave à la phase initiale
A	Prise en charge	Connaître les indications et contre-indications de la compression élastique (TVP des membres inférieurs)
A	Prise en charge	Connaître les contraceptions contre-indiquées en cas de MTEV (TVP, EP)
A	Prise en charge	Connaître les situations nécessitant une prévention de la MTEV
B	Prise en charge	Savoir déterminer la durée du traitement anticoagulant (TVP proximale et EP)
B	Étiologie	Savoir porter l'indication d'une recherche de cancer en cas de MTEV (TVP, EP)
B	Suivi et/ou pronostic	Savoir évoquer les complications à long terme de la MTEV (syndrome post-thrombotique, hypertension artérielle pulmonaire (HTAP))
B	Suivi et/ou pronostic	Connaître la complication à dépister avant d'arrêter un traitement anticoagulant pour EP
B	Prise en charge	Connaître les principes de la prise en charge d'une thrombose veineuse superficielle

Les situations de départ sont indiquées en violet et en gras dans le texte. Elles sont ensuite listées à la fin du chapitre.

A 1. Définition de la maladie thrombo-embolique veineuse et des présentations cliniques les plus fréquentes

- **La maladie thrombo-embolique veineuse (MTEV)** regroupe la thrombose veineuse profonde (TVP) et l'embolie pulmonaire (EP). C'est une pathologie fréquente et grave.
- C'est l'EP qui met en jeu le pronostic vital à la phase aiguë. A distance de l'épisode aigu le risque est lié au développement d'une maladie post-thrombotique et plus rarement à l'évolution vers une hypertension pulmonaire chronique post-embolique.
- **La TVP** est l'obstruction d'une veine profonde par un thrombus constitué *in situ.*
- **Les TVP proximales** des membres inférieurs sont des thromboses intéressant les veines proximales (poplitées et sus-poplitées).
- **Les TVP distales** isolées des membres inférieurs sont des TVP infra-poplitées, sans EP associée. Les veines distales comprennent ainsi les veines jambières (tibiales antérieure et postérieure, fibulaire), et les veines musculaires (soléaire, gastrocnémienne).
- **L'EP** est l'oblitération d'une artère pulmonaire, le plus souvent par un thrombus venant des membres inférieurs.
- **Une EP grave** est une EP qui, du fait de son retentissement hémodynamique ou respiratoire, met en jeu, à court terme, le pronostic vital. Les patients avec EP définie comme grave sont les patients en état de choc ou ayant une hypotension artérielle **(découverte d'une hypotension artérielle)** (définie par une pression artérielle systolique (PAs) < 90 mmHg) ou une chute de la PAs > 40 mmHg pendant au moins 15 minutes. **Cette définition ne fait pas intervenir le degré d'obstruction des artères pulmonaires.**

A 2. Circonstances de survenue de la MTEV, facteurs favorisants temporaires et persistants

- La recherche d'un contexte clinique à risque et d'antécédent de MTEV (personnel ou familial) doit être systématique devant un patient chez qui est suspectée une MTEV.
- Les facteurs de risque cliniques de MTEV sont classés en quatre catégories : majeur ou mineur, transitoire ou persistant **(Tableau 1).** Cette classification conditionne le risque de récidive d'épisode veineux thrombo-embolique et la durée du traitement.

Une MTEV est dite « sans facteur favorisant » si elle survient en l'absence de facteur majeur (transitoire ou persistant). Le terme de MTEV « non provoquée » est parfois utilisé de façon synonyme à « sans facteur favorisant », mais il sous-entend qu'il existe une cause unique à la MTEV, ce qui n'est généralement pas le cas.

Tableau 1. DÉFINITION DES FACTEURS DE RISQUE CLINIQUES DE MTEV SELON LES RECOMMANDATIONS FRANÇAISES DE 2019		
	Transitoire	**Persistant**
Majeur[1]	Chirurgie avec anesthésie générale > 30 minutes dans les 3 derniers mois. Fracture des membres inférieurs dans les 3 derniers mois. Immobilisation > 3 jours pour motif médical aigu dans les 3 derniers mois. Contraception œstro-progestative[2], grossesse[2], post-partum[2], traitement hormonal de la ménopause[2].	Cancer actif Thrombophilies majeures (déficit en antithrombine, syndrome des anticorps anti-phospholipides) **(prise en charge d'une suspicion de thrombophilie)**.
Mineur[3]	Chirurgie avec anesthésie générale < 30 minutes dans les 2 derniers mois. Traumatisme d'un membre inférieur non plâtré avec mobilité réduite ≥ 3 jours. Immobilisation < 3 jours pour motif médical aigu dans les 2 derniers mois. Voyage > 6 heures.	Maladies inflammatoires chroniques digestives ou articulaires. Thrombophilie non majeure : déficit en protéine C, S, mutation du facteur V (facteur V Leyden) homozygote ou hétérozygote, mutation prothrombine (homozygote ou hétérozygote) **(prise en charge d'une suspicion de thrombophilie)**.

[1] Ces facteurs de risque de récidive sont définis comme majeurs car ils ont un impact majeur sur la décision de stopper ou de prolonger le traitement anticoagulant.

[2] Ces facteurs sont parfois définis comme mineurs transitoires. Toutefois, dans notre classification, ils sont classés comme majeurs transitoires car le risque de récidive après arrêt de traitement est aussi faible (une fois le facteur absent) qu'après une chirurgie et que leur impact est donc majeur sur la décision de stopper le traitement anticoagulant.

[3] Ces facteurs de risque de récidive sont définis comme mineurs car ils ont un impact mineur ou non démontré sur la décision de stopper ou de prolonger le traitement anticoagulant.

Recommandations françaises 2019 : https://www.portailvasculaire.fr/sites/default/files/docs/fiches_recos_gestion_mvte_-_splf_2019_par_corecos_sfmv._diaporama_pdf.pdf)

B 3. Physiopathologie de la MTEV (y compris les formes familiales)

- La MTEV est une maladie multifactorielle, dont les trois déterminants principaux sont :
  - la stase veineuse ;
  - la paroi vasculaire (lésion endothéliale) ;
  - le système d'hémostase (hypercoagulabilité) :
    - l'activation de la coagulation est un événement déterminant dans la formation du thrombus. Elle peut être liée à une expression exagérée de facteur tissulaire à la surface des cellules (infections, maladies inflammatoires, tumeurs), ou bien à l'expression d'une activité de type facteur tissulaire, simulant l'action du facteur tissulaire physiologique ;
    - l'altération des systèmes inhibiteurs peut également jouer un rôle favorisant : déficit en antithrombine, déficit en protéine C, déficit en protéine S, ou mutation congénitale (mutation Leyden du facteur V, mutation sur le gène du facteur II (= prothrombine)).

- La plupart des thrombi se forme dans les veines profondes des membres inférieurs, dans les zones de ralentissement du flux. Ils peuvent :
  - disparaitre sous l'effet de la fibrinolyse spontanée ;
  - progresser dans le réseau veineux ;
  - occlure la veine et/ou emboliser dans l'arbre artériel pulmonaire.
- En cas d'EP, la pression artérielle pulmonaire s'élève, et une insuffisance cardiaque droite peut survenir, voire un état de choc en cas d'EP grave. Par ailleurs apparait une hypoxémie, en lien avec l'effet shunt.
- Après une TVP, des séquelles peuvent persister sur le membre atteint : thrombus résiduel, atteintes veineuses valvulaires, et pariétales.

A 4. Diagnostic d'une MTEV

- Le diagnostic de MTEV est difficile :
  - les signes cliniques sont inconstants ;
  - l'examen clinique et les examens paracliniques ont à la fois une sensibilité et une spécificité faibles.
- Devant des signes évocateurs, non expliqués par un autre diagnostic, la démarche diagnostique doit être rigoureuse pour ne pas méconnaître une TVP ou une EP, sans tomber dans l'excès inverse et réaliser des examens inutiles.

A 4.1. Signes cliniques

- Les symptômes pouvant évoquer une EP sont :
  - une **dyspnée** d'apparition récente ou progressivement croissante **(détresse respiratoire aiguë)** ;
  - une **douleur thoracique**, souvent basi-thoracique, majorée par l'inspiration ;
  - une hémoptysie **(émission de sang par la bouche)** ;
  - une **tachycardie,** des **palpitations** ;
  - une syncope **(malaise/perte de connaissance)**, qui peut être le premier signe d'une EP grave.
- Il est recommandé de chercher des signes de gravité (hypotension artérielle **(découverte d'une hypotension artérielle)**, état de choc, **détresse respiratoire aiguë**) chez tous les patients suspects d'EP.
- Globalement :
  - 15 % des patients ayant une EP ont des signes cliniques de TVP des membres inférieurs ;
  - 50 % des patients avec une TVP proximale ont une EP.
- **Le tableau évocateur d'une TVP des membres inférieurs** est celui d'un membre inférieur augmenté de volume, siège d'un œdème **(œdème localisé ou diffus)**, douloureux **(douleur d'un membre)** (spontanément ou à la palpation du mollet), s'accompagnant éventuellement d'une dilatation veineuse superficielle.
- Pour les TVP plus proximales, la douleur est le plus souvent inguinale, et l'œdème prend tout le membre inférieur.

A 4.2. Stratégie diagnostique devant une suspicion d'embolie pulmonaire

- **La stratégie diagnostique diffère en fonction de l'état clinique du patient.**

4.2.1. Stratégie diagnostique de l'EP en cas de mauvaise tolérance hémodynamique (état de choc, hypotension artérielle (découverte d'une hypotension artérielle))

- Une imagerie à visée diagnostique doit être demandée sans délai **(Figure 1).** Il n'y a pas de place pour le dosage des D-dimères.
- Si le patient est transportable, l'angioscanner thoracique à la recherche d'une EP est à privilégier.

- Si le patient est non transportable, une échographie cardiaque sera réalisée au lit du patient à visée diagnostique d'une EP (diagnostic d'EP en cas de dysfonction du ventricule droit) mais aussi d'un diagnostic différentiel à la défaillance hémodynamique (tamponnade, infarctus du ventricule droit, défaillance cardiaque).

Figure 1. Algorithme diagnostique chez les patients avec mauvaise tolérance hémodynamique et suspicion d'EP (d'après les recommandations françaises 2019)

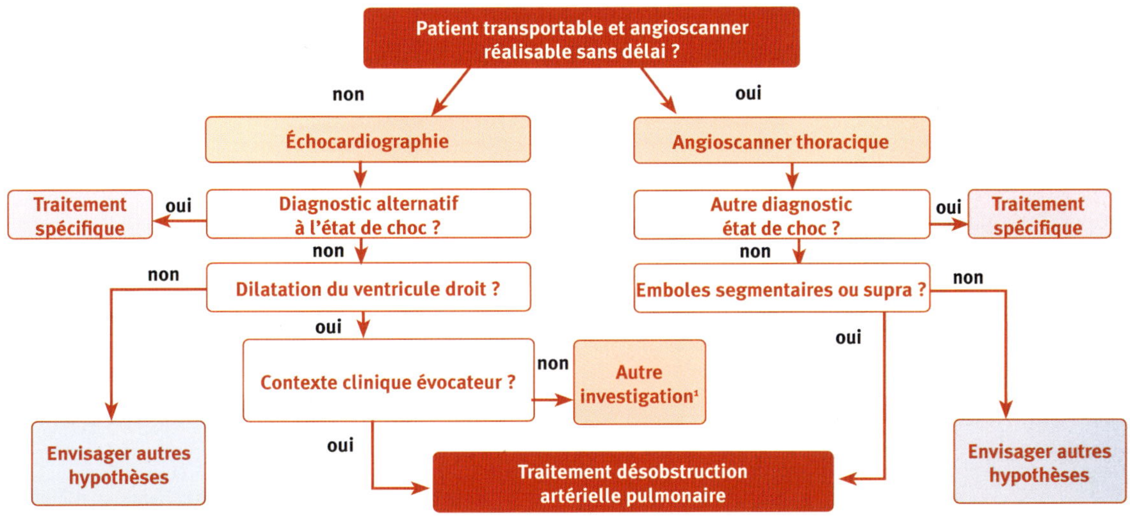

[1] Lorsque le contexte clinique n'est pas évocateur, une autre hypothèse pouvant expliquer le tableau clinique comme chez un patient insuffisant respiratoire chronique, il est suggéré de réaliser d'autres investigations (échographie-Doppler veineuse, angioscanner thoracique si l'état hémodynamique le permet...) afin de confirmer le diagnostic.

(d'après les recommandations françaises 2019 https://www.portailvasculaire.fr/sites/default/files/docs/fiches_recos_gestion_mvte_-_splf_2019_par_corecos_sfmv._diaporama_pdf.pdf)

4.2.2. *Stratégie diagnostique de l'EP ou de la TVP en l'absence de mauvaise tolérance hémodynamique*

- En l'absence d'instabilité hémodynamique, il est recommandé d'évaluer de manière formalisée le niveau de probabilité clinique lors de toute suspicion d'EP en se basant :
  - SOIT sur un score clinique validé comme le score révisé de Genève (pour les patients avec suspicion de TVP) ou le score de Wells (pour les patients avec suspicion d'EP) **(Tableau 2)** ;
  - SOIT sur le jugement clinique du médecin.
- Il n'est pas attendu des étudiants de connaître les scores par cœur. L'évaluation de la probabilité clinique permet de définir des groupes de patients avec une prévalence de MTEV très différente (faible < 10 %, intermédiaire 30 %, forte > 50 %).
- Cette probabilité clinique conditionne la réalisation d'examens complémentaires et le délai d'initiation du traitement anticoagulant **(Figures 2 et 3)**.
- **En cas de probabilité faible ou modérée :**
  - un dosage des D-dimères est préconisé ; un dosage négatif permet d'exclure le diagnostic de TVP et d'EP, sans réaliser aucun examen d'imagerie. Si le dosage est élevé, un examen d'imagerie *(voir infra, en cas de probabilité forte)* est indiqué.
- Hors grossesse et post-partum, à la condition expresse que le patient ait une probabilité clinique faible évaluée de façon implicite par le clinicien, il est possible d'utiliser la règle PERC *(Pulmonary Embolism Rule-out Criteria)* pour exclure une EP sans aucune investigation paraclinique. La règle PERC est considérée comme négative lorsque la réponse à chacune des huit questions est négative :

1. *Âge ≥ 50 ans ?*
2. *Fréquence cardiaque ≥ 100 battements par minute ?*
3. *Oxymétrie de pouls (SpO_2) < 95 % en air ambiant ?*
4. *Episode d'hémoptysie ?*
5. *Œdème unilatéral d'un membre inférieur (asymétrie à l'évaluation visuelle) ?*
6. *Prise d'un traitement oestrogénique ?*
7. *Antécédent personnel de thrombose veineuse profonde ou d'embolie pulmonaire ?*
8. *Hospitalisation pour traumatisme ou chirurgie sous anesthésie générale dans les quatre semaines précédentes ?*

- **En cas de probabilité forte,** il est recommandé de réaliser un examen morphologique à visée diagnostique qui permettent d'affirmer le diagnostic de TVP et/ou d'EP :
  - une échographie-Doppler veineux en cas de suspicion de TVP ;
  - un angioscanner en cas de suspicion d'EP, en l'absence de contre-indication.

Tableau 2. EVALUATION DE LA PROBABILITÉ CLINIQUE : SCORE DE WELLS (PROBABILITÉ DE TVP) ET SCORE RÉVISÉ DE GENÈVE (PROBABILITÉ D'EP) (Ces scores ne sont pas à connaître par cœur, mais il faut toutefois savoir les utiliser)

Score de Wells

	Version originale	Version simplifiée
Signe et syptomes de TVP (gonflement et douleur)	+ 3,0	+ 1
Diagnostic différentiel moins probable que l'EP	+ 3,0	+ 1
Fréquence cardiaque > 100/min	+ 1,5	+ 1
Immobilisation ou chirurgie sous AG < 4 semaines	+ 1,5	+ 1
Antécédent personnel de TVP ou EP	+ 1,5	+ 1
Hémoptysie	+ 1,0	+ 1
Cancer actif (traitement en cours, < 6 mois ou palliatif)	+ 1,0	+ 1

Version originale (3 catégories) : < 2 : PC faible 2-6 : PC modérée; > 6: PC élevée. Version originale (2 catégories) : 0-4 : EP improbable ; ≥ 5 : EP probable. Version simplifiée (2 catégories) : 0-1 : EP improbable ; ≥ 2 : EP probable

Score révisé de Genève

	Version originale	Version simplifiée
Âge > 65 ans	+ 1	+ 1
Antécédent personnel de TVP ou EP	+ 3	+ 1
Immobilisation ou chirurgie sous AG < 4 semaines	+ 2	+ 1
Cancer actif (traitement en cours, palliatif ou rémission < 1 an)	+ 2	+ 1
Douleur de jambe unilatérale	+ 3	+ 1
Hémoptysie	+ 2	+ 1
Fréquence cardiaque entre 75 et 94/min	+ 3	+ 1
Fréquence cardiaque ≥ 85/min	+5	+2
Douleur à la palpation œdème unilatéral de jambe	+4	+1

Version originale (3 catégories) : 0-3 : PC faible 4-10 : PC modérée; ≥ 11: PC élevée (2 catégories). 0-5 : EP improbable ; ≥ 6 : EP probable ≥ 6 : EP improbable. Version simplifiée (3 catégories) : 0-1 : PC faible ; 2+4 : PC modérée ; ≥ 5 : PC élevée. Version simplifiée (2 catégories) : 0-2 EP improbable ; ≥ 3 : EP portable

PC : probabilité clinique ; EP : embolie pulmonaire ; AG : anesthésie générale ; TVP : thrombose veineuse profonde.

Figure 2. Algorithme diagnostique chez les patients avec suspicion d'embolie pulmonaire (EP) ou de thrombose veineuse profonde (TVP) utilisant l'échographie-Doppler veineuse des membres inférieurs et la scintigraphie pulmonaire (d'après les recommandations françaises 2019)

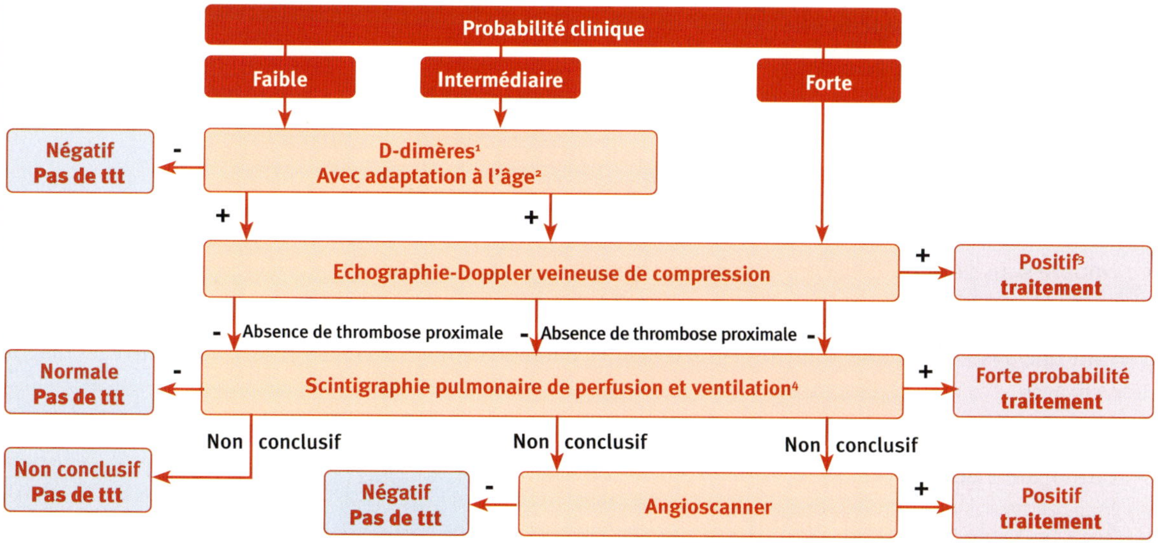

[1] Avec une technique ELFA ou turbidimétrique et si le patient n'est pas anticoagulé. Si une autre technique est utilisée le test D-dimères n'est applicable qu'en cas de probabilité clinique faible et sans adaptation à l'âge.
[2] Adaptation à l'âge : test considéré comme négatif si résultat < âge x 10 µg/L après 50 ans.
[3] L'échographie est considérée positive si elle met en évidence un thrombus proximal (tronc tibio-fibulaire ou supra).
[4] En cas de faible probabilité clinique et de scintigraphie pulmonaire non conclusive (probabilité faible ou intermédiaire selon PIOPED) considérer le diagnostic comme exclu. En cas de faible probabilité clinique et de scintigraphie de haute probabilité, envisager la réalisation d'un examen de confirmation.
ttt : traitement ; PIOPED : étude Prospective Investigation of Pulmonary Embolism diagnosis
(recommandations françaises 2019 https://www.portailvasculaire.fr/sites/default/files/docs/fiches_recos_gestion_mvte_-_splf_2019_par_corecos_sfmv._diaporama_pdf.pdf)

Figure 3. Algorithme diagnostique chez les patients avec suspicion d'embolie pulmonaire (EP) ou de thrombose veineuse profonde (TVP) utilisant l'angioscanner thoracique

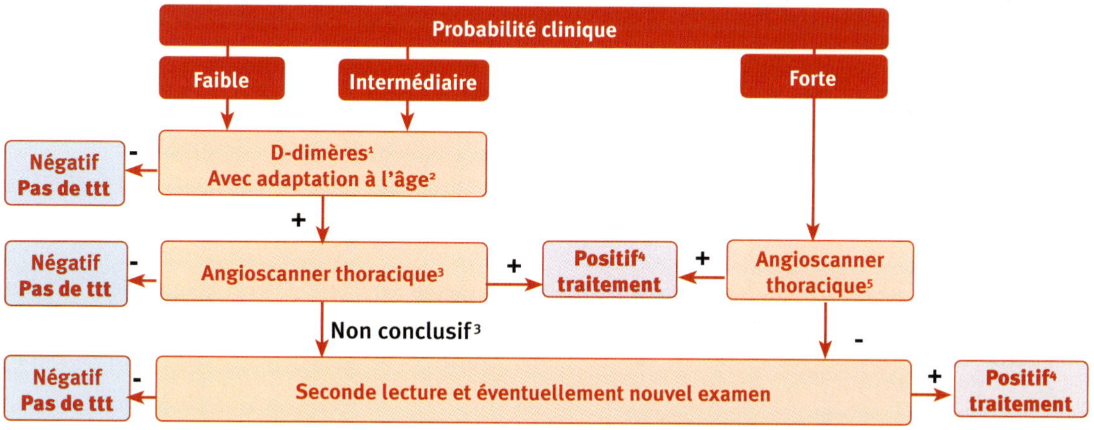

[1] Avec une technique ELFA ou turbidimétrique et si le patient n'est pas anticoagulé à dose curative depuis plus de 24 heures. Si une autre technique est utilisée, le test D-dimères est applicable qu'en cas de probabilité clinique faible et sans adaptation à l'âge.
[2] Adaptation à l'âge : test considéré négatif (-) si résultat < âge x 10 µg/L après 50 ans.
[3] Si quantité ne permettant pas une analyse jusqu'au niveau sous-segmentaire (résultat non conclusif) : faire une seconde lecture et éventuellement un nouvel examen (échographie de compression proximale, deuxième angioscanner, scintigraphie...).
[4] L'angioscanner est considéré positif s'il montre un ou plusieurs emboles au nouveau segmentaire ou supra. En cas d'embole(s) uniquement sous-segmentaire(s), une seconde lecture et une prise en charge spécifique est nécessaire.
[5] Si la probabilité clinique est forte, que l'angioscanner est non conclusif ou négatif et ne met pas en évidence une autre pathologie expliquant les symptômes : faire une seconde lecture et éventuellement, un nouvel examen diagnostique (échographie de compression proximale, scintigraphie...)
(recommandations françaises 2019 https://www.portailvasculaire.fr/sites/default/files/docs/fiches_recos_gestion_mvte_-_splf_2019_par_corecos_sfmv._diaporama_pdf.pdf)

A

4.3. Diagnostics différentiels

- Devant une **grosse jambe rouge aiguë douloureuse** peuvent être évoqués les diagnostics suivants :
  - thrombose veineuse superficielle ;
  - poussée d'insuffisance veineuse ;
  - hématome intra-musculaire ;
  - kyste synovial poplité ;
  - lymphangite ;
  - érysipèle ;
  - compression d'origine pelvienne **(masse pelvienne)**.
- On rappelle que la TVP donne un œdème usuellement sans rougeur **(œdème localisé ou diffus)**.
- **Devant une dyspnée ou une douleur thoracique**, peuvent être évoqués de manière non exhaustive les diagnostics suivants :
  - pneumopathie ;
  - cardiopathie ischémique ;
  - pleurésie ;
  - dissection aortique ;
  - péricardite.

A

4.4. Examens complémentaires pour le diagnostic de la MTEV

4.4.1. *Dosage des D-dimères : indications de dosage des D dimères et notion de seuil d'ajustement à l'âge*

- Les D-dimères résultent de la dégradation de la fibrine.
- L'intérêt du dosage des D-dimères est de pouvoir exclure le diagnostic de TVP et EP en cas de négativité, sans réaliser d'examen d'imagerie chez les patients avec probabilité clinique faible ou intermédiaire.
- Il est recommandé de tenir compte du niveau de probabilité clinique pour demander et interpréter le dosage des D-dimères *(voir paragraphe 4.2)*. Ce dosage doit être réalisé par une technique quantitative validée.
- Chez les patients avec une probabilité faible ou intermédiaire d'EP, le seuil de D-dimères permettant d'exclure le diagnostic de MTEV dépend de l'âge :
  - **avant 50 ans**, ce seuil est de **500 µg/l** ;
  - **après 50 ans** ce seuil d'exclusion doit être adapté à l'âge : le seuil d'exclusion devient alors égal à la valeur correspondant à l'âge x 10.

> Le dosage des D-dimères ne doit pas être réalisé chez les patients avec probabilité clinique élevée (risque de faux négatifs), et les patients traités par anticoagulant à dose curative depuis plus de 24 heures (résultat non interprétable).

4.4.2. *Place et limite de l'échographie-Doppler veineuse (demande d'un examen d'imagerie)*

- L'échographie-Doppler veineuse est l'examen de référence pour affirmer le diagnostic de TVP. Il doit être réalisé chez :
  - les patients avec probabilité forte de TVP ;
  - les patients avec probabilité intermédiaire ou faible, ayant des D-dimères supérieurs au seuil d'exclusion.

- L'échographie-Doppler veineuse des membres inférieurs complet explore l'ensemble du réseau veineux comprenant les veines proximales et les veines distales des deux membres inférieurs. Les limites de l'examen sont liées aux contraintes techniques (appareil, sondes, œdème) et opérateur-dépendant.
- Le diagnostic de TVP est porté en cas d'incompressibilité d'une veine du réseau profond par la sonde d'échographie.
- Le diagnostic d'EP est porté en cas de suspicion d'EP et de présence de TVP proximale à l'échographie-Doppler veineuse des membres inférieurs.

4.4.3. Place et limite de l'échographie cardiaque trans-thoracique (demande d'un examen d'imagerie)

- L'échographie cardiaque est indiquée chez les patients avec suspicion d'EP grave, hémodynamiquement instables non transportables. Elle apporte :
  - des éléments en faveur du diagnostic d'EP (dysfonction du ventricule droit) ;
  - des éléments de gravité de l'EP quand le diagnostic est confirmé ;
  - des éléments à la recherche d'alternatives diagnostiques pouvant expliquer le tableau hémodynamique (tamponnade, infarctus du ventricule droit (VD), dissection aortique).
- L'échographie cardiaque est réalisée chez les patients à risque intermédiaire (score clinique pronostique sPESI ≥ 1) *(voir paragraphe 5)* à la recherche d'une dilatation du VD afin de stratifier leur risque.

4.4.4. Place et limite de l'angioscanner thoracique (demande d'un examen d'imagerie)

- L'angioscanner thoracique spiralé est l'examen de référence pour affirmer ou exclure le diagnostic d'EP; il nécessite l'injection d'iode **(Figure 3)**. Les contre-indications sont l'insuffisance rénale sévère et l'anaphylaxie aux produits de contraste iodés.
- Il doit être réalisé chez les patients avec probabilité forte d'EP et les patients avec probabilité intermédiaire ou faible, ayant des D-dimères supérieurs au seuil d'exclusion.
- Le diagnostic d'EP :
  - est posé devant des défauts de perfusion dans une ou plusieurs artères pulmonaires, en lien avec la présence de thrombi ;
  - est exclu en cas de probabilité clinique non forte et d'angioscanner négatif ;
  - ne peut pas être exclu en cas de probabilité clinique forte et d'angioscanner négatif ; il faudra alors poursuivre la démarche diagnostique en réalisant une échographie-Doppler veineuse à la recherche d'une TVP proximale ou une scintigraphie pulmonaire à la recherche d'EP pour parvenir à affirmer ou exclure le diagnostic.

4.4.5. Place et limite de la scintigraphie de ventilation-perfusion (demande d'un examen d'imagerie)

- On a recours à la scintigraphie de ventilation-perfusion chez les sujets à radiographie du thorax normale, ou en cas de forte suspicion d'EP et de contre-indication à l'angioscanner thoracique (clairance de la créatinine inférieure à 30 ml/mn, selon Cockcroft-Gault, myélome multiple avec protéinurie de Bence Jones, ou d'antécédent d'anaphylaxie après l'injection d'un produit de contraste iodé).
- Les images de ventilation et de perfusion sont comparées. Les résultats de la scintigraphie sont rendus en 4 catégories : examen normal, probabilité faible, probabilité intermédiaire et forte probabilité scintigraphique.
- Le diagnostic d'EP est porté en cas de scintigraphie de perfusion de forte probabilité alors que la probabilité clinique est intermédiaire ou forte.

A

5. Détermination de la gravité d'une EP et prise en charge

5.1. Détermination de la gravité d'une EP

- Le risque de mortalité à court terme des patients avec EP dépend de la tolérance hémodynamique et du terrain sous-jacent. L'évaluation de la gravité d'une EP conditionne le lieu de prise en charge du patient et le type de traitement à instaurer.

> **Les patients avec EP grave** sont les patients en état de choc ou ayant une hypotension artérielle **(découverte d'une hypotension artérielle)** (définie par une PAs < 90 mmHg) ou une chute de la PAs > 40 mmHg pendant au moins 15 minutes. Ils sont à risque élevé de mortalité précoce (25 % à 30 jours).

- Chez les patients stables sur le plan hémodynamique, le score clinique pronostique simplifié (*simplified pulmonary embolism severity index* (sPESI)) permet d'identifier les patients à faible risque des patients à risque intermédiaire de mortalité à 30 jours (**Figure 4**).
- **Le score sPESI repose sur 6 items :**
  - âge > 80 ans ;
  - saturation en oxygène < 90 % ;
  - pression artérielle systolique < 100 mmHg ;
  - fréquence cardiaque > 110 /min ;
  - cancer ;
  - insuffisance cardiaque ou respiratoire chronique.
- Chaque item compte pour 1 point. Un score sPESI à 0 est associé à un risque de mortalité à 30 jours quasiment nul. Un score sPESI ≥ 1 est associé à une mortalité à 30 jours élevée.

> Le score sPESI est donc un score pronostique (et non diagnostique). Il permet d'orienter la prise en charge (ambulatoire ou hospitalisation).

- **Les patients avec EP à risque faible (1 % de mortalité à 30 jours)** sont les patients ayant un score sPESI = 0.
- **Chez les patients à risque intermédiaire (sPESI ≥ 1) (entre 3 et 25 % de mortalité à 30 jours)**, il faut chercher une dilatation du ventricule droit en échocardiographie ou sur l'angioscanner, ainsi qu'une élévation des dosages plasmatiques de troponine, de BNP (peptide natriurétique) ou de NT-proBNP (fragment du BNP) :
  - **les patients avec EP à risque intermédiaire élevé** sont les patients ayant un score sPESI ≥ 1, et à la fois une dilatation du ventricule droit ET une élévation des biomarqueurs.
  - **les patients avec EP à risque intermédiaire faible** sont les patients ayant un score sPESI ≥ 1, associé ou non à la présence d'une dilatation du ventricule droit ou d'une élévation des biomarqueurs.

Figure 4. Algorithme pronostique de l'embolie pulmonaire

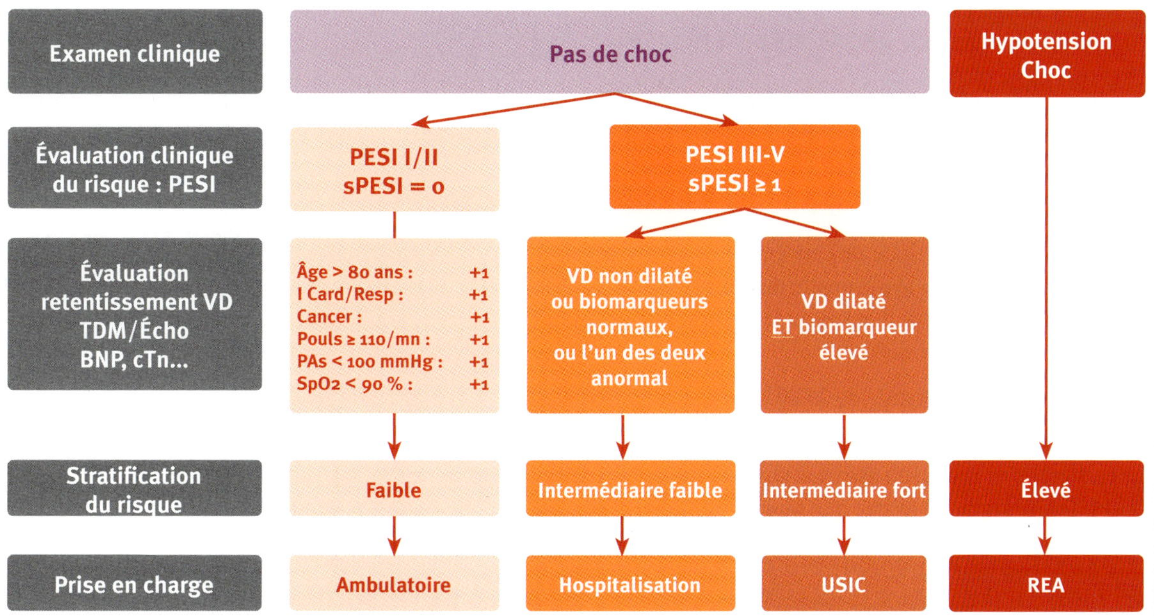

BNP : brain natriurétic peptide ; cTn : troponine C ; I Card/Respon : insuffisance cardiaque ou respiratoire ; PAs : pression artérielle systolique ; PESI : pulmonary embolism severity index ; REA : service de réanimation ; sPESI : simplified pulmonary embolism severity index ; SpO2 : saturation pulsée en oxygène ; TDM : tomodensitométrie ; USIC : unité de soins intensifs cardiologiques ; VD : ventricule droit.

(recommandations françaises 2019 https://www.portailvasculaire.fr/sites/default/files/docs/fiches_recos_gestion_mvte_-_splf_2019_par_corecos_sfmv._diaporama_pdf.pdf)

A

5.2. Identification des patients pouvant être pris en charge en ambulatoire en cas d'EP

- **Chez les patients avec EP à risque faible,** une prise en charge ambulatoire peut être envisagée. Il faut alors évaluer le risque hémorragique incluant la fonction rénale, le contexte médico-social, les souhaits et les possibilités de suivi du patient.
- En cas de prise en charge ambulatoire, le patient devra être revu en consultation spécialisée rapidement après le diagnostic afin de le confirmer, organiser la prise en charge thérapeutique et le suivi du patient.

B

6. Démarche étiologique : indication d'une recherche de cancer en cas de MTEV (TVP, EP)

- **Devant un patient chez qui est diagnostiquée une MTEV, la recherche d'un cancer ou d'une thrombophilie n'est pas systématique,** une analyse rigoureuse du contexte de survenue et de l'examen clinique est nécessaire.
- Ils permettront de statuer sur les points suivants :
  – caractère favorisé (ou « provoqué ») par un facteur majeur (ou mineur), transitoire ou persistant ;
  – caractère récidivant de la MTEV ou non ;

– site de la thrombose ;
– existence d'une histoire familiale de thrombose :
  - une histoire familiale de thrombose correspond à un antécédent de thrombose provoqué ou non à < 50 ans chez un apparenté du 1er degré ;
  - le risque de thrombose reste augmenté dans une moindre mesure en cas de thrombose chez des apparentés du 2e degré.

B 6.1. Conduite à tenir pour la recherche de cancer

- La recherche systématique de cancer par imagerie devant une MTEV ne permet pas d'améliorer le pronostic du patient ni d'améliorer le pronostic du cancer en cas de découverte. Il est recommandé de réaliser un examen clinique et de ne prescrire d'examens morphologiques que s'ils sont motivés par cet examen clinique **(prévention/dépistage des cancers de l'adulte)**.
- Il faut profiter de l'épisode de MTEV pour s'assurer de la bonne réalisation des dépistages de cancers selon les recommandations en vigueur pour la population générale.
- La recherche de mutation associée aux syndromes myéloprolifératifs ne doit être envisagée que devant des thromboses de site atypique (autre que membres inférieurs).

A 6.2. Conduite à tenir pour la recherche d'un syndrome des anticorps anti-phospholipides

- Le syndrome des anticorps anti-phospholipides (SAPL) ***(voir item 194 - Lupus systémique. Syndrome des anticorps anti-phospholipides)*** est une thrombophilie acquise caractérisée par l'association d'au moins une manifestation clinique thrombotique (artérielle, veineuse) ou obstétricale et la présence persistante à au moins douze semaines d'intervalle, d'un anticoagulant circulant de type lupique ou lupus anticoagulant (LA), d'anticorps anticardiolipine (d'isotype IgG ou IgM), et/ou d'anticorps anti-beta2 glycoprotéine 1 (anti-β2GPI d'isotype IgG ou IgM).
- **C'est la seule thrombophilie pour laquelle l'intérêt d'une anticoagulation prolongée a été démontré.**
- **La recherche de SAPL ne doit pas être systématique.** Elle peut s'envisager dans deux situations :
  – chez les patients de moins de 50 ans en cas de premier épisode de MTEV sans facteur favorisant (« non provoquée »), ou de thrombose veineuse de siège inhabituel (cérébrale, digestive, des membres supérieurs) ;
  – chez les patients avec MTEV ayant des signes cliniques évocateurs de SAPL : MTEV associée à une nécrose cutanée, à un antécédent de pathologie vasculaire placentaire, à un livedo, une valvulopathie, une épilepsie, une thrombopénie, quel que soit le contexte de survenue.

A 6.3. Conduite à tenir pour la recherche d'une thrombophilie constitutionnelle

- Les thrombophilies biologiques constitutionnelles sont des anomalies associées à un risque accru d'évènement thrombo-embolique veineux et/ou de récidive.
- **Le bilan de thrombophilie ne doit pas être systématiquement réalisé au décours d'un premier épisode de MTEV.** Sa réalisation ne doit s'envisager que chez les patients âgés de moins de 50 ans quel que soit le type de MTEV (compte tenu de l'âge de survenue du premier épisode de MTEV en cas de thrombophilie et de l'augmentation de l'incidence des MTEV après 50 ans) et pour les **apparentés** asymptomatiques en cas d'anomalie génétique identifiée chez le cas index, en particulier les femmes en âge de procréer.

- Lorsqu'un bilan de thrombophilie constitutionnelle est indiqué, les anomalies suivantes doivent être recherchées :
  - déficit en anti-thrombine 3 (AT3) ;
  - déficit en protéine C (PC) ;
  - déficit en protéine S (PS) ;
  - mutation Leyden du facteur V (FV) ;
  - mutation G20210A du facteur II (FII) (= prothrombine).

A 7. Traitement

- En dehors des situations d'EP grave, dans les autres cas de MTEV, le traitement anticoagulant a pour objectif de prévenir :
  - la progression du thrombus ;
  - sa migration dans les cavités droites et l'arbre artériel pulmonaire ;
  - l'apparition d'un syndrome post-phlébitique.

A 7.1. Principes de traitement d'une TVP/EP non grave à la phase initiale

- Le risque de récidive d'évènement veineux thrombo-embolique est maximal pendant le premier mois suivant l'événement index.
- La prise en charge thérapeutique de la MTEV, qu'il s'agisse d'une EP ou d'une TVP proximale, repose sur les anticoagulants, dont l'objectif est initialement de prévenir la progression du thrombus, puis secondairement de prévenir une récidive veineuse thrombo-embolique. Une information thérapeutique et/ou une éducation thérapeutique doivent être associées.
- Dès la suspicion clinique, un traitement anticoagulant à dose curative d'action immédiate doit être instauré chez les patients avec probabilité clinique forte, en l'absence de contre-indication ; chez les autres patients, le traitement sera instauré une fois le diagnostic confirmé.
- Il existe deux types d'anticoagulation possibles, comportant des modalités thérapeutiques différentes **(prescription et suivi d'un traitement par anticoagulant et/ou antiagrégant)** :
  1. **Traitement injectable par héparine de bas poids moléculaire (HBPM) ou fondaparinux avec relais par un anti-vitamine K (AVK) :**
     - le traitement injectable (par HBPM ou fondaparinux à une posologie adaptée au poids, sans surveillance de l'activité de l'anticoagulant) agit rapidement ;
     - le traitement oral par AVK doit être initié le plus précocement possible, en association avec le traitement injectable, jusqu'à ce que deux International Normalized Ratio (INR) consécutifs à 24 h d'intervalle soient mesurés entre 2 et 3 (INR cible à 2,5), permettant alors l'arrêt du traitement injectable ;
     - parmi les AVK commercialisés, la warfarine sera prescrite en priorité.
  2. **Traitement par anticoagulant oral direct (AOD) (apixaban ou rivaroxaban) :**
     - le traitement oral par AOD agit rapidement, il doit être donné à une posologie fixe sans surveillance de l'activité de l'anticoagulant) en tenant compte des contre-indications (insuffisance rénale sévère définie par une clairance de la créatinine selon la formule de Cockcroft-Gault < 30 ml/mn), instabilité hémodynamique) ;
     - ces molécules sont prescrites à une posologie dite forte en début de traitement, de durée variable selon la molécule, puis à une posologie d'entretien.
- **L'héparine non fractionnée (HNF)** ne doit être utilisée que chez les patients insuffisants rénaux sévères et chez les patients avec une instabilité hémodynamique (EP à haut risque). Elle doit être accompagnée d'un relais pas AVK initié le plus rapidement possible *(voir supra)*.

- Les EP à risque intermédiaire élevé peuvent être traitées initialement par HBPM, avec un relais par AOD ou AVK une fois l'état du patient stabilisé.
- Sachant la faible marge entre bénéfices et risques des traitements anticoagulants, leur prescription impliquera une **éducation** permettant d'optimiser le maintien de l'efficacité du traitement et d'en limiter le **risque hémorragique** **(expliquer un traitement au patient (adulte/enfant/adolescent))**.
- En ce qui concerne l'autorisation du lever après le diagnostic d'une MTEV, il existe un consensus en faveur du lever précoce. Le bénéfice de l'alitement des patients ayant une TVP ou une EP n'est pas établi. Ainsi, une heure après l'instauration d'un traitement anticoagulant à dose efficace, le lever est possible, l'alitement n'étant maintenu qu'en cas de choc ou de besoin d'une oxygénothérapie.
- Chez le patient avec cancer, les HBPM sont recommandées en 1ère intention pour les 6 premiers mois (les HBPM sont plus efficaces que les AVK sur cette période, et les AVK gênent la prise en charge chirurgicale éventuelle, de même que la chimiothérapie (avec le risque de thrombopénie en cas de chimiothérapie aplasiante)). Les AOD sont en cours d'évaluation sur ce terrain, et ne doivent pas être utilisés en première intention.
  Après les 6 premiers mois, le traitement anticoagulant doit être poursuivi tant que le cancer est présent, et tant qu'un traitement (chimiothérapie, hormonothérapie) est poursuivi.

A 7.2. Connaître les indications et contre-indications de la compression élastique (TVP des membres inférieurs)

- En cas de TVP symptomatique, proximale ou distale, (associée ou non à une EP), une compression veineuse bas jarret (chaussettes) (classe 3) ou par bandes élastiques (proposés à la phase initiale en cas d'œdème) doit être prescrite pendant au moins 6 mois à visée symptomatique (œdème et douleur du membre).
- Attention, la compression est contre-indiquée en cas d'artériopathie oblitérante des membres inférieurs (AOMI) avec indice de pression systolique (IPS) < 0,6.

A 7.3. Quelles contraceptions en cas de MTEV ?

- Les estrogènes majorent le risque thrombo-embolique veineux : tout traitement par estrogènes en cours au moment de la MTEV est à rechercher et à éviter, notamment sous forme de contraception oestro-progestative.
- Chez les patientes traitées par anticoagulants pour une MTEV, une contraception **(prescrire une contraception et contraception d'urgence)** est indiquée en raison du risque tératogène des AVK au premier trimestre et des AOD, et pour prévenir une grossesse dans un contexte récent de MTEV.
- Les alternatives suivantes peuvent être proposées : dispositif intra-utérin (DIU) au cuivre, méthodes progestatives (pilule micro-progestative, progestatif injectable, implant), DIU au levonorgestrel.

A 7.4. Situations nécessitant une prévention de la MTEV

- En post-opératoire ou après un polytraumatisme ou une immobilisation plâtrée, l'indication d'un traitement anticoagulant préventif de MTEV sera discutée en fonction des risques liés aux caractéristiques des patients ainsi qu'au type de chirurgie pratiquée (voir Tableau 1).
- En milieu médical, le risque thrombo-embolique veineux est accru en cas de situation médicale aiguë associée à une réduction de mobilité, que ce soit en hospitalisation ou en ambulatoire.
- C'est le cas des pathologies suivantes :
  - accident vasculaire cérébral ischémique ;
  - insuffisance cardiaque décompensée ;
  - insuffisance respiratoire décompensée ;
  - suites d'infarctus du myocarde ;

- affection rhumatologique, maladie inflammatoire intestinale, infection, chez un patient présentant une ou plusieurs de ces caractéristiques :
  - âge > 75 ans ;
  - cancer ;
  - antécédent thrombo-embolique ;
  - obésité ;
  - varices ;
  - traitement oestroprogestatif ;
  - insuffisance respiratoire ou cardiaque chronique.
- Les traitements suivants peuvent être prescrits : enoxaparine 4000 UI/j, dalteparine 5000 Ui/j ; fondaparinux 2,5 mg/j ; HNF : 5000 UI x 2/j.
- La durée de prescription recommandée est de 7 à 14 jours.

B 7.5. Surveillance plaquettaire lors des traitements par héparine

- Il est recommandé de réaliser un hémogramme avant tout traitement héparinique/HBPM ou par fondaparinux ou le plus tôt possible après l'instauration du traitement. Il est recommandé de réaliser un hémogramme en cas de suspicion clinique de thrombopénie induite par l'héparine (TIH).
- **Les situations nécessitant une surveillance plaquettaire systématique pendant toute la durée du traitement par HBPM,** que l'indication du traitement soit préventive ou curative, sont :
  - contexte chirurgical ou traumatique (immobilisation plâtrée ...), actuel ou récent (dans les 3 mois) ;
  - contexte non chirurgical/non traumatique chez des patients à risque :
    - antécédents d'exposition à l'HNF ou aux HBPM dans les 6 derniers mois, compte tenu du risque de TIH (risque de TIH > 0,1 %, voire > 1 %) ;
    - comorbidité importante, compte tenu de la gravité potentielle des TIH chez ces patients.

En cas de contexte non chirurgical/non traumatique, chez les sujets sans facteur de risque de TIH, le risque de TIH est estimé inférieur à 0,1 %, et la surveillance plaquettaire n'est pas nécessaire systématiquement.

B 7.6. Durée du traitement anticoagulant (TVP proximale et EP)

- La durée minimale de traitement anticoagulant pour une TVP proximale ou une EP est de 3 mois.
- Au-delà de 3 à 6 mois, la décision d'arrêt ou de prolongation du traitement anticoagulant doit tenir compte du risque de récidive thrombo-embolique veineuse à l'arrêt du traitement anticoagulant et du risque hémorragique si le traitement est poursuivi. Le site de l'événement thrombo-embolique veineux index, et la gravité de l'événement sont également pris en compte, intervenant dans l'estimation de la gravité d'une éventuelle récidive thrombo-embolique veineuse :
  - **en cas de MTEV favorisée par un facteur de risque transitoire majeur,** le risque de récidive à l'arrêt du traitement est faible. La durée maximale de traitement est alors de 3-6 mois ;
  - **en cas de MTEV favorisée par un facteur persistant majeur** (cancer, SAPL), le risque de récidive à l'arrêt du traitement est élevé. Une durée de traitement non limitée est recommandée ;
  - **en cas de MTEV non favorisée par un facteur transitoire majeur,** le risque de récidive à l'arrêt du traitement est modéré. Une durée de traitement de 6 mois ou de durée non limitée devra être discutée. Si un traitement anticoagulant est poursuivi, les options sont les suivantes : AVK, AOD à dose pleine, AOD à dose réduite.

B 7.7. Complications à long terme de la MTEV

- Les complications à long terme de la MTEV sont le syndrome post-thrombotique et l'hypertension pulmonaire chronique post-embolique.
- Le syndrome post-thrombotique définit l'ensemble des manifestations cliniques d'insuffisance veineuse chronique consécutives à une TVP.
- Le diagnostic est peu spécifique et l'intensité varie au cours du temps. Après 6 à 12 mois d'anticoagulant pour une TVP proximale, un syndrome post-thrombotique doit être recherché par un examen clinique et le calcul d'un score.
- L'hypertension pulmonaire chronique post-embolique est une complication rare qu'il faut évoquer devant une dyspnée persistante à distance d'une EP en l'absence de récidive veineuse thrombo-embolique ou d'autre pathologie.

B 7.8. Principes de la prise en charge une thrombose veineuse superficielle

- Une thrombose veineuse superficielle symptomatique isolée de plus de 5 cm de longueur, située à plus de 3 cm de la jonction saphéno-fémorale relève d'un traitement par fondaparinux 2,5 mg, à raison d'une injection/jour pendant 45 jours.
- Si la thrombose veineuse superficielle est située à moins de 3 cm de la jonction saphéno-fémorale, un traitement anticoagulant curatif pendant 3 mois est proposé.

Principales situations de départ en lien avec l'item 226 : « Thrombose veineuse et embolie pulmonaire »

Situation de départ	Descriptif
En lien avec le diagnostic	
14. Emission de sang par la bouche	Les symptômes pouvant évoquer une embolie pulmonaire (EP) sont : • une dyspnée d'apparition récente ou progressivement croissante ; • une douleur thoracique, souvent basi-thoracique, majorée par l'inspiration ; • une hémoptysie ; • une tachycardie ; • une syncope, qui peut être le premier signe d'une EP grave. La stratégie diagnostique dépend de l'état clinique du patient (notamment de l'existence ou non de défaillance hémodynamique), et de la probabilité pré-test de maladie thrombo-embolique veineuse (MTEV).
54. Œdème localisé ou diffus	
87. Grosse jambe rouge aiguë	
161. Douleur thoracique	
162. Dyspnée	
165. Palpitations	
166. Tachycardie	
231. Demande d'un examen d'imagerie	
En lien avec l'identification et la prise en charge d'une urgence	
50. Malaise/perte de connaissance	Il est recommandé de chercher des signes de gravité (hypotension artérielle, état de choc, détresse respiratoire aiguë) chez tous les patients suspects d'EP.
53. Découverte d'une hypotension artérielle	
160. Détresse respiratoire aiguë	
En lien avec la démarche étiologique	
106. Masse pelvienne	Il est recommandé de réaliser un examen clinique pour chercher un cancer et de ne prescrire d'examens morphologiques que s'ils sont motivés par cet examen clinique. Il faut profiter de l'épisode de MTEV pour s'assurer de la bonne réalisation des dépistages de cancers selon les recommandations en vigueur pour la population générale.
275. Prise en charge d'une suspicion de thrombophilie	
303. Prévention/dépistage des cancers de l'adulte	
En lien avec le traitement	
248. Prescription et suivi d'un traitement par anticoagulant et/ou antiagrégant	La prise en charge thérapeutique de la MTEV, qu'il s'agisse d'une EP ou d'une thrombose veineuse profonde (TVP) proximale, repose sur les anticoagulants, dont l'objectif est initialement de prévenir la progression du thrombus, puis secondairement de prévenir une récidive veineuse thrombo-embolique. Une information thérapeutique et/ou une éducation thérapeutique doivent être associées.
257. Prescrire une contraception et contraception d'urgence	
352. Expliquer un traitement au patient (adulte/enfant/adolescent)	

FICHE DE SYNTHÈSE

- La maladie thrombo-embolique veineuse (MTEV) s'exprime cliniquement le plus souvent sous la forme de thrombose veineuse profonde (TVP) et/ou d'embolie pulmonaire (EP). Il s'agit d'une affection fréquente et grave.
- L'EP avec état de choc est à haut risque de décès.
- Le diagnostic de MTEV est difficile car les signes cliniques sont inconstants et non spécifiques.
- La stratégie diagnostique repose sur la probabilité pré-test et l'état clinique du patient (défaillance hémodynamique ou non).
- Si la probabilité est non forte, le dosage des D-dimères est indiqué (en connaissant ses limites et en ajustant à l'âge).
- Si la probabilité est forte, un examen d'imagerie (un angioscanner thoracique pour l'EP et une échographie-Doppler veineuse des membres inférieurs pour la TVP) doit être réalisé.
- Un dosage de D-dimères normal (en ajustant sur l'âge et par méthode validée) élimine le diagnostic d'EP ou de TVP uniquement si la probabilité pré-test n'est pas élevée.
- Le traitement de la MTEV repose sur l'anticoagulation efficace. La durée du traitement anticoagulant est longue (6 mois voire durée non limitée) en présence de facteurs majeurs persistants (cancer actif, thrombophilie majeure). Dans les autres cas, la durée doit être d'au moins 3-6 mois. La prolongation repose sur une décision individuelle prenant en compte les éventuels autres facteurs favorisants persistants ou transitoires, le risque hémorragique, la gravité initiale, et la décision du patient.
- Les complications de la MTEV sont la récidive à l'arrêt du traitement anticoagulant, et le syndrome post-thrombotique ou plus rarement l'hypertension pulmonaire chronique post-embolique.

CHAPITRE 28

Acrosyndromes

OBJECTIFS : N° 239. ACROSYNDROMES (PHÉNOMÈNE DE RAYNAUD, ÉRYTHERMALGIE, ACROCYANOSE, ENGELURES, ISCHÉMIE DIGITALE)

→ Argumenter les principales hypothèses diagnostiques et justifier les examens complémentaires pertinents.

Rang	Rubrique	Intitulé
A	Définition	Définition d'un phénomène de Raynaud, acrocyanose, érythermalgie, ischémie digitale et engelure
A	Diagnostic positif	Connaître les caractéristiques cliniques des principaux acrosyndromes
A	Diagnostic positif	Connaître les éléments cliniques permettant de distinguer Raynaud primitif et secondaire
B	Diagnostic positif	Connaître les signes dermatologiques de la sclérodermie systémique (hors Raynaud)
B	Diagnostic positif	Savoir réaliser une manœuvre d'Allen
A	Contenu multimédia	Images de phénomène de Raynaud (phase syncopale)
B	Contenu multimédia	Image d'engelure
B	Contenu multimédia	Vidéo ou photos de manœuvre d'Allen
B	Examens complémentaires	Connaître l'indication de la réalisation d'anticorps antinucléaires (AAN) et capillaroscopie

Les situations de départ sont indiquées en violet et en gras dans le texte. Elles sont ensuite listées à la fin du chapitre.

- Les **acrosyndromes vasculaires** **(anomalies de couleur des extrémités)** sont des troubles vasomoteurs des extrémités touchant les petits vaisseaux (artères, artérioles, capillaires, veinules post-capillaires). On distingue les **troubles paroxystiques** (qui évoluent par crise) comme le phénomène de Raynaud (acrosyndrome de loin le plus le plus fréquent), des **acrosyndromes** permanents telle l'acrocyanose.

1. Phénomène de Raynaud (ou syndrome de Raynaud)

A 1.1. Définition du phénomène de Raynaud

- C'est le trouble vasomoteur **le plus fréquent** (5 % de la population générale, mais jusqu'à 15 % de la population féminine en France).
- Le phénomène de Raynaud est un acrosyndrome **vasculaire paroxystique**, touchant une ou plusieurs phalanges, d'un ou plusieurs doigts. L'atteinte des orteils, du nez et des oreilles est possible.

A 1.2. Diagnostic clinique du phénomène de Raynaud

- Le **diagnostic d'un phénomène de Raynaud est clinique.** Le diagnostic est en règle générale un diagnostic d'interrogatoire. Il peut être conforté par les photographies de la crise prises par le patient ou ses proches.
- Il associe classiquement **trois phases successives (anomalies de couleur des extrémités) (Figure 1) :**
  - une **phase blanche** ou syncopale : les doigts ont un aspect blanc, exsangues, avec des limites très nettes. Le patient décrit une sensation de doigts morts ;
  - une **phase cyanique**, inconstante, avec un aspect cyanosé, bleuté ou violacé ;
  - une **phase érythémateuse (érythème)**, souvent douloureuse **(douleur d'un membre (supérieur ou inférieur))**.
- Seule la première phase « blanche » est indispensable pour retenir le diagnostic de phénomène de Raynaud. Les autres sont inconstantes.

Figure 1. (contenu multimédia) **Exemples des phases d'un phénomène de Raynaud**
A : Phase syncopale ou « blanche » d'un phénomène de Raynaud. Remarquer les limites nettes ;
B : Phase cyanique des doigts

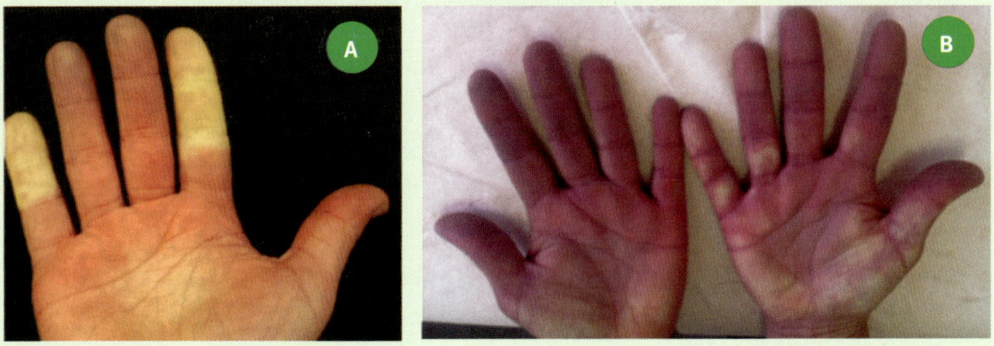

- Le phénomène de Raynaud est souvent **déclenché par le froid** (sortie en extérieur, contact avec de l'eau ou une surface froide), ou par un changement de température (passage l'été dans un lieu climatisé) ou encore une émotion ou un stress.
- La durée totale du phénomène de Raynaud est très variable, de quelques minutes à une trentaine de minutes.
- Si le diagnostic positif est uniquement clinique, la démarche sémiologique est centrée par l'identification d'éléments orientant vers un phénomène de Raynaud essentiel, également appelé maladie de Raynaud, situation de loin la plus fréquente, ou vers un phénomène de Raynaud secondaire, situation plus rare mais aux conséquences cliniques et thérapeutiques importantes.
- La maladie de Raynaud est bénigne et ne se complique pas de trouble trophique.
- Le phénomène de Raynaud secondaire est plus sévère et peut se compliquer de troubles trophiques, en particulier de nécrose ischémique, surtout au cours de la sclérodermie systémique.
- Il est aussi important d'apprécier le retentissement des crises de Raynaud dans la vie quotidienne de la personne, ce phénomène pouvant être invalidant au plan physique, psychologique, social et professionnel.

A 1.3. Connaître les éléments en faveur d'une maladie de Raynaud et d'un phénomène de Raynaud secondaire

- La majorité des phénomènes de Raynaud sont primaires (*synonymes : phénomène de Raynaud primitif ou essentiel ; maladie de Raynaud).* Il s'agit du trouble vasomoteur le plus fréquent dont la prévalence est très élevée dans la population générale (5 à 15 %). Une enquête étiologique est cependant nécessaire pour éliminer un phénomène de Raynaud secondaire à une maladie auto-immune systémique, en particulier la sclérodermie systémique.
- Le phénomène de Raynaud secondaire est globalement plus sévère, sans recrudescence hivernale nette, les crises sont plus fréquentes et plus longues et les troubles trophiques sont possibles. Le **Tableau 1** illustre les éléments en faveur d'un phénomène de Raynaud primaire ou secondaire.

Tableau 1 : ÉLÉMENTS CLINIQUES EN FAVEUR D'UN PHÉNOMÈNE DE RAYNAUD PRIMAIRE OU SECONDAIRE

Critères	Phénomène de Raynaud primaire = Maladie de Raynaud	Phénomène de Raynaud secondaire
Antécédent familial	Fréquent	Rare
Âge de début	Avant l'âge de 35-40 ans (le plus souvent à l'adolescence)	A tout âge, souvent après 40 ans
Ratio femme/homme	Touche préférentiellement la femme	Survenue possible aussi chez un homme
Facteur déclenchant	Le froid, les variations de température, le stress	Pas de facteur déclenchant net
Distribution des symptômes	Bilatérale et symétrique	Unilatérale ou asymétrique
Clinique	Epargne les pouces	Atteinte des pouces
Examen physique	Normal hors crise	Anomalies possibles : perte d'un pouls radial ou ulnaire, signes associés de maladies auto-immunes systémiques.
Troubles trophiques de doigts	Absence	Présence (actuels ou passés) : ulcération(s) **(ulcère cutané)**, cicatrice(s) rétractile(s) pulpaire(s), doigts scléreux.
Facteur professionnel	Absent	Possible
Autres signes associés en lien avec une maladie systémique	Absence de signe clinique orientant vers une maladie systémique	Signes de sclérodermie systémique, ou autres maladies autoimmunes systémiques : dermatomyosite, lupus systémique, connectivite mixte, syndrome de Sjögren.
Autres signes associés en faveur d'une sténose ou obstruction artérielle	Absence de signe d'artériopathie des membres supérieurs	Perte d'un pouls aux membres supérieurs, asymétrie tensionnelle, présence d'un souffle vasculaire.
Pronostic	Excellent	Fonction de la cause

- Ainsi, l'examen clinique d'un patient ayant un phénomène de Raynaud doit reprendre les éléments clés permettant d'orienter vers un phénomène de Raynaud primaire ou secondaire :
  - antécédent familial, âge de début, caractère uni ou bilatéral, existence de troubles trophiques associés, facteurs déclenchant, existence de signes de maladies auto-immunes systémiques **(Tableau 1)** ;
  - activité professionnelle: vibrations ou traumatismes répétés **(Tableau 2);**
  - prise médicamenteuse ou de toxique pouvant créer ou aggraver un phénomène de Raynaud **(Tableau 2)** ;
  - signes de maladies auto-immunes systémiques, dont signes de sclérodermie systémique (détaillés ci-dessous) ;
  - identification d'un souffle **(découverte d'un souffle vasculaire)** et prise de la pression artérielle aux deux bras.

- Des explorations complémentaires spécifiques au diagnostic de ces maladies sont nécessaires hormis pour la maladie de Raynaud.

Tableau 2. PRINCIPALES CAUSES D'UN PHÉNOMÈNE DE RAYNAUD*
1) Phénomène de Raynaud essentiel = maladie de Raynaud (80 à 90 % des cas)
2) Facteurs aggravants quel que soit le type de phénomène de Raynaud
• **Médicamenteux** (souvent facteur aggravant d'une prédisposition pré-existante)
– **β-bloquants** (par voie générale ou en collyre), anti-migraineux (dérivés de l'ergot de seigle, triptans)
• **Toxiques**
– tabac
3) Phénomènes de Raynaud secondaires :
• **Toxiques**
– cannabis, cocaïne, amphétamines
• **Maladies auto-immunes systémiques :**
– Sclérodermie systémique
– Connectivite mixte
– Lupus systémique
– Syndrome de Sjögren
– Dermatomyosite
• **Causes locorégionales**
– Maladie professionnelle (n° 69) des engins vibrants (marteau-piqueur, scies, fraiseur, polisseur...)
– Anévrisme de l'artère ulnaire (maladie du marteau hypothénar : carreleur, maçon, ouvrier métallurgiste, carrossier, emboutisseur, volleyeur...)
• **Sténose ou obstruction artérielle**
– Syndrome du défilé costo-claviculaire (côte surnuméraire)
– Artériopathie inflammatoire (Takayasu, artérite à cellules géantes)
– Artériopathie non inflammatoire
* La liste n'est volontairement pas exhaustive.

B

1.4. Signes dermatologiques de la sclérodermie systémique

- Devant un phénomène de Raynaud, il est important de se poser la question d'une sclérodermie systémique débutante, ou d'une autre maladie auto-immune. Le phénomène de Raynaud est pratiquement constant au cours de la sclérodermie systémique et il est le plus souvent le premier signe clinique de la maladie.
- Les signes dermatologiques devant faire suspecter une sclérodermie systémique face à un patient (souvent une femme après 35 ans) présentant un phénomène de Raynaud sont les suivants :
  - hémorragies du lit capillaire sous-unguéal visibles à l'œil nu (parfois associées à une hypertrophie de la cuticule de l'ongle) **(Figure 2)** ;
  - ulcération distale **(ulcères cutanés)**, cicatrices rétractiles pulpaires **(Figures 3, 4)** ;
  - doigts boudinés ou scléreux (sclérodactylie) **(Figure 5)** ;
  - télangiectasies (ectasies vasculaires de la peau) **(Figure 6)**.

Figure 2. Hémorragies du lit capillaire sous unguéal visibles à l'œil nu avec hypertrophie de la cuticule (sclérodermie systémique)

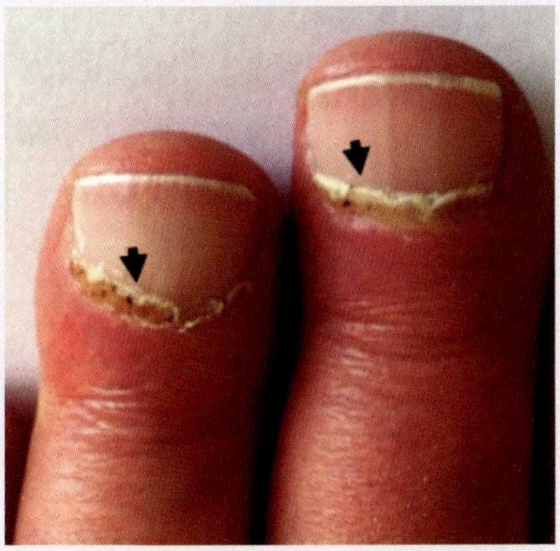

Figure 3. Ulcération distale (ulcère cutané) ischémique nécrotique (sclérodermie systémique)

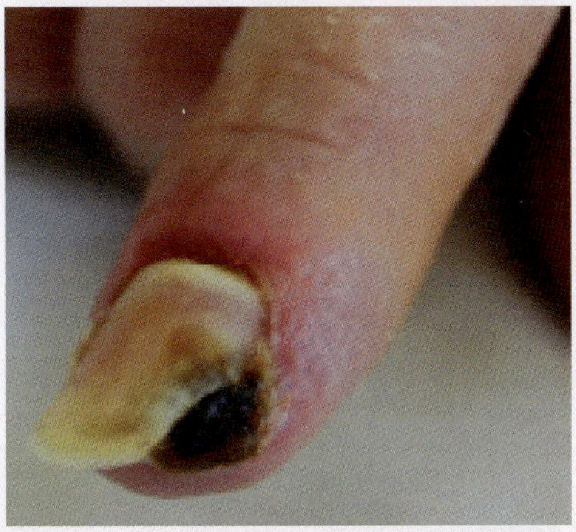

Figure 4. Cicatrice pulpaire rétractile (sclérodermie systémique).

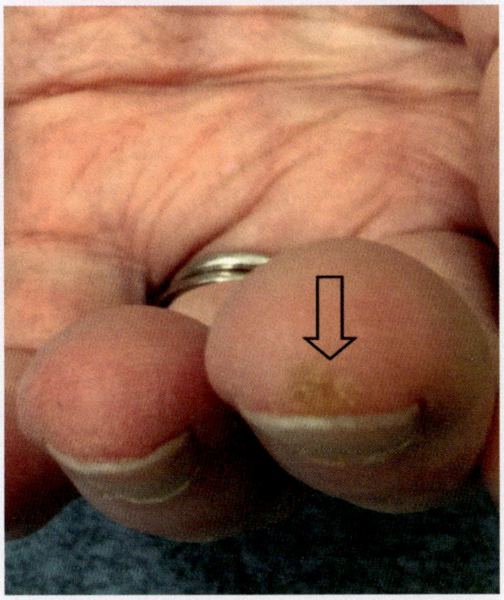

Figure 5. A : Doigts boudinés ; B : Sclérodactylie (sclérodermie systémique)

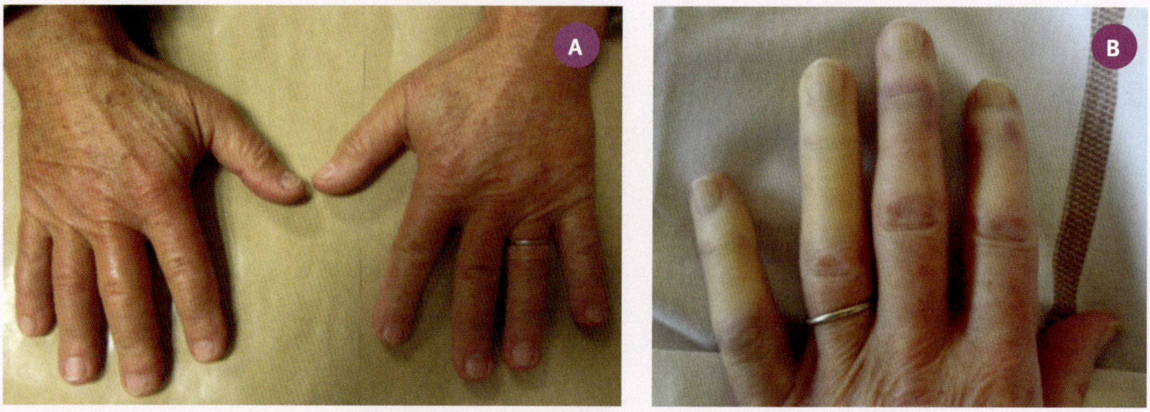

Figure 6. Télangiectasies. A : des lèvres ; B : du tronc ; C : du visage

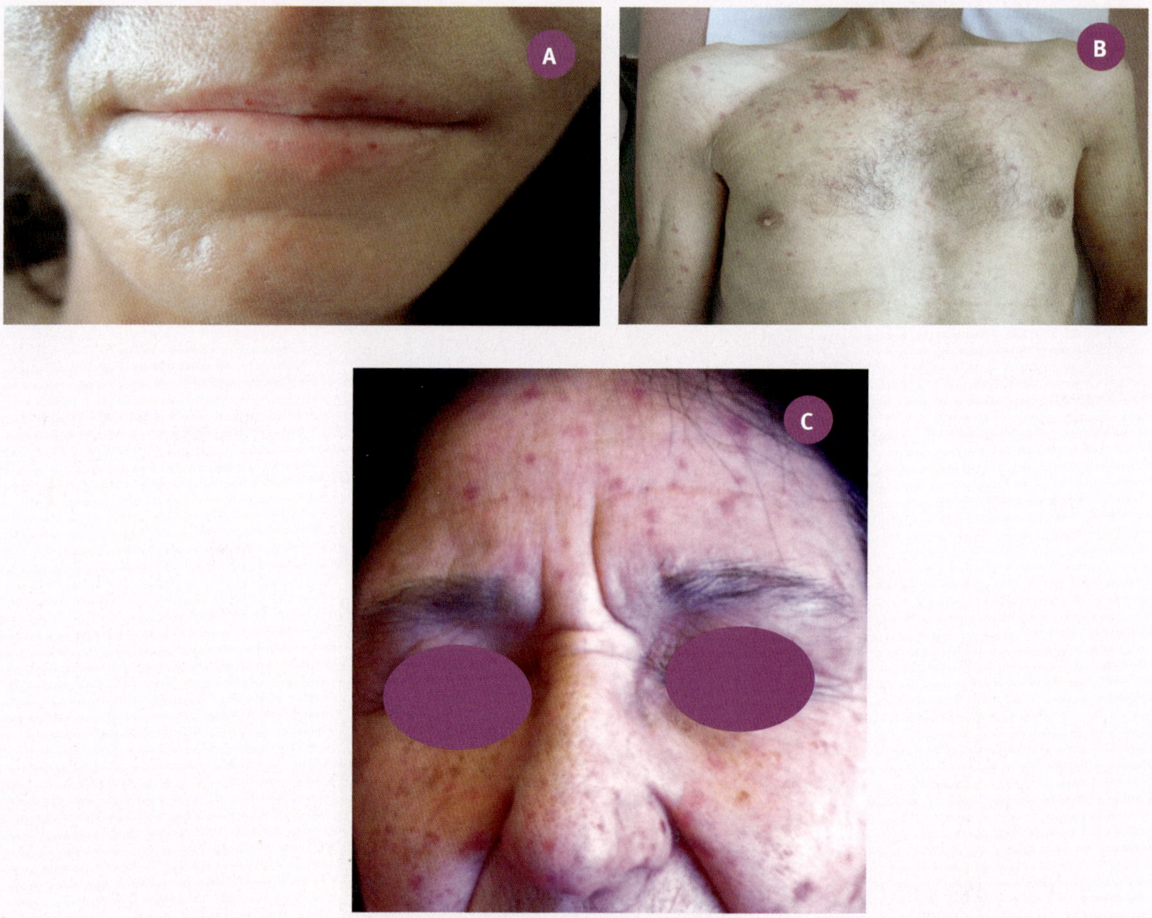

- À noter que les ulcérations pulpaires et les cicatrices pulpaires peuvent s'observer dans d'autres causes que la sclérodermie systémique (connectivite mixte, myosites notamment).

B 1.5. L'examen physique et la manœuvre d'Allen

- La palpation des pouls périphériques aux membres supérieurs et l'auscultation des axes artériels (sous-claviers, axillaire) doivent être systématiques. La prise de la pression artérielle aux deux bras ainsi que l'auscultation des trajets vasculaires **(découverte d'un souffle vasculaire)** complètent l'examen clinique et permettent de rechercher des lésions sténosantes sous-clavières ou axillaires.
- L'examen physique doit chercher les troubles trophiques des extrémités (ulcérations, cicatrices pulpaires) et les signes évocateurs d'une maladie systémique, dont la sclérodermie systémique.
- La **manœuvre d'Allen** est la pierre angulaire de **l'étude de la vascularisation en aval du poignet** (arcades radio et cubito-palmaires, artères digitales). Elle permet, devant un phénomène de Raynaud, d'identifier une sténose des gros vaisseaux, qui peut être responsable du phénomène de Raynaud. En créant une ischémie de la main par compression des artères ulnaire (cubitale) et radiale, elle permet d'apprécier la fonctionnalité de la circulation digitale, de l'arcade palmaire et d'identifier une occlusion ulnaire ou radiale **(Figure 7)**.
- La manœuvre d'Allen consiste à :
  1. comprimer les artères radiale et ulnaire sur le poignet ;
  2. demander au patient de faire des mouvements de flexion-extension des doigts avec sa main jusqu'à ce que celle-ci se décolore ;
  3. lever la compression vasculaire (une seule artère à la fois, l'artère ulnaire puis l'artère radiale) en regardant bien la face palmaire, une vague d'érythrose se propage normalement de la paume de la main aux pulpes digitales : la main se recolore.

Figure 7. (contenu multimédia) Occlusion de l'artère ulnaire: manœuvre d'Allen
A : Le médecin induit une ischémie de la main en comprimant les 2 artères du poignet, le patient ayant fait des mouvements de flexion-extension des doigts.
B : Le médecin relâche la pression sur l'artère ulnaire uniquement : à l'ouverture, la main apparaît exsangue et ne se recolore pas : l'artère ulnaire n'est pas fonctionnelle.
C : Recoloration de la main après relâchement de l'artère radiale qui elle est fonctionnelle.

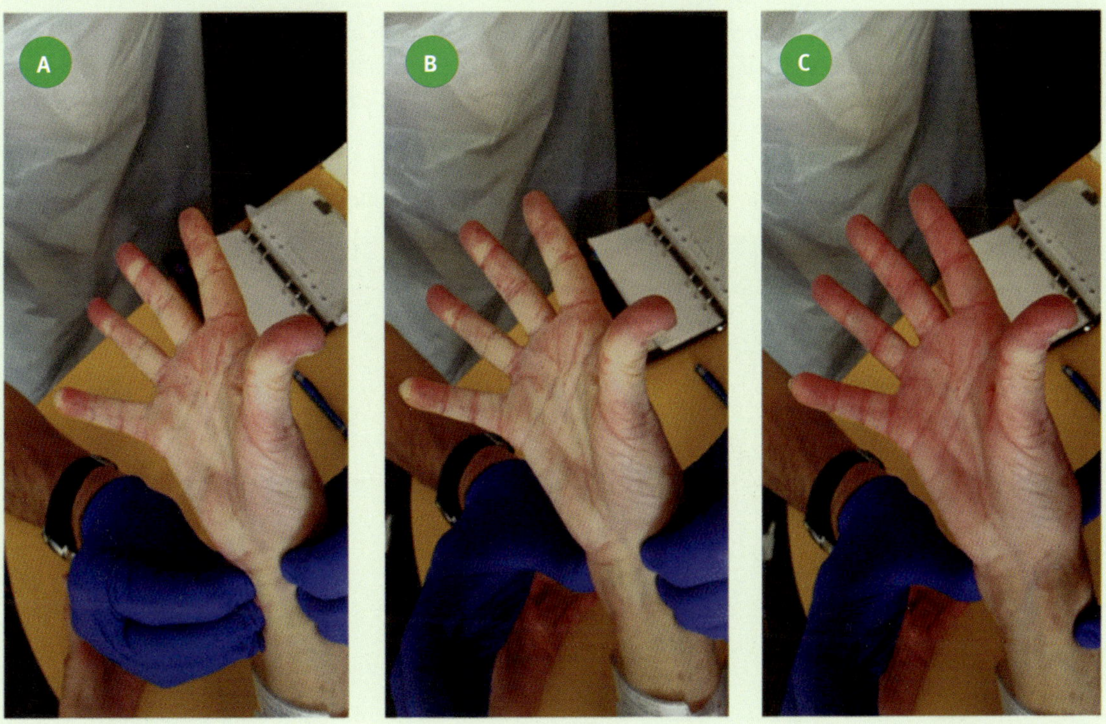

B 1.6. Examens complémentaires (connaître l'indication de la réalisation d'anticorps antinucléaires (AAN) et de la capillaroscopie)

- Dans sa forme typique, en l'absence de tout signe évoquant un phénomène de Raynaud secondaire à l'interrogatoire et à l'examen clinique, aucun examen complémentaire ne doit être réalisé pour le diagnostic d'un phénomène de Raynaud primaire (maladie de Raynaud).
- En présence d'un ou plusieurs élément(s) atypique(s) et seulement dans ce cas, sans orientation clinique autre, on demande en première intention (**demande/prescription raisonnée et choix d'un examen diagnostique**) :
  - la recherche **d'anticorps antinucléaires** (test de dépistage d'une maladie auto-immune systémique) : détermination du titre et de l'aspect de la fluorescence nucléaire ;
  - une **capillaroscopie péri-unguéale** : elle peut mettre en évidence des éléments orientant vers une microangiopathie organique (mégacapillaires surtout, que l'on observe au cours de la sclérodermie systémique, des connectivites mixtes, et des dermatomyosites ; raréfaction voire désert capillaire au cours de la sclérodermie systémique).
- Tout patient présentant un phénomène de Raynaud unilatéral ou asymétrique ou avec une anomalie vasculaire clinique (manœuvre d'Allen pathologique) ou avec des facteurs de risque d'athérosclérose, en particulier un phénomène de Raynaud chez un homme de plus de 50 ans, doit avoir **une échographie-Doppler artérielle** des membres supérieurs.
- Au terme de ce bilan de première intention, seront retenus le diagnostic de maladie de Raynaud, de phénomène de Raynaud secondaire ou **de phénomène de Raynaud suspect d'être secondaire** qui pourra alors nécessiter de pousser les investigations et de revoir le patient annuellement à la recherche de signes de sclérodermie systémique ou d'une autre maladie auto-immune systémique ou d'une autre cause.

A 2. Acrocyanose

2.1. Définition d'une acrocyanose

- L'acrocyanose est un acrosyndrome vasculaire périphérique permanent en rapport avec une microangiopathie fonctionnelle bénigne. Les extrémités sont froides et moites, parfois œdématiées, siège d'une coloration érythrosique ou bleutée voire violacée (**anomalie de couleur des extrémités**), s'effaçant à la vitro-pression (**Figure 8**).

Figure 8. Acrocyanose des mains et des pieds

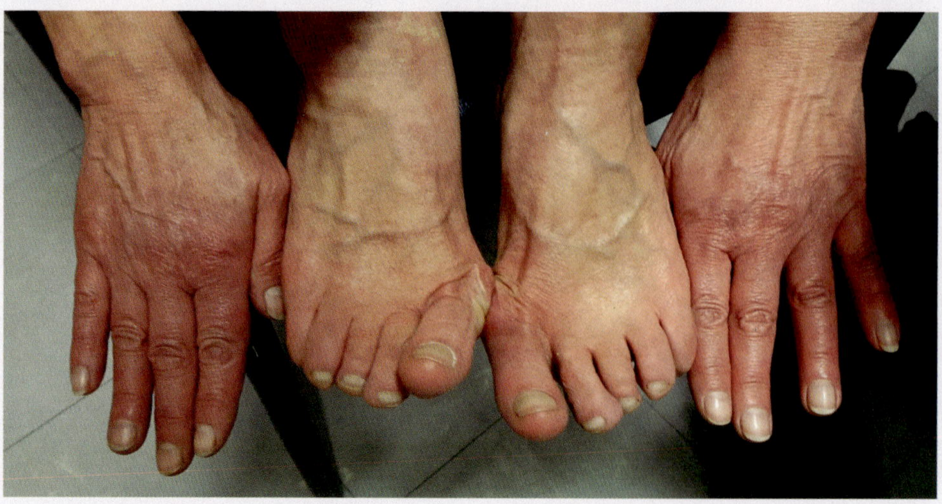

2.2. Diagnostic clinique

- **L'acrocyanose** est majorée par le froid et la déclivité. **Elle se distingue du phénomène de Raynaud par son caractère permanent (non paroxystique) et surtout par l'absence de phase blanche, syncopale.**
- Il s'y associe fréquemment un livedo de stase, déclive, prédominant aux membres inférieurs et/ou une **hyperhydrose des mains et des pieds.** L'**acrocyanose** ne s'accompagne **pas de douleur**.
- Elle est très fréquente au cours des troubles du comportement alimentaire, chez les personnes de faible indice de masse corporelle (IMC), ou chez le sujet âgé dénutri.
- Le diagnostic est clinique et aucune exploration n'est nécessaire.

A 3. Erythromélalgie et/ou érythermalgie

3.1. Définition

- C'est un acrosyndrome vasculaire paroxystique rare. Il touche les extrémités (les pieds plus que les mains) qui deviennent rouges, chaudes et intensément douloureuses (à type de brûlure, de striction) durant quelques minutes à quelques heures **(douleur d'un membre)**. L'immersion dans l'eau froide calme le patient. Cette vasodilatation artériolo-capillaire survient spontanément ou est déclenchée par la chaleur, l'effort et l'orthostatisme.

3.2. Diagnostic clinique

- Son diagnostic est clinique et repose sur une association de critères majeurs (évolution par crises, **érythème** pendant les crises **(anomalie de couleur des extrémités)**, douleurs très intenses à type de brûlure) **(douleur d'un membre (supérieur ou inférieur))** et mineurs (déclenchement au chaud ou par l'exercice, crises calmées par le froid et ou le repos, augmentation de la chaleur locale pendant les crises, sensibilité à l'acide acétyl salicilique).
- Bien que les termes « érythromélalgie » et « érythermalgie » soient souvent employés comme synonymes, le terme érythermalgie est utilisé pour la forme idiopathique et le terme d'érythromélalgie lorsque ce phénomène est secondaire aux syndromes myéloprolifératifs (polyglobulie primitive et thrombocytémie essentielle).

A 4. Engelures

4.1. Définition

- Les engelures font partie des acrosyndromes vasculaires à composante trophique. Ce sont des lésions cutanées survenant après une exposition en général prolongée à un froid habituellement modéré (8 à 10°C) mais humide. Elles sont fréquentes dans certaines régions au climat prédisposant et chez les sujets souffrant d'acrocyanose et d'hyperhydrose.

4.2. Diagnostic clinique

- Les engelures surviennent chez la femme jeune **(Figure 9)**. Elles sont de survenue saisonnière (automne, hiver), et sont souvent récidivantes.
- Leurs localisations préférentielles sont les zones exposées au froid : orteils, plus rarement doigts, mais possibles sur toute zone cutanée exposée au froid ; elles sont aggravées par l'humidité.

- Le diagnostic est clinique et repose sur la présence de macules érythémateuses **(érythème)** puis maculo-papules violacées **(anomalie de couleur des extrémités)** plus ou moins œdémateuses, d'aspect variable, unique ou multiples, souvent alors symétriques. Elles sont douloureuses **(douleur d'un membre (supérieur ou inférieur))**, sont responsables d'une sensation de brûlure, et sont souvent prurigineuse notamment au réchauffement.
- L'évolution est spontanément régressive en quelques semaines (donc plus longue que celle d'un épisode de phénomène de Raynaud).

B

Figure 9. (contenu multimédia) **Engelure**

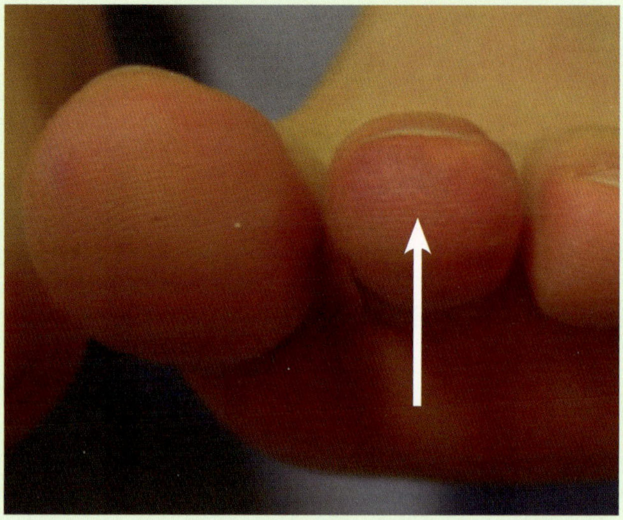

A

5. Ischémie digitale

5.1. Définition

- L'ischémie digitale résulte d'un déficit de la perfusion sanguine en rapport avec des lésions artérielles. Elle peut être transitoire (parfois plus de 30 minutes), ou permanente avec trouble trophique pulpaire (formes symptomatiques les plus fréquentes).

5.2. Diagnostic clinique

- L'ischémie digitale se caractérise par un doigt froid, douloureux **(douleur d'un membre (supérieur ou inférieur))** et blanc ou cyanique **(anomalies de couleur des extrémités)** pendant une période prolongée, habituellement de plusieurs jours. Le temps de recoloration de la pulpe est allongé. Lorsque la revascularisation n'est pas assurée rapidement, les troubles trophiques peuvent survenir : infarctus péri-unguéal, ulcération **(ulcère cutané)**, nécrose digitale **(Figure 10)**, plus au moins étendue avec un aspect parfois trompeur de pseudo-panaris. Il existe alors un risque d'infection locale.
- Les nécroses digitales des mains sont beaucoup plus rares que les nécroses d'orteils.

Figure 10. Nécrose digitale pulpaire au cours d'une sclérodermie systémique

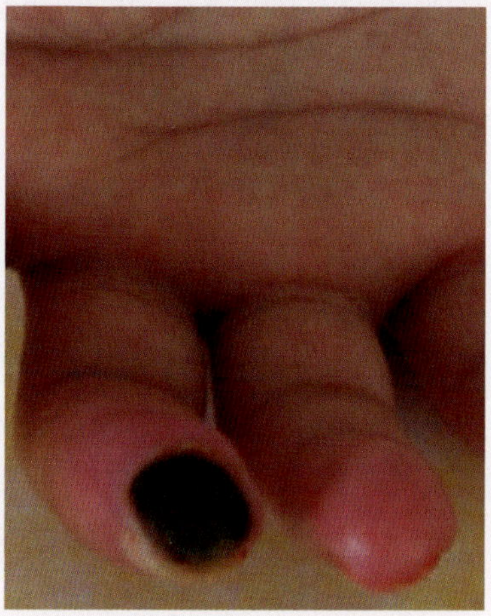

- Les artériopathies des membres supérieurs ont une sémiologie variée : claudication, phénomène de Raynaud, ischémie distale, abolition d'un pouls, souffle vasculaire. Elles peuvent toucher les gros vaisseaux à destination des membres ou les vaisseaux plus distaux. Les mécanismes peuvent être :
  - **emboliques :**
    - embole d'**origine cardiaque**, cause la plus fréquente ;
    - embole provenant d'une **plaque athéromateuse**, chez un patient ayant des facteurs de risque de maladie cardio-vasculaire ;
    - maladie des emboles de cholestérol responsable d'une ischémie très distale.
  - artériopathies inflammatoires : vascularites des gros vaisseaux ;
  - artériopathies compressives ou de causes diverses : maladie de Buerger, compressions mécaniques (kystes, côte surnuméraire, syndrome du défilé).
  - **microcirculatoires non athéromateux** : sclérodermie systémique, syndrome des anticorps anti-phospholipides.

Principales situations de départ en lien avec l'item 239 : « Acrosyndromes »

Situation de départ	Descriptif
En lien avec la présentation clinique	
15. Anomalies de couleur des extrémités 85. Erythème	Les différents acrosyndromes s'accompagnent d'anomalies de la couleur des extrémités : • phase blanche (indispensable), puis cyanique et érythémateuse (non constantes) réversible en 30 minutes au cours du phénomène de Raynaud, le plus fréquent ; • coloration érythrosique, bleutée voire violacée au cours de l'acrocyanose ; • coloration rouge des extrémités au cours de l'érythermalgie ; • macules érythémateuses puis maculo-papules violacées au cours des engelures ; • aspect blanc et froid, puis cyanique voire nécrose digitale au cours des ischémies digitales. Ce sont ces anomalies et les caractéristiques sémiologiques (caractère paroxystique ou permanent, facteurs déclenchants/favorisants, caractère douloureux ou indolore...) qui permettent de distinguer ces différents acrosyndromes.
71. Douleur d'un membre (supérieur ou inférieur)	Certains acrosyndromes sont douloureux : • douleurs lors de la phase érythrosique du phénomène de Raynaud, cependant inconstante ; • douleur à type de brulure au cours de l'érythermalgie (douleur intense et soulagée par le froid) et au cours des engelures ; • douleur prolongée lors de l'ischémie digitale. À noter que l'acrocyanose est quant à elle indolore.
92. Ulcère cutané	Au cours du phénomène de Raynaud, la présence d'ulcères digitaux (ou de cicatrices rétractiles d'ulcères anciens) doit orienter vers un phénomène de Raynaud secondaire, et faire rechercher en particulier une sclérodermie systémique. Au cours d'une ischémie digitale, l'évolution peut se faire vers la survenue de troubles trophiques, avec ulcérations digitales et nécrose.
En lien avec la démarche étiologique	
19. Découverte d'un souffle vasculaire	Devant tout acrosyndrome, un examen vasculaire complet comprenant une auscultation des axes artériels doit être réalisé. La découverte d'un souffle artériel oriente vers une artériopathie des gros vaisseaux, en particulier athéromateuse par argument de fréquence et selon le terrain. La présence d'atypies lors d'un phénomène de Raynaud (homme de plus de 50 ans, facteurs de risques cardio-vasculaires, caractère unilatéral, manœuvre d'Allen pathologique) doit rendre cette recherche encore plus minutieuse, et sera généralement complétée par la réalisation d'un écho-doppler artériel des membres supérieurs.
178. Demande/prescription raisonnée et choix d'un examen diagnostique	Un phénomène de Raynaud typique ne nécessite pas d'examen paraclinique complémentaire. En cas d'atypie ou de point d'appel pour un phénomène de Raynaud secondaire, un bilan complémentaire sera réalisé en fonction de ces points d'appels (anticorps anti-nucléaires et capillaroscopie en cas de signe évocateur de maladie systémique, écho-doppler artériel des membres supérieurs en cas de phénomène de Raynaud unilatéral ou de point d'appel pour une macroangiopathie artérielle des membres supérieurs...).

FICHE DE SYNTHÈSE

- Le phénomène de Raynaud est le trouble vasomoteur **le plus fréquent** (5 % de la population générale, mais jusqu'à 15 % de la population féminine en France).
- Le phénomène de Raynaud est un acrosyndrome **vasculaire paroxystique**, touchant une ou plusieurs phalanges, d'un ou plusieurs doigts. L'atteinte des orteils, du nez et des oreilles est possible.
- Le plus souvent il s'agit d'un phénomène de Raynaud essentiel (maladie de Raynaud),
- Devant un phénomène de Raynaud, il est important de se poser la question d'un phénomène de Raynaud secondaire et en particulier d'une sclérodermie systémique débutante, ou d'une autre maladie auto-immune systémique. Le phénomène de Raynaud est pratiquement constant au cours de la sclérodermie systémique et il est le plus souvent le premier signe clinique.
- Les signes dermatologiques devant faire suspecter une sclérodermie systémique face à un patient (souvent une femme après 35 ans) présentant un phénomène de Raynaud sont les hémorragies du lit capillaire sous unguéal visibles à l'œil nu, les ulcérations digitales distales, des cicatrices pulpaires rétractiles, des doigts boudinés ou scléreux (= sclérodactylie), et des télangiectasies.
- Les autres acrosyndromes sont les érythermalgies (trouble paroxystique des extrémités qui deviennent chaudes et douloureuses), l'acrocyanose (anomalie de couleur bénigne des extrémités), les engelures (acrosyndrome à composante trophique durant plusieurs semaines), et l'ischémie digitale.

CHAPITRE 29

Amaigrissement à tous les âges

OBJECTIFS : N° 251. AMAIGRISSEMENT À TOUS LES ÂGES*

→ Connaître les principales hypothèses diagnostiques et les examens complémentaires pertinents.

*** Dans ce chapitre, seule la partie adulte sera traitée.**

Rang	Rubrique	Intitulé
B	Prévalence, épidémiologie	Connaître les quatre principaux mécanismes responsables d'un amaigrissement
B	Éléments physiopathologiques	Connaître les quatre principales causes d'un amaigrissement
B	Éléments physiopathologiques	Savoir porter le diagnostic positif et différentiel d'un amaigrissement
A	Diagnostic positif	Connaître les signes d'une diminution des ingesta
B	Diagnostic positif	Connaître les signes cliniques évocateurs d'une malabsorption et/ou maldigestion
B	Diagnostic positif	Savoir prescrire les examens de dépistage d'une malabsorption et/ou maldigestion
A	Diagnostic positif	Connaître le raisonnement diagnostique devant un amaigrissement

NB : la Haute Autorité de Santé (HAS) a publié en 2019 un document de référence « Diagnostic de la dénutrition de l'enfant et de l'adulte ». Les éléments de ce chapitre sont en accord avec ce texte.

Les situations de départ sont indiquées en violet et en gras dans le texte. Elles sont ensuite listées à la fin du chapitre.

- L'**amaigrissement** est défini par une diminution involontaire du poids corporel. La perte de poids est très souvent liée à une diminution de l'appétit et donc des apports alimentaires. De nombreuses pathologies, qu'elles soient organiques ou psychiatriques, peuvent être responsables d'un amaigrissement.

B 1. Définitions et diagnostic positif d'un amaigrissement

- L'**amaigrissement** involontaire est défini par une perte de poids non contrôlée > 5 %.
- La maigreur est définie par l'Organisation Mondiale de la Santé (OMS) par un indice de masse corporelle (IMC) < 18,5 kg/m^2.
- Selon les recommandations de la Haute Autorité de Santé (HAS) de 2019, le diagnostic de dénutrition (**dénutrition/malnutrition)** nécessite la présence d'au moins **1 critère phénotypique et 1 critère étiologique**.
- Ce diagnostic est un préalable obligatoire avant de juger de sa sévérité. Il repose exclusivement sur des critères **non biologiques**.

B

- **Les critères phénotypiques sont les suivants :**
  - perte de poids ≥ 5 % en 1 mois ou ≥ 10 % en 6 mois ou ≥ 10 % par rapport au poids habituel avant le début de la maladie ;
  - IMC < 18,5 kg/m^2 ;
  - réduction quantifiée de la masse et/ou de la fonction musculaires.
- **Les critères étiologiques sont les suivants :**
  - réduction de la prise alimentaire ≥ 50 % pendant plus d'une semaine, ou toute réduction des apports pendant plus de 2 semaines par rapport à la consommation alimentaire habituelle quantifiée, ou aux besoins protéino-énergétiques estimés ;
  - absorption réduite (malabsorption/maldigestion) ;
  - situation d'agression (hypercatabolisme protéique avec ou sans syndrome inflammatoire) : pathologie aiguë ou pathologie chronique évolutive ou pathologie maligne évolutive.
- Lorsque le diagnostic de dénutrition est établi et seulement lorsqu'il est établi, il est recommandé de déterminer son degré de sévérité : dénutrition modérée ou dénutrition sévère.

% de perte de poids = (poids habituel - poids actuel)/poids habituel x 100

Indice de masse corporelle (IMC) = poids (kg)/taille (m²)

Tableau 1. STADES DE LA DÉNUTRITION (RECOMMANDATIONS HAS 2019)

Dénutrition modérée*	Dénutrition sévère*
17 < IMC < 18,5 kg/m²	IMC ≤ 17 kg/m²
perte de poids ≥ 5 % en 1 mois ou ≥ 10 % en 6 mois ou ≥ 10 % par rapport au poids habituel avant le début de la maladie	perte de poids ≥ 10 % en 1 mois ou ≥ 15 % en 6 mois ou ≥ 15 % par rapport au poids habituel avant le début de la maladie
Mesure de l'albuminémie par immunonéphélémétrie ou immunoturbidimétrie > 30 g/L et < 35 g/L	Mesure de l'albuminémie par immunonéphélémétrie ou immunoturbidimétrie ≤ 30 g/L

* Un seul critère permet de catégoriser la dénutrition comme modérée ou sévère. Lors de l'observation simultanée d'un seul critère de dénutrition sévère et d'un ou plusieurs critères de dénutrition modérée, la dénutrition est qualifiée de sévère.

- **La HAS dans un document de Novembre 2019 recommande :**
  - de dépister la dénutrition systématiquement à chaque consultation et lors d'une hospitalisation (accord d'experts) ;
  - de reporter l'évaluation nutritionnelle dans tout document (carnet de santé, dossier médical personnel [DMP], compte rendu, réunion de concertation pluridisciplinaire [RCP], et courriers aux correspondants) (accord d'experts).
- Les **diagnostics différentiels** d'un amaigrissement pathologique sont :
  - un **faible poids constitutionnel** : un IMC bas mais stable dans le temps peut simplement traduire une maigreur constitutionnelle, qui ne nécessite pas d'exploration ;
  - une **perte de poids volontaire** en rapport avec un **régime** hypocalorique médicalement justifié et/ou une augmentation de l'activité physique chez un patient en surcharge pondérale ;
  - la **prise de diurétiques** dans un contexte d'inflation hydro-sodée (insuffisance cardiaque, insuffisance hépato-cellulaire, syndrome néphrotique), qui peut mener à une diminution du poids corporel sans qu'il ne s'agisse réellement d'un amaigrissement (à l'inverse un amaigrissement réel peut être masqué par une rétention hydrosodée).

Attention aux « pièges » suivants :

- **il ne faut pas confondre poids (ou IMC) et dénutrition.** La dénutrition et sa sévérité sont évaluées par l'IMC, mais aussi par le pourcentage de perte de poids **(une personne obèse peut donc être dénutrie)** ;
- un amaigrissement peut être masqué par des œdèmes : la prise de poids liée à la rétention hydro-sodée peut masquer la perte de poids.

B

2. Physiopathologie

2.1. Mécanismes responsables d'un amaigrissement

- L'amaigrissement traduit un **déséquilibre négatif de la balance énergétique** qui résulte d'apports énergétiques insuffisants et/ou de dépenses énergétiques augmentées. Les dépenses énergétiques peuvent être augmentées en cas d'hyperactivité physique ou d'hypercatabolisme (« hypermétabolisme »), notamment dans l'hyperthyroïdie **(analyse du bilan thyroïdien)**, les pathologies inflammatoires chroniques ou les cancers.
- **Les 4 principaux mécanismes responsables d'un amaigrissement sont :**
  - la diminution des ingesta ;
  - l'augmentation des dépenses ;
  - la malabsorption et/ou maldigestion ;
  - les pertes caloriques et/ou protéiques.
- Ces mécanismes peuvent s'additionner entre eux.

A

2.2. Signes d'une diminution des ingesta

- Reconnaître des signes de diminution des ingesta est un élément important du diagnostic étiologique d'un amaigrissement.
- La diminution des ingesta peut être liée à des pathologies stomatologiques (troubles de la dentition, **limitation de l'ouverture buccale**) ou ORL **(troubles de déglutition ou fausse-route, douleur pharyngée)**, des pathologies digestives hautes **(odynophagie/dysphagie, vomissements)**, des déficits moteurs **(déficit neurologique sensitif et/ou moteur)** ou tremblements des membres supérieurs gênant l'alimentation, des troubles mnésiques, praxiques, des troubles psychiatriques **(troubles des conduites alimentaires (anorexie ou boulimie))**, des traitements, notamment en cas de polymédication, un niveau socio-économique bas et/ou une perte d'autonomie **(perte d'autonomie progressive, confusion mentale/désorientation, troubles de mémoire/déclin cognitif)**.
- **Les ingesta peuvent s'évaluer :**
  - par un calcul précis des ingesta sur 3 jours ou au moins sur 24 h (« inventaire diététique ») ;
  - par une enquête semi-quantitative en 3 classes : ingesta normaux ou sub-normaux/ingesta diminués aux alentours de 50 %/ingesta nuls ;
  - une échelle analogique visuelle ou verbale : autoévaluation en gradant la prise alimentaire actuelle par rapport à celle habituelle.
- Pour rappel, un des critère « étiologique » de la dénutrition définie par l'HAS est représenté par une diminution des ingesta définie par une réduction de la prise alimentaire ≥ 50 % pendant plus d'une semaine, ou toute réduction des apports pendant plus de deux semaines par rapport à la consommation alimentaire habituelle quantifiée, ou aux besoins protéino-énergétiques estimés.

B 3. Principales causes d'un amaigrissement

- Il existe 4 grandes causes d'amaigrissement : **organiques, psychiatriques, socio-environnementales, et iatrogènes.**

3.1. Causes organiques

- Les **endocrinopathies** sont dominées par deux pathologies : l'hyperthyroïdie **(analyse du bilan thyroïdien)** et le diabète (syndrome cardinal avec syndrome polyuro-polydipsique, amaigrissement et hyperphagie) **(hyperglycémie)**. Les autres pathologies endocriniennes, comme l'hyperparathyroïdie ou l'insuffisance surrénale (décompensation subaiguë) peuvent s'accompagner plus rarement d'un amaigrissement.
- Les **affections digestives** dont les maladies inflammatoires chroniques de l'intestin, les pancréatites, les ulcères gastriques, l'ischémie mésentérique et la maladie cœliaque seront évoquées sur les données de l'interrogatoire.
- Les **cancers** sont des causes fréquentes d'amaigrissement. Les cancers digestifs pourraient représenter un tiers des cancers responsable d'amaigrissement. Les hémopathies lymphoïdes peuvent se traduire initialement par une asthénie et/ou un amaigrissement isolé(s).
- Les **maladies inflammatoires et auto-immunes systémiques**. Le contexte clinico-biologique sera celui de l'exploration d'un syndrome inflammatoire biologique chronique. Chez une personne âgée de plus de 50 ans, il faudra penser à l'artérite à cellules géantes (maladie de Horton). Un syndrome inflammatoire chronique peut se compliquer d'une amylose AA, responsable elle-même d'un amaigrissement.
- Les **infections.** Il peut s'agir d'infections aiguës, notamment une gastroentérite virale, une pneumopathie, qui posent peu de problèmes diagnostiques, mais surviennent sur un terrain fragile comme une personne âgée. Les germes à croissance lente et/ou intracellulaire sont d'identification plus difficile. La tuberculose, la maladie de Whipple (infection bactérienne chronique à *Tropheryma whipplei*) provoquent un **amaigrissement**, tout comme les endocardites lentes. Enfin les complications de l'infection par le virus de l'immunodéficience humaine **(VIH)** peuvent être responsables de cachexie, de même que les lipodystrophies caractéristiques qui compliquent le traitement antirétroviral.
- Les **pathologies chroniques** évolutives s'accompagnent généralement d'un amaigrissement dans leur stade avancé, comme l'insuffisance cardiaque, l'insuffisance respiratoire, l'insuffisance hépatocellulaire, les maladies neurologiques (maladie de Parkinson, sclérose latérale amyotrophique, démences), l'insuffisance rénale chronique, l'infection par le VIH, l'éthylisme chronique et les toxicomanies. Une poussée aiguë d'une pathologie chronique peut décompenser un équilibre nutritionnel parfois précaire.

3.2. Causes psychiatriques et socio-environnementales

- L'amaigrissement peut accompagner de nombreux états psychiatriques (syndrome dépressif, accès maniaque, syndrome délirant…) mais le contexte est souvent évident.
- Chez les sujets jeunes, l'amaigrissement par restriction alimentaire fait évoquer en premier lieu le diagnostic d'anorexie mentale **(troubles des conduites alimentaires (anorexie ou boulimie))**.
- Les causes socio-environnementales ne doivent pas être négligées (précarité économique, isolement, en particulier chez les sujets âgés...) ***(voir item 59 - Sujets en situation de précarité)***.

3.3. Causes iatrogènes d'amaigrissement

- La polymédicamentation peut être responsable de dysgueusie ou de nausées, de même que certains traitements spécifiques (anti-inflammatoires non stéroïdiens (AINS), metformine…). Le **mésusage** thérapeutique à visée anorexigène et/ou afin de perdre du poids (ex : benfluorex, Mediator®, L-thyroxine…) doit aussi parfois être évoqué.

A 4. Démarche diagnostique devant un amaigrissement

- La démarche diagnostique est étayée par les données de l'interrogatoire et de l'examen physique.
- **L'examen clinique a deux objectifs :**
  - évaluer les conséquences de l'amaigrissement, notamment la dénutrition. Il existe des signes cliniques propres à la dénutrition, comme la sarcopénie (fonte musculaire), le lanugo, l'acrocyanose (**Figure 1**), et encore des signes carentiels (peau sèche, ongles cassants, signes neurologiques...) ;
  - chercher les signes d'une cause sous-jacente (pathologie organique, psychiatrique, socio-environnementale ou iatrogène).

Figure 1. Acrocyanose compliquée d'une onychomycose chez une patiente anorexique (IMC: 11,7 kg/m²)

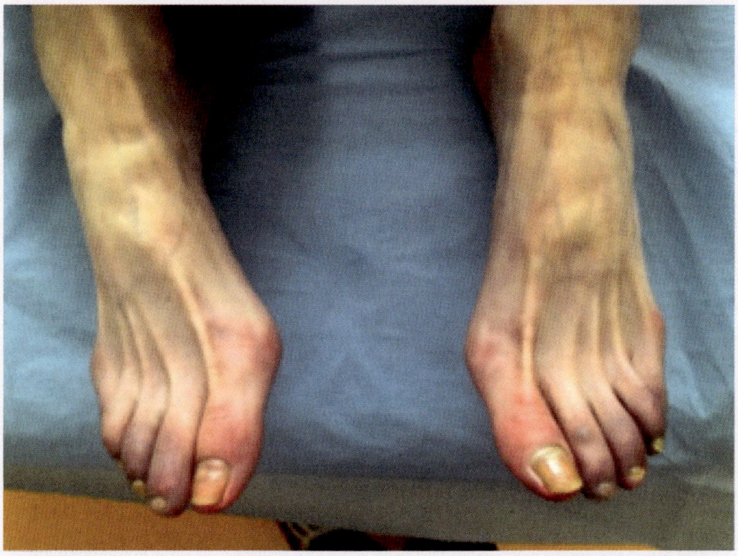

- **L'examen physique cherchera notamment :**
  - une fièvre et/ou des sueurs nocturnes pouvant faire évoquer une maladie infectieuse, une hémopathie ou un cancer solide (rénal ++) ;
  - une tachycardie régulière (hyperthyroïdie) ;
  - des troubles de la déglutition (qui peuvent être à l'origine d'une perte de poids au cours de certaines maladies neurologiques (accident vasculaire cérébral, sclérose latérale amyotrophique...) ou des cancers ORL) ;
  - des adénopathies faisant évoquer une hémopathie (lymphomes...) ou un cancer solide (recherche également d'une masse palpable abdominale, mammaire, testiculaire…) ;
  - des signes d'insuffisance cardiaque, respiratoire ou hépato-cellulaire (les insuffisances cardiaques et respiratoires sévères ou une hépatopathie avancée peuvent aboutir à une cachexie) ;
  - palpation abdominale, toucher rectal et examen génital doivent être réalisés ;
  - inspection dentaire et endo-buccale à la recherche d'anomalies stomatologiques ou d'une candidose buccale ;
  - examen mammaire à la recherche d'une masse palpable ;
  - bandelette urinaire (glycosurie ? protéinurie ?...).

- **Les explorations de première intention sont à adapter en fonction de l'examen clinique, mais peuvent notamment comporter :**
  - **des examens biologiques :**
    - hémogramme ;
    - protéine C-réactive (CRP) ;
    - ionogramme sanguin, créatinine ;
    - glycémie à jeun ;
    - bilan hépatique (transaminases, gamma-GT, phosphatases alcalines, bilirubine), taux de prothrombine (TP) ;
    - TSHus **(analyse du bilan thyroïdien)** ;
    - albuminémie ;
    - vitamine B12, folates ;
    - ferritine **(ferritine : baisse ou augmentation)** ;
    - anticorps anti-transglutaminase ;
    - électrophorèse des protéines sériques ;
    - sérologies hépatites B, C, VIH ;
    - calcémie **(dyscalcémie)** ;
  - **des examens radiologiques :**
    - radiographies du thorax et échographie abdominale (ou tomodensitométrie (TDM) thoraco-abdomino-pelvienne) ;
    - mammographie ;
  - **des examens endoscopiques :**
    - endoscopies digestives haute (avec biopsies duodénales) et basse en fonction des points d'appel clinique.
- Si le bilan initial est négatif/normal, il est possible de surveiller le patient et de le réévaluer quelques semaines plus tard.
- Néanmoins, si la perte de poids initiale est > 10 % ou si le poids ne cesse de diminuer, l'enquête étiologique doit être approfondie (endoscopies digestives notamment si non réalisées initialement). La tomographie par émission de positons (TEP)-TDM au fluorodeoxyglucose (^{18}FDG) peut être un examen pertinent s'il existe des signes de gravité sans orientation après les examens de première et de seconde intention.

B 5. Malabsorption et maldigestion : signes cliniques évocateurs et examens de dépistage

- Le syndrome de malabsorption correspondant à un défaut d'absorption d'un ou plusieurs nutriments. Les syndromes de malabsorption sont divers, allant de la carence isolée à un tableau associant diarrhée majeure et cachexie.
- Les selles sont abondantes, pâteuses ou diarrhéiques, parfois macroscopiquement graisseuses.
- Le tableau clinique associe classiquement des symptômes digestifs, principalement une **diarrhée** chronique, et des signes extra-digestifs en lien avec les carences nutritionnelles spécifiques ou globales.

- **Le diagnostic positif repose donc sur l'association :**
  - d'un syndrome carentiel (exemples : une anémie ferriprive ; douleurs osseuses révélatrices d'une ostéomalacie ; signes cliniques d'hypocalcémie ; syndrome hémorragique sans insuffisance hépatocellulaire ni maladie hématologique connue par déficit en vitamine K ; altérations de la peau et des phanères (koïlonychie) par carence en fer) ;
  - d'une **diarrhée** ;
  - souvent associés à un amaigrissement.
- L'examen de dépistage d'une malabsorption est le dosage des lipides dans les selles pour chercher une **stéatorrhée**. Les selles sont prélevées pendant une période de 3 jours pendant laquelle le patient consomme ≥ 100 g de lipides/jour. Les graisses totales dans les selles sont mesurées. Une quantité > 7 g/jour de graisses fécales est anormale.
- D'autres signes biologiques non spécifiques peuvent être présents : une hypoalbuminémie ; une hypocalciurie par carence en vitamine D, une hypocalcémie **(dyscalcémie)**, une hypophosphorémie et/ou une hypomagnésémie ; une augmentation des phosphatases alcalines (d'origine osseuse) ; une anémie microcytaire par carence en fer, ou plus rarement macrocytaire par carence en folates ou en vitamine B 12 ; une ferritine basse **(ferritine : baisse ou augmentation)** ; TP abaissé en rapport avec une baisse des facteurs de coagulation vitamine K-dépendants (facteur II et facteur X en pratique clinique, alors que le facteur V reste normal en l'absence d'insuffisance hépatocellulaire associée).
- **Les principales causes de malabsorption sont :**
  - associées à une maldigestion (= déficit enzymatique) : insuffisance pancréatique exocrine, insuffisance biliaire (insuffisance de sécrétion de la bile par le foie), insuffisance des sécrétions gastriques ;
  - autres (= sans déficit enzymatique) : atrophie villositaire (maladie cœliaque principalement), entéropathies exsudatives, pullulation microbienne (anse borgne, diverticule, sclérodermie systémique), grêle court (résection), inflammation étendue du grêle (maladie de Crohn).

Principales situations de départ en lien avec l'item 251 : « Amaigrissement à tous les âges* »

Situation de départ	Descriptif
En lien avec le diagnostic	
17. Amaigrissement	L'amaigrissement involontaire est défini par une perte de poids non contrôlée > 5 %.
30. Dénutrition/malnutrition	Il ne faut pas confondre amaigrissement et dénutrition. Ces 2 entités peuvent toutefois être associées. Tout amaigrissement doit faire chercher une dénutrition, et si celle-ci est présente, en apprécier la sévérité.
En lien avec le diagnostic étiologique	
2. Diarrhée	Parmi les causes d'amaigrissement, le syndrome de malabsorption (± maldigestion) associe diarrhée, amaigrissement, et un syndrome carentiel.
13. Vomissements 31. Perte d'autonomie progressive 52. Odynophagie/dysphagie 62. Troubles de déglutition ou fausse-route 119. Confusion mentale/désorientation 121. Déficit neurologique sensitif et/ou moteur 128. Tremblements 131. Troubles de mémoire/déclin cognitif 145. Douleur pharyngée 150. Limitation de l'ouverture buccale	Ces situations de départ peuvent s'associer à un amaigrissement par diminution des ingesta.
208. Hyperglycémie	Un diabète décompensé peut être à l'origine d'un amaigrissement.
194. Analyse du bilan thyroïdien	L'hyperthyroïdie est une cause d'amaigrissement à appétit conservé.
132. Troubles des conduites alimentaires (anorexie ou boulimie)	Parmi les causes d'amaigrissement, les causes psychiatriques doivent être envisagées.
200. Dyscalcémie 207. Ferritine : baisse ou augmentation	Une hypocalcémie et/ou une baisse de la ferritine peuvent témoigner d'un syndrome carentiel, et doivent être recherchées devant un amaigrissement, à fortiori dans un contexte de diarrhée.

* Les situations de départ reliées aux connaissances permettant de « Conduire l'enquête étiologique d'un amaigrissement chez l'adulte » sont prises en compte dans ce tableau.

FICHE DE SYNTHÈSE

- Selon les recommandations de la Haute Autorité de Santé (HAS) de 2019, le diagnostic de dénutrition nécessite la présence d'au moins 1 critère phénotypique et 1 critère étiologique.
- Ce diagnostic est un préalable obligatoire avant de juger de sa sévérité. Il repose exclusivement sur des critères non biologiques.
- Un amaigrissement peut conduire à un état de dénutrition qui aggrave le pronostic du malade.
- On chiffre la perte pondérale en pourcentage plus qu'en valeur absolue.
- Si le bilan initial est négatif, toujours surveiller le patient cliniquement pour s'assurer de la reprise pondérale et de l'absence de pathologie sous-jacente.
- Ne pas négliger les causes psychiatriques (anorexie mentale +++) et socio-environnementales des amaigrissements. Parmi les causes organiques, penser à évaluer les capacités de mastication, déglutition, ou les troubles neurologiques qui peuvent gêner l'apport en ingesta.
- Attention à la iatrogénie, volontaire par détournement de l'usage d'un médicament (L-thyroxine par exemple) ou involontaire.
- La maigreur constitutionnelle (indice de masse corporelle (IMC) < 18,5) est stable dans le temps, sans retentissement fonctionnel : aucune exploration n'est nécessaire.

Chapitre 30

Œdèmes des membres inférieurs localisés ou généralisés

OBJECTIFS : N° 257. ŒDÈMES DES MEMBRES INFÉRIEURS LOCALISÉS OU GÉNÉRALISÉS

- ➔ Argumenter les principales hypothèses diagnostiques et justifier les examens complémentaires pertinents.
- ➔ Connaître les principes du traitement symptomatique des syndromes œdémateux.

Rang	Rubrique	Intitulé
A	Définition	Connaître la définition des œdèmes
B	Éléments physiopathologiques	Physiopathologie des œdèmes localisés
B	Éléments physiopathologiques	Physiopathologie des œdèmes généralisés
A	Contenu multimédia	Aspect d' œdèmes de rétention hydro-sodée, signe du godet
A	Diagnostic positif	Connaître les manifestations cliniques des œdèmes liés à une rétention hydrosodée
A	Examens complémentaires	Connaître les principaux signes biologiques à rechercher devant des œdèmes
A	Étiologie	Connaître les principales étiologies et les signes cliniques des œdèmes localisés et généralisés
A	Prise en charge	Connaître les principes du traitement symptomatique des syndromes œdémateux

Les situations de départ sont indiquées en violet et en gras dans le texte. Elles sont ensuite listées à la fin du chapitre.

A 1. Définition des œdèmes

- **Les œdèmes** **(œdème localisé ou diffus)** sont une accumulation anormale de liquide dans les tissus. Ils peuvent être localisés ou généralisés.
- Les œdèmes localisés se distinguent des œdèmes généralisés par leur caractère parfois unilatéral ou asymétrique, une déclivité moins nette ou absente et l'existence éventuelle de signes d'inflammation ou d'insuffisance veineuse associée.

B 2. Physiopathologie des œdèmes

- Les œdèmes localisés **(œdème localisé ou diffus)** sont le plus souvent la conséquence d'un processus pathologique local (inflammation, stase veineuse ou lymphatique). Un excès d'histamine ou de bradykinine peut aussi être responsable d'œdèmes circonscrits **(œdème localisé ou diffus)**, dans le cadre des angioœdèmes.

- **Les œdèmes généralisés** (œdème localisé ou diffus) résultent le plus souvent d'une hyperhydratation extra-cellulaire (= rétention hydro-sodée) provoquée par une rétention de sodium et d'eau dans le secteur interstitiel. L'anasarque est constituée par l'association d'œdèmes généralisés du tissu sous-cutané et d'un épanchement des séreuses (plèvre et/ou péricarde et/ou péritoine).
- Il existe **4 principaux mécanismes** aux œdèmes, qui peuvent s'associer :
  - **augmentation de la pression hydrostatique** (dans **l'insuffisance cardiaque** essentiellement) : elle donne des œdèmes généralisés **(consultation de suivi et éducation thérapeutique d'un patient insuffisant cardiaque)** ;
  - **diminution de la pression oncotique** (hypoalbuminémie **(hypoprotidémie)**) en rapport avec une insuffisance hépato-cellulaire, une **dénutrition**, un syndrome néphrotique...) **(Tableau 1)**, qui donne des œdèmes généralisés **(œdème localisé ou diffus)** ;
  - **augmentation de la perméabilité capillaire** (allergie, **piqûre, morsure,** insuffisance veineuse, médicaments), qui donne des œdèmes localisés **(œdème localisé ou diffus)** ;
  - **diminution de la résorption lymphatique** (néoplasie, insuffisance cardiaque) : **œdèmes localisés ou généralisés** (œdème localisé ou diffus).
- Les **œdèmes généralisés** (œdème localisé ou diffus) résultent d'une rétention hydrosodée, conséquence d'une élimination de NaCl inférieure aux apports. Cette rétention résulte d'une réponse inadaptée du rein aux désordres physiologiques qui accompagnent les maladies responsables d'œdèmes généralisés. Ainsi, le ionogramme urinaire des patients présentant des œdèmes généralisés, montre une diminution de la natriurèse (< 20 mmol/j). Les autres anomalies biologiques pouvant être observées en cas d'œdèmes généralisés sont une hémodilution (diminution de l'hématocrite et de la protidémie), et parfois une hyponatrémie en cas de rétention d'eau supérieure à la rétention de sel.
- Les **œdèmes généralisés** (œdème localisé ou diffus) sont le plus souvent la conséquence de deux principaux mécanismes cités au-dessus : augmentation de la pression hydrostatique (insuffisance cardiaque ou rénale), ou baisse de la pression oncotique due à une hypoalbuminémie **(Tableau 1)**, qui conduisent à une rétention hydrosodée.

A 3. Manifestations cliniques des œdèmes

3.1. Manifestations cliniques et principales causes des œdèmes généralisés

- Les **œdèmes généralisés** (œdème localisé ou diffus) sont liés à une rétention hydro-sodée siègent dans les tissus sous-cutanés, ils sont bilatéraux et symétriques, blancs, mous, prenant le godet, déclives **(Figure 1)**. En position debout, ils sont situés sur les membres inférieurs, initialement sur les chevilles (ils effacent le sillon rétro-malléolaire). Chez les patients alités, ils sont localisés sur les lombes. Ils peuvent également se manifester par un œdème palpébral ou péri-orbitaire au lever **(œdème de la face et du cou)**. Lorsqu'ils sont volumineux, ils sont responsables d'une **prise de poids**. Peu importants, ils peuvent être simplement remarqués par la marque des chaussettes ou des chaussures.
- **Les œdèmes généralisés ont pour principales causes :**
  - l'insuffisance cardiaque droite ou globale : par exemple d'origine ischémique, hypertensive ou valvulaire **(découverte d'anomalies à l'auscultation cardiaque)** ;
  - les affections causant une hypoalbuminémie **(hypoprotidémie, analyse de l'électrophorèse des protéines sériques)** **(Tableau 1)** : néphropathie glomérulaire au cours d'un syndrome néphrotique ou d'un autre syndrome glomérulaire **(analyse de la bandelette urinaire, protéinurie)**, entéropathie exsudative (nombreuses causes possibles), insuffisance hépatocellulaire, et dénutrition **(dénutrition/malnutrition)**.

- En cas d'insuffisance rénale très sévère **(créatinine augmentée)**, les capacités d'élimination du sodium ne sont plus assurées et l'apparition d'œdèmes diffus est également possible (en dehors d'une insuffisance cardiaque ou d'une hypoalbuminémie).

Tableau 1. CAUSES DE RÉTENTION HYDROSODÉE PAR HYPOALBUMINÉMIE	
Néphropathie glomérulaire	Syndrome néphrotique Syndrome néphritique Autres syndromes glomérulaires avec hypo-albuminémie
Entéropathie exsudative	Nombreuses causes possibles
Insuffisance hépatocellulaire	Cirrhose Hépatite aiguë grave
Dénutrition/malnutrition	Carence d'apport Malabsorption

Figure 1. (contenu multimédia) **Œdèmes des membres inférieurs chez une femme de 78 ans. Ils sont bilatéraux symétriques, déclives (A) et prennent le godet (B et C)**

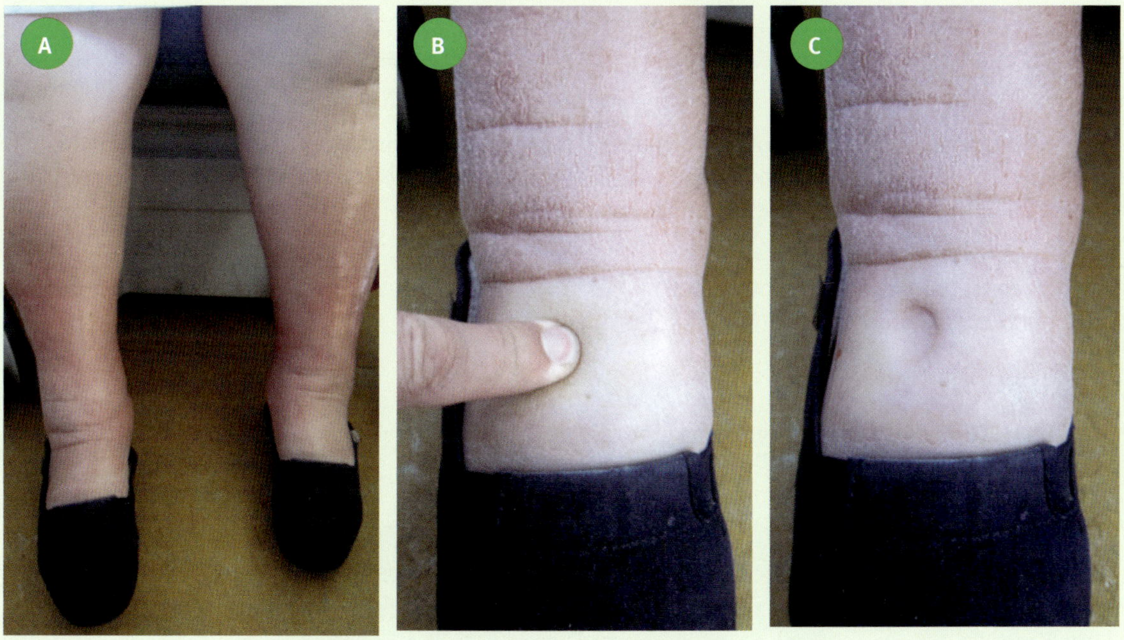

3.2. Manifestations cliniques et principales causes des œdèmes localisés

- Les œdèmes localisés **(œdème localisé ou diffus)** se distinguent des œdèmes généralisés liés à une rétention hydrosodée par leur caractère unilatéral ou asymétrique. Typiquement, ils n'ont pas de caractère déclive et ne prennent pas le godet.
- **Deux présentations cliniques peuvent être distinguées :**
  1. **Œdèmes localisés non inflammatoires** qui peuvent être liés à un obstacle au retour veineux (thrombose veineuse profonde) ***(voir item 226 - Thrombose veineuse et embolie pulmonaire)***, une insuffisance veineuse chronique primitive ou post-thrombotique, ou un lymphœdème.

     L'insuffisance veineuse chronique est une pathologie fréquente chez les femmes, sa prévalence augmente avec l'âge. Elle est évoquée ces devant un œdème chronique avec dermite ocre (**Figure 2**), présence de varices, et parfois des **ulcères cutanés**. Le patient peut décrire une sensation de **jambes lourdes**.

Figure 2. **Dermite ocre bilatérale asymétrique prédominant à gauche en rapport avec une insuffisance veineuse**

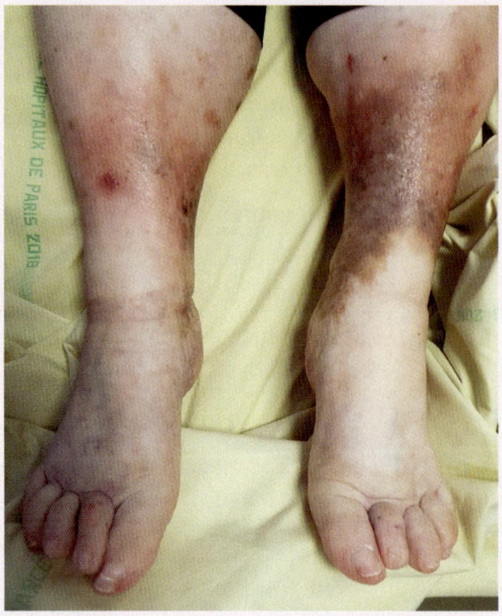

Le lymphœdème peut être lié à une anomalie primitive des vaisseaux lymphatiques (qui donnent plutôt des œdèmes bilatéraux) ou secondaire à une destruction ou une obstruction des vaisseaux lymphatiques. Ces derniers peuvent faire suite à une intervention chirurgicale (curage ganglionnaire) ou à de la radiothérapie, ou encore à un obstacle d'origine néoplasique.

Les angioœdèmes bradykiniques sont blancs et non prurigineux. Ils touchent volontiers la face **(Figure 3)** **(tuméfaction cervico-faciale)**.

Figure 3. **Œdème bradykinique avec œdème des lèvres (tuméfaction cervico-faciale) chez une patiente de 17 ans**

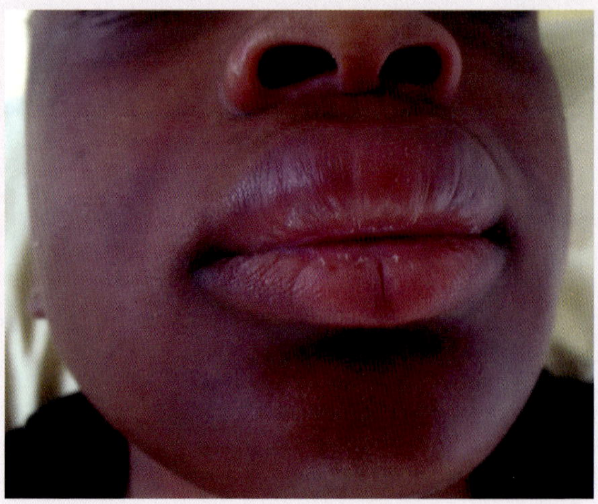

Parmi les **médicaments**, les inhibiteurs calciques sont fréquemment la cause d'œdèmes qui sont généralement localisés aux membres inférieurs, par augmentation de la perméabilité capillaire.

2. **Œdèmes localisés inflammatoires** **(œdème localisé ou diffus)** : la cause la plus fréquente est la **dermohypodermite infectieuse** (appelée communément érysipèle) **(Figure 4)**. Dans ce cas, il existe souvent une fièvre avec frissons, un placard inflammatoire rouge et douloureux **(douleur d'un membre, grosse jambe rouge aiguë)** et une adénopathie locorégionale. Il faut savoir rechercher la porte d'entrée qui peut-être une effraction cutanée (plaie spontanée, **morsure, piqûre** d'insecte…) ou un intertrigo des orteils.

Les **morsures et piqûres**, peuvent constituer une cause d'oedèmes localisés, inflammatoires ou non.

Figure 4. Erysipèle du membre inférieur gauche

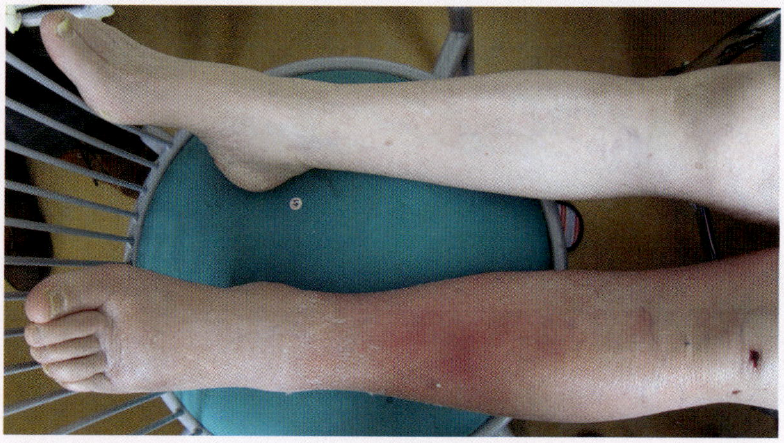

A 4. Examens complémentaires en cas d'œdèmes

- Les examens complémentaires dépendent du contexte clinique. Ils sont détaillés dans le **Tableau 2**.

Tableau 2. EXAMENS COMPLÉMENTAIRES QUI PEUVENT ÊTRE ENVISAGÉS EN FONCTION DU TYPE D'ŒDÈMES, DU CONTEXTE CLINIQUE ET DES HYPOTHÈSES ENVISAGÉES

	Œdème généralisé	Œdème localisé non inflammatoire	Œdème localisé inflammatoire
Biologie	• Bilan rénal : créatininémie **(créatinine augmentée)**, protéinurie, hématurie **(analyse de la bandelette urinaire, analyse du sédiment urinaire, protéinurie)** • Ionogramme urinaire • Protidémie **(hypoprotidémie)**, albuminémie, • Bilan hépatique, électrophorèse des protéines sériques **(analyse de l'électrophorèse des protéines sériques)**, TP, facteur V	• D-dimères	• CRP (éventuellement PCT) • Hémogramme • Hémocultures
Imagerie	• Échographie hépatique • Échographie cardiaque • Radiographie thoracique • Électrocardiogramme	• Échographie-Doppler veineuse des membres inférieurs • Échographie abdomino-pelvienne • Tomodensitométrie thoraco-abdomino- pelvienne.	• Échographie des parties molles

CRP: protéine C-réactive; PCT: procalcitonine; TP: taux de prothrombine.

A 5. Traitement des œdèmes généralisés

- La prise en charge des œdèmes associe celle de la cause ainsi que des mesures symptomatiques.
- **Le traitement symptomatique en cas de rétention hydro-sodée comporte une restriction sodée.**
- Un régime désodé (apportant 2 à 4 g de NaCl par jour) doit être prescrit en première intention. En l'absence d'hyponatrémie il n'y a pas lieu de restreindre les apports hydriques. À cette restriction sodée s'associe une augmentation de l'élimination du sodium. L'efficacité du traitement sera attestée par une perte de poids **(consultation de suivi et éducation thérapeutique d'un patient insuffisant cardiaque)**.
- Les diurétiques **(prescrire des diurétiques)** agissant au niveau de la branche ascendante de l'anse de Henlé ont l'effet natriurétique le plus puissant. Le furosémide et le bumétanide sont utilisés à des doses d'autant plus importantes que la fonction rénale est altérée **(créatinine augmentée)**. La forme injectable permet d'obtenir une natriurèse plus importante lorsque les œdèmes sont majeurs, ou résistants aux diurétiques per os. Les diurétiques d'action distale ont un effet synergique avec les diurétiques de l'anse.
- En association avec le traitement symptomatique, le traitement de la cause est proposé :
  - traitement d'une insuffisance cardiaque, rénale ou hépatique ;
  - perfusions d'albumine dans certains cas (cirrhose, entéropathie exsudative...) associées au traitement de la cause.
- En cas de participation veineuse ou lymphatique, une contention élastique est proposée.

Principales situations de départ en lien avec l'item 257 :
« Œdèmes des membres inférieurs localisés ou généralisés »

Situation de départ	Descriptif
En lien avec le diagnostic	
54. Œdème localisé ou diffus	Les œdèmes localisés ou généralisés constituent un motif de consultation fréquent, ou un signe découvert à l'examen physique dans le cadre d'une autre affection (cardiaque, rénale).
57. Prise de poids	Une prise de poids peut être le motif de consultation révélant des œdèmes. La prise de poids témoigne d'une rétention hydro-sodée. Attention la prise de poids liée aux œdèmes peut être masquée par un amaigrissement concomitant.
71. Douleur d'un membre (supérieur ou inférieur)	Bien que certains œdèmes inflammatoires soient douloureux, les œdèmes généralisés ou localisés non inflammatoires ne sont usuellement pas douloureux.
76. Jambes lourdes	La sensation de jambes lourdes peut être le motif de consultation initial correspondant à des œdèmes.
En lien avec l'étiologie	
18. Découverte d'anomalies à l'auscultation cardiaque	Devant des anomalies de l'auscultation cardiaque, des œdèmes doivent être cherchés afin de déterminer s'il existe des signes d'insuffisance cardiaque.
30. Dénutrition/malnutrition	La dénutrition et la malnutrition sont responsables d'œdèmes par hypoalbuminémie.
87. Grosse jambe rouge aiguë	Une grosse jambe rouge aiguë correspond à un œdème localisé inflammatoire, généralement d'origine infectieuse.
151. Oedème de la face et du cou	Les œdèmes localisés à la face et au cou sont généralement d'origine allergique histaminique, ou parfois bradykiniques. Chez les patients alités, ou chez les sujets jeunes, les œdèmes généralisés peuvent se manifester par un œdème palpébral au réveil.
158. Tuméfaction cervico-faciale	Les angioœdèmes bradykiniques touchent volontiers la face. Ils sont blancs et non prurigineux.
169. Morsures et piqûres	Les piqûres constituent une cause d'œdème localisé. Si elles sont responsables d'un œdème volumineux, le caractère allergique doit être suspecté.
193. Analyse de l'électrophorèse des protéines sériques	L'électrophorèse des protéines sériques permet de mesurer l'albuminémie. Si celle-ci est diminuée, les œdèmes sont liés à une diminution de la pression oncotique (Tableau 1).
199. Créatinine augmentée	Une insuffisance rénale est une cause de rétention hydro-sodée menant à la constitution d'œdèmes généralisés.
182. Analyse de la bandelette urinaire 196. Analyse du sédiment urinaire 211. Hypoprotidémie 212. Protéinurie	Une hypoalbuminémie est une cause d'œdèmes généralisés. Parmi les causes d'hypoalbuminémie, la fuite rénale d'albumine (syndrome néphrotique, syndrome néphritique, autre syndrome glomérulaire) est la plus fréquemment identifiée. La bandelette urinaire permet simplement de détecter une albuminurie.
En lien avec la prise en charge	
92. Ulcère cutané	Les œdèmes liés à une insuffisance veineuse peuvent s'accompagner d'ulcères cutanés et/ou d'une dermite ocre.
287. Consultation de suivi et éducation thérapeutique d'un patient insuffisant cardiaque	Chez un patient suivi pour une insuffisance cardiaque, l'évaluation du poids et des œdèmes est un élément majeur de la consultation de suivi.
253. Prescrire des diurétiques	Les diurétiques constituent la pierre angulaire du traitement symptomatique de la rétention hydro-sodée des œdèmes généralisés.

FICHE DE SYNTHÈSE

- Les œdèmes sont une accumulation anormale de liquide dans les tissus. L'anasarque est l'association d'œdèmes généralisés et d'épanchements des cavités séreuses.
- Il existe 4 principaux mécanismes qui peuvent s'associer :
  1. augmentation de la pression hydrostatique (insuffisance cardiaque, insuffisance rénale sévère) ;
  2. diminution de la pression oncotique (insuffisance hépato-cellulaire, dénutrition, syndrome néphrotique) ;
  3. augmentation de la perméabilité capillaire (allergie, angiœdèmes, médicaments) ;
  4. diminution de la résorption lymphatique (néoplasie, insuffisance cardiaque).
- Un œdème généralisé signifie rétention hydrosodée : donc supprimer les apports de sel.
- L'ensemble des mesures symptomatiques vise à induire un bilan sodé négatif, par le biais de la restriction des apports de NaCl et de l'augmentation de son élimination :
  1. régime désodé (associé à une restriction hydrique en cas d'hyponatrémie) ;
  2. augmenter l'élimination du sodium avec des diurétiques (furosémide) ;
  3. traitement étiologique quand cela est possible : correction d'une hypoalbuminémie, amélioration de la fonction ventriculaire gauche, etc.
- L'efficacité du traitement anti-œdémateux sera évaluée par le suivi du poids et de la pression artérielle. On évaluera aussi le volume des œdèmes et, si nécessaire, la natriurèse. On surveillera également l'absence d'apparition d'une insuffisance rénale fonctionnelle et/ou de troubles ioniques (kaliémie, natrémie) induits par le traitement diurétique.
- Il est important de peser les patients. Chez un patient présentant des œdèmes généralisés, il est impensable de ne pas disposer d'une mesure du poids, c'est le principal critère sur lequel on s'appuiera pour évaluer la réponse au traitement !
- Devant un patient recevant des diurétiques de l'anse pour des œdèmes généralisés mais ne perdant pas de poids, aidez-vous d'un ionogramme urinaire :
  - la natriurèse reste basse (le rapport Na/K est inférieur à 1) : le traitement est inefficace, il faut l'adapter (augmenter la dose et/ou associer un diurétique d'action distale par exemple) et s'assurer de l'adhésion thérapeutique ;
  - la natriurèse est rétablie : si le patient perd du sel sans perdre de poids, c'est qu'il reçoit le sel qu'il perd (soit par son alimentation, soit avec les traitements qu'il reçoit par ailleurs...).

Chapitre 31

Hypercalcémie

OBJECTIFS : N° 268. Hypercalcémie

➔ Argumenter les principales hypothèses diagnostiques et justifier les examens complémentaires pertinents.
➔ Identifier les situations d'urgence et planifier leur prise en charge.

Rang	Rubrique	Intitulé
A	Définitions	Connaître les normes de calcémie totale et de la calcémie ionisée
A	Diagnostic positif	Savoir identifier une hypercalcémie
B	Éléments physiopathologiques	Connaître les principaux mécanismes des hypercalcémies
A	Diagnostic positif	Connaître les principaux signes cliniques associés à l'hypercalcémie
B	Examens complémentaires	Connaître les principales anomalies ECG associées à l'hypercalcémie
A	Examens complémentaires	Connaître les examens complémentaires de première intention à réaliser en fonction du contexte devant une hypercalcémie
B	Examens complémentaires	Connaître les principaux examens complémentaires utiles au diagnostic étiologique des hypercalcémies en fonction du bilan initial
A	Étiologie	Connaître les principales étiologies des hypercalcémies (arbre diagnostique)
A	Prise en charge	Connaître les principes du traitement des hypercalcémies sévères

Les situations de départ sont indiquées en violet et en gras dans le texte. Elles sont ensuite listées à la fin du chapitre.

A 1. Définition d'une hypercalcémie

- La calcémie totale chez un individu sain est comprise entre **2,2 et 2,6 mmol/L** ; le calcium ionisé est, quant à lui, compris entre **1,15 et 1,35 mmol/L.**
- L'hypercalcémie est une situation clinique fréquente pouvant être de découverte fortuite ou symptomatique dans le cadre de l'urgence.
- L'hypercalcémie totale **(dyscalcémie)** est définie par une **concentration plasmatique de calcium supérieure à 2,6 mmol/L.**
- Le dosage de la calcémie totale plasmatique mesure :
  - le calcium ionisé : 50 % ;
  - le calcium lié aux protéines (principalement à l'albumine) : 40 % ;
  - le calcium complexé aux anions (citrates, phosphate, bicarbonates) : 10 %.
- Seul le calcium ionisé représente la fraction métaboliquement active et est soumis à une régulation stricte.
- Une hypercalcémie ionisée est définie par une **concentration plasmatique de calcium ionisé supérieure à 1,35 mmol/L.**

- Il convient de distinguer l'hypercalcémie vraie, avec élévation du calcium ionisé des **fausses hypercalcémies** par augmentation de la fraction liée aux protéines et notamment l'albumine : **hyperprotidémie**, hémoconcentration, déshydratation extracellulaire.
- Le bilan d'une hypercalcémie doit donc comporter un dosage de la calcémie totale couplé à un dosage de **l'albuminémie** **(hypoprotidémie, hyperprotidémie)** et/ou un dosage du calcium ionisé.
- En cas d'hyperalbuminémie, il convient de calculer **la calcémie corrigée** afin de distinguer une hypercalcémie vraie d'une pseudo-hypercalcémie :

Calcémie corrigée = (40 – albuminémie) x 0,025 + calcémie totale

- L'acidose augmente le calcium ionisé et réduit la fraction liée à l'albumine. En pratique, le dosage du pH plasmatique doit être envisagé avant de retenir formellement le diagnostic d'hypercalcémie.

B

2. Physiopathologie : principaux mécanismes des hypercalcémies

- Le calcium est réparti de façon majoritaire au niveau osseux (98 %). Outre son rôle de structure (os, dents, tissus mous), le calcium a de multiples rôles dans l'organisme (transmission de signaux électriques, second messager des hormones, perméabilité membranaire, coagulation sanguine, contraction musculaire, etc.). La calcémie ionisée est finement régulée par deux hormones : l'hormone parathyroïdienne (PTH) et la vitamine D, qui contrôlent l'absorption du calcium par le tube digestif, la formation/résorption osseuse et l'excrétion rénale.
- Les deux sources principales du calcium sanguin sont le tube digestif (alimentation = 1000 mg/j) et l'os. L'hypercalcémie survient lorsque l'entrée de calcium dans la circulation dépasse les sorties (urinaire++/digestive/sueur + dépôt osseux).
- La calcémie est essentiellement régulée par l'action de 2 composantes : la PTH, sécrétée par les glandes parathyroïdes, et la forme active de la vitamine D (1-25 OH D3 ou calcitriol) :
  - la PTH va avoir pour effet une résorption osseuse et une réabsorption tubulaire du calcium ;
  - le calcitriol va avoir pour effet une augmentation de l'absorption intestinale du calcium et une augmentation de la résorption osseuse.
- L'hypercalcémie peut ainsi être secondaire :
  - à une **augmentation de la résorption osseuse**, par excès de PTH (hyperparathyroïdie primaire), excès de PTH-*related peptide* (PTHrp) stimulant l'ostéoclastose par effet mimétique de la PTH, excès d'autres hormones (thyroxine, cortisol), excès de cytokines à effet ostéolytique (néoplasique : métastases osseuses, myélomes, lymphomes) ou suite à une immobilisation prolongée **(prise en charge d'un patient en décubitus prolongé)** ;
  - à une **augmentation de l'absorption du calcium au niveau digestif,** secondaire à une hypervitaminose D par surdosage thérapeutique ou par excès de production (granulomes), ou à un excès majeur d'apports calciques alimentaires ;
  - à une **diminution de l'excrétion rénale du calcium,** par exemple issue de l'effet hypercalcémiant de certains médicaments (diurétiques thiazidiques, lithium ; **prise volontaire ou involontaire d'un toxique ou d'un médicament potentiellement toxique**).

A

3. Signes cliniques d'une hypercalcémie

- Ils sont multiples et dépendent du niveau de l'hypercalcémie et de sa vitesse de constitution, ainsi que du terrain (comorbidités).

- Certains troubles peuvent engager le **pronostic vital** (troubles du rythme cardiaque, déshydratation, encéphalopathie, par exemple).

3.1. Signes cliniques liés à une hypercalcémie sévère ou d'installation rapide

- Ils apparaissent le plus souvent lorsque la calcémie dépasse 3 mmol/L. **L'hypercalcémie sévère, urgence thérapeutique**, est définie par une calcémie totale **supérieure à 3,5 mmol/L** ou supérieure à 3 mmol/L avec des signes cliniques de mauvaise tolérance.
- Les signes cliniques pouvant évoquer une hypercalcémie sont :
  - altération de l'état général **(asthénie, amaigrissement)** ;
  - des troubles digestifs : anorexie, **nausées** et **vomissements, douleur abdominale** (parfois pseudo-chirurgicale), **constipation** (parésie des fibres lisses), pseudo-occlusions ;
  - des troubles neuropsychiques : **faiblesse musculaire** (pseudo-myopathie), troubles neurologiques ou psychiatriques : **déficit neurologique sensitif et/ou moteur, hallucinations, humeur triste/douleur morale, idées délirantes, agitation, confusion mentale/désorientation, coma et troubles de conscience ;**
  - des troubles cardiovasculaires aigus : **hypertension artérielle**, troubles du rythme et de la conduction cardiaques *(voir paragraphe 4)*, **tachycardie, malaise/perte de connaissance**, arrêt cardiaque ;
  - une déshydratation extracellulaire : **syndrome polyuro-polydipsique** ;
  - fièvre **(hyperthermie/fièvre)** ;
  - une insuffisance rénale aiguë fonctionnelle **(créatinine augmentée)**, liée aux pertes hydrosodées souvent aggravées par la diminution des apports (secondaires aux troubles de la conscience et aux **nausées** et **vomissements**). Cette déshydratation extracellulaire entretient l'hypercalcémie en induisant une réabsorption tubulaire secondaire de sodium et de calcium.

3.2. Signes cliniques liés à une hypercalcémie chronique

- **Lithiase rénale** : surtout en cas d'hypercalcémie (hypercalciurie) prolongée.
- **Insuffisance rénale chronique** **(suivi d'un patient en insuffisance rénale chronique)**.
- Troubles cardiovasculaires : médiacalcose pouvant toucher les artères coronaires, les valves cardiaques.

B

4. Principales anomalies de l'électrocardiogramme en lien avec une hypercalcémie

- Les anomalies observées à l'électrocardiogramme (ECG) **(réalisation et interprétation d'un électrocardiogramme)** sont les suivantes **(Figure 1)** :
  - **raccourcissement du QTc** ;
  - aplatissement voire inversion de l'onde T ;
  - **tachycardie** sinusale ;
  - possibles troubles de la conduction : bradycardie, bloc sino-auriculaire ou auriculoventriculaire, élargissement des QRS ;
  - **troubles du rythme ventriculaire** (extra-systoles ventriculaires (ESV), tachycardie ventriculaire (TV), fibrillation ventriculaire (FV)) en cas d'hypercalcémie majeure (> 3,5 – 4 mmol/L).

Figure 1. Exemple d'anomalies ECG en cas d'hypercalcémie (raccourcissement du QTc et bloc auriculoventriculaire du premier degré)

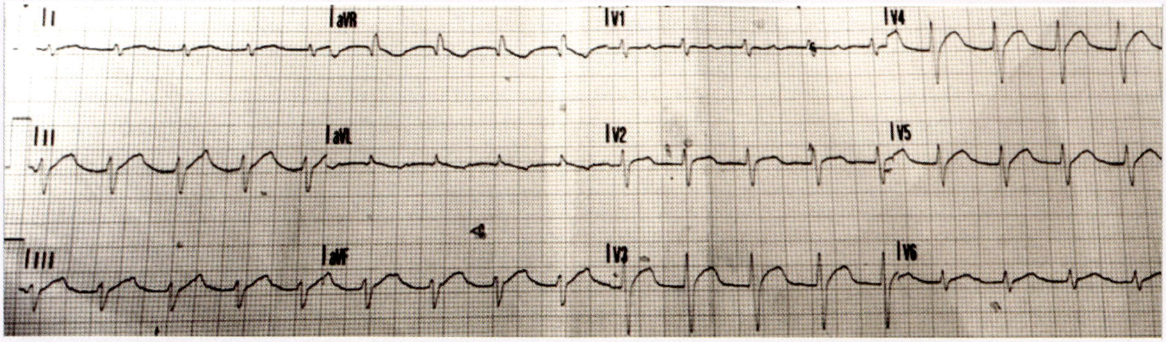

Photo : Dr Thomas Bochaton, Service de Cardiologie, Groupement hospitalier Est, Hospices Civils de Lyon

5. Examens complémentaires de première intention à réaliser devant une hypercalcémie

A 5.1. Devant toute hypercalcémie

- **Calcium ionisé (1,15 – 1,35 mmol/L) et/ou albuminémie pour interpréter la calcémie totale.**
- Ionogramme sanguin ± urinaire, **créatininémie** : recherche d'une déshydratation extra-cellulaire, d'un trouble ionique associé.
- pH sanguin pour ajuster la calcémie.
- **ECG (réalisation et interprétation d'un électrocardiogramme)** : pour identifier la gravité et le degré d'urgence.

B 5.2. Pour déterminer la cause

- **PTH plasmatique** : il s'agit de l'examen clé et indispensable. Il faut déterminer si la calcémie est PTH dépendante ou non. Devant une hypercalcémie, la PTH est normalement freinée. Si elle est normale, et *a fortiori* élevée, cela évoque un mécanisme dépendant de la PTH.
- Phosphorémie sérique.
- PTH-*related peptide* (PTHrp).
- 25-OH vitamine D, éventuellement selon le contexte la 1,25-OH2 vitamine D.
- calciurie des 24 h.
- Les autres examens complémentaires sont demandés en fonction de l'orientation étiologique :
  - électrophorèse des protéines sériques **(analyse de l'électrophorèse des protéines sériques)** ;
  - protéinurie et électrophorèse des protéines urinaires ;
  - hémogramme;
  - *thyroid stimulating hormon ultra-sensible* (TSHus) **(analyse du bilan thyroïdien)**, enzyme de conversion de l'angiotensine;
  - Protéine C-réactive (CRP) ;
  - ± dosage sanguin des digitaliques.

A 6. Démarche étiologique

- Une fois l'hypercalcémie authentifiée, en dehors d'un contexte évident (immobilisation **(prise en charge d'un patient en décubitus prolongé)**, néoplasie connue, iatrogénie (souvent potentialisation d'autres causes) thiazidiques, intoxication à la vitamine D, etc. **(prise volontaire ou involontaire d'un toxique ou d'un médicament potentiellement toxique)**), deux diagnostics sont à évoquer en priorité (≈ 90 % des cas) :
  - l'**hyperparathyroïdie primaire ;**
  - les **causes malignes** : tumeurs solides ou hémopathies malignes. Dix à vingt pour cent des patients cancéreux ont au cours de l'évolution de leur maladie au moins un épisode d'hypercalcémie.
- En l'absence de contexte évident, la démarche diagnostique **(Figure 2)** débute donc par le **dosage de la PTH**. On distingue alors :
  - l'**hypercalcémie liée à la PTH** (d'origine parathyroïdienne) : la PTH est inadaptée à la calcémie, c'est à dire élevée ou « anormalement normale » ;
  - **l'hypercalcémie indépendante de la PTH** : la PTH est basse, adaptée à l'hypercalcémie, par freination de la sécrétion parathyroïdienne de manière adaptée à l'hypercalcémie.

Figure 2. Proposition de démarche diagnostique devant une hypercalcémie

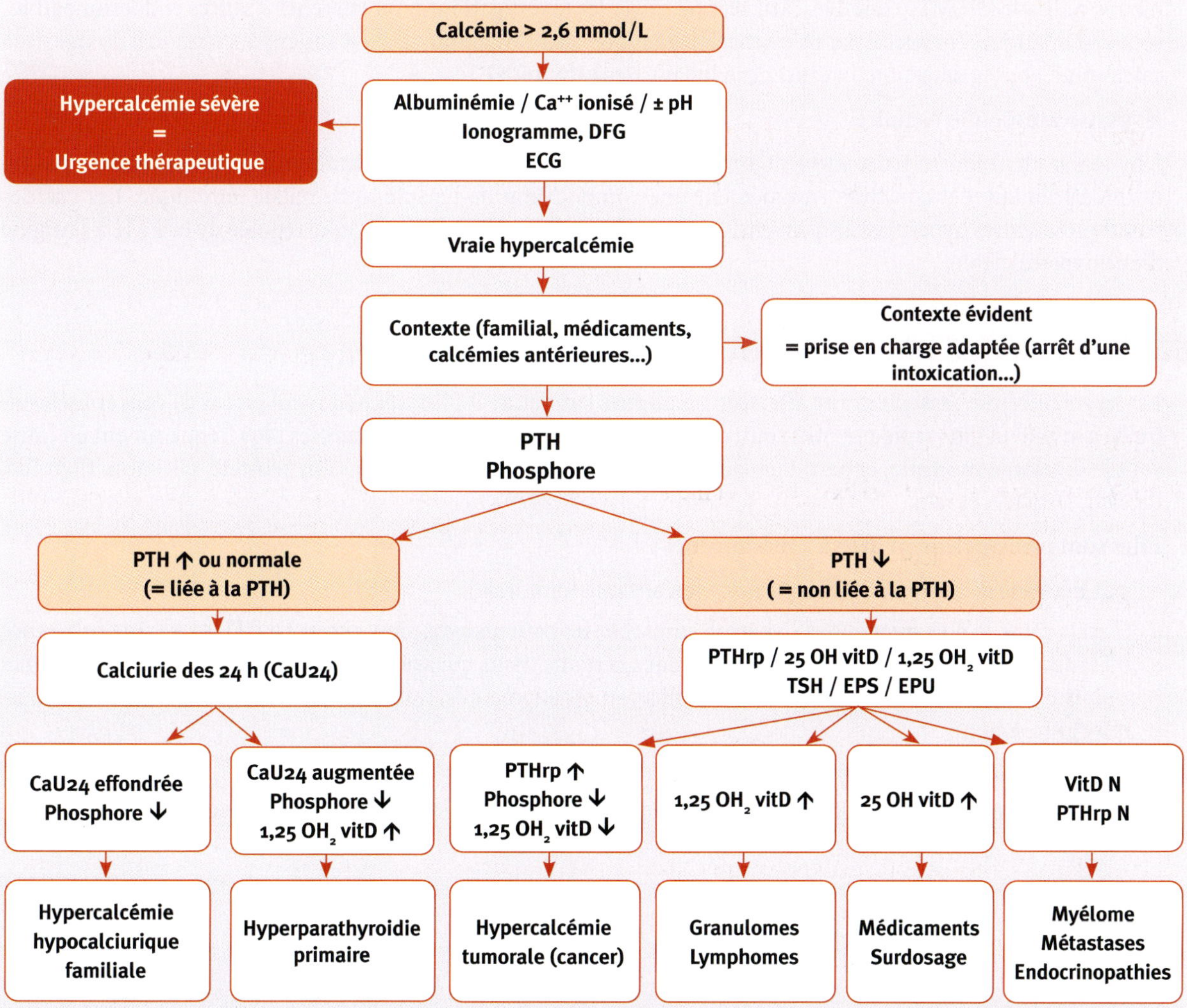

ECG : électrocardiogramme ; EPS : électrophorèse des protéines sériques ; EPU : électrophorèse des protéines urinaires ; DFG : débit de filtration glomérulaire ; N : normal ; PTH : hormone parathyroïdienne ; PTH-rp : PTH related peptide ; 1, 25OH Vit D : 1, 25OH vitamine D ; TSH : thyroid stimulating hormon ; VitD : vitamine D.

A 6.1. Hypercalcémies liées à la PTH

- **Hyperparathyroïdie primaire**

  Cause la plus fréquente chez le patient ambulatoire. L'hyperparathyroïdie primaire touche plus volontiers les femmes autour de 50-60 ans. Il faut noter que 80 % des patients sont **asymptomatiques**.

  L'augmentation de la sécrétion de PTH entraine une hypercalcémie, une **hypophosphatémie**, et une **hypercalciurie**.

  Le diagnostic positif est biologique : PTH élevée ou anormalement normale (valeur normales hautes) malgré une hypercalcémie corrigée persistante. Les examens recommandés sont : des dosages de la calcémie, de la phosphorémie, des phosphatases alcalines, de la créatininémie, de la calciurie des 24h (risque de complications rénales), une ostéodensitométrie et une imagerie rénale.

> **Piège :** une élévation de la PTH peut être liée à une carence en 25-OH-vitamine D, mais dans ce cas il n'y a pas d'hypercalcémie.

  L'**échographie parathyroïdienne** et la **scintigraphie parathyroïdienne** au sesta-MIBI n'ont pas d'intérêt diagnostique mais permettent de localiser l'adénome mais peuvent avoir un intérêt en pré-opératoire **(découverte d'une anomalie cervico-faciale à l'examen d'imagerie médicale)**. En cas de suspicion de néoplasie endocrinienne multiple (NEM) (jeune âge, caractère familial), les investigations pour chercher d'autres endocrinopathies sont systématiques (imagerie par résonance magnétique (IRM) hypophysaire, scanner pancréatique, dosage de la calcitonine pour la détection du cancer médullaire de la thyroïde).

- **Hyperparathyroïdie tertiaire**

  L'hyperparathyroïdie tertiaire survient après une période prolongée d'hyperparathyroïdie secondaire (hypo- ou normocalcémique) et constitue typiquement une complication de l'insuffisance rénale chronique. Les glandes parathyroïdiennes hyperplasiées peuvent s'autonomiser et produire de façon non-régulée de la PTH à l'origine d'une hypercalcémie.

A 6.2. Hypercalcémies tumorales

- **Les hypercalcémies associées aux affections malignes** surviennent plus fréquemment en cas de cancer métastatique, s'installent plus rapidement et sont, de fait, moins bien tolérées. Les cancers les plus fréquemment en cause sont le **myélome multiple,** et parmi les cancers solides surtout les cancers du sein, prostate, poumon, thyroïde, digestif, testicule, et rein.
- **Elles sont principalement liées à 2 mécanismes :**
  - **soit liées à la sécrétion de PTHrp** (ou hypercalcémie humorale).

    C'est la cause la plus fréquente d'hypercalcémie chez les patients ayant un cancer. La PTHrp est une **substance PTH-like** exprimée de façon physiologique dans certains tissus qui se lie au récepteur de la PTH avec un effet agoniste. En contexte pathologique, son expression est augmentée, non régulée, et elle exerce un effet hyperrésorptif osseux.
  - **Soit liées à l'ostéolyse.**

    Vingt pour cent des hypercalcémies liées aux cancers sont liés à l'existence de métastases osseuses ostéolytiques.

6.3. Hypercalcémies liées à une hypervitaminose D

- **Dans l'intoxication à la vitamine D exogène,** l'hypercalcémie est liée à une augmentation de l'absorption digestive de calcium suite à l'apport de vitamine D ou de ses dérivés métaboliques actifs. La **PTH est basse**, le phosphore augmenté et la **calciurie élevée**.
- L'hypercalcémie par hypervitaminose D exogène reste **rare**, et son apparition doit donc faire **rechercher une association avec une autre cause d'hypercalcémie**.
- Les **maladies granulomateuses** comme la **sarcoïdose** sont responsables d'une augmentation de la synthèse de 1α-hydroxylase par les macrophages du granulome. L'**hypercalcémie** est le plus souvent asymptomatique et associée à une **hyperphosphorémie**, une **hypercalciurie** et **un effondrement de la PTH**.
- Pour cette raison, il est classique de contre-indiquer la supplémentation en vitamine D chez les patients atteints de sarcoïdose.

6.4. Autres causes

- **Excès d'apports calciques**
  La **prise excessive de calcium per os** (« syndrome des buveurs de lait », excès de supplémentations calciques) est une cause rare. L'hypercalcémie survient majoritairement **en cas d'insuffisance rénale** qui limite l'élimination urinaire du calcium en excès. Une prédisposition ou une cause alternative doivent donc être systématiquement recherchées.
- **Causes médicamenteuses**
  Les **diurétiques thiazidiques** favorisent la réabsorption tubulaire du calcium, diminuent ainsi la calciurie et peuvent provoquer une vraie hypercalcémie.
  Le **lithium** et la **vitamine A** sont deux autres traitements pourvoyeurs d'hypercalcémie.
- **Autres endocrinopathies**
  Quinze à vingt pour cent des hyperthyroïdies s'accompagnent d'hypercalcémie très modérée, liée à l'accélération du turn-over osseux.

A 7. Traitement des hypercalcémies sévères

- **Une hypercalcémie sévère est une urgence thérapeutique.**
- **Le traitement de l'hypercalcémie aiguë sévère comporte :**
  - hospitalisation en soins intensifs en cas d'hypercalcémie sévère. Surveillance de la conscience, de l'état d'hydratation, de la diurèse, de la calcémie et de l'ECG (scope) ;
  - **arrêt systématique des traitements inducteurs ou à risque :** substituts calciques, vitamine D, diurétiques thiazidiques, lithium, digitaliques (risque de trouble du rythme ventriculaire) ;
  - **réhydratation** extracellulaire du patient **par perfusion de soluté salé isotonique ;**
  - **blocage de la résorption osseuse par biphosphonates ;**
  - éventuellement, dans les formes graves avec insuffisance rénale, **l'épuration extra-rénale** peut être nécessaire ;
  - **dans certains cas, un traitement par corticoïdes peut être proposé.** Ce traitement est adapté aux hypercalcémies secondaires au myélomes, aux hémopathies, et aux granulomatoses (sarcoïdose).
  - **de façon générale, le traitement de la cause doit être entrepris.**

Principales situations de départ en lien avec l'item 268 : « Hypercalcémie »

Situation de départ	Descriptif
En lien avec la définition	
200. Dyscalcémie	Le diagnostic d'hypercalcémie est biologique. L'hypercalcémie totale est définie par une **concentration plasmatique supérieure à 2,6 mmol/L.** Une hypercalcémie ionisée est définie par une **concentration plasmatique supérieure à 1,35 mmol/L. L'hypercalcémie sévère**, urgence thérapeutique, est définie par des chiffres **supérieurs à 3.5 mmol/L** ou supérieurs à 3 mmol/L avec des signes cliniques de mauvaise tolérance.
210. Hyperprotidémie 211. Hypoprotidémie	En cas d'hyperalbuminémie, il convient de calculer la **calcémie corrigée :** **Calcémie corrigée = (40 – albuminémie) x 0,025 + calcémie totale**
En lien avec le diagnostic	
1. Constipation	La présence d'un de ces éléments doit faire chercher une hypercalcémie. Ces signes sont nombreux, **peu spécifiques** et parfois trompeurs ; leur association renforce la présomption diagnostique. L'intensité des symptômes dépend du degré d'hypercalcémie et de sa vitesse de constitution, ainsi que du terrain. La sévérité des signes cliniques ou leur mauvaise tolérance doit conduire à envisager le diagnostic d'**hypercalcémie sévère**. La confirmation d'une hypercalcémie (répétition du dosage) et la réalisation d'un **électrocardiogramme (ECG)** doivent être systématiques. L'hyperparathyroïdie primaire se manifeste plus volontiers par des signes modérés et chroniques. Les hypercalcémies associées aux affections malignes sont souvent plus bruyantes.
4. Douleur abdominale	
12. Nausées	
13. Vomissements	
17. Amaigrissement	
21. Asthénie	
28. Coma et troubles de conscience	
42. Hypertension artérielle	
44. Hyperthermie/fièvre	
50. Malaise/perte de connaissance	
61. Syndrome polyuro-polydypsique	
74. Faiblesse musculaire	
114. Agitation	
119. Confusion mentale/désorientation	
121. Déficit neurologique sensitif et/ou moteur	
122. Hallucinations	
123. Humeur triste/douleur morale	
124. Idées délirantes	
166. Tachycardie	

En lien avec la prise en charge d'une urgence	
185. Réalisation et interprétation d'un électrocardiogramme (ECG)	La réalisation d'un ECG doit être systématique. Les anomalies de l'ECG constituent un critère d'hypercalcémie sévère. Ce sont les suivantes : • **raccourcissement du QTc ;** • aplatissement voire inversion de l'onde T ; • **tachycardie** sinusale (rares fibrillation auriculaire en cas d'hyperparathyroïdie primaire) ; • troubles de la conduction : bradycardie, bloc sino-auriculaire ou auriculoventriculaire, élargissement des QRS ; • **troubles du rythme ventriculaire** (extrasystoles ventriculaires (ESV), tachycardie ventriculaire (TV), fibrillation ventriculaire (FV)) en cas d'hypercalcémie majeure (> 3,5 – 4 mmol/L).
En lien avec la démarche étiologique	
193. Analyse de l'électrophorèse des protéines sériques	Le **myélome** est une cause d'hypercalcémie du fait de la sécrétion par les cellules tumorales de cytokines à effet ostéolytique. L'emploi des **diurétiques** dans le cadre du traitement d'une hypercalcémie est **contre-indiquée en cas de myélome** (risque de tubulopathie aiguë).
194. Analyse du bilan thyroïdien	15 à 20 % des hyperthyroïdies s'accompagnent d'une hypercalcémie modérée, liée à l'accélération du turn-over osseux.
199. Créatinine augmentée 290. Suivi d'un patient en insuffisance rénale chronique	**L'insuffisance rénale aiguë ou chronique est une complication des hypercalcémies.** L'élévation aiguë de la créatinine témoigne d'une **insuffisance rénale aiguë**, dans le cadre d'une **déshydratation extracellulaire ou globale**, entretenant le cercle vicieux de l'hypercalcémie.
225. Découverte d'une anomalie cervico-faciale à l'examen d'imagerie médicale	La découverte fortuite d'une masse **(adénome)** parathyroïdienne ou d'une hyperplasie des quatre glandes constitue parfois un mode de découverte de l'hypercalcémie (hyperparathyroïdie primaire, cause la plus fréquente d'hypercalcémie).
276. Prise en charge d'un patient en décubitus prolongé	**L'immobilisation prolongée** en décubitus peut entrainer une hypercalcémie, liée à la **diminution du remodelage osseux** du fait de l'absence de contrainte mécanique, conduisant à un découplage entre formation osseuse effondrée et résorption osseuse accrue.
340. Prise volontaire ou involontaire d'un toxique ou d'un médicament potentiellement toxique	L'intoxication par la **vitamine D ou ses métabolites**, la **vitamine A** ou la prise de **lithium** ou de **diurétiques thiazidiques** peut entrainer une hypercalcémie.

FICHE DE SYNTHÈSE

- L'hypercalcémie totale est définie par une **concentration plasmatique de calcium supérieure à 2,6 mmol/L**. Seul le calcium ionisé représente la fraction métaboliquement active et est soumis à une régulation stricte.
- Les signes cliniques pouvant évoquer une hypercalcémie sont une altération de l'état général, des troubles digestifs, des troubles neuropsychiques, des troubles cardiovasculaires aigus et notamment des troubles du rythme et de la conduction cardiaques, une déshydratation extra-cellulaire par syndrome polyuro-polydipsique, de la fièvre, et une insuffisance rénale aiguë fonctionnelle.
- En l'absence de contexte évident, la démarche diagnostique débute systématiquement par le dosage de l'hormone parathyroïdienne (PTH). On distingue alors :
  - l'hypercalcémie liée à la PTH (d'origine parathyroïdienne) : la PTH est inadaptée à la calcémie, c'est à dire élevée ou « anormalement normale » ;
  - l'hypercalcémie indépendante de la PTH : la PTH est basse, adaptée à l'hypercalcémie, par freination de la sécrétion parathyroïdienne de manière adaptée à l'hypercalcémie.

CHAPITRE 32

Splénomégalie

OBJECTIFS : N° 275. SPLÉNOMÉGALIE

→ Connaître les principales hypothèses diagnostiques devant une splénomégalie et les examens complémentaires les plus pertinents.

Rang	Rubrique	Intitulé
A	Définition	Définition splénomégalie
A	Diagnostic positif	Diagnostic clinique d'une splénomégalie
A	Diagnostic positif	Identifier les signes cliniques évocateurs d'une hépatopathie
A	Identifier une urgence	Identifier les signes d'un infarctus splénique
A	Examens complémentaires	Connaître les principaux examens biologiques à réaliser en première intention devant une splénomégalie
B	Examens complémentaires	Connaître les principaux examens complémentaires (dont imagerie) pour orienter le diagnostic étiologique
B	Contenu multimédia	Coupe de scanner abdominal avec splénomégalie
A	Étiologie	Connaître les principales causes de splénomégalie (dont infections et hémopathies)
A	Étiologie	Connaître les principales hémopathies responsables d'une splénomégalie
B	Prise en charge	Connaître les mesures prophylactiques avant splénectomie

Les situations de départ sont indiquées en violet et en gras dans le texte. Elles sont ensuite listées à la fin du chapitre.

A 1. Définition

- La **splénomégalie** est définie par une rate augmentée de taille, qui devient ainsi palpable à l'examen clinique. Une rate de taille normale n'est pas palpable. Elle est confirmée par l'imagerie abdominale en cas de doute clinique (chez le sujet obèse par exemple).

A 2. Diagnostic clinique d'une splénomégalie

- L'examen clinique d'un patient en décubitus dorsal recherche par une palpation douce une **masse abdominale de l'hypocondre gauche, s'abaissant lors de l'inspiration profonde.** La palpation en décubitus latéral droit, le bras gauche du malade surélevé et les mains de l'examinateur sous le rebord costal facilitent l'examen, notamment quand la splénomégalie est modérée. Cette masse est mate à la percussion.
- Quand la splénomégalie est très volumineuse (par exemple dans les hémopathies), le pôle inférieur peut atteindre la fosse iliaque et dépasser l'ombilic. La palpation doit donc débuter en fosse iliaque gauche et remonter progressivement à la recherche du pôle inférieur de la rate. La taille de la rate peut être évaluée à l'examen physique, le

bord supérieur par la matité, le bord inférieur par la palpation. Dans les volumineuses splénomégalies, un schéma de la taille de la rate, avec mesures sous-xiphoïdienne et sous-costale sur la ligne médio-claviculaire, est utile à la surveillance de la plupart des pathologies causales et à l'évaluation de l'efficacité des traitements.

- Parmi les **diagnostics différentiels**, on peut citer d'autres causes de **masse abdominale** pouvant siéger dans l'hypocondre gauche :
  - tumeur de l'estomac, du pancréas ou du colon gauche : mais ne sont pas mobiles à l'inspiration ;
  - tumeur du lobe gauche du foie : mais s'étend rarement sur l'ensemble de l'hypochondre gauche ;
  - tumeur du rein gauche : mais il existe alors un contact lombaire.
- Les **circonstances de découverte** d'une splénomégalie sont variables. Elle peut être découverte :
  - de façon fortuite ou lors d'un examen physique systématique, la splénomégalie étant le plus souvent indolore, ou sur un examen d'imagerie abdominale demandé pour une autre raison **(découverte d'une anomalie abdominale à l'examen d'imagerie médicale)** ;
  - dans un contexte d'**hyperthermie/fièvre**, d'altération de l'état général (**asthénie, amaigrissement**), d'**ictère,** d'**adénopathies unique ou multiples** ;
  - dans le cadre d'une pathologie connue, en particulier d'une hépatopathie ou d'une hémopathie ;
  - devant une pesanteur abdominale (en l'absence de complication, une splénomégalie est généralement indolore).
- L'examen clinique cherche d'**autres signes associés** pouvant orienter vers la cause de la splénomégalie *(voir paragraphe 4)*, en particulier, par argument de fréquence, des **signes évocateurs d'une hépatopathie** : **hépatomégalie**, signes d'hypertension portale (circulation veineuse collatérale, ascite), ou encore d'insuffisance hépato-cellulaire (angiomes stellaires, érythrose palmaire, **ictère**, *foetor hepaticus*, signes d'hypogonadisme, signes d'encéphalopathie : astérixis, confusion mentale/désorientation).

A 3. Identifier une urgence

- Une splénomégalie peut devenir douloureuse dans certaines situations d'urgence, et en particulier en cas d'**infarctus splénique**, dont les signes cliniques sont une **douleur abdominale** de l'hypochondre gauche, irradiant volontiers à l'épaule gauche, une fièvre, et parfois des signes cliniques d'épanchement pleural gauche. Devant ce tableau clinique, une imagerie par tomodensitométrie (TDM) abdominale doit être demandée en urgence.
- Parmi les autres urgences à l'origine d'une splénomégalie douloureuse, on citera la séquestration splénique (au cours de la drépanocytose, surtout chez l'enfant) et l'exceptionnelle **rupture splénique**, qui est responsable d'un choc hémorragique **(hémorragie aiguë)**.

A 4. Principales causes de splénomégalie

- Les principales causes de splénomégalie sont l'hypertension portale, les hémopathies malignes, les infections, et les hémolyses chroniques. Elles sont détaillées dans la **Figure 1**.

4.1. L'hypertension portale

- Toute cause d'hypertension portale peut être responsable d'une splénomégalie et donc d'un hypersplénisme. D'autres signes cliniques sont le plus souvent présents : **hépatomégalie**, ascite, circulation veineuse collatérale, **ictère.**
- Les cirrhoses sont principalement en cause, qu'elles soient d'origine alcoolique, virale ou autre. Les thromboses de la veine porte, et les thromboses des veines sus-hépatiques (syndrome de Budd-Chiari) peuvent également être responsables d'hypertension portale et donc de splénomégalie.

4.2. Les hémopathies malignes

- La plupart des hémopathies malignes peuvent être à l'origine d'une splénomégalie.
- Les syndromes myéloprolifératifs (polyglobulie primitive, thrombocytémie essentielle, splénomégalie myéloïde (= myélofibrose), leucémie myéloïde chronique) et les hémopathies lymphoïdes (= syndromes lymphoprolifératifs : lymphomes hodgkiniens ou non hodgkiniens, leucémie lymphoïde chronique, maladie de Waldenström...) en sont les plus grands pourvoyeurs.
- Le myélome ne donne jamais de splénomégalie.
- Des **adénopathies unique ou multiples** superficielles (palpables à l'examen clinique) ou profondes (intérêt de la TDM) sont le plus souvent associées dans le cadre des hémopathies lymphoïdes. La splénomégalie peut plus rarement être isolée dans certaines hémopathies lymphoïdes (lymphomes spléniques).
- Devant des cytopénies auto-immunes (anémie hémolytique auto-immune, thrombopénie immunologique), la présence d'une splénomégalie doit faire chercher une hémopathie.

4.3. Les infections

- Les infections responsables de splénomégalie peuvent être bactériennes, virales, fongiques ou parasitaires. La splénomégalie est inconstante et le plus souvent de taille modérée. La **fièvre** est habituelle.
  - **Infections bactériennes :** une endocardite infectieuse doit être évoquée devant la présence d'un souffle cardiaque **(découverte d'anomalies à l'auscultation cardiaque)**, associé à une hyperleucocytose et un **syndrome inflammatoire aigu ou chronique** important. La réalisation d'hémocultures répétées **(hémoculture positive)** et d'une échographie cardiaque sera systématique dans ce contexte. La tuberculose peut également s'associer à une splénomégalie, en particulier dans les formes miliaires disséminées.
  - **Infections virales :** le virus de l'immunodéficience humaine **(VIH)**, le virus Epstein-Barr **(EBV)**, le cytomégalovirus **(CMV)** ainsi que les virus des hépatites virales sont des pourvoyeurs fréquents de splénomégalie. Ces infections seront évoquées devant des adénopathies multiples **(adénopathies unique ou multiples)**, une cytolyse hépatique et un syndrome mononucléosique.
  - **Infections parasitaires :** le paludisme.

4.4. Les hémolyses chroniques

- Au cours des pathologies hémolytiques chroniques, les hématies altérées sont phagocytées préférentiellement par les macrophages de la rate, entrainant une splénomégalie. L'hémolyse se traduit de plus par une anémie **(baisse de l'hémoglobine)** régénérative (réticulocytes ≥ 120 G/L), avec baisse de l'haptoglobine, et augmentation de la bilirubine libre et des lacticodéshydrogénases (LDH). Cliniquement, un **ictère** et des urines foncées sont associés de façon variable à la splénomégalie.
- Les hémolyses peuvent être héréditaires (on parle de causes corpusculaires, la destruction de l'hématie provenant de sa fragilité) : hémoglobinopathies (thalassémie, drépanocytose, au cours de laquelle la splénomégalie est possible chez l'enfant, et peut être aiguë et douloureuse au cours de la séquestration splénique. Chez l'adulte drépanocytaire, les infarctus spléniques répétés entraînent une atrophie progressive de la rate et une asplénie fonctionnelle, suspectée sur la présence de corps de Jolly au frottis sanguin et exposant au risque d'infection notamment à pneumocoque) ; maladies de la membrane du globule rouge (sphérocytose héréditaire par exemple) ; déficits enzymatiques (déficit en glucose-6-phosphate déshydrogénase (G6PD) par exemple).
- Les hémolyses peuvent être acquises (on parle de causes extra-corpusculaires, c'est-à-dire extérieures à l'hématie), en particulier les anémies hémolytiques auto-immunes, caractérisées par la présence d'autoanticorps anti-érythrocytes détectés par un test direct à l'antiglobuline (anciennement appelé test de Coombs direct) positif.

A 4.5. Autres causes de splénomégalie

- Parmi les autres causes de splénomégalie, on trouve également des maladies systémiques (lupus systémique, sarcoïdose), cependant à l'origine d'une splénomégalie rarement volumineuse ou au premier plan du tableau clinique, ou encore certaines maladies de surcharge.

Figure 1. Démarche diagnostique devant une splénomégalie

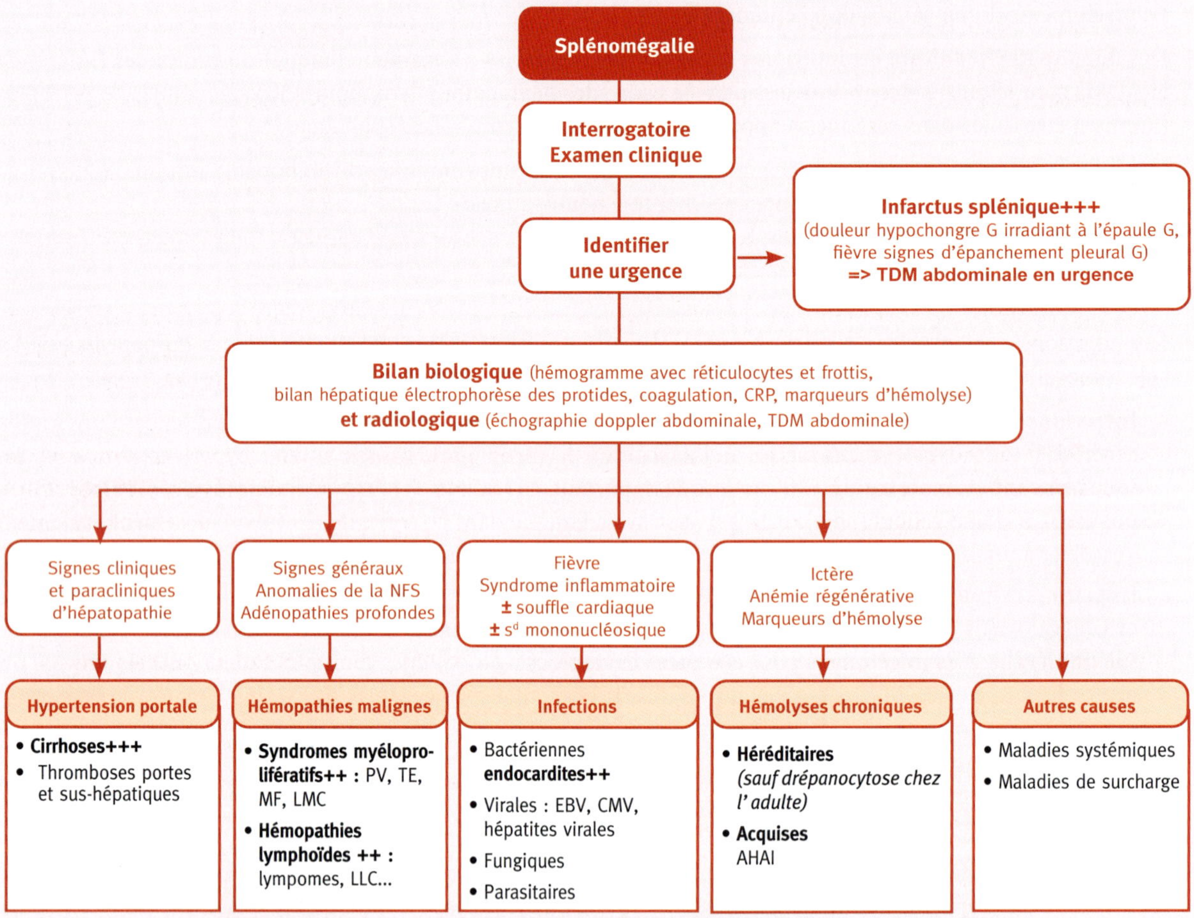

AHAI : anémie hémolytique auto-immune ; CMV : cytomégalovirus ; CRP : protéine C-réactive ; EBV : Epstein Barr virus ; G : gauche ; LLC : leucémie lymphoïde chronique ; LMC : leucémie myéloïde chronique ; MF : myélofibrose ; NFS : numération formule sanguine ; PV : polyglobulie de Vaquez; Sd : syndrome ; TDM : tomodensitométrie ; TE : thrombocytémie essentielle.

A 5. Quels examens réaliser devant une splénomégalie ?

A 5.1. Examens biologiques

- Les examens biologiques à réaliser devant une splénomégalie sont :
  - **hémogramme** avec **réticulocytes** et **frottis sanguin**. Des cytopénies ou à l'inverse une polyglobulie, une thrombocytose **(anomalie des plaquettes)** ou une hyperleucocytose **(interprétation de l'hémogramme)** peuvent orienter vers une hémopathie ou une infection. Une anémie régénérative est retrouvée en cas d'hémolyse. A noter qu'un hypersplénisme, quelle qu'en soit la cause, peut être responsable d'une pancytopénie modérée, avec anémie normocytaire, thrombopénie **(anomalie des plaquettes)** modérée (avec une numération plaquettaire le plus souvent supérieure à 50 G/L), et leuconeutropénie ;

- **bilan hépatique** (ASAT/ALAT/gamma-GT/phosphatases alcalines/bilirubine), à la recherche d'arguments pour une hépatopathie ou une infection virale ;
- **électrophorèse des protéines sériques**, pouvant orienter vers une hémopathie en cas de pic monoclonal, vers une cirrhose en cas de bloc béta-gamma, ou vers certaines infections ou maladies systémiques en cas d'hypergammaglobulinémie polyclonale **(analyse de l'électrophorèse des protéines sériques)** ;
- **bilan de coagulation** (TP/TCA/fibrinogène), perturbé en cas d'insuffisance hépatocellulaire (baisse du TP) ou d'inflammation (élévation du fibrinogène).
- **protéine C-réactive** (CRP), à la recherche d'un **syndrome inflammatoire aigu ou chronique** (infections ou certaines hémopathies) ;
- **marqueurs d'hémolyse** (**haptoglobine** basse voire effondrée, **LDH** et **bilirubine libre** augmentées).

B

5.2. Examens d'imagerie orientant le diagnostic étiologique

- Les examens radiologiques permettant de confirmer le diagnostic suspecté cliniquement, de caractériser la splénomégalie, et d'orienter vers la cause d'une splénomégalie sont :
  - **l'échographie-Doppler abdominale** : permet de préciser la taille de la splénomégalie et de rechercher des anomalies associées (hépatomégalie et signes d'hypertension portale, adénopathies…). Le doppler permet de préciser le flux portal, à la recherche d'une hypertension portale, d'identifier une thrombose porte ou des veines sus-hépatiques ;
  - **la TDM thoraco-abdominale** confirme la splénomégalie (**Figure 2**), permet d'analyser sa structure, sa vascularisation et les organes de voisinage. Elle est plus adaptée que l'échographie à la détection des adénopathies profondes éventuellement associées **(adénopathies unique ou multiples)**.

Figure 2. (contenu multimédia) **Coupe de tomodensitométrie (TDM) abdominale avec splénomégalie et infarctus spléniques (hypodensités signalées par les flèches), chez un patient atteint d'un lymphome non hodgkinien**

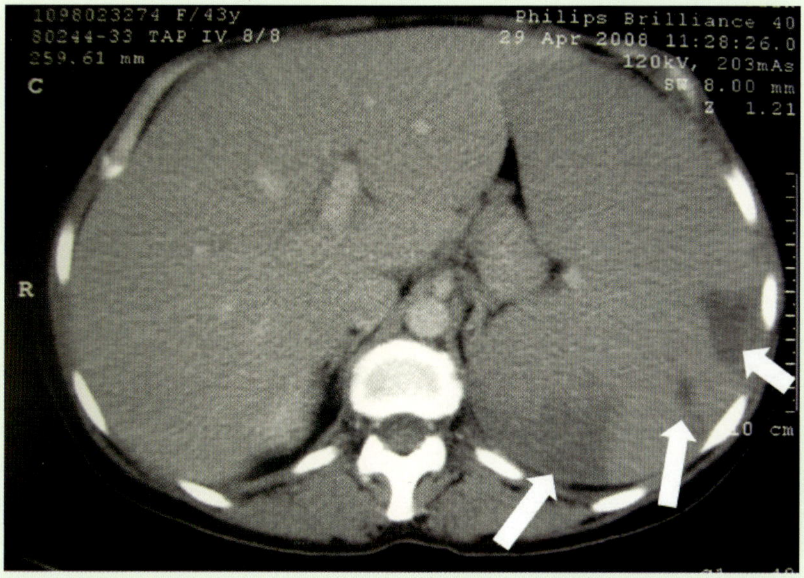

B

6. Prise en charge : mesures prophylactiques avant splénectomie

- Dans certaines situations cliniques (splénomégalie importante et symptomatique, absence de diagnostic établi), la splénectomie peut constituer un geste diagnostique voire thérapeutique.
- Avant d'envisager une splénectomie, la mise à jour des vaccins, associée à une vaccination antipneumococcique (vaccin 13-valent conjugué puis vaccin 23-valent non conjugué deux mois plus tard) est indispensable. Les vaccinations contre *l'Haemophilus* B et contre le méningocoque (vaccins conjugués ACYW135 et B) sont également recommandées **(vaccinations de l'adulte et de l'enfant)**. Ces vaccinations seront réalisées si possible au moins deux semaines avant la splénectomie, et seront associées après le geste chirurgical à une antibioprophylaxie par pénicilline V au long cours pendant au moins 2 ans chez l'adulte et 5 ans chez l'enfant, étant donné le risque d'infections invasives à germes encapsulés, en particulier à pneumocoque. Le vaccin contre la grippe saisonnière doit également être effectué.
- Le patient asplénique doit être éduqué à consulter devant toute fièvre. De même, une fièvre chez un patient asplénique doit faire prescrire une antibiothérapie en urgence (céphalosporine de troisième génération).

Principales situations de départ en lien avec l'item 275 : « Splénomégalie »

Situation de départ	Descriptif
En lien avec la définition et le diagnostic	
8. Masse abdominale	La mise en évidence d'une **masse de l'hypocondre gauche, s'abaissant lors de l'inspiration profonde**, est en faveur d'une splénomégalie. **Toute rate palpable** à l'examen clinique définit l'existence d'une splénomégalie, une rate de taille normale n'étant pas palpable. Chez les sujets en surpoids ou obèse, la palpation de la rate peut être difficile, et la mise en évidence d'une splénomégalie repose alors sur l'imagerie **(échographie ou tomodensitométrie (TDM) abdominale).**
58. Splénomégalie	
224. Découverte d'une anomalie abdominale à l'examen d'imagerie médicale	
En lien avec la prise en charge d'une urgence	
4. Douleur abdominale	Devant des **douleurs de l'hypochondre gauche**, volontiers associées à une irradiation à l'épaule gauche, une fièvre, et des signes cliniques d'épanchement pleural gauche, il faut savoir évoquer un infarctus splénique et demander une imagerie **(TDM abdominale) en urgence**. L'infarctus splénique survient habituellement sur une rate anormalement augmentée de volume. La séquestration splénique (enfant drépanocytaire) et la rupture splénique (contexte de choc hémorragique) sont d'autres urgences plus rares associées à une splénomégalie douloureuse.
60. Hémorragie aiguë	Exceptionnellement, une splénomégalie peut se compliquer d'une **rupture splénique**, qui est responsable d'un état de **choc hémorragique.** Par ailleurs, une hémorragie aiguë digestive haute ou basse, chez un patient avec une splénomégalie associée à d'autres signes d'hépatopathie, doit faire évoquer une hypertension portale avec probable rupture de varices œsophagiennes.
En lien avec la démarche étiologique	
6. Hépatomégalie	Devant la découverte d'une **hépatomégalie**, on recherchera systématiquement la présence d'une splénomégalie associée, en premier lieu dans le contexte d'une **hypertension portale** associée à une **cirrhose**.
16. Adénopathies unique ou multiples	Devant la découverte d'adénopathies, on recherchera systématiquement une splénomégalie associée. De la même façon, la mise en évidence clinique ou radiologique d'une splénomégalie doit faire rechercher des adénopathies (par l'examen clinique pour les adénopathies superficielles, et des examens d'imagerie (TDM ++) pour les adénopathies profondes). L'association d'adénopathies et d'une splénomégalie est retrouvée au cours d'**hémopathies malignes** ++ (lymphoïdes ++ : lymphome, leucémie lymphoïde chronique (LLC)...), mais également au cours de certaines infections (en particulier virales ++ : Epstein-Barr virus (EBV), Cytomégalovirus (CMV), *Virus de l'immunodéficience humaine* (VIH)) ou de maladies systémiques (lupus systémique par exemple).

44. Hyperthermie/fièvre **186.** Syndrome inflammatoire aigu ou chronique **18.** Découverte d'anomalies à l'auscultation cardiaque **190.** Hémoculture positive	L'association d'une **fièvre** à une splénomégalie doit orienter vers une **cause infectieuse** ou une hémopathie maligne **(lymphomes)**. Un **syndrome inflammatoire** biologique **(élévation de la protéine C réactive)** est le plus souvent présent dans ces situations. Si cette splénomégalie fébrile s'associe à un **souffle cardiaque** ou à des **hémocultures** positives, la recherche d'une **endocardite infectieuse** doit être systématique (échographie cardiaque transthoracique/trans-œsophagienne).
17. Amaigrissement **21.** Asthénie	Une **altération de l'état général**, avec asthénie et amaigrissement, peut se retrouver au cours de nombreuses causes de splénomégalie : **cirrhose** hépatique, **hémopathies** (lymphomes par exemple), ou encore certaines **causes infectieuses** (infection par le VIH, ou endocardite bactérienne par exemple).
47. Ictère **217.** Baisse de l'hémoglobine	L'association d'un **ictère** à une splénomégalie peut se rencontrer au cours des **hépatopathies** (cirrhose ++) ainsi qu'au cours des **hémolyses chroniques** (héréditaires ou acquises). L'existence d'une anémie régénérative (réticulocytes ≥ 120 G/L) avec marqueurs d'hémolyse (haptoglobine basse, lactico-déshydrogénase (LDH) et bilirubine libre augmentées) oriente vers une hémolyse.
223. Interprétation de l'hémogramme 215. Anomalie des plaquettes	Toute splénomégalie volumineuse, quelle qu'en soit la cause, peut s'accompagner d'un **hypersplénisme**, qui se traduit sur l'hémogramme par une **anémie** normocytaire, une **thrombopénie** (le plus souvent supérieure à 50 G/L), et une leuconeutropénie modérées. A l'inverse, une thrombocytose peut orienter vers un syndrome myéloprolifératif qui est une cause de splénomégalie.
193. Analyse de l'électrophorèse des protéines sériques	Différentes anomalies peuvent être notées à l'**électrophorèse des protéines sériques** au cours de certaines causes de splénomégalie, et peuvent constituer des éléments d'orientation diagnostique : **pic monoclonal** au cours de certaines hémopathies lymphoïdes, **bloc béta-gamma** en cas de cirrhose hépatique, ou **hypergammaglobulinémie polyclonale** au cours de certaines infections ou maladies systémiques.
En lien avec les mesures prophylactiques avant splénectomie	
322. Vaccinations de l'adulte et de l'enfant	Avant d'envisager une **splénectomie**, la **mise à jour des vaccins**, associée à une **vaccination anti-pneumococcique** +++ est indispensable (risque d'infection sévère voire fatale à germes encapsulés). Les vaccinations contre l'***Haemophilus B*** et contre le méningocoque ainsi que la grippe saisonnière sont également recommandées. Ces vaccinations doivent être réalisées si possible au moins deux semaines avant la splénectomie.

FICHE DE SYNTHÈSE

- Le diagnostic de splénomégalie est clinique, avec confirmation éventuelle par l'échographie. Les principales causes sont les infections bactériennes, virales, parasitaires, les hémopathies malignes : lymphomes, syndromes myéloprolifératifs, les hémolyses chroniques, l'hypertension portale.
- Les causes plus rares sont les maladies systémiques, les maladies de surcharge, et les tumeurs primitives de la rate
- La tomodensitométrie abdominale précise la taille et la structure de la rate, objective des signes d'hypertension portale, des adénopathies et oriente donc le diagnostic quand le contexte clinique et les données paracliniques simples ne suffisent pas
- La splénectomie est parfois nécessaire à visée diagnostique et parfois thérapeutique Elle doit être précédée d'une vaccination anti-pneumococcique et associée à une antibiothérapie prophylactique pendant 2 ans par pénicilline V.
- La présence d'une fièvre et splénomégalie nécessite d'éliminer une endocardite, une typhoïde, une leishmaniose (en cas de séjour en zone d'endémie), mais il peut s'agir d'un lymphome de haut grade.
- Ne pas oublier la prophylaxie anti-pneumococcique (vaccin et antibiotique) entourant une splénectomie.

Chapitre 33

Éducation thérapeutique, observance et automédication

OBJECTIFS : N° 324. ÉDUCATION THÉRAPEUTIQUE, OBSERVANCE ET AUTOMÉDICATION

➔ Évaluer l'impact de l'éducation thérapeutique sur le succès du traitement.

➔ Expliquer les facteurs améliorant l'observance médicamenteuse et non médicamenteuse lors de la prescription initiale et de la surveillance.

➔ Planifier un projet pédagogique individualisé pour un porteur d'une maladie chronique avec ou sans comorbidités en tenant compte de ses facteurs de risque (voir item 1).

➔ Argumenter une prescription médicamenteuse et l'éducation associée en fonction des caractéristiques du patient, de ses comorbidités, de la polymédication éventuelle, et des nécessités d'observance.

➔ Expliquer à un malade les risques inhérents à une automédication.

➔ Planifier avec un malade les modalités d'une automédication contrôlée.

Rang	Rubrique	Intitulé
A	Définition	Définition de l'éducation thérapeutique du patient et de ses principales étapes
B	Définition	Connaître les principaux objectifs pédagogiques des programmes d'éducation thérapeutique du patient
B	Prise en charge	Savoir évaluer l'impact de l'éducation thérapeutique sur le succès du traitement
B	Prise en charge	Savoir planifier un projet pédagogique individualisé pour un porteur de maladie chronique
B	Prise en charge	Argumenter une prescription et l'éducation associée, expliquer les facteurs d'observance
A	Définition	Définition des notions d'observance, de concordance et d'alliance en thérapeutique
A	Prévalence/ épidémiologie	Connaître les principaux éléments épidémiologiques de la non observance et ses conséquences potentielles en termes de santé publique.
B	Définition	Savoir reconnaître les déterminants et les conséquences de la «mal-observance»
B	Etiologie	Connaître les facteurs liés à la non-observance thérapeutique à prendre en compte dès l'initiation d'une prescription
A	Prise en charge	Connaître les facteurs améliorant l'observance médicamenteuse et non médicamenteuse
A	Diagnostic positif	Savoir qu'un même patient peut présenter différents comportements de non observance
B	Diagnostic positif	Connaître la notion de non jugement
B	Diagnostic positif	Connaître les techniques de communication pour évaluer au mieux l'observance médicamenteuse d'un patient
A	Définition	Définition des différents types d'automédication
B	Prévalence/ épidémiologie	Savoir que l'automédication concerne la majorité des patients et doit être enseignée par le médecin

A	Définition	Connaître les principaux médicaments concernés par l'automédication
B	Définition	Connaître les spécificités des médicaments de « médication officinale »
A	Etiologie	Connaître les acteurs de l'automédication et les facteurs influençant leurs choix
A	Prise en charge	Connaître les risques inhérents à une automédication
B	Définition	Définition de la «médecine personnalisée» (ou médecine de précision) et de la «médecine centrée sur la personne»
B	Prise en charge	Connaître les grands principes pour «personnaliser» la prise en charge médicale

Les situations de départ sont indiquées en violet et en gras dans le texte. Elles sont ensuite listées à la fin du chapitre.

A 1. Éducation thérapeutique du patient

1.1. Définition de l'éducation thérapeutique du patient et de ses principales étapes

- **L'éducation thérapeutique du patient (ETP)** est un processus pluri-professionnel, multidisciplinaire et continu, qui fait désormais partie intégrante des soins des maladies chroniques. L'ETP se compose d'un ensemble d'activités organisées et coordonnées, visant à outiller le patient en savoirs, habiletés, capacités et compétences, qui lui permettent d'anticiper et de résoudre certains problèmes liés à sa santé, en lien avec son entourage, de manière à minimiser sa dépendance à l'égard de la maladie et des soignants en le rendant acteur de sa prise en charge. L'objectif est d'aider les patients à maintenir et améliorer leur qualité de vie et à réaliser leurs objectifs personnels.
- **L'information et l'éducation ne visent pas les mêmes objectifs :**
  - **l'information** consiste à délivrer une information à un patient « passif ». Elle fait partie des devoirs de tout médecin et il s'agit d'un droit du malade (Loi du 4 mars 2002). Une information orale ou écrite, un conseil de prévention peuvent être délivrés par un professionnel de santé à diverses occasions, mais ils n'équivalent pas à une ETP ;
  - **l'éducation** va plus loin, car bénéficier d'informations sur la maladie ne veut pas dire apprendre à vivre avec elle. La démarche éducative est participative et centrée sur la personne et non sur la simple transmission de savoirs ou de compétences. Elle repose sur une attitude « active » d'un patient qui questionne, réagit, s'exprime, échange avec un professionnel de santé et/ou avec des pairs. Chaque personne est singulière, chaque situation unique. Cet « accompagnement » personnalisé et bienveillant aide le patient à prendre des décisions pour des soins, parfois lourds et compliqués, de façon à améliorer sa qualité de vie et à fortiori, celle de ses proches. Il l'aide aussi pour des choix qui concernent son projet de vie, son orientation, ses dossiers administratifs… Cette attitude exige également que les différents soignants acceptent un décentrage à partir de leurs perspectives exclusivement bio-médicales pour adopter une attitude authentiquement centrée sur le patient.
- La Haute Autorité de Santé (HAS) a émis des guides pour la mise en œuvre de programmes d'ETP qui comportent **quatre étapes** :
  1. Élaboration d'un **diagnostic éducatif** individualisé (entretien éducatif partagé) avec le patient qui permet de définir ses besoins, attentes, peurs, croyances et projets ;
  2. Définition d'un **programme personnalisé d'ETP** qui définit les « compétences » (savoir-faire d'auto-soins et d'adaptation) que le patient peut acquérir et/ou mobiliser ;

3. Planification et mise en œuvre des **séances d'ETP** qui font appel à des contenus et des méthodes d'apprentissage très codifiés ;
4. **Évaluation des acquis** à l'issu du programme éducatif (évaluation individuelle des « compétences »).

B 1.2. Principaux objectifs pédagogiques des programmes d'éducation thérapeutique du patient

- L'ETP vise à outiller le patient en ressources (aptitudes, capacités, compétences) favorables à une gestion autonome de sa maladie, dans une perspective émancipatrice, permettant une amélioration ou un maintien de sa qualité de vie, et une diminution de la fréquence ou de la gravité des complications et des rechutes.
- **Selon la HAS, les finalités spécifiques de l'ETP sont :**

1. L'acquisition et le maintien par le patient de **compétences d'auto-soins :**

– soulager les symptômes ;
– prendre en compte les résultats d'une auto-surveillance, d'une auto-mesure ;
– adapter des doses de médicaments ;
– réaliser des gestes techniques et des soins ;
– mettre en œuvre des modifications de son mode de vie (équilibre diététique, activité physique…) ;
– prévenir des complications évitables ;
– faire face aux problèmes occasionnés par la maladie ;
– impliquer son entourage dans la gestion de la maladie, des traitements et des répercussions qui en découlent.

2. La mobilisation ou l'acquisition de **compétences d'adaptation** :

– se connaître soi-même, avoir confiance en soi ;
– savoir gérer ses émotions et maîtriser son stress ;
– développer un raisonnement créatif et une réflexion critique ;
– développer des compétences en matière de communication et de relations inter-personnelles ;
– prendre des décisions et résoudre un problème ;
– se fixer des buts à atteindre et faire des choix ;
– s'observer, s'évaluer et se renforcer.

B 1.3. Évaluation de l'impact de l'éducation thérapeutique sur le succès du traitement

- Historiquement, les premières démonstrations ont été apportées dans le cadre du diabète **(prescription d'une insulinothérapie, consultation de suivi, éducation d'un patient diabétique de type 1 ; prescription médicamenteuse, consultation de suivi et éducation d'un patient diabétique de type 2 ou ayant un diabète secondaire)** et de l'asthme **(consultation de suivi et éducation thérapeutique d'un patient asthmatique)** :
  – au cours du diabète de type 1, l'ETP a un impact significatif et durable sur le contrôle métabolique (mesuré par exemple par la détermination du taux d'hémoglobine glyquée) et sur l'incidence et la gravité des complications ;
  – au cours de l'asthme, l'ETP diminue la fréquence des épisodes d'asthme nocturne, ainsi que l'absentéisme professionnel et scolaire ;
  – d'une façon générale, l'ETP permet la réduction du nombre d'hospitalisations, de séjours aux urgences et des visites médicales non programmées.
- Depuis, il est établi que l'évaluation de l'adhésion thérapeutique et la prise en charge d'une éventuelle non-adhésion sont d'importance majeure dans de nombreuses maladies chroniques fréquentes comme l'hypertension artérielle **(prescription médicamenteuse, consultation de suivi et éducation d'un patient hypertendu)**, l'hypothyroïdie **(consultation de suivi et éducation thérapeutique d'un patient avec hypothyroïdie)**, les maladies cardio-

vasculaires **(consultation de suivi et éducation thérapeutique d'un patient avec un antécédent cardiovasculaire)**, l'insuffisance cardiaque **(consultation de suivi et éducation thérapeutique d'un patient insuffisant cardiaque)**, ou la bronchopneumopathie chronique obstructive (BPCO) **(consultation de suivi et éducation thérapeutique d'un patient ayant une bronchopneumopathie chronique obstructive (BPCO))**.

- Les études ayant montré un bénéfice de l'ETP nécessitent néanmoins le plus souvent :
  - des interventions thérapeutiques combinées (associant des interventions médicamenteuses et non médicamenteuses) ;
  - des interventions multidisciplinaires (médecin, infirmier, pharmacien, psychologue, diététicien, etc.) ;
  - des modifications en profondeur des modes de vie des patients (habitudes alimentaires, activité physique, consommation de tabac par exemple).
- Les résultats cliniques obtenus ont tendance à diminuer ou à disparaître avec le temps, nécessitant idéalement des interventions poursuivies au long cours (le plus souvent « à vie »).

B 1.4. Planification d'un projet pédagogique individualisé pour un porteur de maladie chronique

- L'ETP se planifie donc selon les quatre étapes citées plus haut (diagnostic éducatif, programme personnalisé, mise en place des séances d'ETP, évaluation des acquis). Le consentement du patient doit être recueilli avant d'entamer un programme d'ETP.
- L'ETP est intégrée à la prise en charge thérapeutique et dans ce sens complémentaire et indissociable des traitements et des soins, du soulagement des symptômes en particulier de la douleur et de la prévention des complications. Elle tient compte des besoins spécifiques, des comorbidités, des vulnérabilités psychologiques et sociales et des priorités définies avec le patient. Un projet pédagogique individualisé peut être proposé au patient **à un moment proche de l'annonce du diagnostic de sa maladie chronique ou à tout autre moment de l'évolution de sa maladie,** mais aussi tout au long de la maladie chronique en suivi régulier (ou de renforcement) ou si le patient nécessite un suivi approfondi (ou de reprise).

A 2. Adhésion thérapeutique

2.1. Définition des notions d'observance, d'adhésion, de concordance et d'alliance en thérapeutique

- La **non-adhésion** thérapeutique est un problème extrêmement fréquent, polymorphe, multifactoriel et complexe aussi bien pour ce qui est de son appréciation que de sa prise en charge.
- Le terme **adhésion** est préféré au terme *compliance*, qui suggère que le patient suit passivement les prescriptions du médecin, ou au terme *observance* **(évaluation de l'observance thérapeutique)**, qui renvoie au respect d'une règle ou d'une loi (obéissance), prescrivant l'accomplissement de pratiques, comme par exemple la pratique religieuse, niant ainsi toute autonomie du malade et sa capacité à faire des choix informés. La notion d'adhésion est plus équilibrée et nous utiliserons ce terme tout au long de ce chapitre. Le terme **d'auto-observance** peut être également utilisé.
- On parle de **concordance** pour désigner le niveau d'accord entre les prescriptions du médecin et le comportement du patient en réponse à ces recommandations. La notion d'**alliance thérapeutique** (qui inclut l'adhésion au traitement), est un processus de construction de sens et de négociation et désigne la collaboration entre le patient et le soignant.

B 2.2. Déterminants et conséquences de la « mal-observance »

- **L'adhésion au traitement** (ou adhésion thérapeutique) est définie par l'organisation mondiale de la santé (OMS) comme le niveau de coïncidence entre le comportement du patient et les prescriptions médicamenteuses, mais aussi les soins au sens large (consultations, explorations, surveillance), et les recommandations sur le mode de vie (habitudes alimentaires, activités physiques, arrêt du tabagisme etc.). Ceci permet donc d'emblée de comprendre qu'il peut être aussi difficile pour un patient de prendre son traitement que pour nombre de lecteurs de ce chapitre d'arrêter de fumer (ou de manger du chocolat, de boire de l'alcool de façon excessive en soirée), de perdre du poids, de devenir sportif, ou de limiter leur temps d'écran, d'autant plus si cela doit être obtenu « à vie ».
- L'adhésion thérapeutique n'est pas une caractéristique statique d'un patient. Il s'agit d'un comportement dynamique qui évolue avec la maladie et les circonstances de la vie.
- On distingue la **non-adhésion intentionnelle et non-intentionnelle.** Cette dernière est probablement la plus facile à prendre en charge car elle fait référence :
  - à des obstacles financiers (rares en France dans les maladies chroniques prises en charge à 100 %) ;
  - à des troubles cognitifs (l'entourage ou une infirmière permettent de pallier à cet obstacle) ;
  - à une mauvaise compréhension ou un manque d'informations reçues sur le traitement et ses consignes d'utilisation (ceci relevant de l'amélioration de la communication par les soignants).
- La suite de ce chapitre est surtout consacrée à la non-adhésion intentionnelle, qu'elle soit consciente ou non.
- Par convention, la **non-adhésion au traitement** est définie par le fait de prendre **moins de 80 % du traitement prescrit**. Il y a une grande disparité parmi les patients en dessous de ce seuil, certains ayant une non-adhésion sévère et ne prenant pas ou très peu leur traitement. Certains patients ne commencent d'ailleurs jamais le traitement prescrit, cela étant appelé la **non-adhésion primaire** et étant estimé à un tiers des patients dans une large étude québécoise.
- Notons enfin que la non-adhésion est un problème particulièrement fréquent dans les pathologies chroniques, mais qu'elle se voit aussi dans les pathologies aiguës avec par exemple un arrêt du traitement avant la fin prévue sur l'ordonnance (non-persistance).
- Une étude a recensé plus de 700 déterminants influençant l'adhésion thérapeutique. L'OMS classe ces **déterminants en cinq catégories** :
  - le **patient** lui-même : sa personnalité, ses caractéristiques socio-démographiques, ses croyances face à la maladie et son traitement, ses perspectives, sa qualité de vie ;
  - les caractéristiques de la **maladie** : chronique ou aiguë, symptomatique ou asymptomatique ;
  - les caractéristiques du **traitement** : en particulier le nombre de prises journalières, le nombre de comprimés, la complexité du traitement, les effets indésirables, les spécificités d'utilisation et de stockage ;
  - les **facteurs sociaux** (la présence et le type de soutien social des proches) et **économiques** (par exemple, l'impact de ce qu'il reste à payer par le patient) ;
  - le **système de soins** : par exemple l'accessibilité, la disponibilité et la formation des soignants, le travail en réseau.
- L'efficacité immédiate du traitement sur les symptômes (par exemple, la douleur) est l'un des facteurs les plus positivement associés à l'adhésion. A l'inverse, l'importance des effets secondaires, le nombre de prises (80 % d'adhésion pour un traitement anti-hypertenseur en une prise versus 60 % pour un traitement en trois prises **(prescription médicamenteuse, consultation de suivi et éducation d'un patient hypertendu)**), le nombre de médicaments sur l'ordonnance et la durée du traitement sont des facteurs de non-adhésion. Le caractère très symptomatique d'une maladie (et notamment son caractère douloureux ou source d'impotence fonctionnelle) est un facteur d'adhésion, à l'inverse des problèmes de santé totalement asymptomatiques comme l'hypertension artérielle **(prescription médicamenteuse, consultation de suivi et éducation d'un patient hypertendu), le diabète (prescription d'une insulinothérapie, consultation de suivi, éducation d'un patient diabétique de type 1 ; prescription médicamenteuse, consultation de suivi et éducation d'un patient diabétique de type 2 ou ayant un diabète secondaire)** ou l'ostéoporose.

A 2.3. Principaux éléments épidémiologiques de la non observance et ses conséquences potentielles en termes de santé publique

- Les médecins surestiment largement l'adhésion thérapeutique de leurs patients, mais lorsque l'on analyse les résultats d'études utilisant des critères objectifs, on peut retenir pour simplifier les choses que la **non-adhésion au traitement est très fréquente** et l'adhésion parfaite, l'exception. En fonction des techniques d'évaluation (beaucoup ayant de nombreux biais, *voir paragraphe 2.5*), les études rapportent des taux de non-adhésion extrêmement variables, pouvant aller de 0 à plus de 90 %.
- Outre qu'une grande partie des prescriptions ne sont jamais retirées en pharmacie (non-adhésion primaire), près d'un tiers des médicaments vendus chaque année ne sont pas consommés.
- En prévention primaire des maladies cardio-vasculaires (**consultation de suivi et éducation thérapeutique d'un patient avec un antécédent cardiovasculaire**), près d'un patient sur deux interrompt son traitement hypolipémiant (**prescription d'un hypolipémiant**) ou anti-hypertenseur après un ou deux ans.
- Les médicaments n'étant pas efficaces chez les patients qui ne les prennent pas, la **non-adhésion au traitement peut avoir des conséquences délétères :**
  - **à l'échelon individuel :**
    - facteur d'**échec thérapeutique** (exemple : rejet de greffe par non prise des traitements immunosuppresseurs ou mortalité due à la récidive d'un infarctus du myocarde ou d'un accident vasculaire cérébral par non prise des antiagrégants plaquettaires) ;
    - augmentation du **risque iatrogène** (lorsque le suivi biologique n'est pas effectué par exemple, comme pour l'INR *(International Normalized Ratio)* chez les patients traités par anti-vitamine K).
  - **à l'échelle de la collectivité :**
    - émergence de la **résistance aux anti-infectieux** (exemple du virus de l'immunodéficience humaine (VIH), de la tuberculose) ;
    - **augmentation des coûts de santé** (augmentation des soins d'urgences, du nombre d'hospitalisations, de la consommation de soins évitables et de la morbi-mortalité (pied diabétique par exemple)).

B 2.4. Facteurs liés à la non-observance thérapeutique à prendre en compte dès l'initiation d'une prescription

- Il y a de très nombreuses façons d'être non-adhérent au traitement, celles-ci pouvant se succéder ou s'associer chez un même patient. Certains patients vont « oublier » leur traitement de temps en temps, ou ne prendre que la prise du matin (ou du soir), diminuer la dose, trier leurs médicaments en prenant celui qui leur parait le plus inoffensif ou le plus efficace, interrompre leur traitement quelques jours, quelques semaines ou quelques mois (parce qu'ils vont bien, se disent que le traitement n'est probablement pas nécessaire ou qu'ils se méfient des effets secondaires, voire qu'ils ont des effets secondaires ressentis comme invalidants, ou qu'ils souhaitent faire une pause dont ils espèrent un bénéfice, ou enfin parce qu'ils ne souhaitent pas être rappelés à leur statut de malade du fait de cette prise quotidienne de traitement), en notant que cette liste d'explications n'est pas limitative.
- **Les méthodes diagnostiques de la non-adhésion comprennent :**
  - l'interrogatoire du patient : pour différentes raisons qui vont bien au-delà d'une éventuelle « mauvaise foi » du patient, une telle appréciation est très difficile *(voir paragraphe 2.5)* ;
  - l'évaluation par le prescripteur : probablement la méthode la moins exacte ;
  - le pourcentage de visites honorées : bon reflet de l'adhésion aux consultations mais peu de lien avec l'adhésion au traitement ;
  - le pourcentage de comprimés retirés en pharmacie : intéressant pour les pays où il n'y a qu'un site de délivrance des traitements pour chaque patient ou qui ont un système de traçabilité informatisée (mais non disponible en routine actuellement en France) ;

- les piluliers électroniques (qui tracent les heures d'ouverture du pilulier par le patient) : utilisés dans des essais thérapeutiques (de même que des aérosols doseurs par exemple), mais non applicables en pratique clinique ;
- la présence de marqueurs bio-cliniques (*International Normalized Ratio* (INR) sous anti-vitamine K, fréquence cardiaque sous bêta-bloquants, uricémie sous certains diurétiques, etc.) **(consultation de suivi et éducation thérapeutique d'un patient insuffisant cardiaque)** ;
- les dosages urinaires ou sanguins des médicaments (valproate de sodium, hydroxychloroquine, par exemple), prélevés de façon non programmée. Cette dernière technique est séduisante, mais pour les médicaments avec une demi-vie courte, l'intérêt de ce dosage est limité par deux facteurs : d'une part certains patients peuvent avoir un taux indétectable alors qu'ils ont oublié de façon exceptionnelle la prise précédant le dosage (du fait de la modification de l'organisation de la journée liée à la consultation par exemple) ; d'autre part, le taux sanguin peut être brièvement normalisé en raison d'un phénomène appelé « compliance liée à la blouse blanche ». Il correspond en effet à une amélioration de l'adhésion au traitement dans les quelques jours précédant et suivant toute consultation parce que le patient, se remémorant sa consultation, améliore spontanément sa prise des traitements. La détermination ponctuelle du taux sanguin d'un médicament à demi-vie courte peut donc ne pas être le reflet de l'adhésion du patient ;
- une évaluation indirecte est fournie par le résultat thérapeutique. Devant toute situation d'échec thérapeutique, il faut donc absolument se poser la question d'une non-adhésion au traitement, car sa prise en charge peut éviter une escalade thérapeutique inutile voire dangereuse ;
- la mise en évidence d'effets indésirables quasiment constants des médicaments peut aider : éosinopénie et corticoïdes, hyperuricémie et pyrazinamide, coloration en orange des urines et rifampicine.

B

2.5. Techniques de communication pour évaluer au mieux l'adhésion médicamenteuse d'un patient (notion de non jugement)

- La méthode d'évaluation la plus simple à mettre en œuvre est de parler avec le patient. Trop souvent, la discussion concernant l'adhésion thérapeutique s'établit alors que les problèmes de non-adhésion sont installés depuis longtemps. La discussion est alors souvent vécue comme stigmatisante et comporte un risque élevé de rupture thérapeutique.
- Concernant le système de soin et le médecin en particulier, pour limiter la non-adhésion, il faut éviter :
  - l'insuffisance d'engagement et de conviction ;
  - une posture trop rigide, n'acceptant pas la négociation ;
  - une attitude trop paternaliste, ne recueillant ni les connaissances du patient, ni ses éventuelles préférences ;
  - l'insuffisance d'information argumentée sur le traitement (bénéfices visés, effets secondaires, surveillance) ;
  - l'exercice solitaire du médecin, sans lien avec les réseaux pluri-professionnels. Notons que les interventions non coordonnées des différents professionnels de santé (critique d'un médecin par un autre par exemple) ont un effet négatif.
- Les pistes pour éviter cela sont :
  - d'avoir une discussion précoce avec le patient, idéalement en amont de la prescription médicamenteuse afin que le patient se sente en confiance pour évoquer ses difficultés sans se sentir jugé ;
  - en reparler régulièrement, en prenant son temps ;
  - lors de ces discussions, partir du postulat qu'il est fréquent et « normal » pour beaucoup de patients de ne pas arriver à bien prendre leur traitement, ce qui permet d'emblée d'être dans une position bienveillante et qui ne juge pas **(notion de non jugement)** ;
  - avoir une attitude dite empathique (capacité à se mettre à la place de l'autre pour mieux le comprendre et lui faire sentir que l'on comprend, sans oublier que l'on n'est pas l'autre) ;

- éviter les attitudes de :
  - jugement, menaces médicales *(vous allez être dialysé(e) si vous continuez à ne pas prendre votre traitement)*,
  - soutien banalisant,
  - investigation, enquête,
  - solution rapide,
  - information, enseignement technique,
  - fuite ou évitement.

- Des questions comme celles qui suivent peuvent permettre de démarrer la discussion :
  - *Beaucoup de patients ont des difficultés à prendre leur traitement, surtout au long cours et c'est vrai que c'est compliqué. Et vous, votre traitement, arrivez-vous à le prendre ? Trouvez-vous que c'est difficile ?*
  - *Combien de fois oubliez-vous de prendre votre traitement dans une semaine/mois ?*
  - *Vous arrive-t-il d'arrêter pendant quelques semaines/mois ?*

A 2.6. Facteurs améliorant l'adhésion médicamenteuse et non médicamenteuse

- Le plus difficile est probablement d'y penser et d'en faire le diagnostic. Une fois le diagnostic de non-adhésion fait, il est possible de discuter de façon bienveillante avec le patient pour comprendre quels sont ses freins à la prise du traitement et essayer de trouver des solutions individualisées.
- Quelques pistes sont listées ci-dessous :
  - rechercher le sens donné respectivement par le médecin et le patient quant aux actions à entreprendre, pour hiérarchiser les priorités médicales et personnelles, et les objectifs de l'un et de l'autre (les bénéfices, les risques, ce qui est essentiel) et reconnaître les concordances et surtout les décalages afin de les réduire ;
  - évaluer régulièrement les décalages et les concordances entre les soignants et le patient ;
  - optimiser et simplifier le traitement, en hiérarchisant les prescriptions, en les limitant à celles qui sont susceptibles d'apporter un bénéfice clairement identifié, en choisissant la forme galénique en fonction des préférences des patients (sirop, goût ou taille des comprimés, sachets), en limitant au maximum le nombre de prises quotidiennes ;
  - informer le patient et les personnes en situation d'être des ressources pour lui, en fournissant au besoin des supports didactiques (mais sans oublier que cela est souvent peu efficace) ;
  - proposer des ateliers d'éducation thérapeutique lorsque cela est possible ;
  - faciliter si nécessaire la prise de médicament (aides à domicile en cas de déficits cognitifs ou sensoriels, rappels sonores sur les téléphones portables) ;
  - renforcer la coopération avec les autres professionnels de la santé (pharmacien, infirmier, psychologue) ;
  - fournir au patient une rétro-action étayée sur des indicateurs de bon suivi, d'efficacité et de bonne tolérance du traitement.
- Toutes les prescriptions doivent s'accompagner d'informations sur l'intérêt du traitement, les potentiels effets indésirables, de façon à limiter la non-adhésion **(prescription et suivi d'un traitement par anticoagulant et/ou anti-agrégant ; prescrire des anti-inflammatoires non stéroïdiens (AINS) ; prescrire des antalgiques ; prescrire des corticoïdes par voie générale ou locale ; prescrition d'un hypolipémiant ; prescrire des diurétiques ; prescrire des soins associés à l'initiation d'une chimiothérapie ; prescrire un anti-infectieux)**.

3. Automédication

A 3.1. Définition des différents types d'automédication

- On appelle **automédication** le fait, pour un patient, de prendre un médicament de sa propre initiative, sans conseil médicalisé.
- En fait, il existe deux situations très différentes d'automédication :
  - **l'automédication dite « sauvage »** : un patient rencontrant une situation aiguë qu'il connait ou pense reconnaitre prend un médicament le plus souvent dans la pharmacie familiale, de sa propre initiative ou sur conseil d'un proche pour gérer cette situation. Ceci est fréquent pour les pathologies dites bénignes : céphalées, rhinopharyngite par exemple, mais peut aussi concerner les antibiotiques ce qui évidemment pose plus de problèmes.
  - **l'automédication contrôlée** qui consiste, pour les utilisateurs, à soigner leurs pathologies en utilisant des médicaments dûment autorisés dits médicament d'automédication (ou **médication officinale**), sans avis médical préalable, mais avec le conseil du pharmacien d'officine. Ces médicaments ont une autorisation de mise sur le marché (AMM) spécifique dite d'automédication, donnée par une commission ad hoc de l'Agence nationale de sécurité du médicament et des produits de santé (ANSM). Depuis les années 2000, la France a beaucoup déremboursé les médicaments considérés comme ayant un service médical rendu insuffisant. Certains laboratoires ont alors fait une demande d'AMM d'automédication, permettant alors d'obtenir un prix libre, donc plus cher afin de compenser leurs pertes sur le volume de vente.
- Une autre façon de définir le terme d'automédication est de le rattacher à un concept plus large, le « *self-care* » ou **l'auto-soin** selon l'OMS. C'est la capacité d'une personne à se prendre en charge hors contexte médical. Cette capacité ne se réduit pas à la prise de médicament (automédication), mais elle englobe le comportement social d'un individu face à une maladie mineure ou « auto-limitante », comportement qui n'a de sens que dans un lieu et un contexte défini.

B 3.2. Savoir que l'automédication concerne la majorité des patients et doit être enseignée par le médecin

- L'enquête décennale Santé menée par l'Institut national de la statistique et des études économiques (INSEE) en 2002-2003 (il n'y en a pas eu d'autre depuis) a montré que 20 % des individus avaient eu recours à au moins un achat de médicament sans ordonnance (versus 53 % à un achat de médicament prescrit).
- Ce type de consommation est peu fréquent en France, les français préférant les médicaments remboursés. Ce comportement est très différent dans les pays où l'assurance maladie prend beaucoup moins en charge les médicaments dits de conforts.
- Pour des situations bénignes fréquentes, encourager le recours à l'automédication parait légitime. En effet, les médecins ne peuvent voir en consultation tous ces patients, d'autant que pour les maladies chroniques, les patients se connaissent bien et une automédication orientée et éduquée parait la meilleure façon de limiter le mésusage des médicaments et le recours à la pharmacie familiale. Le médecin généraliste ou le spécialiste qui suivent régulièrement un patient peuvent les éduquer à avoir recours à certains traitements dans des situations cliniques bien définies. C'est l'automédication contrôlée éminemment souhaitable.
- *Remarque* : Les compléments alimentaires n'ont pas le statut de médicament mais sont beaucoup plus consommés que les médicaments d'automédication.

A 3.3. Connaître les principaux médicaments concernés par l'automédication

- Le décret « médicaments de médication officinale », publié en 2008, autorise la mise à disposition de certains médicaments devant le comptoir des pharmacies d'officine, en accès direct, dans un espace spécialement dédié à cet effet.
- Une liste des médicaments d'automédication existe sur le site de l'ANSM. Il existe environ 400 spécialités disponibles en automédication, qui concernent essentiellement les vitamines, les médicaments de la sphère ORL, les veinotoniques, les pansements gastriques, la dermatologie, la douleur (ibuprofène, paracétamol), les anti-histaminiques H1, les anti-fatigues, la traumatologie et la rhumatologie.
- Peuvent être obtenus également de cette façon les médicaments homéopathiques et les médicaments à base de plantes.

B 3.4. Connaître les spécificités des médicaments de « médication officinale »

- Les médicaments d'automédication doivent remplir certaines conditions fixées par l'ANSM :
  - avoir un rapport/bénéfice risque éminemment favorable ;
  - la pathologie ciblée doit être courante et bénigne. Elle peut être chronique et avoir été initialement diagnostiquée par un médecin, mais ne doit pas impliquer de suivi médical particulier ;
  - le conditionnement, la posologie mais aussi les mentions de l'étiquetage et de la notice doivent être adaptés au cadre de l'automédication. Le patient doit notamment être averti de la nécessité éventuelle de consulter un médecin si certains symptômes persistent ou apparaissent. Les conditionnements sont conçus pour une utilisation limitée dans le temps.
- Certains médicaments candidats ne sont pas éligibles pour des raisons de sécurité :
  - en cas de contre-indications majeures ou de risque important d'interactions médicamenteuses ;
  - les médicaments destinés à la population pédiatrique, dont le niveau de sécurité ne serait pas suffisant pour une utilisation en automédication.

B 3.5. Connaître les acteurs de l'automédication et les facteurs influençant leurs choix

- Ce sont les femmes qui achètent le plus de médicaments sans ordonnance, surtout pour soigner des nourrissons et/ou de jeunes enfants (le premier enfant étant moins l'objet d'automédication que les enfants suivants, à la suite de l'expérience des parents). Le recours à l'automédication se fait surtout aux âges actifs (maximum entre 40 et 50 ans), puis elle diminue avec l'âge. Elle est également plus fréquente lorsque le niveau social est plus élevé.
- L'automédication varie par contre peu selon l'état de santé, car elle se limite aux médicaments symptomatiques traitant des maladies bénignes.

A 3.6. Connaître les risques inhérents à une automédication

- Laisser un patient se prendre en charge seul ou avec l'aide d'internet ou de l'entourage expose à **retarder ou masquer des diagnostics**, notamment dans le domaine infectieux, et il est important que les patients puissent ne pas cumuler des boites d'antibiotiques à domicile. L'utilisation des anti-inflammatoires non stéroïdiens (AINS) peut également conduire à masquer des signes cliniques ou à aggraver des infections voire un ulcère digestif **(prescrire des anti-inflammatoires non stéroïdiens (AINS))**. Prendre des anti-histaminiques sédatifs sans mise en garde vis-à-vis de la conduite automobile expose à un risque.
- Un **risque d'interaction médicamenteuse** n'est pas exclu, de même qu'un **état de dépendance** pour certains traitements (Néocodion®, laxatifs et anorexie mentale).

- Par ailleurs, une automédication non avouée peut entrainer des **erreurs diagnostiques** sur une symptomatologie inhabituelle. Elle doit être recherchée systématiquement lors de l'interrogatoire d'un patient, parfois de façon quasi-policière en cas de symptomatologie peu ou non expliquée.

4. « Médecine personnalisée » (ou médecine de précision) et « médecine centrée sur la personne »

B 4.1. Médecine personnalisée

- L'expression « **médecine personnalisée** » ne fait pas l'objet d'un consensus, puisqu'elle génère un débat sur la préférence de dénominations alternatives, telles que **médecine de précision**, médecine stratifiée, médecine prédictive, médecine génomique.
- La médecine personnalisée vise au sein d'une pathologie donnée à mettre en évidence les spécificités de chaque patient avec comme objectif d'adapter leur traitement à cette « individualité » : thérapie ciblée d'une part, mais aussi la non utilisation de certains traitements en l'absence de marqueurs dédiés, limitant ainsi une utilisation inutile, couteuse voire dangereuse. C'est en oncologie que cette médecine personnalisée s'est le plus développée, aidée en cela par la génétique des tumeurs (oncogénétique) : cancer du sein et mutation HER2 par exemple.
- La médecine personnalisée s'intéresse au patient, non pas en tant que personne dont l'état de santé et la situation sont appréciés dans leur globalité (ce qui est fait depuis de nombreuses années et qui est le cœur du métier de médecin), mais en tant qu'individu faisant partie d'un groupe particulier de patients. Ce sont bien évidemment les progrès de la génétique et des technologies qui en découlent qui permettent cette personnalisation, de même que les progrès considérables de l'imagerie médicale, des bio-statistiques avec comme corollaire la création de biobanques et le développement de bases de données de toutes nature.
- La médecine personnalisée se veut aussi prédictive et préventive, au sens où elle fournirait les données permettant de déterminer la probabilité de développer des maladies courantes et de mettre en place des stratégies de prévention.

B 4.2. Médecine centrée sur le patient

- La **médecine centrée sur le patient** est un concept différent. Elle vise à faire converger les professionnels de santé dans la prise en charge du patient en fonction de ses préférences.
- Ce concept a été défini par la HAS en juin 2015 et les définitions qui en sont données sont retranscrites ci-dessous :

  « *La démarche centrée sur le patient s'appuie sur une relation de partenariat avec le patient, ses proches, et le professionnel de santé ou une équipe pluriprofessionnelle pour aboutir à la construction ensemble d'une option de soins, au suivi de sa mise en œuvre et à son ajustement dans le temps.*

  Elle considère qu'il existe une complémentarité entre l'expertise des professionnels et l'expérience du patient, acquise au fur et à mesure de la vie avec ses problèmes de santé ou psychosociaux, la maladie et ses répercussions sur sa vie personnelle et celle de ses proches.

  Elle se fonde sur :

  - *Une personnalisation des soins : écoute du patient et compréhension de ce qui est important pour lui ; accès par un dialogue structuré aux connaissances, aux représentations, au ressenti du patient, à ses besoins, attentes et préférences ; réponses évolutives dans le temps en fonction des besoins individuels et des circonstances ;*
  - *Le développement et le renforcement des compétences du patient à partager des décisions avec les soignants et à s'engager dans ses soins, dans la gestion de sa vie avec la maladie grâce au partage d'informations, à la délivrance de conseils et de précautions à prendre, à une éducation thérapeutique ;*
  - *Une continuité des soins dans le temps en apportant un suivi et un soutien au patient par une même équipe pluriprofessionnelle et si besoin pluridisciplinaire.* »

- Ce concept remet le patient au sein de sa prise en charge, charge aux professionnels de santé de communiquer entre eux et de s'entendre.

B 4.3. Connaître les grands principes pour « personnaliser » la prise en charge médicale

- D'une manière générale, ce qui est bon pour un patient n'est pas obligatoirement bon pour un autre, même s'ils souffrent tous deux de la même pathologie.
- La personnalisation de la prise en charge dépend de facteurs liés au patient et son environnement, à la maladie et au traitement proposé.
- C'est la détermination des bénéfices et des risques que peuvent représenter chez un patient donné un choix thérapeutique qui permet la meilleure personnalisation :
  - âge : vulnérabilité des âges extrêmes de la vie ;
  - sexe : ne jamais oublier la possibilité d'une grossesse chez une femme en âge de procréer ;
  - poids : même si cette problématique est souvent évoquée, la pharmacocinétique des médicaments est mal connue chez les patients obèses ou au contraire très maigres, et les adaptations de doses peuvent être hasardeuses (quelle posologie d'héparine de bas poids moléculaire (HBPM) au-delà de 100 kg, qui est le poids limite fixé dans les résumés des caractéristiques du produit (RCP)) ;
  - présence de comorbidités pouvant avoir un impact sur la compréhension, la réalisation d'un traitement et au-delà interférer avec la pharmacocinétique des médicaments (rein, foie) sans compter les risques d'interactions médicamenteuses ;
  - un terrain allergique doit être recherché systématiquement, et précisé le cas échéant ;
  - les habitudes de vie (alcool, tabac, automédication) doivent être investiguées ;
  - difficulté à prendre les traitements (non-adhésion prévisible) ;
  - gravité de la pathologie avec mise en jeu du pronostic vital ou fonctionnel ;
  - objectifs du traitement : curatif, palliatif, préventif, ou symptomatique par exemple ;
  - sensibilité particulière aux médicaments (viroses et éruptions cutanées par exemple) ;
  - mutation tumorale en cas de cancer (données d'oncogénétique) ;
  - biodisponibilité orale et interaction avec l'alimentation (ex bisphosphonates), nécessité d'un transporteur intestinal (P-glycoprotéine (P-gp)), volume de distribution, fixation protéique, métabolisme hépatique par les cytochromes P450 (CYP 450) ;
  - demi-vie d'élimination et modalité d'élimination, par le rein, le foie ou mixte ;
  - forme galénique envisagée ;
  - existence de génériques ;
  - marge thérapeutique (entre la concentration efficace et la concentration toxique) ;
  - interactions médicamenteuses, d'où la nécessité de connaitre l'intégralité des médicaments pris par le patient, y compris les traitements locaux qui peuvent avoir une diffusion systémique (collyres, corticoïdes inhalés) et les médicaments d'automédication ou les compléments alimentaires (par exemple, la levure de riz rouge pris par de nombreux patients pour faire baisser le cholestérol de façon naturelle n'est rien d'autres qu'une statine déguisée).
- C'est une fois que toutes ces données sont prises en compte qu'un traitement sera au mieux personnalisé.

Principales situations de départ en lien avec l'item 324 :
« Éducation thérapeutique, observance et automédication »

Situation de départ	Descriptif
En lien avec l'observance thérapeutique	
354. Évaluation de l'observance thérapeutique	Ce chapitre détaille l'importance de l'évaluation de l'observance (ou adhésion) et de la prise en charge de la non observance (ou non – adhésion).
En lien avec la prescription, le suivi et l'éducation thérapeutique	
248. Prescription et suivi d'un traitement par anti-coagulant et/ou anti-agrégant. 249. Prescrire des anti-inflammatoires non stéroïdiens (AINS). 250. Prescrire des antalgiques. 251. Prescrire des corticoïdes par voie générale ou locale. 252. Prescription d'un hypolipémiant. 253. Prescrire des diurétiques. 254. Prescrire des soins associés à l'initiation d'une chimiothérapie. 255. Prescrire un anti-infectieux.	Toutes les prescriptions doivent s'accompagner d'informations sur l'intérêt du traitement, les potentiels effets indésirables, de façon à limiter la non-adhésion. Dans certaines situations de maladie chronique, une éducation thérapeutique peut être mise en place.
280. Prescription d'une insulinothérapie, consultation de suivi, éducation d'un patient diabétique de type 1. 281. Prescription médicamenteuse, consultation de suivi et éducation d'un patient diabétique de type 2 ou ayant un diabète secondaire. 282. Prescription médicamenteuse, consultation de suivi et éducation d'un patient hypertendu. 283. Consultation de suivi et éducation thérapeutique d'un patient asthmatique. 284. Consultation de suivi et éducation thérapeutique d'un patient avec hypothyroïdie. 285. Consultation de suivi et éducation thérapeutique d'un patient avec un antécédent cardiovasculaire. 286. Consultation de suivi et éducation thérapeutique d'un patient ayant une broncho-pneumopathie chronique obstructive (BPCO). 287. Consultation de suivi et éducation thérapeutique d'un patient insuffisant cardiaque.	Toutes ces situations correspondent à des maladies chroniques fréquentes au cours desquelles l'évaluation de l'adhésion thérapeutique et la prise en charge d'une éventuelle non-adhésion sont d'importance majeure, de même que la proposition de participation à un programme d'éducation thérapeutique du patient.

FICHE DE SYNTHÈSE

- L'éducation thérapeutique du patient (ETP), qui fait partie intégrante des soins des maladies chroniques, doit être centrée sur le patient et vise à le rendre acteur de sa maladie. Elle nécessite le consentement du patient et se fait selon 4 étapes :
  1. élaboration d'un diagnostic éducatif individualisé ;
  2. définition d'un programme personnalisé d'ETP ;
  3. planification et mise en œuvre des séances d'ETP ;
  4. évaluation des acquis à l'issu du programme éducatif.
- La non-adhésion thérapeutique est un problème extrêmement fréquent, polymorphe, multifactoriel, et sous-estimé par beaucoup de médecins. Son appréciation et sa prise en charge sont complexes.
- Par convention, la non-adhésion au traitement est définie par le fait de prendre moins de 80 % du traitement prescrit, la non-adhésion primaire par le fait de ne jamais commencer un traitement prescrit et la non persistance par le fait d'arrêter le traitement avant la fin de la prescription.
- L'automédication peut être « sauvage » (prise de paracétamol de sa propre initiative ou sur conseil d'un proche dans la pharmacie familiale pour des céphalées) ou contrôlée (prise de médicament ayant une autorisation de mise sur le marché (AMM) spécifique dite d'automédication, sans avis médical préalable, mais avec le conseil du pharmacien d'officine). Il existe environ 400 spécialités disponibles en automédication (exemples : vitamines, veinotoniques ou pansements gastriques).

Chapitre 34

Prescription et surveillance des classes de médicaments les plus courantes chez l'adulte et chez l'enfant : anti-inflammatoires non stéroïdiens et corticoïdes

OBJECTIFS : N° 330. PRESCRIPTION ET SURVEILLANCE DES CLASSES DE MÉDICAMENTS LES PLUS COURANTES CHEZ L'ADULTE ET CHEZ L'ENFANT, HORS ANTI-INFECTIEUX (VOIR ITEM 177). CONNAITRE LE BON USAGE DES PRINCIPALES CLASSES THÉRAPEUTIQUES

→ Anti-inflammatoires stéroïdiens et non stéroïdiens.

Rang	Rubrique	Intitulé
A	Prise en charge	anti-inflammatoires non stéroïdiens et corticoïdes par voie générale ou locale*: connaitre les mécanismes d'action, indications, effets secondaires interactions médicamenteuses, modalités de surveillance et principales causes d'échec

* Anti-inflammatoires non stéroïdiens et corticoïdes par voie locale ne seront pas traités dans ce chapitre.

Les situations de départ sont indiquées en violet et en gras dans le texte. Elles sont ensuite listées à la fin du chapitre.

NB : Dans ce chapitre, nous aborderons uniquement la prescription des anti-inflammatoires non stéroïdiens et stéroïdiens administrés par voie systémique et n'aborderons pas l'administration de ces traitements par voie locale.

A 1. Anti-inflammatoires non stéroïdiens (AINS)

1.1. Mécanismes d'action

- Les prostanoïdes (prostaglandines et thromboxanes) sont impliqués dans de nombreux processus physiologiques ou pathologiques : inflammation, protection gastrique, maintien de la perfusion rénale et agrégation plaquettaire notamment.
- Leur synthèse dépend du métabolisme de l'acide arachidonique et en particulier des cyclo-oxygénases (COX) dont il existe deux types :
  - **la COX-1** qui est une enzyme constitutive, c'est-à-dire présente dans tous les tissus. Elle permet la synthèse de :
    - prostaglandines impliquées dans la protection de la muqueuse gastrique et le maintien de la perfusion rénale ;
    - thromboxane impliqué dans l'agrégation plaquettaire.

    L'inhibition de la COX-1 est donc responsable de l'effet anti-agrégant des AINS et de certains effets indésirables comme la survenue d'un ulcère gastro-duodénal ou d'une insuffisance rénale.

– la **COX-2** qui est une enzyme inductible dans les états inflammatoires et qui permet la synthèse de prostaglandines impliqués dans :
  ▸ la survenue de fièvre, de douleur et d'inflammation ;
  ▸ la cicatrisation, la perfusion rénale, la protection vasculaire via un effet sur la cellule endothéliale (vasodilatation et synthèse de molécules anti-agrégantes).

• **Les AINS ont donc par leur effet anti-Cox-2 un effet anti-pyrétique, antalgique et anti-inflammatoire pour des doses supérieures à 500 milligrammes.** Les **coxibs** sont des AINS sélectifs qui inhibent préférentiellement la COX-2 et qui ont donc moins d'effets indésirables digestifs et pas d'effet anti-agrégant plaquettaire (ils ont même un risque pro-thrombotique).

• Les **AINS non sélectifs** inhibent la cyclo-oxygénase 1 (COX-1) et la COX-2.

Figure 1. Mécanisme d'action des anti-inflammatoires non stéroïdiens (AINS) et des corticoïdes

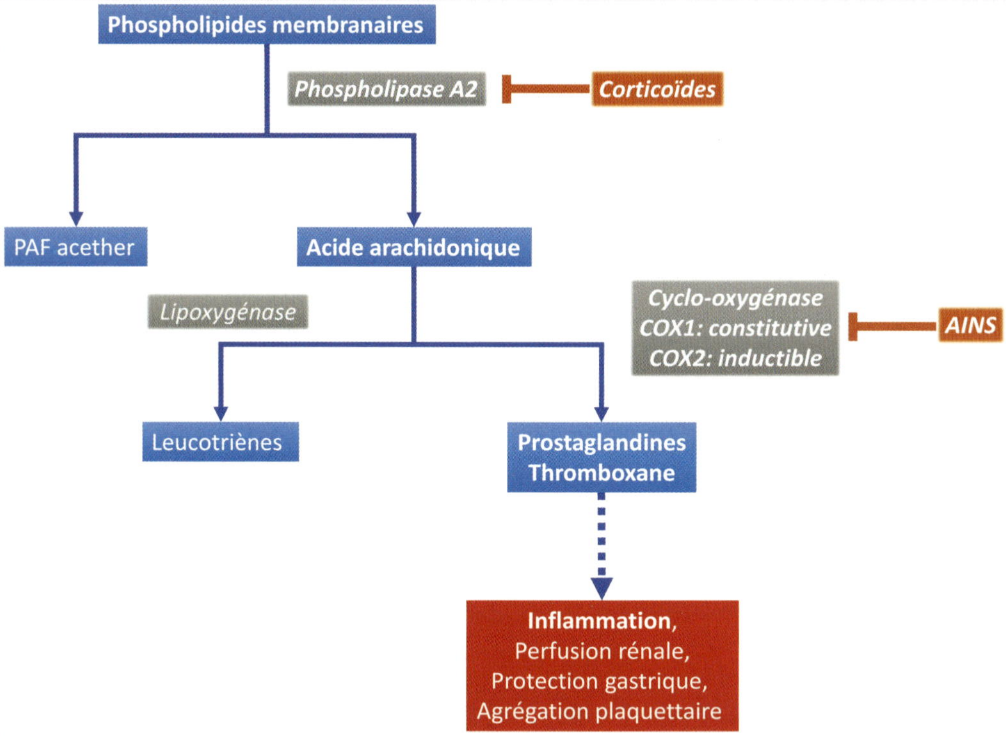

Les mécanismes anti-inflammatoires des corticoïdes sont complexes et ne peuvent se résumer à la seule inhibition de la phospholipase A2. Ils ont été indiqués sur cette figure afin d'identifier leur niveau d'action comparativement aux AINS. L'effet des AINS sur l'agrégation plaquettaire est variable selon le type d'AINS *(voir paragraphe 1.1)*.

• On distingue différentes classes pharmacologiques selon la sélectivité pour les COX **(Tableau 1)** (liste non exhaustive) :
– anti-Cox-1 préférentiels : acide acétylsalicylique à faible dose (≤ 300 mg/j), indométacine, piroxicam ;
– anti-Cox-2 préférentiels : méloxicam ;
– anti-Cox-2 sélectifs : diclofénac (il s'agit d'un ancien AINS, mais anti-Cox-2 sélectif : si il était sorti dans les années 2000, il s'appellerait probablement « diclocoxib »), classe des « coxib » comme le célécoxib, identifiés plus récemment comme anti-Cox-2 sélectifs par l'industrie pharmaceutique pour éviter certains effets délétères ;
– les AINS classiques qui inhibent la Cox-1 et la Cox-2 : acide acétylsalicylique à dose anti-inflammatoire, ibuprofène, kétoprofène (liste non exhaustive).

- Ils sont généralement disponibles par voie :
  - orale : voie préférentielle ;
  - intraveineuse (IV) pour un nombre limité de molécules (ex : kétoprofène) : réservée à la douleur post-opératoire et au traitement de la colique néphrétique **(douleur de la région lombaire)** ; durée maximale 72 h ;
  - rectale : biodisponibilité irrégulière donc préférer la voie orale ;
  - intramusculaire : en contexte d'urgence quand la voie orale ou IV n'est pas possible.

Tableau 1. PRINCIPAUX ANTI-INFLAMMATOIRES NON STÉROÏDIENS (AINS)

Famille	DCI
Salicylés	Acide acétylsalicylique
Acide arylcarboxylique	Ibuprofène Kétoprofène Diclofénac
Coxibs	Célécoxib
Oxicams	Méloxicam Piroxicam
Indoliques	Indométacine

DCI : dénomination commune internationale.

A 1.2. Principaux effets indésirables

- Les effets indésirables sont les mêmes pour tous les AINS mais leur fréquence varie d'un AINS à l'autre et en fonction des caractéristiques du patient (âge notamment), de la dose prescrite, de la durée du traitement et des médicaments associés.
- Les principaux effets indésirables des AINS sont les suivants :
  - **digestifs** : dyspepsie, épigastralgies **(douleur abdominale)**, **nausées** (fréquentes et rapidement résolutives à l'arrêt), ulcères gastro-duodénaux (moins fréquents avec les coxibs) ;
  - **allergies** : cutanée (toxidermie de gravité variable), respiratoire (bronchospasme, syndrome de Fernand Vidal *[voir paragraphe 1.3]*) ;
  - **rénaux** : insuffisance rénale aiguë fonctionnelle **(créatinine augmentée)** du fait de la diminution de la perfusion rénale. Il s'agit d'une complication précoce et dose dépendante qui est favorisée par l'association à d'autres facteurs de risque d'insuffisance rénale :
    - déshydratation ;
    - injection de produit de contraste iodé ;
    - traitements : diurétique, inhibiteur de l'enzyme de conversion de l'angiotensine-II ou antagoniste des récepteurs de l'angiotensine-II.
- Les AINS peuvent aussi causer des atteintes rénales organiques avec ou sans insuffisance rénale, par glomérulo-néphrite extra-membraneuse ou néphropathie tubulo-interstitielle de mécanisme immuno-allergique :
  - **cardio-vasculaire** : hypertension artérielle (HTA), thrombose artérielle pour les AINS sélectifs de la Cox-2 par effet pro-agrégant ;
  - **autres** : cytopénies, hépatites, asthme (effet de classe par déviation du métabolisme vers les leucotriènes).

Les AINS peuvent aggraver un certain nombre d'infections, par des mécanismes variés, en particulier les infections virales (varicelle, grippe), ou les infections à bactéries pyogènes (dermo-hypodermite, infection ORL...).

A 1.3. Principales contre-indications aux AINS

- Allergie.
- Infection évolutive.
- Ulcère gastro-duodénal évolutif.
- Antécédent d'ulcère gastro-duodénal ou d'hémorragie digestive récurrente (au moins 2 épisodes).
- Syndrome de Fernand Widal (association d'asthme, de polypose naso-sinusienne et d'allergie à l'aspirine).
- Insuffisance rénale **(adaptation des traitements sur un terrain particulier insuffisant rénal, insuffisant hépatique, grossesse, personne âgée)**.
- Insuffisance hépatocellulaire sévère **(adaptation des traitements sur un terrain particulier insuffisant rénal, insuffisant hépatique, grossesse, personne âgée)**.
- Insuffisance cardiaque sévère.
- Grossesse à partir du 6e mois (fermeture du canal artériel, oligoamnios par insuffisance rénale fœtale) : à l'exception des collyres, l'utilisation ponctuelle ou chronique de tous les AINS (y compris l'acide acétylsalicylique ≥ 500 mg/j et les inhibiteurs sélectifs de COX-2) est formellement contre-indiquée à partir du début du 6e mois de grossesse (24 semaines d'aménorrhée), quelle que soit leur voie d'administration, y compris en prise unique **(adaptation des traitements sur un terrain particulier insuffisant rénal, insuffisant hépatique, grossesse, personne âgée)**. En revanche, aux doses anti-agrégantes plaquettaires (jusqu'à environ 300 mg/j), l'utilisation de l'acide acétylsalicylique tout au long de la grossesse est possible, de principe à la dose efficace la plus faible possible.
- Allaitement (sauf certains AINS en prise ponctuelle).
- Maladies hémorragiques.
- Les coxibs et le diclofénac sont contre-indiqués en cas d'antécédent d'accident vasculaire cérébral ou d'accident ischémique transitoire, de cardiopathie ischémique ou d'artériopathie oblitérante des membres inférieurs. Les autres AINS sont seulement déconseillés.

A 1.4. Modalités de prescription

- L'agence nationale de sécurité du médicament et des produits de santé (ANSM) a publié en 2013 une fiche de rappel des règles de bon usage des AINS, à laquelle il est possible de se référer. Du fait des effets indésirables fréquents des AINS, il est important de bien évaluer le rapport bénéfice/risque et considérer l'emploi d'une autre classe médicamenteuse à but antalgique ou antipyrétique (paracétamol par exemple). Le traitement doit être le plus court possible, et la dose prescrite correspondre à la dose minimale efficace.
- **Les précautions d'emploi** décrites ci-dessous doivent être considérées :
  - **évaluer le risque d'insuffisance rénale :**
    - sujet âgé, prise concomitante d'un médicament bloqueur du système rénine-angiotensine (risque majoré d'insuffisance rénale fonctionnelle) ;
    - néphropathie sous-jacente.
  - **évaluer le risque digestif, en fonction de l'existence d'un ou plusieurs facteurs de risque. Les facteurs de risque de complications digestives des AINS sont les suivants :**
    - âge > 65 ans ;
    - antécédent d'ulcère gastro-duodénal ou hémorragie digestive haute ou infection à *Helicobacter pylori* ;
    - comorbidités sévères ;
    - dose élevée ou association d'AINS ;
    - association à l'acide acétylsalicylique (même à dose anti-agrégante), au clopidogrel, aux anticoagulants, aux corticoïdes ;
    - pathologie inflammatoire du tube digestif.

- Si aucun de ces facteurs de risque n'est présent, la prescription d'AINS est possible.
- Si 1 ou 2 facteurs de risque sont présents, la prescription d'AINS doit s'accompagner d'un inhibiteur de la pompe à proton (IPP) ou l'emploi d'un coxib doit être privilégié.
- Si plus de 3 facteurs de risque sont présents, il est préférable de ne pas prescrire d'AINS ou de demander un avis spécialisé si cette prescription est absolument nécessaire (ce qui est rarement le cas).
- Par ailleurs, concernant le risque de complications hémorragiques, il faut prêter attention aux **interactions médicamenteuses qui mènent aux recommandations suivantes :**
  - ne pas associer 2 AINS ;
  - ne pas associer les AINS aux corticoïdes : augmentation du risque d'ulcère gastro-duodénal et de ses complications ;
  - ne pas associer aux anticoagulants ou aux anti-agrégants plaquettaires : majoration du risque hémorragique ;
  - ne pas associer aux inhibiteurs de l'enzyme de conversion, diurétiques, antagonistes des récepteurs de l'angiotensine-II : risque d'insuffisance rénale.
- Il existe également des interactions pharmacocinétiques avec le méthotrexate, la metformine, et le lithium qui doivent être connues : l'association de ces traitements avec des AINS est déconseillée.

A

2. Corticoïdes (anti-inflammatoires stéroïdiens)

2.1. Principaux mécanismes d'action

- Les anti-inflammatoires stéroïdiens, ou corticoïdes (ou corticostéroïdes, ou glucocorticoïdes), sont des dérivés synthétiques d'une hormone naturelle, le cortisol, qui est synthétisée par la glande surrénale.
- Ils ont un effet antalgique, antipyrétique, anti-inflammatoire et immunosuppresseur.
- Leur mécanisme d'action est complexe et implique de nombreuses voies dans de nombreux tissus et organes. C'est pourquoi les corticoïdes peuvent induire des effets indésirables très variés.
- Leur effet sur le système immunitaire (anti-inflammatoire et immunosuppresseur) est utilisé à des fins thérapeutiques, et est responsable d'une immunodépression dont l'intensité dépend de la dose, de la durée de prescription, ainsi que des caractéristiques intrinsèques du patient qui les reçoit (âge notamment).

2.2. Principales molécules

Tableau 2. PRINCIPAUX ANTI-INFLAMMATOIRES STÉROÏDIENS

	Molécules	Voie	Activité anti-inflammatoire	Activité minéralocorticoïde	Equivalence de doses
Non fluorés	Hydrocortisone	PO ou IV	1	1	20 mg
	Prednisone	PO	4	0,8	5 mg
	Prednisolone	PO	4	0,8	5 mg
	Méthylprednisolone	PO ou IV	5	0,5	4 mg
Fluorés	Béthaméthasone	PO ou IV	25-30	0	0,75 mg
	Dexaméthasone	PO ou IV	25-30	0	0,75 mg

IV : intraveineux ; PO : per os.

A 2.3. Modalités de prescription des corticoïdes (prescrire des corticoïdes par voie générale ou locale ; rédaction d'une ordonnance)

- On distingue schématiquement deux types de corticothérapie par voie systémique :
  - un traitement court dans le cas d'une affection aiguë ;
  - un traitement prolongé (habituellement > 3 mois) dans le cas d'une pathologie chronique.

2.3.1. *Les traitements courts (< 21 jours)*

- Objectif : effet antalgique et anti-inflammatoire ;
- Indications : surtout respiratoires (asthme sévère, décompensation de broncho-pneumopathie chronique obstructive (BPCO) par exemple), ou rhumatologiques ;
- Les corticoïdes non fluorés sont utilisés, en une prise le matin, idéalement par voie orale à chaque fois que possible ;
- Les prescriptions de corticoïdes, mêmes courtes, sont contre-indiquées en cas de d'infection virale (notamment herpès, zona, varicelle +++) ou d'infection non contrôlée. De façon générale, les corticoïdes sont associés avec un risque d'aggravation d'infections bactériennes et virales actives car facteur d'immunodépression et en conséquence, les corticoïdes sont en général à éviter dans ces situations. Cependant dans certaines infections bactériennes graves, les corticoïdes sont utilisés car ils ont démontré un effet d'atténuation de la réponse inflammatoire systémique délétère en soi (exemple : COVID-19 sévère) ou la prévention de séquelles (exemple : méningite bactérienne) ;
- Des effets indésirables peuvent survenir : déséquilibre de diabète, **hypertension artérielle** (HTA), anguillulose maligne, troubles psychiatriques (troubles de l'humeur, **insomnie**) ;
- L'arrêt peut être brutal sans risque ;
- Le principal risque d'une cure courte est lié à la répétition de la prescription, ce qui est fréquent au cours de la BPCO par exemple. Cela peut aboutir aux mêmes effets indésirables que la corticothérapie au long cours.

2.3.2. *Les traitements longs (plus de 21 jours, mais habituellement plus de 3 mois)*

- Objectif = activité anti-inflammatoire des corticoïdes (contrôler une maladie auto-immune ou inflammatoire) ;
- Les molécules non fluorées sont privilégiées car elles ont moins de répercussion sur l'axe hypothalamo-hypophysaire. Par ailleurs, la prednisone a une meilleure biodisponibilité, qui est également plus stable, que la prednisolone, et doit donc être privilégiée. La prednisolone présente l'avantage de disposer d'une forme soluble (enfants, sujets âgés) ;
- En cas de forme grave de la maladie, le traitement oral est parfois précédé de perfusions par voie intraveineuse (méthylprednisolone) ;
- Le traitement oral doit s'administrer de préférence en une seule prise quotidienne matinale, pour limiter l'effet sur l'axe hypothalamo-hypophysaire.
- **Quel bilan réaliser avant d'instaurer une corticothérapie au long cours ?**
  - évaluer les facteurs de risque de mauvaise tolérance : obésité, diabète, HTA, insuffisance cardiaque, antécédent de tuberculose non ou mal traitée. Ces facteurs de risque ne constituent pas une contre-indication absolue ;
  - bandelette urinaire ;
  - analyses biologiques : hémogramme, kaliémie, glycémie à jeun ;
  - peuvent être réalisées également : électrophorèse des protéines sériques (évaluation des gammaglobulines), exploration d'une anomalie lipidique (évaluation du risque cardio-vasculaire global) ;
  - évaluer le risque d'anguillulose maligne (voyage même ancien en région endémique) et traitement préventif au moindre doute (ivermectine).

- **Mesures associées à la corticothérapie au long cours :**
  - **Prévention de l'ostéoporose (dépistage et prévention de l'ostéoporose) :**
    - l'évaluation de la prévention ostéoporotique doit être réalisée quelle que soit la dose de corticoïdes pour tous les patients débutant une corticothérapie par voie orale pour une durée de plus de 3 mois ou recevant déjà une corticothérapie par voie orale depuis plus de 3 mois ;
    - évaluer et prendre en charge les facteurs de risque associés d'ostéoporose : hypogonadisme, hyperthyroïdie, dénutrition, alcool, tabagisme ;
    - évaluer la présence de facteurs de risque majeurs de fracture : antécédent personnel de fracture de faible traumatisme, notamment vertébrales, âge ;
    - évaluer le risque de chutes (et prévenir les chutes chez les sujets âgés) ;
    - la densitométrie osseuse (DMO) est recommandée chez tous les patients débutant ou recevant une corticothérapie orale pour une durée supérieure à 3 mois, mais elle est à elle seule insuffisante dans l'évaluation du risque de fracture. Elle est remboursée lors d'une corticothérapie > 7,5 mg par jour d'équivalent prednisone pour au moins 3 mois consécutifs ;
    - conseiller une activité physique régulière ;
    - supplémentation en vitamine D en cas de carence, et en calcium si apports insuffisants (apport calcique quotidien recommandé = 1000 mg/jour alimentation comprise). Il est recommandé d'évaluer les apports calciques quotidiens grâce à des auto-questionnaires ;
    - traitement spécifique de l'ostéoporose **(Figure 2)** : les bisphosphonates (acide zolédronique, risédronate) sont utilisables. Le tériparatide peut être prescrit en première intention chez les patients à haut risque de fracture, remboursé s'il existe au moins 2 fractures vertébrales prévalentes au moment du diagnostic. L'indication du traitement spécifique de l'ostéoporose doit être réévaluée tous les 2 ans.

Figure 2. Prévention de l'ostéoporose cortisonique (version simplifiée de l'actualisation 2014 des recommandations de la SFR, du GRIO et de la SNFMI)*

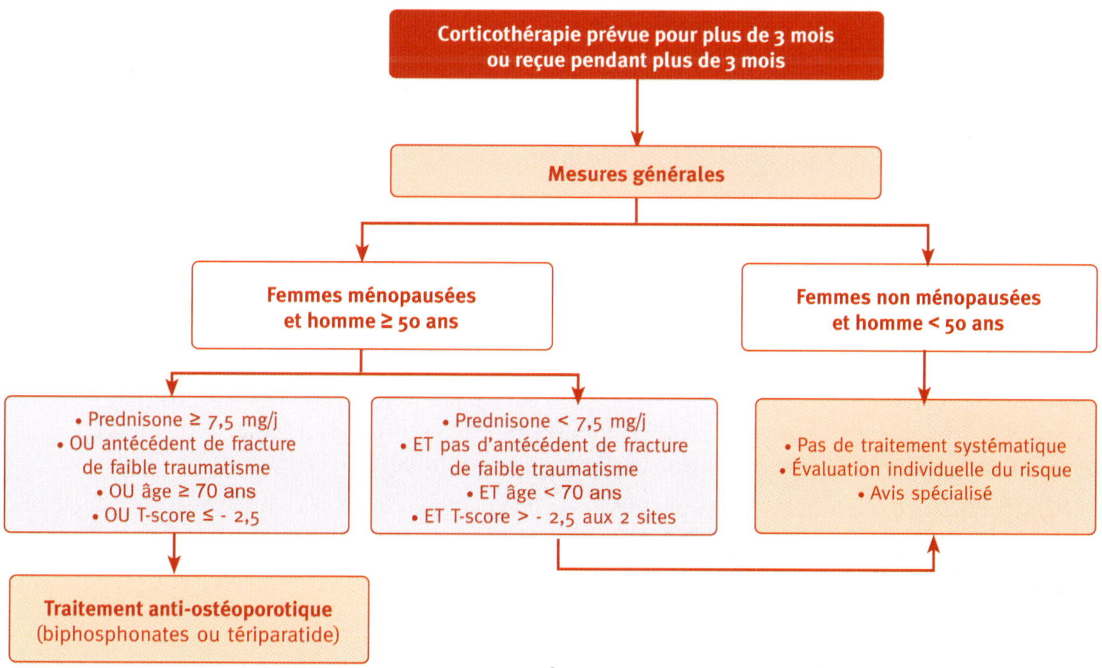

* SFR : Société Française de Rhumatologie ; GRIO : Groupe de Recherche et d'Information sur les Ostéoporoses ; SNFMI : Société Nationale Française de Médecine Interne.

- **Pour des doses supérieures à 10 mg/j d'équivalent prednisone,** on conseille d'équilibrer l'alimentation selon les recommandations suivantes **(prévention du surpoids et de l'obésité ; prévention des maladies cardiovasculaires)** :
  - apports en sel selon le terrain (notamment en cas d'**hypertension artérielle** ou insuffisance cardiaque). Il n'y a pas d'indication à un régime dit « sans sel ». L'objectif reste celui de l'Organisation mondiale de la Santé (OMS) (moins de 5 g de sel par jour pour la population générale chez les adultes). Les aliments les plus riches en sel sont la charcuterie, les bouillons, les sauces et condiments, les plats cuisinés, les fromages, et le pain, dont la consommation doit être limitée.

Il est important de comprendre que **l'hypertension artérielle** cortico-induite est principalement due à une augmentation des résistances vasculaires et pas à l'effet minéralo-corticoïdes.

  - limiter la consommation de sucres, quel que soit l'index glycémique ;
  - privilégier les légumes et les fruits (en faisant attention au sucre contenu dans certains fruits : raisin, banane) ;
  - maintenir ou augmenter l'activité physique ;
  - prévenir les patients de l'effet orexigène (augmentation de l'appétit) des corticoïdes, très souvent responsable d'une **prise de poids** ;

  Le régime ne doit pas être trop strict chez la personne âgée.
- **Le risque infectieux doit être évalué et surveillé :** prévention de l'anguillulose maligne, suivi gynécologique (dépistage et surveillance d'une infection à papilloma virus oncogène), risque de réactivation d'une tuberculose et d'autres infections latentes (notamment infection par le virus de l'hépatite B), mise à jour du calendrier vaccinal avec vaccinations spécifiques de l'immunodéprimé (grippe annuelle et vaccination anti-pneumococcique), contre-indication aux vaccins vivants en cas de dose quotidienne supérieure ou égale à 10 milligrammes par jour d'équivalent prednisone.
- **Une surveillance métabolique et cardiovasculaire doit être mise en place :** dépistage d'une **hypertension artérielle** et d'un diabète favorisés par la corticothérapie (dosage d'une glycémie en fin de matinée après quelques jours de traitement).

- **Suivi et éducation du patient**
  - Surveillance des paramètres permettant d'évaluer l'activité de la maladie.
  - Pas d'arrêt brutal du traitement.
  - Kaliémie **(dyskaliémie)** : il existe un risque d'hypokaliémie en début de traitement. On conseille donc de surveiller la kaliémie 1 à 2 semaines après le début du traitement.
  - Une glycémie **(hyperglycémie)** en fin de matinée, quelques jours après l'instauration du traitement, permet de dépister les troubles glycémiques aggravés par la corticothérapie. Ces défauts de régulation de la glycémie sont dose-dépendants et surviennent généralement sur des terrains « prédisposés » (surpoids, antécédent personnel ou familial de diabète, antécédent de diabète gestationnel).
  - Identifier des effets indésirables **(Tableau 3)**.
  - Prévenir le patient qu'il doit consulter rapidement en cas de :
    - fièvre **(hyperthermie/fièvre)** : infection bactérienne jusqu'à preuve du contraire ;
    - possibilité de survenue d'une infection sans fièvre (effet antipyrétique des corticoïdes) : consulter en cas de toux, douleurs abdominales ;
    - **douleurs abdominales**, même frustes, en raison du risque de perforation digestive (ulcère gastro-duodénal, diverticulite) dont la symptomatologie peut être très fruste.
  - Une **éducation thérapeutique** est recommandée.
  - La prise d'une corticothérapie entraîne des modifications cliniques fréquentes **(Tableau 3)**, et des anomalies biologiques quasi constantes pour des doses > 10 milligrammes par jour d'équivalent-prednisone : éosinopénie, basopénie, lymphopénie, polynucléose neutrophile **(anomalie des leucocytes).**

- **Durée du traitement et sevrage**
  - Il n'y a pas de schéma universel.
  - La dose initiale varie en fonction des indications. L'objectif est de mettre la maladie en rémission.
  - Ensuite, la dose est diminuée progressivement en fonction :
    - du contrôle de la maladie ;
    - de la tolérance du traitement.
  - Lorsque la corticothérapie n'est pas assez efficace et/ou mal tolérée, on peut discuter d'ajouter un traitement immunosuppresseur ou une biothérapie pour diminuer les doses des corticoïdes. On parle de traitement d'épargne en corticoïdes.
  - Sevrage :
    - à envisager à partir de 5 mg/j d'équivalent prednisone si la maladie est contrôlée ;
    - risque = insuffisance corticotrope *(voir encadré)* ;
    - les méthodes de sevrage varient ;
    - une substitution par hydrocortisone peut s'envisager à partir de 5 milligrammes par jour d'équivalent prednisone, pendant 1 à 4 semaines avant la réalisation d'un test au synacthène®. D'autres méthodes de sevrage sont possibles.

Risques liés au sevrage de la corticothérapie

- L'axe corticotrope (*corticotropin releasing hormone* (CRH) → hormone corticotrope ou adrénocorticotrophine (ACTH) → cortisol) est freiné par la corticothérapie au long cours.
- L'arrêt de la corticothérapie expose à 3 risques : rechute de la maladie traitée par corticoïdes, insuffisance corticotrope et syndrome de sevrage.
- Le syndrome de sevrage est lié à une dépendance aux corticoïdes et se manifeste par une fatigue **(asthénie)** et des troubles de l'humeur au moment du sevrage. Le test au synacthène® est normal.
- Il faut distinguer l'insuffisance corticotrope, au cours de laquelle il n'y a pas d'insuffisance en minéralocorticoïdes, de l'insuffisance surrénale. Les symptômes de l'insuffisance corticotrope sont peu spécifiques : fatigue **(asthénie)**, douleurs musculaires, troubles digestifs. Le test au synacthène® est généralement perturbé (même si il ne reflète qu'imparfaitement l'axe corticotrope), et il est nécessaire d'instaurer un traitement par hydrocortisone et de répéter le test au synacthène ultérieurement. Le patient doit être toutefois considéré comme un insuffisant surrénalien, avec éducation, port d'une carte sur soi, et nécessité de doubler les doses en cas de stress.

- **Les perfusions de méthylprednisolone**

  Elles sont parfois utilisées pour obtenir un effet anti-inflammatoire rapide, au cours des formes graves de maladies systémiques auto-immunes ou inflammatoires.

  On utilise la méthylprednisolone par voie intraveineuse à la dose de 7,5 à 15 mg/kg/jour (en pratique 250 à 1000 mg/j) pendant 1 à 3 jours.

  Elles sont administrées par voie intraveineuse en milieu hospitalier avec surveillance de la pression artérielle, de l'électrocardiogramme **(réalisation et interprétation d'un électrocardiogramme)** à la recherche de signes d'hypokaliémie **(dyskaliémie)** ou de troubles du rythme, et du ionogramme plasmatique.

A 2.4. Effets indésirables des corticoïdes

- Ils sont détaillés dans le **Tableau 3**.
- Ils peuvent être précoces, lors de l'utilisation de fortes doses de corticoïdes : décompensation d'une insuffisance cardiaque, **hypertension artérielle,** décompensation d'un diabète **(hyperglycémie)**, ostéonécrose aseptique, troubles psychiatriques.

- Les autres surviennent plus tardivement et correspondent à un syndrome de Cushing (hypercorticisme exogène) : obésité facio-tronculaire **(obsésité et surpoids)**, amyotrophie des membres, **hypertension artérielle**, diabète **(hyperglycémie)**, fragilité cutanée, ostéoporose **(dépistage et prévention de l'ostéoporose)**.
- Leur fréquence est corrélée à la dose cumulée de corticoïdes donc à la fois à la dose journalière et à la durée de la corticothérapie.

Tableau 3. EFFETS INDÉSIRABLES DES CORTICOÏDES
(suspicion d'un effet indésirable des médicaments ou d'un soin)

Cardiovasculaires	**hypertension artérielle**, décompensation d'une insuffisance cardiaque gauche
Cutanéomuqueux	Aspect cushingoïde : **acné, hirsutisme**, vergetures, peau fine et fragile, purpura de Bateman **(purpura/ecchymose/hématome)**
Digestifs	Ulcères gastro-duodénaux et hémorragie digestive (plus rares qu'avec les anti-inflammatoires non stéroïdiens) Perforation/infection de diverticules sigmoïdiens
Endocriniens	Retard de croissance chez l'enfant **(anomalie de la croissance staturo-pondérale)** Aspect cushingoïde : obésité facio-tronculaire **(obésité et surpoids)** Diabète **(hyperglycémie)** Dyslipidémie (hypertriglycéridémie ; **analyse du bilan lipidique**) Insuffisance corticotrope lors du sevrage
Infectieux	Augmentation du risque infectieux **(hyperthermie/fièvre)** : • bactérien • viral • parasitaire (notamment pneumocystose)
Métabolique	Rétention hydrosodée, hypokaliémie **(dyskaliémie), prise de poids**
Musculo-tendineux	Atrophie musculaire, myopathie, rupture tendineuse
Ophtalmologique	Hypertension intraoculaire, glaucome, cataracte **(anomalie de la vision)**
Osseux	Ostéoporose **(dépistage et prévention de l'ostéoporose)**, ostéonécrose aseptique, fractures liées à l'ostéoporose notamment fracture vertébrale **(douleur de la région lombaire)**
Psychiatrique	Excitation, logorrhée Troubles de l'humeur (état maniaque, syndrome dépressif), psychose **(agitation, hallucinations, idées délirantes,** troubles du sommeil, insomnie **(troubles du sommeil, insomnie, hypersomnie))**

A 2.5. Cas particuliers

- **Vaccins**

  Un patient recevant une corticothérapie au long cours est à considérer comme immunodéprimé **(suivi du patient immunodéprimé)**.

  Les vaccins vivants atténués (tuberculose, poliomyélite oral, fièvre jaune, rougeole-oreillons- rubéole) sont contre-indiqués en cas de corticothérapie > 10 mg/j et/ou en cas de traitement immunosuppresseur associé.

  Les vaccinations anti-grippale (annuelle) et anti-pneumococcique (Prevenar 13® puis Pneumovax® au moins 8 semaines après) sont conseillées en cas de corticothérapie prolongée.

- **Grossesse (adaptation des traitements sur un terrain particulier insuffisant rénal, insuffisant hépatique, grossesse, personne âgée) et allaitement**

  Les corticoïdes ne sont pas tératogènes et peuvent être employés pendant la grossesse.

  En revanche, ils majorent le risque d'infection maternelle et de diabète gestationnel. Il faut donc utiliser la dose minimale efficace.

Pour le traitement de la femme enceinte, il est préférable d'utiliser la prednisone ou la prednisolone dont le passage transplacentaire très faible.

La bétaméthasone et la dexaméthasone, qui passent la barrière placentaire, sont utilisées pour le traitement du fœtus (par exemple, pour la maturation pulmonaire).

Le passage dans le lait maternel est très faible (environ 10 %). L'allaitement est possible si la dose est inférieure à 30 mg/j. Sinon, il faut l'éviter ou allaiter au moins 4 heures après la prise.

A 2.6. Principales causes d'échec

- Le traitement par corticoïdes peut être inefficace en cas de :
  - non prise du traitement par le patient ***(voir item 324 - Éducation thérapeutique, observance et automédication)***. Ceci peut être suspecté en cas d'absence de signes d'imprégnation cliniques ou biologiques en corticoïdes (syndrome cushingoïde, lymphopénie, éosinopénie).
  - erreur diagnostique (par exemple dans l'artérite à cellules géantes ou la pseudo-polyarthrite rhizomélique, la non réponse au traitement par corticoïdes doit faire envisager une erreur diagnostique. De nombreuses autres situations d'erreurs diagnostiques sont possibles).
  - maladie cortico-résistante (notamment certaines maladies-auto-immunes).

Principales situations de départ en lien avec l'item 330 : « Prescription et surveillance des classes de médicaments les plus courantes chez l'adulte et chez l'enfant : anti-inflammatoires non stéroïdiens et corticoïdes »

Situation de départ	Descriptif
En lien avec les indications de la prescription des AINS/des corticoïdes	
36. Douleur de la région lombaire	La lombalgie aiguë (lumbago) et la colique néphrétique peuvent être des indications à un traitement anti-inflammatoires non stéroïdiens (AINS). Une douleur de la région lombaire survenant sous corticothérapie doit faire évoquer une fracture vertébrale.
264. Adaptation des traitements sur un terrain particulier insuffisant rénal, insuffisant hépatique, grossesse, personne âgée	Les AINS doivent être utilisés avec précaution chez le sujet âgé et/ou en cas d'insuffisance rénale ou hépatique en raison de risque de surdosage et d'effets indésirables. Les AINS sont contre-indiqués à partir du sixième mois de grossesse à l'exception de l'acide acétylsalicylique (aspirine®) < 500 mg/jour. Les corticoïdes de synthèse non fluorés ne passent pas la barrière placentaire.
185. Réalisation et interprétation d'un électrocardiogramme (ECG)	La réalisation quotidienne d'un électrocardiogramme (ECG), à la recherche de signes d'hypokaliémie et/ou d'extrasystoles, est conseillée lors de la perfusion de méthylprednisolone.
251. Prescrire des corticoïdes par voie générale ou locale **342.** Rédaction d'une ordonnance	Comme pour tout médicament, mais probablement plus encore du fait de la fréquence des effets secondaires, les prescriptions d'AINS ou de corticoïdes doivent s'accompagner d'informations sur l'intérêt du traitement, et surtout sur les potentiels effets indésirables, de façon à limiter leur survenue et le risque de non-adhésion.
En lien avec les effets indésirables des AINS/des corticoïdes	
4. Douleur abdominale **12.** Nausées	Les effets secondaires digestifs sont fréquents chez les patients traités par AINS. En cas de douleur abdominale épigastrique, il faut évoquer la survenue d'un ulcère gastro-duodénal et stopper le traitement AINS. Les inhibiteurs de la pompe à protons ne doivent pas être utilisés systématiquement en cas de prescription d'AINS pour la prévention des ulcères gastro-duodénaux. **En particulier, ils ne sont pas justifiés chez les patients de moins 65 ans sans antécédent d'ulcère gastro-duodénal, et n'étant traités ni par anti-agrégant plaquettaire, ni par anticoagulant, ni par corticoïdes.** L'association d'AINS et de corticoïdes est contre-indiquée en raison du risque de survenue d'ulcère gastroduodénal. Chez les patients recevant une corticothérapie au long cours, les complications infectieuses ont généralement une présentation fruste (= pauvre en symptômes). Les douleurs sont volontiers moins intenses et la fièvre absente. Une douleur abdominale en fosse iliaque gauche, même modérée et sans fièvre, doit faire évoquer une sigmoïdite.
44. Hyperthermie/fièvre	Les AINS et les corticoïdes majorent le risque infectieux. Toute fièvre survenant chez un patient recevant des AINS ou des corticoïdes doit faire évoquer la survenue d'une complication infectieuse jusqu'à preuve du contraire. Cependant, sous corticoïdes une complication peut survenir en l'absence de fièvre.
199. Créatinine augmentée	Les AINS peuvent provoquer des insuffisances rénales aiguës le plus souvent fonctionnelles ou plus rarement organiques (glomérulonéphrite extra-membraneuse, nécrose papillaire, néphrite tubulo-interstitielle)

26. Anomalie de la croissance staturo-pondérale	Chez l'enfant, la corticothérapie au long cours provoque souvent un retard de croissance.
42. Hypertension artérielle **51.** Obésité et surpoids **57.** Prise de poids **78.** Acné **79.** Hirsutisme **89.** Purpura/ecchymose/hématome **138.** Anomalie de la vision **195.** Analyse du bilan lipidique **201.** Dyskaliémie **208.** Hyperglycémie **216.** Anomalie des leucocytes **348.** Suspicion d'un effet indésirable des médicaments ou d'un soin	Toutes ces manifestations constituent des effets secondaires potentiels de la corticothérapie au long cours, répétée, et/ou à forte dose.
114. Agitation **122.** Hallucinations **124.** Idées délirantes **135.** Troubles du sommeil, insomnie, hypersomnie	Il s'agit des effets secondaires neuropsychiatriques des corticoïdes. Ils surviennent généralement suite à la prise de fortes doses et peuvent être sévères et nécessiter l'arrêt des corticoïdes.
En lien avec le suivi au long cours des patients sous corticoïdes	
291. Suivi du patient immunodéprimé	Un patient recevant une corticothérapie au long cours est à considérer comme immunodéprimé. Son calendrier vaccinal doit être tenu à jour et il est recommandé de le vacciner contre la grippe (annuel) et contre le pneumocoque. Toute suspicion de sepsis doit conduire à une consultation rapide et une mise sous antibiotiques au moindre doute.
306. Dépistage et prévention ostéoporose	La corticothérapie au long cours est responsable de la survenue d'une déminéralisation osseuse dont le patient doit être informé et qui doit faire l'objet de mesures et/ou d'un traitement préventifs. L'évaluation de la prévention ostéoporotique doit être réalisée quelle que soit la dose de corticoïdes pour tous les patients débutant une corticothérapie par voie orale pour une durée de plus de 3 mois ou recevant déjà une corticothérapie par voie orale depuis plus de 3 mois.
319. Prévention du surpoids et de l'obésité **320.** Prévention des maladies cardiovasculaires	Pour des doses supérieures à 10 mg/j d'équivalent prednisone, on conseille d'équilibrer l'alimentation selon les recommandations suivantes : • Limiter les apports en sel selon les objectifs de l'OMS (< 5 g de sel par jour pour la population générale chez les adultes). • Limiter la consommation de sucres, quel que soit l'index glycémique. • Maintenir ou augmenter l'activité physique Prévenir les patients de l'effet orexigène (augmentation de l'appétit) des corticoïdes, très souvent responsable d'une prise de poids
21. Asthénie	La survenue d'une asthénie lors du sevrage d'une corticothérapie au long cours est un symptôme évocateur d'un syndrome de sevrage ou d'une insuffisance corticotrope. Le test au synacthène® est utile pour distinguer ces deux affections, l'insuffisance corticotrope nécessitant de prescrire un traitement par hydrocortisone.

FICHE DE SYNTHÈSE

- Les anti-inflammatoires non stéroïdiens (AINS) ont un effet antipyrétique, antalgique et anti-inflammatoire.
- Les AINS non sélectifs inhibent la cyclo-oxygénase 1 (COX-1) et la COX-2.
- Les principaux effets indésirables des AINS sont digestifs, allergiques, rénaux, et cardio-vasculaires.
- Les corticoïdes ont un effet antalgique, antipyrétique, anti-inflammatoire et immunosuppresseur.
- Leur mécanisme d'action est complexe et implique de nombreuses voies dans de nombreux tissus et organes.
- Les effets indésirables des corticoïdes sont variés : ils peuvent être précoces, lors de l'utilisation de fortes doses : décompensation d'une insuffisance cardiaque, HTA, décompensation d'un diabète, ostéonécrose aseptique, troubles psychiatriques, et les complications infectieuses liées à l'immunodépression induite par les corticoïdes.
- Les autres effets indésirables surviennent plus tardivement et correspondent à un syndrome de Cushing (hypercorticisme exogène) : hypertension artérielle (HTA), troubles cutanéo-muqueux, ostéoporose, difficulté de cicatrisation, atrophie cutanée et musculaire, effet orexigène, troubles métaboliques.